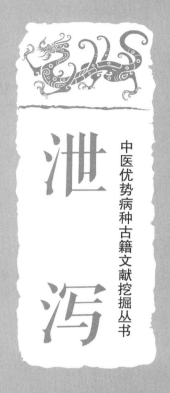

中医优势病种古籍文献挖掘丛书

泄泻

主编 陈仁寿

U0364288

全国百佳图书出版单位
中国中医药出版社
·北京·

图书在版编目（CIP）数据

泄泻 / 陈仁寿主编 . -- 北京：中国中医药出版社，
2024.11
（中医优势病种古籍文献挖掘丛书）
ISBN 978-7-5132-8575-9

Ⅰ．①泄… Ⅱ．①陈… Ⅲ．①腹泻—中医治疗法
Ⅳ．① R256.34

中国国家版本馆 CIP 数据核字 (2023) 第 227007 号

中国中医药出版社出版
北京经济技术开发区科创十三街 31 号院二区 8 号楼
邮政编码　100176
传真　010-64405721
河北品睿印刷有限公司印刷
各地新华书店经销

开本 787×1092　1/16　印张 21.5　字数 488 千字
2024 年 11 月第 1 版　2024 年 11 月第 1 次印刷
书号　ISBN 978 – 7 – 5132 – 8575 – 9

定价　98.00 元
网址　www.cptcm.com

服 务 热 线　010-64405510
购 书 热 线　010-89535836
维 权 打 假　010-64405753

微信服务号　zgzyycbs
微商城网址　https://kdt.im/LIdUGr
官 方 微 博　http://e.weibo.com/cptcm
天猫旗舰店网址　https://zgzyycbs.tmall.com

《泄泻》编委会

主　编　陈仁寿

副主编　沈　洪　李　煜

编　委（按照姓氏笔画排序）

马东瑞　王家豪　王露凝　朱　磊

刘亚军　刘师言　刘昊辉　关　洁

吴纪东　陈志强　倪圣懿　高加欣

常　城　薛　昊

前　言

中医药古籍承载着数千年来积累的理论知识和临床经验，赓续着中医药学的血脉，是中医药传承创新发展的源头活水。加强中医药古籍保护、研究与利用，对于传承学术精华、促进原始创新、弘扬中华优秀传统文化具有重要意义。

党和国家高度重视中医药事业发展，大力支持开展中医药古籍普查、整理和研究。习近平总书记强调，要加强古典医籍精华的梳理和挖掘。国家中医药管理局深入学习贯彻习近平总书记有关重要指示精神，将中医药古籍工作摆在中医药传承创新发展的重要位置，系统谋划和实施了一系列中医药古籍抢救保护、整理研究和出版利用重大项目。2010 年，启动"中医药古籍保护与利用能力建设项目"，历时八载，整理出版中医药古籍 417 种，编纂集成《中国古医籍整理丛书》。2018 年，会同文化和旅游部组织实施《中华医藏》编纂项目，保存、传承、整理和利用2289 种传世医籍，为中医药事业踵事增华。

开展面向中医药优势病种的中医药古籍文献专题挖掘、整理和出版，是中医药事业发展和中医临床诊疗水平提升的重大需求。2020 年，国家中医药管理局设立中医药古籍文献传承专项，以国家重大疾病防治需求为出发点，结合已开展的中医临床研究成果，选择 40 个中医优势病种作为研究对象，建立中医药古籍文献专家与重点病种临床专家双牵头的工作机制，进行系统的专题挖掘整理，结集为《中医优势病种古籍文献挖掘丛书》出版。

此次整理出版以疾病为中心，从中医药古籍入手，在全面搜集整理与归类总结的基础上，撷取精华，条分缕析，列为病名源流、病因病机、证治条辨、治则治法、方药纵横、外治集萃、预防调护、医案医话等篇章。通过全面系统的文献爬梳、归纳总结和学术研究，探究不同地域、不同时期疾病名称的演变过程及差异，审视古代医家对该病病因的认识及病机理论的发展，拓展某一疾病的中医证型辨证要点和治疗方法，探讨古代医家的治疗原则和具体治法的应用要点，梳理历代医家治疗该病的常用方剂和药物，总结归纳辨证与治疗的规律性认识，为深入理解疾病本质提供更多视角，为中医临床诊疗提供文献支持。另外，还收集了与此疾病相关的针灸、推拿、贴敷、膏摩等外治方法，以及预防措施和调养经验，丰富了疾病治疗手段，为治未病提供参考。

本丛书是对 40 个中医优势病种古籍文献的全面梳理和系统结集，也是中医药学术史和与疾病斗争史的一次系统回顾。通过对某一病种的中医药古籍文本从源到流进行系统梳理，不仅可以溯源疾病认知，明晰疾病的学术流变，也可以为中医临床提供优势病种全面、完整的古代文献资料，开拓临证治疗思路，提高临床疗效。同时，在全面总结历代医家理论和经验的基础上，深入探索证治规律、用药思辨，为创立新说提供有力支持与佐证，进而推动中医理论的进步与发展，促进中医药学术传承精华、守正创新。

中医药古籍文献传承工作项目管理办公室

二〇二四年七月

泄
泻

编写说明

　　泄泻是以排便次数增多，粪质稀溏或完谷不化，甚至泻出如水样为主症的病证。泄指大便溏薄而势缓者，泻指大便清稀如水而势急者。《丹台玉案》曰："泄者，如水之泄也，势犹舒缓；泻者，势似直下，微有不同，而其病则一，故总名之曰泄泻。"因"泄"与"泻"的临床症状仅稍有区别，有时很难截然分而言之，故统名作"泄泻"。本病常见于急慢性肠炎、胃肠功能紊乱、腹泻型肠易激综合征等疾病。历版教材及国家标准中，关于泄泻的定义基本统一，从临床和相关文献特点来看，泄泻具有以下三个特点。

　　第一，疾病名称的变化性与交叉性。泄泻的病名多样，随着历史时期的迁延而不断演变。先秦至两汉，多以"泄"或"泻"简称，首见以脏腑命名或以"利"代称。隋唐时期，多见"痢""利"混用，常以"下"代指泄泻。宋金元时期，首见"泄""泻"合称，并出现病因命名。明清时期，随着"泄"与"泻"内涵细化，"泄泻"与"痢"也被明确区分。此外，古籍中依据发病脏腑、发病特点、病因病机、发病人群的不同，予以泄泻不同的命名。如以发病脏腑命名的脾泄、肾泄、大肠泄；以发病特点命名的飧泄、溏泄、洞泄；等等。病名之间常存在交叉，如在古代医籍文献中，以粪便特点命名的"飧泄"，因病位在脾胃，故又称"脾泄""胃泄"。

　　第二，病证鉴别的模糊性与复杂性。泄泻可以作为单独的一类疾病，也常作为其他疾病的伴随症状出现。在临床上，常与痢疾、霍乱相混淆。泄泻与痢疾，二者均有排便次数增多的表现。然泄泻多见粪便稀薄，泄后痛减。痢疾则便脓血、腹痛与里急后重并见。泄泻与霍乱相较，均有大便稀薄，但霍乱为吐泻交作，起病较急，变化迅速，病情凶险。在临证与文献筛选时，均要仔细甄别。

　　第三，病机变化的动态性与多样性。目前，权威性中医教材多将泄泻的基本病机定位于脾虚湿盛，脾胃运化功能失调，肠道分清泌浊、传导功能失司。然其病亦与肝肾等脏腑密切相关。忧郁恼怒，导致肝气郁结，横逆克脾，脾失健运；肾之命门火衰，无力暖脾助运，均可致泄泻发生。亦有内伤日久，出现湿郁化火、生痰、为瘀等病理产物，影响脾胃运化功能，水谷不化，而为泄泻。因此，泄泻的病机具有虚实夹杂，多脏相关的特点。

　　由此可见，泄泻的病名、病因病机、临床症状存在一定的复杂性，古代医籍中的相关记载亦存在诸多演变不明、混杂难梳之处，泄泻古籍文献的梳理与总结工作存在着巨大的挑战。

　　本书的编写目的是对中医病种"泄泻"的古籍文献进行从源到流的梳理，实现泄泻相关文献的深度整理与知识挖掘，全面总结历代医家诊治泄泻的理论与经验，为现代中医临床治疗泄泻相关性疾病拓宽辨治思路，并为提高疗效、创立新说提供有力的支持与佐证。

为使书中内容尽量做到全面、完整、系统而且条理清晰，经反复讨论、斟酌，编写组根据丛书的整理要求，结合本书的特点，制定了详细的编撰方法与原则，主要分为以下几点。

1. 资料来源

目录范围：本书以《中华医典》、南京中医药大学特色古籍库等多个数据平台作为数据库，利用中医文献学知识，遴选出 1000 余种与泄泻病种密切相关的古籍文献，形成备选目录。类别涉及医经类、本草类、方书类、针灸推拿类、综合医书类、医论医案类、养生食疗类、外治类等。

版本选择：利用多种途径收集中医古籍，并对其进行版本考源，选择内容完整、错误较少、校刻精当的版本作为工作底本。优选精良的校注本；如无校注本，凡涉及的古籍则参考《中医古籍整理规范》，对资料进行整理。

2. 检索关键词

古籍中，泄泻病名多存在历代演变，具有多样性与差异性。古籍中多以"泄""泻""利""痢""下""溏"等词指代泄泻一症，或以不同命名方式表现泄泻的临床特点，如"风泄""寒泄"等，该类词语亦多包含"泄""泻""利""痢""下""溏"等词。此外，古代医家常使用症状描述泄泻，根据 2012 版国家中医药管理局《中医病症诊断疗效标准》中泄泻的诊断标准，选取大便稀薄、大便溏薄、大便如水样、大便次数增多 4 个症状作为研究对象，并进一步筛选出古籍文献中常用的相关术语。为确保工作中搜集资料的完整性与全面性，以"泄""泻""利""痢""下""溏" 6 种病名类关键词以及"大便稀薄""溏薄""大便如水样""大便次数增多""臭如败卵""肠鸣"等症状类关键词为主要术语，进行相关文献搜集摘录。

3. 文献处理方法与过程

泄泻相关文献处理方法与过程大致经过以下环节。第一，着重围绕泄泻病，依据检索词对 1000 余种古籍进行文献检索，初步搜集关键词所涉及的内容，将初步检索的资料进行整理校勘、去伪存真、删重去繁的处理。形成"泄泻病种文献资料池"。例如，剔除不同时代文献中的重复内容，保留同类文献的最早出处；删除泄泻作为症状出现在其他疾病中的相关文献。第二，初步分类，抽取和分解古籍文献内容，按照不同类目，如病名、病因病机、治则治法、方剂、药物等进行分类抽取。第三，将每部分内容进行排序，除中药部分按照笔画排序外，其他部分皆按照内容出处的著作成书年代进行排序。其中，《黄帝内经》按照先《素问》后《灵枢》，《伤寒杂病论》按照先《伤寒论》后《金匮要略》的顺序，且据原书卷次排列；部分年代久远、且难以确定成书具体年代者，仅作大概的时代划分。第四，对于各部分内容进行评述，以求简明扼要地为读者提供纲要性介绍。第五，进行格式的规范、目录的生成等。

4. 编写体例

本书按照丛书的整体要求，分为病名源流、病因病机、证治条辨、治则治法、方药纵横、

泄
泻

外治集萃、预防调护、医话医案 8 个类目。在进行文献筛选归类时已尽可能删除重复内容，但由于各类目的阐释角度存在差别，因此部分文献仍存在少量重复之处。每一类目内容组成基本一致，主要分为以下 2 种。第一，古籍文献分类汇编。各类目均按照该部分的内容特点，并结合项目组要求，进行再次分类，并拟定二级、三级标题。如病因病机类目下，首分病因、病机为二级标题，其次，病因包含外感病因、内伤病因 2 种三级标题。病机部分则分为湿袭论、气血不调论、正气虚弱论、脏腑失调论、失治误治论 5 种三级标题。其余类目皆如此，依据章节特点进一步分类归纳相关文献。第二，评述。全书以一级类目下的内容作为评述的单元，但病名源流部分内容繁多，各种命名方式之间存在巨大差异，各类病名的含义与源流需进行较为详尽的解释，因此在每一病名后面增以论述，以期提升本书的学术价值。本书引用文献中泄、泻，症、证等字混用，为保持古籍原貌不作改动。所涉病名标题，如"胃泄（泻）"，以相关章节中所搜索到文献的用字为准，文献数量多者，放于括号外，文献数量较少者，放于括号中。

本书为国家中医药管理局 2020 年中医药古籍文献和特色技术传承专项项目之一——"面向临床的泄泻古籍文献挖掘与出版"的成果体现，由南京中医药大学与江苏省中医院共同承担。本书的编撰不仅仅是对古籍中泄泻资料进行收集整理，而且重点选取对临床具有指导意义的文献进行考证、校勘、分类和评述，充分体现古代中医文献与现代临床应用相结合，为更加全面认识泄泻的中医理法方药提供理论依据。

由于编者水平有限，书中难免存在疏漏与不足，祈请广大中医同道与读者提出宝贵意见，以便今后进一步修订完善。

陈仁寿

2023 年 8 月于南京

目录

目
录

泄
泻

泄
泻

·4·

目
录

目
录

泄
泻

目
录

泄
泻

第一章
病名源流

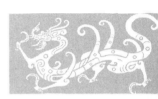

泄泻的一级病名

古代文献中"泄泻"的称谓繁多，有泄（泻）利、下、下利、痢等。这些名称都是对泄泻主症的高度概括，是泄泻一病的总称，故作为一级病名。

《奇效良方·卷之十四·泄泻门》：泄者，泄漏之义，时时溏泄，或作或愈；泻者，一时水去如注泄。

《难经集注·卷之四·五泄伤寒第十》：杨曰：泄利也，胃属土，故其利色黄，而饮食不化焉。

《医旨绪余·上卷·四十·泄泻辨》：生生子曰：按泄泻二字，取义必有轻重，非一症而无分别者也，何也？据书有云泄者，有云泻者，有云泄泻者，假使无分别，经何分言之若是。愚谓粪出少而势缓者，为泄，若漏泄之谓也。粪大出而势直下不阻者，为泻，倾泻之谓也。姑参出以俟明哲正焉。

《伤寒论条辨·卷之一·辨太阳病脉证并治上篇第一》：利即俗谓泄泻是也。

《神农本草经疏·卷二·〈续序例〉下·诸疟主治》：泻利，俗呼泄泻，因于湿。

《丹台玉案·卷之五·泄泻门》：泄者，如水之泄也，势犹稍缓；泻者，势似直下；微有不同，而其为病则一，故总名之曰泄泻。

《医方集解·泻火之剂第十四·白头翁汤》：利与痢不同，利者泻也。

《症因脉治·卷四·泄泻论》：秦子曰：泄泻之症，或泻白，或泻黄，或泻清水，或泻水谷，不杂脓血，名曰泄泻。

《四诊抉微·卷之四·切诊·时脉》：诸部不毛，气口独毛者，胃虚不能纳食，及为泄泻之征也。

《伤寒论纲目·十四·少阴经症·呕吐下利》：成无己曰：自利者，不因攻下而自泄泻也。

《素问识·卷一·阴阳应象大论篇第五》：湿胜则濡泻，《集韵》：濡，儒遇切。音孺，沾湿也。

《难经疏证·黄帝八十一难经疏证卷下》：泄，利也。

《时病论·附论·辟俗医混称伤寒论》：泄泻者，为漏底伤寒。

《医学摘粹·杂证要法·里证类·泄泻》：泄泻者，肝脾之下陷也。常人谷贮于大肠，水渗于膀胱，一自土湿而脾无蒸化之力，木郁而肝失疏泄之权，则水气不入于膀胱，而与谷合趋于大肠，此泄泻所由作也。其土湿盘结于胸腹，则生胀满。其木郁冲激于脏腑，则生疼痛，其势使之然也。

《伤寒捷诀·肠垢鹜溏》：利者，泻也，不因攻下而泄泻也，此即伤寒自利之症，俗名漏底伤寒是矣。

《儒医心镜·各症病原并用药治法要诀·泄泻》：泻者，下利不禁是也。

《增订通俗伤寒论·证治各论·伤寒夹证·夹泻伤寒》：泄者，大便溏薄，或作或止；泻者，大便直下，水去如注。

泄

泻

泄泻的二级病名

在一级病名之下，古人又根据泄泻的发病脏腑、发病特点、病因病机、发病人群等创建了二级病名，如以发病脏腑命名的脾泄、肾泄、大肠泄；以发病特点命名的飧泄、溏泄、洞泄；等等。虽然二级病名繁多，但疾病之间常有交叉。如"飧泄"实与"脾泄"相同，病因皆为脾胃虚冷，但"脾泄"是按发病脏腑命名，而"飧泄"以便下夹杂食物残渣的发病特点命名。所以当病因病机、临床表现相同时，这种一病多名、同病异名的差异只体现在命名方式、角度的不同，而本质上为同一种疾病。

一、按发病脏腑命名

泄泻一病，涉及脏腑较多。自汉代《难经》始有"五泄"，其中四种皆以发病脏腑命名，即脾泄、胃泄、大肠泄、小肠泄。唐宋以后，又出现肝泄、心泄、肾泄、肺泄、脾肾泄、直肠泄。其中"肺泄"与"大肠泄"所指相同，只是前者按五脏分类，后者按六腑分类。

《八十一难经·五十七难》：泄凡有几，皆有名不？然。泄凡有五，其名不同。有胃泄，有脾泄，有大肠泄，有小肠泄，有大瘕泄，名曰后重。

《脉因证治·卷二·泄》：湿多成五泄者，胃泄、脾泄、大肠泄、小肠泄、大瘕泄。

《普济方·卷二百七·泄痢门·总论》：《难经》云：有胃泄，有脾泄，有大肠泄，有小肠泄，有大瘕泄。盖胃者为黄，胃水谷海也，故泻则色黄，食不化；脾者，为胃行其津液者也，故泻则腹胀满，呕吐；大肠谓白肠，故泻则大便色白，肠鸣切痛；小肠谓赤肠，故泄则便脓血，少腹痛；瘕者血聚也，浊阴之气结聚于内，留滞而不行，则里急后重，数至圊不能便，故谓之大瘕泄也。

《普济方·卷二百八七·泄痢门·诸泻》：夫有脾泻，有肾泻。脾泻者，肢体重着，中脘有妨，面色虚黄，腹肚微满。肾泄者，肤腠怯冷，腰膂酸疼，上咳面鼇，脐腹疼痛。

《医方集宜·卷之三·泄泻门·治法》：饮食伤脾不能运化，色欲伤肾不能闭藏，忿怒伤肝，木邪克土，皆令泄泻。然肾泄、肝泄间或有之，而脾泄恒多。盖人终日饮食，一或有伤，泄泻必矣。

《幼科发挥·卷之三·脾所生病·泄泻》：胃泻、大肠泄、小肠泄，三者不同。盖自胃来者，水谷注下而不分，所下者皆完谷也。……自小肠来者，亦水谷注下而不分，则成糟粕而非完谷，且小肠为受气之府，水谷到此，已变化而未尽变化也。……自大肠来者，则变化尽而成屎，但不结聚，而所下皆酸臭也。

《冯氏锦囊秘录·杂症大小合参卷五·方脉泄泻合参》：然肾泄、肝泄，间必有之，而脾泄恒多，盖人终日饮食，必有所伤，便致泄泻。

《症因脉治·卷首·论〈医宗必读〉症因差误治法不合》：夫脾泄、肾泄，脏气不足，内伤之虚症，脏症也。

《三指禅·卷二·泄症脉论》：《难经》训泄有五：胃泄，饮食不化；脾泄，腹胀呕吐；所谓大肠泄者，食已窘迫，可该脾泄论；所谓小肠泄者，便血腹痛；大瘕泄者，数至圊而不便，宜以痢门论。则泄止可言脾胃二经。

《类证治裁·卷之四·泄泻论治》：《难经》所云五泄，一曰胃泄，饮食不化，即风乘湿也。……二曰脾泄，呕逆腹胀，即暑乘湿也。……三曰大肠泄，肠鸣切痛，即燥乘湿也。……四曰小肠泄，便脓血，小腹痛，即火乘湿也。……五曰大瘕泄，里急后重，数至圊而不能便，茎中痛，即寒湿变为热泄也。

《医方选要·卷之二·泄泻门》：泄泻之证，其名不同，有胃泄、有脾泄、有大肠泄、有小肠泄、有大瘕泄。胃泄者，饮食不化，色黄；脾泄者，腹胀满，泄注，食即呕逆；大肠泄者，食已窘迫，大便色白，肠鸣切痛；小肠泄者，溲而便脓血，小腹痛；大瘕泄者，里急后重，数至圊而不能便，茎中痛是也。

《时病论·卷之三·春伤于风夏生飧泄大意·湿泻》：考《五十七难》中，胃泄、脾泄，即今之食泻也。

（一）以五脏命名

1. 脾泄（泻）

脾泄（泻）为"五泄"之一。因其泻下急迫、完谷不化、与湿相关，故又有洞泄、飧泄、食泻、濡泄等名。脾泄病位在脾，临床表现为泄泻无休、腹胀呕逆、肢体困重、面色虚黄。

《八十一难经·五十七难》：脾泄者，腹胀满，泄注，食即呕吐逆。

《扁鹊心书·卷中·暴注》：凡人腹下有水声，当即服丹药，不然变脾泄，害人最速。脾泄之病世人轻忽，时医亦邈视之，而不知伤人最速。

《针灸资生经·第三·痢》：二曰脾泄，腹胀而注泄无休，又上逆呕，此为寒热之患也。

《儒门事亲·卷十·脾泄暑湿》：夫脾泄者，腹胀满注，实则生呕逆。

《儒门事亲·卷十·〈金匮〉十全五泄法后论》：洞泄不已，变而为脾泄寒中。此风乘湿之变也。若脾泄不已，变而为霍乱。

《仁斋直指方论·卷之二·证治提纲·脾泄肾泄》：脾泄者，肢体重着，中脘有妨，面色虚黄，腹肚微满。

《仁斋直指方论·卷之十三·泄泻·附诸方》：丹溪方治一老人奉养太过，饮食伤脾，常常泄泻，亦是脾泄。

《难经本义·下卷》：脾泄，即濡泄也。

《脉因证治·卷二·泄》：脾泄，腹胀满，泄注食呕吐逆，宜理中汤。一云，肠鸣食不化者，经云脾虚。

《普济方·卷四百二十三·针灸门·痢》：《素问》言泄利有五种……二曰脾泄，腹胀而注泄无休，又上逆呕，此为害热之患也。

《古今医鉴·卷之一·病机·病机抄略》：泄泻多湿，热食气虚，如本脾泄，胀而呕吐，洞泄不禁。

《松崖医径·卷下·泄泻》：若久不止者，属脾泄，脉来无力。

《寿世保元·卷三·泄泻》：常常泄泻者，脾泄也。

《难经经释·卷下》：脾泄者，腹胀满，泄注（脾主磨化饮食，不能化，则胀满泄注也），食即呕吐逆（脾弱不能消谷，则反出也）。

《文堂集验方·卷一·泄泻》：肾虚脾泄，日泄三五次，如鸭粪稀溏，或五更早晨泄一二次，乃脾泄也。

《时病论·卷之三·春伤于风夏生飧泄大意·湿泻》：考《五十七难》中，胃泄、脾泄，即今之食泻也。

《七松岩集·泄泻》：脾泄者，即是飧泄也。

《儒医心镜·各症病原并用药治法要诀·泄泻》：脾泄胸腹胀满，泄主呕吐食出，即濡泄也。

2. 肝泄

肝泄病位在肝，临床表现为胁痛腹泻、腹痛面青、左关沉弦。

《丹台玉案·卷之五·泄泻门·立方》：泄泻两胁痛，名曰肝泄。

《医镜·卷之二·泄泻》：泄泻两胁痛者，名曰肝泄，此得之于恼怒。

《医验大成·泄泻章》：一人左关沉弦，右关沉濡，胁痛腹泻，此肝泄也。因暴怒伤肝，甚则乘脾虚下溜之，故宜伐肝和脾之剂主之。

《证治汇补·卷之八·下窍门·泄泻》：肝泄者，忿怒所伤，厥而面青，必兼胁满。

《医碥·卷之三·杂症·泄泻》：有肝气滞，两胁痛而泻者，名肝泄。

《周慎斋遗书·卷八·自下》：若寅卯泄作响，名肝泄。

《增订通俗伤寒论·证治各论·伤寒夹证·夹泻伤寒》：肝泄则木来侮土，腹痛兼胀，脾虚故泻，宜泄肝培土，刘草窗痛泻方。

3. 心泄

心泄病位在心，临床表现为泻下窘迫、小便涩数、五心烦热。

《七松岩集·泄泻》：心泄者，每遇烦劳费心，则五心烦热，小溲涩数，大便欲泄而后重窘迫，其泄如火，心脾之脉虚数而滑，有似痢非痢之状，以香连丸兼治。

4. 肺泄

肺泄病位在肺，临床表现为泻下滑脱、时时欲出。因肺与大肠相表里，故又称大肠泄。

《七松岩集·泄泻》：肺泄者，即大肠泄也。肺与大肠为表里，肺气虚，则大肠亦虚而不能禁固，时时欲出，后重不已，所谓滑泄是也。甚有随浊气下陷而泄者，其脉微弱无神，或空大无力，以升发益气之药，同兜涩固肠丸主治。

5. 肾泄（泻）

肾泄（泻）因常于黎明时分发作，泻下水多，少腹牵引作痛，似有结，故又称五更泄、鸡鸣泄、晨泻、瀼泄、大瘕泄。肾泄病位在肾，临床表现为黎明泄泻、里急后重、脐腹作痛、腰酸肢冷。

《针灸资生经·第三·痢》：五曰大瘕泄，里急后重，数至圊不能便，茎中痛，此肾泄也。

《仁斋直指方论·卷之二·证治提纲·脾泄肾泄》：肾泄者，肤腠怯冷，腰脊酸疼，上咳面黧，脐腹作痛。

《类编朱氏集验医方·卷之六·积聚门·治诸色泻痢方》：肾泄，五更溏泄是也。

《普济方·卷二十九·肾脏门·肾虚》：顷年有一亲识，每五更初欲晓时，必溏痢一次，如是数月。有人云：此名肾泄，肾感阴气而然。

《普济方·卷二百七·泄痢门·总论》：诸泄泻……抑且腹痛，走上走下，或脐间急痛，腰脊疼酸，骨节软弱，面色黧悴，尺脉虚弱，病安在哉，曰：此肾泄也。……其或肾水下涸，心火上炎，燥渴口苦，多饮无度，此阴阳离绝也，识者忧焉。

《普济方·卷四百二十三·针灸门·痢》：《素问》言泄利有五种……五曰大瘕泄，里急后重，数至圊而不能便，茎中痛，此肾泄也。

《奇效良方·卷之十四·泄泻门》：肾泄者，由肾虚，每于五更时溏泄一二次，而连月经年弗止。

《难经集注·卷之四·五泄伤寒第十》：杨曰：瘕，结也。少腹有结而又下利者是也，一名后重，言大便处疼重也，数欲利，至所即不利，又痛引阴茎中，此是肾泄也。

《外科理例·卷五·背疽一百十六》：有侵晨作泻者，名曰肾泄，宜二神丸。

《古今医统大全·卷之三十五·泄泻门》：肾泄者由肾虚，每于五更时溏泄一二次，而连月经年勿止者是，此多肾经湿注，饮酒之人多有之。

《赤水玄珠·第八卷·泄泻门·泄痢》：五味子丸，治下元虚寒，火不生土及肾中之土不足，以致关门不闭，名曰肾泄，亦名脾肾泄。

《本草纲目·草部第十八卷·草之七·五味子》：五更肾泄：凡人每至五更即溏泄一二次，

泄
泻

经年不止者，名曰肾泄，盖阴盛而然。

《万氏家抄济世良方·卷一·泻》：五味子散，治人到五更初，脐下绞痛溏泻一次，乃名肾泄，感阴气而然也。

《寿世保元·卷三·泄泻》：清晨五更作泻，或全不思食，或食而不化，大便不实者，此肾泄也。凡饭后随即大便者，盖脾肾交济，所以有水谷之分。脾气虽强，而肾气不足，故饮食下咽，而大腑为之飧泄也。治法用二神丸主之。

《医贯·卷之五·先天要论（下）·泻利并大便不通论》：夫所谓大瘕泄者，即肾泄也。注云：里急后重，数至圊而不能便，茎中痛。世人不知此证，误为滞下治之，祸不旋踵。此是肾虚之证，欲去不去，似痢非痢，似虚努而非虚努。

《先醒斋医学广笔记·卷之一·泄泻》：肾泄者，《难经》所谓大瘕泄也，好色而加之饮食不节者多能致此。其泄多于五更或天明，上午溏而弗甚，累年弗瘳，服补脾胃药多不应，此其候也。夫脾胃受纳水谷，必藉肾间真阳之气熏蒸鼓动，然后能腐熟而消化之。肾脏一虚，阳火不应，此火乃先天之真气，丹溪所谓人非此火不能有生者也。

《景岳全书·卷之二十四心集·杂证谟·泄泻》：肾泄证，即前所谓真阴不足证也。每于五更之初，或天将明时，即洞泄数次，有经月连年弗止者，或暂愈而复作者，或有痛者，或有不痛者，其故何也？盖肾为胃关，开窍于二阴，所以二便之开闭，皆肾脏之所主。今肾中阳气不足，则命门火衰，而阴寒独盛，故于子丑五更之后，当阳气未复，阴气盛极之时，即令人洞泄不止也。

《神农本草经疏·卷一·〈续序例〉上·论肾泄多在黎明所由》：寅为三阳之候，阳气微则不能应候而化物，故天黎明而泄，其泄亦溏，俗名鸭溏，是为肾泄，亦名大瘕泄。

《神农本草经疏·卷二·〈续序例〉下·五脏六腑虚实门》：肾泄，即五更及黎明泄泻者是也，亦名大瘕泄，属命门真火不足。

《神农本草经疏·卷七·草部上品之下·黄连》：老人脾胃虚寒作泻，阴虚人天明溏泄，病名肾泄。真阴不足，内热烦躁诸证，法咸忌之。

《医验大成·泄泻章》：一人两尺沉虚，每每五更初晓必洞泻一次，名曰肾泄。肾主二便，开窍于二阴，受时于亥子，命门火衰，而水独治，故令此时作泄也。

《金匮翼·卷七·泄泻诸症统论·肾泄》：肾泄者，五更溏泄也。肾虽水脏，而中有元阳，为脾土之母。又肾者主蛰，封藏之本，而开窍于二阴，肾阳既虚，即不能温养于脾，又不能禁固于下，故遇子后阳生之时，其气不振，阴寒反胜，则腹鸣奔响作胀，泻去一二行乃安，积月不愈，或至累年。此病藏于肾，宜治下而不宜治中者也。

《杂病源流犀烛·卷四·泄泻源流》：又有肾泄即五更泄，一名晨泄，又名瀼泄，固由于肾虚失守藏之职。

《周慎斋遗书·卷七·阴虚》：若元阴不足而泄，名曰肾泄。水谷不分，至而即去，去有常度，日夜一次，或二次，与他泄不同。

《类证治裁·卷之四·论肾泄》：肾中真阳虚而泄泻者，每于五更时，或天将明，即洞泄数次，此由丹田不暖，所以尾闾不固，或先肠鸣，或脐下痛，或经月不止，或暂愈复作，此为肾泄。

《血证论·卷六·泄泻》：又有肾泄，五更作泄，一名晨泄。乃色欲过度，足冷气虚所致。

《张聿青医案·卷十·泄泻》：林少筠太守，肾泄又名晨泄，每至黎明，辄暴迫而注者是也。

《素问经注节解·内篇·卷之二·平人气象论》：尺寒脉细，谓之后泄（尺主下焦，诊应肠腹，故肤寒脉细，泄利乃然）。按：肾主禁固二便，肾虚而寒则泄利，所谓肾泄是也。

《七松岩集·泄泻》：肾泄者，子丑黎明而泄也。肾为门户，开窍于二阴，主闭藏神气，至子后阳生，其气上升泥丸，为发生之始，若本经虚寒，则交子后，肠鸣气陷而泄，甚致黎明又泄，如是生气日虚矣。六脉必涩弱而虚，或两肾脉无根，或空大搏手，以温补脾肾之药及八味丸为治。

6.脾肾泄

脾肾泄病位在脾肾，临床表现为清晨溏泄、食少倦怠、面黄体瘦。

泄
泻

《赤水玄珠·第八卷·泄泻门·泄痢》：五味子丸，治下元虚寒，火不生土及肾中之土不足，以致关门不闭，名曰肾泄，亦名脾肾泄。

《证治准绳·杂病·第六册·大小腑门》：每日五更即泄泻，有酒积、有寒积、有食积、有肾虚，俗呼脾肾泄。

《证治准绳·杂病·第六册·大小腑门》：有人每日从早至午前定尿四次，一日之间，又自无事。此肾虚所致，亦犹脾肾泄，早泄而晚愈，次日又复然者也。

《景岳全书·卷之五十八宙集·古方八阵·热阵》：《澹寮》四神丸，治脾肾泄，清晨溏泻。

《不居集·上集卷之二十一·泄泻总录·治案》：江应宿治一人，患脾肾泄十余年，五鼓初必腹痛，数如厕，至辰刻共四度，巳午腹微痛而泄，凡七八度，日以为常，食少倦怠，嗜卧。诊得右关滑数，左尺微弦无力。此肾虚而脾中有积热病也。

《杂病源流犀烛·卷四·泄泻源流》：又有脾肾泄，由二经并虚，朝泄暮已，久而神瘁肉削。

《医学从众录·卷七·泄泻》：又有五更天将明时，必洞泻一二次，名曰脾肾泄，难治。

《太医院秘藏膏丹丸散方剂·卷一·四神丸》：盖人先天之本在肾，后天之本在脾，脾壮肾强，焉有泄泻之症哉？嗜欲过度，肾气虚伤，或思虑日久，脾土过损，致成五更溏泻，腹窜腹鸣，面黄体瘦，食少懒倦，腰疼腿软，一切命门火衰，脾肾泄泻等症，服之神效。

（二）以六腑命名

1. 胃泄（泻）

胃泄（泻）为"五泄"之一。因饮食不化，故又称飧泄、食泻。胃泄病位在胃，与脾相关，临床表现为泻下色黄，完谷不化。

《八十一难经·五十七难》：胃泄者，饮食不化，色黄。

《医心方·卷第十一·治泄利方第三十》：胃泄者，饮水不化，色黄，言所食饮之物皆完出不消也。

《黄帝素问宣明论方·卷二·诸证门·濡泄证》：《甲乙经》云：寒客生濡，胃泄，如随气而下利。

《针灸资生经·第三·痢》：《素问》言泄痢有五种。一曰胃泄，饮食不化而色黄，胃与脾合故黄也。

《儒门事亲·卷十·胃泄风湿》：夫胃泄者，饮食不化，完谷出，色黄，风乘胃也。

《难经本义·下卷》：胃泄，即飧泄也。

《普济方·卷四百二十三·针灸门·痢》：《素问》言泄利有五种。一曰胃泄，饮食不化，而色黄，胃与脾合，故黄也。

《医林绳墨·泄泻》：胃泻色黄，食饮不化，此胃有虚寒也。

《难经悬解·卷下·五十七难》：胃泄者，甲木之克戊土也。泄虽有五，唯胃泄为胆胃病，其四皆脾肝之证，而癸水之寒，乃其根本也。

《类证治裁·卷之四·泄泻论治》：《难经》所云五泄，一曰胃泄，饮食不化，即风乘湿也。

《难经正义·卷四·五十七难》：胃泄者，甲木之克戊土也。

《儒医心镜·各症病原并用药治法要诀·泄泻》：胃泄色黄，水谷不化，即飧泄也。

2. 小肠泄

小肠泄为"五泄"之一。病位在小肠，临床表现为泻下脓血、少腹痛。

《八十一难经·五十七难》：小肠泄者，溲而便脓血，少腹痛。

《医心方·卷第十一·治泄利方第三十》：小肠泄者，而便脓血，少腹痛也，小肠处在腹，故令少腹痛。

《针灸资生经·第三·痢》：四曰小肠泄，身瘦而便脓血，小肠与心合，心主血也。

《儒门事亲·卷十·〈金匮〉十全五泄法后论》：若小肠泄不已，变而为肠澼。

《难经本义·下卷》：小肠泄，谓凡泄则小便先下而便血，即血泄也。

《心印绀珠经·卷下·演治法第七》：小肠泄者，溲而便脓血，小腹痛，此火乘湿之泄也。

《普济方·卷四百二十三·针灸门·痢》：《素问》言泄利有五种……四曰小肠泄，身瘦而便脓血，小肠与心合，心主血也。

《保命歌括·卷之二十二·痢疾》：赤属心火，此血受病也，所下之物，从小肠而来，故其色赤，即《难经》所谓小肠泄也。

《婴童类萃·中卷·泄泻论》：小肠泄者，溲而便脓血，小腹痛，茎中痛。

《类经图翼·卷十一·针灸要览·泻痢》：小肠泄，色赤。

《景岳全书·卷之四十谟集·小儿则》：白兼青者主慢惊，主大小肠泄泻。

《症因脉治·卷首·论〈医宗必读〉症因差误治法不合》：故《保命集》以少阴痢曰小肠泄，以心与小肠为表里，心移热于小肠，小肠移热于大肠，则下痢脓血，以手少阴心经主血故也。

《难经经释·卷下》：小肠泄者，溲而便脓血（每遇小便，则大便脓血亦随而下，盖其气不相摄而直达于下，故前后相连属，小便甚利而大便亦不禁也）。又小肠属火，与心为表里，心主血，故血亦受病而为脓血也），少腹痛（小肠之气下达膀胱，膀胱近少腹，故少腹痛也）。

《难经古义·卷之下》：（拘急而绞，较前二证稍重，不易治）小肠泄者（即谓血泄），溲（小便通）而便脓血（赤白兼下），小腹痛。

《难经悬解·卷下·五十七难》：小肠泄者，寒水郁其丙火也。

《难经疏证·黄帝八十一难经疏证卷下》：小肠泄，谓凡泄则小便先下而便血，即血泄也。

《儒医心镜·各症病原并用药治法要诀·泄泻》：小肠泄泻而便脓血，即血泄也。

3. 大肠泄（泻）

大肠泄（泻）为"五泄"之一。因泻下急迫如水，故又名洞泄。大肠泄病位在大肠，临床表现为食后肠鸣腹痛，泻下色白。

《八十一难经·五十七难》：大肠泄者，食已窘迫，大便色白，肠鸣切痛。

《医心方·卷第十一·治泄利方第三十》：大肠泄者，食已窘，便白色，肠鸣切痛，食讫即欲利，言痛如刀切其肠也。

《素问病机气宜保命集·卷中·泻痢论第十九》：溲而便脓血者，大肠泄也。

《针灸资生经·第三·痢》：三曰大肠泄，食毕肠鸣切痛，而痢白色，大肠与肺合故白也。

《儒门事亲·卷十·〈金匮〉十全五泄法后论》：若大肠泄不已，变而为膜胀；膜胀不已，变而为肠鸣；肠鸣不已，变而为支满骛溏。

《难经本义·下卷》：大肠泄，即洞泄也。

《普济方·卷四百二十三·针灸门·痢》：《素问》言泄利有五种……三曰大肠泄，食毕肠鸣切痛而利白色，大肠与肺合，故白也。

《难经古义·卷之下》：大肠泄者（即谓洞泄），食已窘迫（肠胃有寒），大便色白（澄澈腥秽），肠鸣（有寒邪故）切痛（拘急而绞，较前二证稍重，不易治）。

《素灵微蕴·卷三·飧泄解》：阳衰土湿，不能蒸水化气，而与渣滓并注二肠，水渍湿旺，脾气郁陷，抑遏乙木，不得升达，木气郁冲，故作痛胀。木性升泄，遏于湿土之下，冲突击撞，不得上达，则下走二肠，以泄积郁。水在二肠，不在膀胱，故乙木冲决，膀胱闭塞而大肠泄利也。

《难经悬解·卷下·五十七难》：大肠泄者，金敛而木不泄也。乙木陷于大肠，上达无路，欲冲后窍而出，而大肠敛之，不得畅泄，故窘迫欲后，肠鸣而痛切也。大便白者，金色也。

《难经疏证·黄帝八十一难经疏证卷下》：大肠泄，即洞泄也。

《难经正义·卷四·五十七难》：大肠泄者，肠虚气不能摄，故胃方实，即迫注于下，窘迫不及少待也。

《儒医心镜·各症病原并用药治法要诀·泄泻》：大肠泻，食已窘迫，大便色白，肠鸣切痛，即洞泄也。

《推拿抉微·第三集·治疗法·泄泻》：所谓大肠泄者，食已窘迫，可该脾泄论。

4. 直肠泄

直肠泄又名刮肠、直腹泄，因饮食入口即出得名。临床表现为饮食入口即泻、五色杂下。

《证治要诀·卷二·诸伤门》：挟热自利，脐下必热，大便黄赤色及下肠间津汁垢腻，名曰刮肠。

《证治要诀·卷八·大小腑门》诸病坏症，久下脓血，或如死猪肝色，或五色杂下，频出无禁，有类于痢，俗名刮肠。此乃脏腑俱虚，脾气欲绝，故肠胃下脱，若投痢药则误矣。

《冯氏锦囊秘录·杂症大小合参卷五·方脉泄泻合参》：若食入口即下，此为直肠泄难治，下利日十余行，脉反实者，死。

《顾松园医镜·卷九·御集·泄泻》：食方入口而即出，谓之直肠泄，难治。

二、按发病特点命名

泄泻的发病特点主要有粪便稀薄、泻下急迫、病程迁延，所以多从粪便特征、排泄特点、发病时间、病程长短、伴随症状等角度命名。因本节所录既是病名又是病状，故常与以脏腑命名的泄泻、以病因病机命名的泄泻出现病种交叉。如"飧泄"因病位在脾胃，故又属于"脾泄""胃泄"；"五更泻"因病位在肾，故又属于"肾泄"；"洞泄"病因在湿，故又属于"濡泄"。

《普济方·卷六·五运六气图·〈金匮〉十全五泄论》：若胃泄不已，变而为飧泄；飧泄不已，变而为洞泄；洞泄不已，变而为寒中，此风乘湿之变也。洞泄者，飧泄之甚，但飧泄近而洞泄久，久则寒中，温之可也。

《普济方·卷二百七·泄痢门·总论》：《太素》曰：五泄，有溏泄、鹜泄、飧泄、濡泄、滑泄也，此乃是五泄者。……青是感肝木之象，其色青赤者，受心火之气；其色赤白者，得肺金之气；其色白黄者，得脾土之气。苍者，土气之下其色黄，肾水随之，其色苍也。……泄泻之症，经中所谓飧泄、濡泄、溢泄、水谷注下是也。

《医方集宜·卷之三·泄泻门·病源》：飧泄、洞泄、肾泄、濡泄、鹜溏之类，名虽不同，未有不因脾胃虚弱，饮食不节及外来四气所伤而致也。

《冯氏锦囊秘录·杂症大小合参卷五·论泻》：夫泻症不同，溏、泄、滑、利、洞五泻是也。溏者，似泻非泻，糟粕不聚，其色似脓；泄者，无时而作，泻出不知利者，直射溅溜，气从中脘；滑者，水谷直过肠胃不化；洞者，顿然下之，如桶散溃不留。当以脉候参详，而虚实迥别矣。

《医阶辨证·伤寒下痢常病泄泻诸证辨》：常病泄泻有濡泄（湿）、鹜泄（寒）、溏泄（热）、飧泄（风）、滑泄（虚）、大瘕泄（实），有脾泄（脾积）、肾泄（关门不固）等症。

《证治针经·卷二·泄泻》：由来湿多成五泄，飧泄、溏泄、鹜泄、濡泄、滑泄并列。完谷不化者兼风；肠垢积污者兼热；澄清溺白必兼寒；身重软弱惟因湿；若洞下而不禁，乃湿胜而气脱（以上叙五泄症状）。

《医方选要·卷之二·泄泻门》：泄泻之证，其名不同……又有飧泄、洞泄、肾泄、濡泄、鹜溏之类，名虽不同，未有不由脾胃虚弱，饮食不节，及为风寒暑湿之气所伤也。

（一）以粪便特征命名

1. 飧泄、餐泄、水谷利、水谷下注、漏食泄

飧泄、餐泄、水谷利、水谷下注、漏食泄皆表现为泻下粪便稀溏，并夹杂食物残渣。因病位在脾胃，故又属于"脾泄""胃泄"；病因为风，故又属于"风泻"。"漏食泄"因地方方言差异，又写作"禄食泻""录食泻"。飧泄临床表现为食后立即腹泻，粪便稀溏，并夹有不消化的食物残渣。

《素问·阴阳应象大论》：清气在下，则生飧泄。……春伤于风，夏生飧泄。

《素问·脉要精微论》：久风为飧泄。

《素问·脏气法时论》：脾病者，身重，善肌肉痿，足不收，行善瘛，脚下痛，虚则腹满肠鸣，飧泄食不化。

《素问·太阴阳明论》：故犯贼风虚邪者，阳受之；食饮不节，起居不时者，阴受之。阳受之则入六腑，阴受之则入五脏。入六腑则身热不时卧，上为喘呼；入五脏则腹满闭塞，下为飧泄，久为肠澼。

《素问·举痛论》：怒则气逆，甚则呕血及飧泄，故气上矣。

《素问·风论》：久风入中，则为肠风飧泄。

《素问·痹论》：肠痹者，数饮而出不得，中气喘争，时发飧泄。

《素问·调经论》：志有余则腹胀飧泄。

《素问·至真要大论》：厥阴之胜，耳鸣头眩，愦愦欲吐，胃膈如寒，大风数举，倮虫不滋，胠胁气并，化而为热，小便黄赤，胃脘当心而痛，上肢两胁，肠鸣飧泄，少腹痛，注下赤白，甚则呕吐，膈咽不通。

《灵枢·师传》：肠中热则出黄如糜，脐以下皮寒。胃中寒则腹胀，肠中寒则肠鸣飧泄。

《灵枢·胀论》：大肠胀者，肠鸣而痛濯濯，冬日重感于寒，则飧泄不化。

《诸病源候论·妇人杂病诸候·下利候》：肠胃虚弱，为风邪冷热之气所乘。肠虚则泄，故变为利也。此下利是水谷利也，热色黄，冷色白。

《诸病源候论·妇人妊娠诸候·妊娠下痢候》：春伤于风，邪气留连，遇肠胃虚弱，风邪因而伤之，肠虚则泄，故为下痢，然此水谷利也。

《医心方·卷第十一·治水谷利方第二十八》：《病源论》云：由体虚腠理开，血气虚，春伤于风，邪气留在肌肉之内，后遇脾胃大肠虚弱，而邪气乘之，故为水谷利也。

《医心方·卷第十一·治不伏水土利方第三十四》：《病源论》云：夫四方之气，温凉不同，随方嗜欲，因以成性，若移其旧土，多不习伏，必因饮食以入肠胃，肠胃不习便为下利，故名不伏土利也，即以水谷利是也。

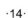

泄
泻

《圣济总录·卷第七十四·泄痢门·飧泄》：夫脾胃土也，其气冲和，以化为事，今清浊交错，风邪之气，得以干胃，故冲气不能化而食物完出，夕食谓之飧，以食之难化者，尤在于夕，故食不化而泄出，则谓之飧泄，此俗所谓水谷痢也。

《幼幼新书·卷第二十八·利久不止第十一》：《巢氏病源》小儿久利候：春伤于风，至夏为洞泄。小儿春时解脱，为风所伤，藏在肌肉，至夏因为水谷利，久经连滞不瘥也。凡水谷利久，肠胃虚，易为冷热。得冷则变白脓，得热则变赤血，若冷热相加，则赤白相杂。利久则变肿满，亦变病蜃，亦令呕哕，皆由利久脾胃虚所为也。

《幼幼新书·卷第二十九·热痢第四》：《巢氏病源》小儿热痢候：小儿本夹虚热而为风所乘，风热俱入于大肠而利，为热，是水谷利。

《卫生宝鉴·卷十六·泄痢门·飧泄》：飧泄，此俗呼水谷利也。

《丹溪心法·卷二·泄泻十》：有脾气久虚，不受饮食者，食毕即肠鸣腹急，尽下所食物，才方宽快，不食则无事，俗名禄食泻，经年不愈，宜快脾丸三五粒。

《医学纲目·卷之二十三·脾胃部·泄泻滞下》：垣：胃气和平，饮食入胃，精气则输于脾，上归于肺，行于百脉，而养荣卫也。若饮食一伤，起居不时，损其胃气，则上升精华之气反下降，是为飧泄。

《普济方·卷十四·肝脏门·肝实》：脾受肝热邪，多生吐逆；受肝冷邪，多生飧泄。

《普济方·卷二十四·脾脏门·饮食劳倦》：夏月飧泄，米谷不化。清气在阴者，乃人之脾胃气衰不升发阳气。故用升麻、柴胡，助辛甘之味，以引元气之升，不令飧泄也。

《普济方·卷一百二十六·伤寒门·伤寒例第三》：夏以阳气外盛，风不能外发，故攻内而为飧泄。飧泄者，下利米谷不化而色黄。

《普济方·卷二百七·泄痢门·总论》：《内经》曰：夫风之中为肠风飧泄。启玄子云：风入胃中，上熏于胃，故食不化而作泄。又云：暮食不化为飧泄。

《奇效良方·卷之十三·痢门》：《兰室秘藏》云：假令伤寒，饮食胀满而传飧泄者，宜温热之剂以消导之。

《奇效良方·卷之十四·泄泻门》：且飧泄者，始春之时，风木盛行，脾土受风木之邪，夏以伏阴在内，或当风取凉，过食生冷，复伤脾胃，不能克化，饮食水谷完出，而脉弦细，名为飧泄。

《医学原理·卷之六·泻门·丹溪治泄活套》：如因中气大亏，不爱饮食，食毕则腹鸣肠急，尽下所食，才方觉快，不食即无事，俗名漏食泄。经年而不愈者，宜用快脾丸三五粒，效。

《伤寒论条辨·或问》：飧泄者，水谷利也。古人谓水饭曰飧，民间水饭用于夏，长夏土令行，木邪发而飧泄作者。物盛必衰，土败木贼也。

《证治准绳·杂病·第六册·大小腑门》：飧泄：水谷不化而完出是也，《史记·仓公传》迥风即此。经云：清气在下，则生飧泄。又曰：久风入中，则为肠风飧泄。夫脾胃土也，气冲和以化为事，今清气下降而不升，则风邪久而干胃，是木贼土也，故冲和之气不能化而令物完出，谓之飧泄。或饮食太过，肠胃所伤，亦致米谷不化，此俗呼水谷利也。

《幼科证治准绳·集之七·脾脏部（上）·泻痢兼证》：《巢氏病源》小儿利兼渴候：此是水谷利，津液枯竭，腑脏虚燥则引饮。若小便快者，利断，渴则止。若小便涩，水不行于小肠，渗入肠胃，渴亦不止，利亦不断。凡如此者，皆身体浮肿，脾气弱，不能克水故也。

《秘传证治要诀及类方·卷之八·大小腑门·溏泄》：有脾气久虚不受饮食者，食毕即肠鸣腹急，下所食物，才方宽快，不食则无事，俗名禄食泻。

《黄帝素问直解·卷之三·宣明五气篇第二十三篇》：大肠小肠病，则为泄。泄，水谷下注也。

《症因脉治·卷四·泄泻论》：此症汤药下咽，即时下泄，与直肠之症相似，但直肠之症，急症暴症；录食之泻，久病缓病。故直肠条内，则曰难治；录食泻，仍立方治，然皆是改常之症也。

《医碥·卷之三·杂症·泄泻》：或因于热。盖火性急迫，逼其水谷下注，往往不及传化即出。

《素问识·卷一·阴阳应象大论篇第五》：《内经》曰：清气在下，则生飧泄。又曰：久风为飧泄。夫脾胃，土也，其气冲和，以化为事。今清浊相干，风邪之气久而干，故冲气不能化，而食物完出。夕食谓之飧，以食之难化者，尤在于夕食，故不化泄出也，谓之飧泄。此俗所谓水谷利也。

《杂病广要·脏腑类·泄泻》：有脾气久虚，不受饮食者，食毕即肠鸣腹急，尽下所食物，才觉宽快，不食则无事，俗名录食泻。

《望诊遵经·卷下·大便望法提纲》：飧泄者，伤于风。

《时病论·卷之三·春伤于风夏生飧泄大意·飧泄》：推飧泄致病之因，乃风邪也，木胜也，寒气也，脾虚也，伏气也。《内经》云：春伤于风，夏生飧泄。又云：久风为飧泄。据此而论，因风邪致病。又云：厥阴之胜，肠鸣飧泄。又云：岁木太过，民病飧泄。据此而论，因木胜致病。又云：胃中寒则腹胀，肠中寒则飧泄。据此而论，因寒气致病。又云：脾病者，虚则腹满，肠鸣飧泄食不化。据此而论，因脾虚致病。又云：虚邪之中人也，留而不去，传舍于肠胃，多寒则肠鸣飧泄食不化，多热则溏出糜。据此而论，因伏气致病。总而言之，良由春伤于风，风气通于肝，肝木之邪，不能条达，郁伏于脾土之中，中土虚寒，则风木更胜，而脾土更不主升，反下陷而为泄也，故经又谓：清气在下，则生飧泄。所以当春升发之令而不得发，交夏而成斯证矣。

《对山医话·卷三》：盖肠有风则飧泄。

《医学刍言·卷一·泄泻》：飧泄，又名水谷利，指泄泻完谷不化。

《医学说约·杂症分目·湿门·泄泻》：完谷者，飧泄也。

2. 血泄

血泄为泻下便溏且夹杂血液。临床表现为泻下血势猛烈，常常伴有血溢，上下齐出。

《素问·气交变大论》：岁火太过，炎暑流行，肺金受邪。民病疟，少气咳喘，血溢血泄注下。

《素问·示从容论》：血泄者，脉急血无所行也。

《素问玄机原病式·六气为病·热类》：血泄，热客下焦，而大小便血也。

《素问要旨论·卷第七·法明标本篇第八·六气本病》：诸病喘呕吐酸，暴注下迫，转筋，小便浑浊，腹胀大而鼓之有声如鼓，痈疽疡疹，瘤气结核，吐下霍乱，瞀郁，肿胀，鼻塞鼽衄，血泄淋闭，身热恶寒，战栗，惊惑悲笑，谵妄，衄蔑血污，皆属于热。

《医学纲目·卷之十七·心小肠部·诸见血门》：经云：岁火太过，炎暑流行，肺金受邪，民病血溢血泄。又云：少阳之复，火气内发，血溢血泄。王注谓：血上七窍为血溢，泄利便血为血泄者是也。

《奇效良方·卷之十三·痢门》：陈无择云：滞下之证，《内经》所载血溢血泄，血便注下，古方则有圊脓血，今为痢疾，其实一也。多由脾胃不和，饮食过度，停积于肠胃，不能克化，又为风寒暑湿之气所干，故为此疾。

《本草汇言·卷之二十》：三焦为相火之用，分布命门元气。主升降出入，游行天地之间，总领五脏六腑、营卫经络、内外上下左右之气，号中清之府。上主纳，中主化，下主出。本病：诸热，瞀瘛，暴病，暴死，暴喑，躁扰，狂越，谵妄，惊骇，诸血溢、血泄。

《医灯续焰·卷一·内外因第九》：阳淫则过于炎燠，而阴气不治，热疾从起，如狂谵烦渴，血泄浸淫之类。

《难经古义·卷之下》：小肠泄者，即谓血泄。

《杂病源流犀烛·卷十七·诸血源流》：《内经》曰：血由上窍出，为血溢；由大小便出，为血泄。

《素问悬解·卷九·雷公问·示从容论》：血泄者，是心火上炎，经脉紧而血无所行也（火炎脉紧，血不得从容流布，故从便泄。以水寒土湿，风木郁陷故也）。

《医学指要·卷二·运气论》：气交（夏至后，立秋前）上火下金，水火寒热持于气交，热气生于上，清病生于下，寒热凌犯而争于中，人病咳喘、血溢、血泄。

《难经疏证·黄帝八十一难经疏证卷下》：小肠泄，谓凡泄则小便先下而便血，即血泄也。

《儒医心镜·各症病原并用药治法要诀·泄泻》：小肠泄泻而便脓血，即血泄也。

3. 肠垢

肠垢为泻下粪便稀溏且夹杂垢腻腐败。其病因在于大肠湿热，故又常见于"热泄"。临床表现为泻下赤、黄、白稀粪，并夹杂垢腻腐败物质。

《脉经·卷六·大肠手阳明经病证第八》：有热，便肠垢。

《圣济总录·卷第五十·大肠门·肠垢》：论曰：《内经》谓大肠有热便肠垢。巢氏曰：肠垢者，肠间津汁垢腻也。盖传化之腑，热气积而为痢，痢久不已，肠间虚滑，津垢乃出，是邪热气实，真脏气虚，故有此证。

《世医得效方·卷第二·大方脉杂医科·痃疟·伤寒遗事》：热而利曰肠垢。

《普济方·卷一百二十二·伤寒门·下利》：肠垢即热也，协热而利，脐下必热。

《普济方·卷一百四十三·伤寒门·伤寒下脓血病》：热气乘虚入于肠胃，脐下有热，泄利赤黄白肠垢。

《普济方·卷二百七·泄痢门·总论》：肠垢者，肠间津液也，由热滞蕴积，肠间虚滑，所以因下痢而便肠垢也。

《普济方·卷二百十三·泄痢门·肠滑下肠垢》：夫《脉经》谓大肠有热，便肠垢者，肠间津汁垢腻也。

《医学入门·外集·卷四·杂病分类》：肠垢即热泻。

《类经·十二卷·论治类·二、为治之道顺而已矣》：而热泄谓之肠垢。

《医会元要·六腑》：中热则出粪如糜，为肠垢。

《证治针经·卷二·泄泻》：由来湿多成五泄，飧泄、溏泄、鹜泄、濡泄、滑泄并列。完谷不化者兼风，肠垢积污者兼热。

4. 鹜泄、鹜溏、鸭溏

鹜泄、鹜溏、鸭溏为泻下稀粪，颜色青黑，犹如鸭粪（鹜即野鸭）。其病因在于大肠寒湿，故又属于"寒泄"。临床表现为排泄物水粪相杂，颜色青黑如鸭粪，小便清白。

《素问·至真要大论》：阳明在泉，客胜则清气动下，少腹坚满而数便泻；主胜则腰重腹痛，少腹生寒，下为鹜溏。

《脉经·卷六·大肠手阳明经病证第八》：大肠有寒，鹜溏；有热，便肠垢。

《金匮钩玄·附录·泄泻从湿治有多法》：鹜泄者，所下澄澈清冷，小便清白，湿兼寒也。

《圣济总录·卷第七十四·泄痢门·鹜溏》：论曰：脾气衰则鹜溏。盖阴中之至阴脾也，为仓廪之官。若脾胃气虚弱，为风冷所乘，则阴气盛；阴气盛则脏寒，糟粕不化。故大便色黑，状如鹜溏也。又大肠有寒，亦曰鹜溏。

《鸡峰普济方·卷第一·诸论·取象》：古之论疾多取象取类使人易晓，以脏腑稀散为鸭溏或为鹜溏（野鸭谓之鹜），谓其生于水中屎常稀散故也。

《伤寒直指·卷五·辨阳明病脉证治第八》：《活人》大便溏者，古人云：岁火不及，寒乃大行，民病鹜溏。盖溏者，胃中冷，水谷不别也。华佗云：寒即溏，热即垢。仲景：初硬后溏者二证，一言小便不利，一言小便少，皆水谷不分耳。

《黄帝素问宣明论方·卷一·诸证门·诸证标目》：腹满不食，寒中肠泄，斯病鹜溏。

《黄帝素问宣明论方·卷二·诸证门·鹜溏证》：脾虚风冷，阴盛，糟粕不化，大便黄黑如鹜溏，或大肠有寒也。

《素问病机气宜保命集·卷中·泻痢论第十九》：鹜溏为痢，当温之。大肠经动下痢为鹜溏，大肠不能禁固，卒然而下，成水泄。青色，其中或有硬物，欲起而又下，欲了而不了，小便多清，此寒也。

《丹溪手镜·卷之中·泄泻》：又腹满泄、鹜溏，此阴寒也。

泄泻

《普济方·卷四百十二·针灸门·足太阴脾经》：溏，瘕泄，水闭。按：《甲乙经》作溏水泄，病水温，溏泄谓如汤之溏也，《素问》所谓鹜溏者是也。

《古今医统大全·卷之三十五·泄泻门》：脾胃虚弱，为风寒所胜，则阴气太盛，阴盛则脏寒，脏寒则糟粕不化，大便黑，状似鹜溏者是也。

《医学入门·外集·卷三·外感》：协寒自利不渴曰鸭溏（清白如鸭屎状），湿毒有如豆汁。

《医学入门·外集·卷四·杂病分类》：鸭溏即寒泻，虚泻，滑泻。

《赤水玄珠·第五卷·水肿门·〈脉经〉叙诸水形症》：胆气衰则鹜溏，胃气衰则身肿。

《证治准绳·杂病·第六册·大小腑门》：又有鹜溏者，是寒泄也。鹜者，鸭也，大便如水，其中有少结粪者是也。

《证治准绳·杂病·第六册·大小腑门》：若太阳经伤动，传太阴下利，为鹜溏，大肠不能禁固，卒然而下，中有硬物，欲起而又下，欲了而又不了，小便多清。此寒也，宜温之。

《明医指掌·卷四·泄泻四》：鹜泄，即鸭溏。所下澄澈清冷，小便清白，寒也。

《类经·二十七卷·运气类·三十、客主胜而无复病治各有正味》：阳明在泉，客胜则清气动下，少腹坚满而数便泻；主胜则腰重，腹痛，少腹生寒，下为鹜溏，则寒厥于肠；上冲胸中，甚则喘不能久立。主胜则寒侵金脏，故下在肠腹则为腰重、腹痛、鹜溏、寒厥；上于肺经则冲于胸中，甚则气喘不能久立也。

《医灯续焰·卷十一·水病脉证第七十》：脾气衰则鹜溏，胃气衰则身肿。

《金匮玉函经二注·卷十一·五脏风寒积聚病脉证治第十一》：大肠有寒者，多鹜溏；其外大肠有寒者，多清彻鹜溏，即下利溏泻也。

《张氏医通·卷七·大小腑门·泄泻》：寒泄则鹜溏清冷，此病机之最显著者。鹜溏者，中寒糟粕不化，色如鸭粪，所以澄澈清冷，小便清白，湿兼寒也。

《重订通俗伤寒论·伤寒夹证·夹泻伤寒》：阴寒之利，口不渴，小便色白，肢或厥冷，脉沉迟无力，必洞下清谷，或为鹜溏，粪色或白或淡黄，脐下多寒。鹜溏者，澄清溺白，湿兼寒也，其证大便如水，其中稍有结粪者是也。

《本草经解·卷一·草部上·肉豆蔻》：大肠寒则鹜溏。

《本草经解·附余·音训·诸症》：鹜溏，上音木，即鸭溏。

《医经原旨·卷三·论治第八》：上文言肠中寒者泄，而此言肠中热者泄，所以有热泄、寒泄之不同，而热泄谓之肠垢，寒泄谓之鹜溏也。

《疡医大全·卷五·治法指南》：寒在下者，为清浊不分，为鹜溏痛泄。

《素问悬解·卷十一·运气·气交变大论》：鹜溏，大便泄利，溏如鸭粪也。

《伤寒瘟疫条辨·卷三·大便自利》：若阴利，则不渴，小便色白或淡黄，厥逆脉沉迟，洞下清谷或为鹜溏，粪色淡黄或白，脐下多寒。

《罗氏会约医镜·卷之十·杂证·论泄泻》：鹜泄，澄澈清冷，中有糟粕，小便清白，中寒也。

《金匮玉函要略辑义·卷三·五脏风寒积聚病脉证并治第十一》：大肠有寒者，多鹜溏。鹜溏如鹜之后，水粪杂下。大肠有寒，故泌别不职。

《齐氏医案·卷二·痢门挈纲》：又有鹜溏一证，常见陷邪之中。其证粪内带清水，言其状如鸭粪，故名鹜溏，属太阴脏寒。此证寒热往来，不欲食，是少阳之表证也；绿冻者，少阳之本色也，少阳属甲木，主东方青色；清水为鹜溏，是太阴之里寒也。

《医会元要·六腑》：肠中切痛而鸣濯濯，冬月重感于寒则泄，当脐而痛，不能久立，气上冲胸而喘，中寒则肠鸣飧泄多鹜溏。

《先哲医话·卷下·高阶枳园》：平素大便秘涩者，得温病忽黏滑或鹜溏，此非因胃虚，邪气猖獗之所使，缓慢失下，则胃气消烁，噬脐无及。

《类证治裁·卷之四·泄泻论治》：三曰鹜泄，大便澄清如鸭屎，脉迟溺白，湿兼寒也。

《素问绍识·卷第二·宣明五气篇第二十三》：《金匮》：大肠多寒者，多鹜溏，便肠垢。

《痢疾明辨·辨痢大纲有四·一曰邪热》：又鹜溏一证，粪内带清水如鸭屎，尝见于陷之中，属太阴脏寒。

《华佗神方·卷四·华佗治寒泻神方》：寒泻，一名鹜溏。其原为脾气衰弱及寒气在下，遂致水粪并趋大肠，色多青黑，宜温之。

《伤寒捷诀·大便不利》：藏火不及大寒行，民病鹜溏肠胃㿉。

《医学说约·杂症分目·湿门·泄泻》：糟粕不化者，鹜泄也。

5. 溏泄

溏泄指泻下粪质稀薄如泥，临床表现有大便稀溏，伴腹痛、胁痛、肠鸣、纳少等。

《素问·气交变大论》：岁水太过，寒气流行，邪害心火。民病身热烦心躁悸，阴厥上下中寒，谵妄心痛，寒气早至，上应辰星。甚则腹大胫肿，喘咳，寝汗出憎风，大雨至，埃雾朦郁，上应镇星。上临太阳，则雨冰雪，霜不时降，湿气变物，病反腹满肠鸣，溏泄食不化，渴而妄冒，神门绝者死不治，上应荧惑、辰星。……岁木不及，燥乃大行，生气失应，草木晚荣，肃杀而甚，则刚木辟着，柔萎苍干，上应太白星，民病中清，胠胁痛，少腹痛，肠鸣溏泄。……岁火不及，寒乃大行，长政不用，物荣而下，凝惨而甚，则阳气不化，乃折荣美，上应辰星，民病胸中痛，胁支满，两胁痛，膺背肩胛间及两臂内痛，郁冒蒙昧，心痛暴喑，胸腹大，胁下与腰背相引而痛，甚则屈不能伸，髋髀如别，上应荧惑、辰星，其谷丹。复则埃郁，大雨且至，黑气乃辱，病溏腹满，食饮不下，寒中肠鸣，泄注腹痛，暴挛痿痹，足不任身，上应镇星、辰星，玄谷不成。

《素问·至真要大论》：厥阴司天，风淫所胜，则太虚埃昏，云物以扰，寒生春气，流水不冰。民病胃脘当心而痛，上肢两胁，膈咽不通，饮食不下，舌本强，食则呕，冷泄腹胀，溏泄瘕水闭，蛰虫不去，病本于脾。……阳明之胜，清发于中，左胠胁痛溏泄。

（二）以排泄特点命名

1. 水泻

水泻指泻下急迫，如注水之状。临床表现为里急后重，一泻如注，粪便多为清水，常伴腹痛腹胀、肠鸣如雷。

《太平圣惠方·卷第五十九·治水泻诸方》：夫脾与胃为表里，脾未消于水谷，胃为水谷之海，其精气化为气血，以养脏腑，其糟粕传于大肠也。若肠胃虚弱受于气，或饮食生冷伤于脾胃，水谷不消，大肠虚寒，故成水泻也。

《圣济总录·卷第七十四·泄痢门·水泻》：论曰：《内经》谓诸厥固泄，皆属于下，暴注下迫，皆属于热，盖为冷热不调，气不相济也。脾胃怯弱，水谷不分，湿饮留滞，水走肠间，禁固不能，故令人腹胀下利，有如注水之状，谓之注泄，世名水泻。

《太平惠民和剂局方·指南总论·卷下·论泻痢证候》：暴泻水泻，此二证秋夏间多有之，皆因饮食所伤及食生冷之物。

《素问病机气宜保命集·卷中·泻痢论第十九》：此逆四时之气，人所自为也。有自太阴脾经受湿而为水泄，虚滑微满身重，不知谷味……脾传肾，谓之贼邪，故难愈。若先痢而后滑，谓之微邪，故易痊。此皆脾土受湿，天行为也。虽圣智不能逃。口食味，鼻食气，从鼻而入，留积于脾而为水泻。

《普济方·卷三百二十一·妇人诸疾门·下痢》：经云：春伤于风，夏必飧泄。盖风喜伤脾，然春时肝木正旺，而不受邪，反移气克于脾土。然脾既受克，又不能忌慎口腹，恣食生冷黏硬之物，致令脾不能克化积滞；又秋夏之间，或再感暑湿风冷之气，发动而成痢也。其成必先脐腹疼痛，洞泄水泻，里急后重，或有或无，或赤或白，或赤白相杂，日夜无度。

《古今医统大全·卷之二十三·脾胃门》：饮者，无形之气也（饮亦不可谓无形也，伤饮者当利小便也）。因而大饮则气逆，形寒饮冷则伤脾，病则为喘咳，为肿满，为水泻。

《古今医统大全·卷之三十五·泄泻门》：水泻者，脏腑虚寒，四肢厥冷，暴顿洞下者是也。有伤暑热霍乱，倾泻如水者有之。

《本草纲目·石部第九卷·金石之三·石膏》：水泻腹鸣如雷，有火者。

《医方考·卷二·泄泻门第十二·白术茯苓汤》：经曰：湿盛则濡泻。故知水泻之疾，原于湿也。戴氏云：水泻腹不痛者为湿，痛者为食积。

《类经·二十四卷·运气类》：火性急速，故水泻注下。

《傅青主男科·卷下·泄泻门》：水泻，此乃纯是清水，非言下痢也。痢无止法，岂泻水亦无止法乎？故人患水泻者，急宜止遏。

《本草备要·草部·白术》：凡水泻，湿也。

《本草备要·木部·黄柏》：水泻热痢，痔血肠风，漏下赤白（皆湿热为病）。

《张氏医通·卷二·诸伤门·暑》：或腹痛水泻者，胃与大肠受之，《局方》香薷饮

《运气要诀·运气为病歌》：火主动，热乘于身，则身动而不宁，故身躁扰，动甚则发狂也。暴注者，卒暴水泻，火与水为病也。

《杂病源流犀烛·卷四·泄泻源流》：又有水泄，肠鸣如雷，一泄如注，皆是水。

《不知医必要·卷二·泄泻》：水泻系清浊不分，利其小便自愈。

2. 洞泄

洞泄指泻时如急流而下，不能自禁，且泻下多水。洞，本义水流急。《说文解字》曰："洞，疾流也。"洞泄病因有湿、寒，故又属于"濡泄""洞泄寒中"。临床表现为泻时疾急，随气而下，多为水液，伴腹痛肠鸣，形寒肢冷，饮食不化。

《素问·生气通天论》：是以春伤于风，邪气留连，乃为洞泄。

《素问·金匮真言论》：故春善病鼽衄，仲夏善病胸胁，长夏善病洞泄寒中，秋善病风疟，冬善病痹厥。

《灵枢·邪气脏腑病形》：肾脉急甚为骨癫疾；微急为沉厥奔豚，足不收，不得前后。缓甚为折脊；微缓为洞，洞者食不化，下嗌还出。大甚为阴痿；微大为石水，起脐以下至小腹腄腄然，上至胃脘，死不治。小甚为洞泄。

《脉经·卷二·平人迎神门气口前后脉第二》：心小肠俱虚：左手寸口人迎以前脉阴阳俱虚者，手少阴与太阳经俱虚也。病苦洞泄，苦寒，少气，四肢寒，肠澼。

《脉经·卷四·诊百病死生诀第七》：洞泄，食不化，不得留，下脓血，脉微小连者，生；紧急者，死。

《脉经·卷六·肝足厥阴经病证第一》：是主肝所生病者，胸满，呕逆，洞泄，狐疝，遗溺，闭癃。

《小品方·卷第二·治头面风诸方》：夏丙丁火，南方汤风，伤之者为心风，入胸胁腑脏心俞中。为病多汗，恶风，憔悴，喜悲，颜色赤，洞泄清谷。食寒则洞泄。

《黄帝内经太素·卷第二·摄生之二·调食》：以姜韭之气辛熏，营卫之气非时受之，则辛气久留心下，故令心气洞泄也。

《太平圣惠方·卷第四十七·中焦论》：夫中焦者，在胃中口，不上不下，居上焦之后，荣气之所出，主化水谷之味，泌糟粕，承津液，化为精微，上注于肺脉，以奉生身，莫贵于此，故独行于经名，曰胃气，足阳明脉也。阳明之气走太阴，络诸经之脉，上下络太仓，主熟五谷，不吐不下。实则生热，闭塞不通，上下隔绝。虚则生寒，洞泄便利霍乱，主脾胃之病也。

《太平圣惠方·卷第九十三·治小儿洞泄下痢诸方》：夫小儿春伤于风冷，则夏为洞泄。小儿多因春时，解脱衣服，为风冷所伤，藏在肌肉，脾主肌肉故也。至夏因饮食居处不调，又被风冷入于肠胃，先后重沓，为风邪所乘，则为痢也。其冷气盛，痢甚则为洞泄，洞泄不止，则为注下痢也。

《圣济总录·卷第五十四·三焦门·三焦俱虚》：论曰：上焦虚则引气于肺；中焦虚则生寒，腹痛洞泄，便利霍乱；下焦虚则大小便不止，津液气绝，寒则补于肾。然三焦者，水谷之道路，气之所终始也，其处虽异，其源则一，故有俱虚之病。

《圣济总录·卷第五十四·三焦门·中焦虚寒》：治中焦有寒，洞泄不利，或因霍乱后，泻利无度，腹中虚痛，黄连汤方。

《圣济总录·卷第六十四·冷痰》：论曰：气为阳，阳不足者，不能销铄水饮。遇脾气虚弱，气道痞隔，则聚饮而成痰，浸渍肠胃。上为呕逆吞酸，下为洞泄寒中。久不已，则令人消瘦，倚息短气，妨害饮食。昔人治痰饮，多以温药和之，正为此也。

《圣济总录·卷第七十四·泄痢门·泄痢统论》：寒中则为洞泄，暑胜则为毒痢。

《圣济总录·卷第七十四·泄痢门·濡泻》：《内经》曰湿胜则濡泻，《甲乙经》曰寒客下焦，传为濡泻。夫脾为五脏之至阴，其性恶寒湿，今寒湿之气，内客于脾，则不能裨助胃气，腐熟水谷，致清浊不分，水入肠间，虚莫能制，故洞泄如水，随气而下，谓之濡泻。

《圣济总录·卷第七十四·泄痢门·洞泄寒中》：《内经》谓长夏善病洞泄寒中。洞泄谓食已即泄，乃飧泄之甚者。此因春伤于风，邪气留连，至夏发为飧泄，至长夏发为洞泄。……脾为阴中之至阴，则阴气盛，阴盛生内寒，故令人脏腑内洞而泄，是为洞泄寒中之病。

《圣济总录·卷第一百七十九·小儿洞泄注下》：小儿下痢不止，食已即泄，名为洞泄注下，此由风邪客于肠胃所致。盖方春之时，为风冷所伤，藏在肌肉，至长夏阴气方盛，或因饮食居处不慎，复被风冷入于肠胃。其病下利，冷盛则重，故为洞泄注下，俗谓之水谷痢是也。

《鸡峰普济方·卷第三·伤寒中暑附》：不当下而下，则令人开肠荡胃，洞泄不禁。

《太平惠民和剂局方·卷之三·绍兴续添方·沉香降气汤》：又治胃痹留饮，噫醋闻酸，胁下支结，常觉妨闷，及中寒咳逆，脾湿洞泄。

《妇人大全良方·卷之十五·妊娠泄泻方论第一》：凡妊娠泄泻，冷热不同。水泻青白或黄白，或水谷不化，腹痛肠鸣，其脉弱而紧，此内伤冷也，谓之洞泄寒中。

《妇人大全良方·卷之二十二·产后腹痛及泻利方论第十一》：产后肠胃虚怯，寒邪易侵。若未满月，欲冷当风，乘虚袭留于肓膜，散于腹胁，故腹痛作阵，或如锥刀所刺。流入大肠，水谷不化，洞泄肠鸣。

《妇人大全良方·卷之二十二·产后赤白痢疾及虚羸气痢方论第十二》：若行起太早，则外伤风冷乘虚入于肠胃；若误食生冷、难化之物，伤于脾胃，皆令洞泄水泻，甚者变为痢也。

《严氏济生方·痼冷积热门·痼冷积热论治》：大抵真阳既弱，胃气不温，复啖生冷、冰雪，以益其寒，阴沍于内，阳不能胜，遂致呕吐涎沫，畏冷憎寒，手足厥逆，饮食不化，大腑洞泄，小便频数，此皆阴偏胜而为痼冷之证也。

《严氏济生方·诸虚门·虚损论治》：不自卫生，或大病未复，便合阴阳，或疲极筋力，饥饱失节，尽神度量，或叫呼走气，荣卫虚损，百病交作，或吐血、衄血、便血、泻血、遗泄、白浊、冷滑、洞泄、盗汗、自汗、潮热、发热、呕吐、哕咯痰饮涎沫等证，因斯积微成损、积损成衰者多矣。

《严氏济生方·大便门·泄泻论治》：《素问》曰：春伤于风，夏必飧泄，邪气留连，乃为洞泄。此由荣卫不足，腠理空疏，春伤于风，邪气留连于肌肉之内，后因肠胃虚怯，以乘袭之，遂成泄泻。

《内经博议·卷之三·述病部上·阴阳第一》：失于阴阳，则四时之气更伤五脏。是以春伤于风，则邪气留连，乃为洞泄。洞泄者，外伤于风，则内之风木亦动，合内风与外风交煽，是以留连至久，必侵脾土而为洞泄也。

《内经博议·卷之三·述病部上·风寒邪气热病第四》：长夏犯脾，土气动扰，积风为寒，故善病洞泄。

《张氏医通·卷七·大小腑门·泄泻》：洞泄者，即名濡泄。体重软弱，泻下多水，湿自盛也。

《灵素节注类编·卷三·营卫经络总论·经解》：此言三阴经开阖枢之为病也。太阴者，脾也，脾主鼓运，故其气为开，开折而脾气不足，不能输化仓廪之水谷，而为膈洞。仓廪，兼胃而言。膈洞者，膈中乏气，而肠胃无约束，则传导失司，而为洞泄之病，是当助其脾气为主也。

《时病论·卷之三·春伤于风夏生飧泄大意·洞泄》：李士材曰：洞泄一名濡泄，濡泄因于湿胜。此病非但因伏气内留，中气失治，亦有湿气相兼致病也。

《华佗神方·卷一·论肾脏虚实寒热生死逆顺脉证之法》：又其脉急甚，则肾痿瘕疾，微急则沉，厥，奔豚，足不收；缓甚则折脊，微缓则洞泄食不化，入咽还出。又其脉之至上坚而大，有脓气在阴中及腹内，名肾瘅，得之因浴冷水，脉来沉而大，坚浮而紧，手足肿厥，阴痿腰背疼，小肠心下有水气，时胀满洞泄，此皆浴水中身未干而合房得。

《内经药瀹·卷九·五过》：然阴气在里，腠理在外，若不相及，而此曰腠理以密者，缘阴阳表里，原自相依，不惟阳密足以固阴，而阴强乃能壮阳也，故如上文之邪因于外，而为喘喝，为痿厥，为精亡，为洞泄，咳嗽等证。

《医学说约·杂症分目·湿门·泄泻》：下水者，洞泄也。

3. 滑泄

滑泄与洞泄同，指泻下急迫，不能自禁。临床表现为泻下清稀，不能自禁，甚者气脱、饮食不进。

《圣济总录·卷第五十·大肠门·大肠虚》：论曰：大肠虚冷之病，胸中喘，肠鸣，虚渴唇干，目急善惊，滑泄，骨节疼痛，不能久立。盖大肠者，传导之官，变化出焉。寒邪客于其间，则令气虚弱，不能自固而成诸疾，诊其脉右手气口以前阳虚者是也。

《黄帝素问宣明论方·卷六·伤寒门》：或湿热内甚，而为滑泄。

《素问病机气宜保命集·卷中·泻痢论第十九》：诸水积入胃，名曰溢饮，滑泄。渴能饮水，水下复泻而又渴。

《内经博议·附录·缪仲淳阴阳脏腑虚实论治》：虚寒滑泄不禁属气虚。

《医碥·卷之三·杂症·泄泻》：久泻不已名滑泻，又名洞泄。大孔如竹筒，饮食入口，直出无禁，气将脱矣，饮食不进则无救矣。

《灵素节注类编·卷五·外感内伤总论·经解》：气不周行，固者二便不利，泄者二便滑泄，故皆属于下也。

《华佗神方·卷一·论脾虚实寒热生死逆顺脉证之法》：寒则吐涎沫而不食，四肢痛，滑泄不已。

《素问经注节解·内篇·卷之三·咳论》：小肠为心之腑，亦火也。火盛气热，则闭塞而便溺不通；寒盛气衰，则滑泄而水火不禁。

4. 暴泄、注下

暴泄、注下指泄泻急骤猛烈。临床表现因寒热而异，寒者肛门不禁，泻下如水注；热者肛门迫促，泻下急骤。

《针灸甲乙经·卷七·六经受病发伤寒热病第一》：热病先头重额痛，烦闷身热，热争则腰痛不可以俯仰，胸满，两颔痛甚，暴泄，善泄，饥不欲食。

《针灸甲乙经·卷九·寒气客于五脏六腑发卒心痛胸痹心疝三虫第二》：厥心痛，暴泄，腹胀满，心痛尤甚者，胃心痛也，取大都、太白。

《备急千金要方·卷三十·针灸下·心腹第二·泄痢病》：大肠俞主肠鸣，腹肿，暴泄。

《养老奉亲书·下籍·夏时摄养第十》：盛夏之月，最难治摄。阴气内伏，暑毒外蒸，纵意当风，任性食冷，故人多暴泄之患。

《圣济总录·卷第七十四·泄痢门·洞泄寒中》：治因伤水饮后，变成暴泄。

《扁鹊心书·卷中·暑月伤食泄泻》：伤胃则注下暴泄。

《素问病机气宜保命集·卷中·泻痢论第十九》：暴泄非阳，久泄非阴。治太阴脾经受湿，水泄注下，体微重微满，困弱无力，不欲饮食，暴泄无数，水谷不化。

《医说·卷六·脏腑泄痢·辨脏腑下痢》：病暴泄注下，或青白，或黄白米谷，或化或不化，腹胁或胀或不胀，或痛或不痛，但噫生熟气，全不思食，因与温补诸药而后转有异证者有所伤也，此为飧泄。又春伤以风夏必飧泄，又风气行于肠胃则暴泄下利，其脉浮缓而虚也。

《玉机微义·卷十九·虚损门·论无病好补之误》：暴泄得热而清浊不分。

《普济方·卷二百七·泄痢门·总论》：脏腑泄痢，其症有多种，大抵从风湿热也。是知寒少热多，故曰暴泄非阴，久泻非阳。

《云林神彀·卷二·泄泻》：暑泻值下月，暴泄泻如水，面垢脉来虚，自汗烦渴最。

《本草纲目·主治第三卷·百病主治药·泄泻》：暴泄脱阳，久泄亡阳。

《类经·二十六卷·运气类·二十三、五郁之发之治》：注下，大便暴泄也。

《医镜·卷之二·泄泻》：暴泄者，皆因生冷油腻，恣食无节，或饮酒无忌，适触寒邪，故成暴泄。其泻出者皆是水，乃阴阳不分，偏渗大肠，而小便必短涩，治者以利小便为先，小便利则大便止矣。

《金匮翼·卷七·泄泻诸症统论·热泻》：热泻者，夏月热气乍乘太阴，与湿相合，一时倾泻如水之注，亦名暴泄。

《杂病源流犀烛·卷四·泄泻源流》：又有暴泄，太阳传太阴，大肠不能固禁，卒然而下，大便如水，其中有小结粪硬物，欲起又下，欲了不了，小便多清，或身冷自汗，气难布息，脉微呕吐，此寒也，急以重药温之。

《痘科辨要·卷四·辨初热三日》：诸呕吐暴泄，皆属于热。

《医述·卷九·杂证汇参·泻》：暴泄，肛门逼迫，属火化；暴泄，肛门不禁，属阴寒。

5. 暴注下迫

暴注下迫指泻下急骤猛烈，里急后重。临床表现为泻出如射，粪便焦黄秽臭，肛门焦痛，腹痛而鸣，伴小便赤涩，烦渴少食，舌黄脉数。

《素问·至真要大论》：暴注下迫，皆属于热。

《素问病机气宜保命集·卷中·吐论第十七》：经曰：诸呕吐酸，暴注下迫，皆属于火。脉洪而浮者，荆黄汤主之。

《素问病机气宜保命集·卷中·泻痢论第十九》：大便完谷下，有寒有热者，脉疾身多动，音声响亮，暴注下迫，此阳也。

《针灸大成·卷九·医案》：热气所致，为喘呕吐酸，暴注下迫等病也。

泄
泻

《景岳全书·卷之三道集·传忠录（下）·辨丹溪》：夫经言暴注下迫皆属于热者，谓暴泻如注之下迫，非肠澼下痢之谓也。遍考《内经》，则只有暴注下迫皆属于热一句，并无暴注属于火之文，即或以属火之年有言暴注者，然木金土水之年皆有此证，又何以独言火也？盖其意专在火，故借引经文以证其说，而不知经言二火者，本言六气之理也，岂以泻痢一证为二火乎？

《伤寒论注·卷四·白头翁汤证》：暴注下迫属于热，热利下重，乃湿热之秽气郁遏广肠，故魄门重滞而难出也。

《伤寒论翼·卷上·合并启微第三》：《内经》所云暴注下迫，皆属于热，其脉必浮大弦大，故得属之阳明，而不系太阴也。

《古今名医方论·卷三·白头翁汤》：惟厥阴下利属于热，以厥阴主肝而司相火，肝旺则气上撞心，火郁则热利下重，湿热秽气奔逼广肠，魄门重滞而难出，《内经》云暴注下迫者是矣。

《证治汇补·卷之八·下窍门·泄泻》：火泄者，暴注下迫，焦黄秽臭。

《一见能医·卷之三·辨症上·肠鸣分辨》：湿多成五泄，肠走若雷奔，此寒湿之患。然亦有火势攻冲，搏击水气而鸣者，兼腹痛，暴注下迫，肛门湿滞，小水色黄，非若湿症之腹不痛也。

《伤寒论纲目·卷六·协热利》：所谓暴注下迫，皆属于热。盖微热在表，大热入里者，故与首条脉弱而协热下利不同。

《伤寒论辑义·卷六·辨厥阴病脉证并治》：热利下重，乃火郁湿蒸，秽气奔逼广肠，魄门重滞而难出。即《内经》所云暴注下迫者是也。

《古今医彻·卷之二·杂症·泄泻论》：热胜则火泻而暴注下迫。

《针灸逢源·续刻·〈素问〉经文·至真要大论》：暴注下迫皆属于热（肠胃热，则传化失常，故卒暴注泄；下迫，后重里急迫痛也）。

《时病论·卷之三·春伤于风夏生飧泄大意·火泻》：火泻，即热泻也。经云：暴注下迫，皆属于热。暴注者，卒暴注泻也，下迫者，后重里急也。其证泻出如射，粪出谷道，犹如汤热，肛门焦痛难禁，腹内鸣响而痛，痛一阵，泻一阵，泻复涩滞也，非食泻泻后觉宽之可比，脉必数至，舌必苔黄，溺必赤涩，口必作渴，此皆火泻之证也。

《寿山笔记·泄泻论》：经云：暴注下迫，即泄泻是也。

《成方便读·卷三·清火之剂·香连丸》：如暴注下迫，火性急速也。

《推拿抉微·第一集·认症法》：涂蔚生曰：暴注下迫，似宜分作两条。暴注者便系溏稀之物，勃然下泻，热甚凶猛，毫无艰难阻止之状也。下迫者便系脓血之物，情急欲出，至下而滞，壅遏塞止之状也。一则由肝火之发，一则由于金性之收。然非内有积热，皆不至此。不过暴注之色，多系深黄黑色，或是一种赤血水耳。

《推拿抉微·第三集·治疗法·泄泻》：凡暴注下迫，属火。热症作泻，泻时暴注下迫，谓其出物多而迅速也，便黄溺赤，口气蒸炙，烦渴少食。

（三）以发病时间命名

五更泻（泄）、瀼泄、晨泻

五更泻（泄）、瀼泄、晨泻指清晨五更时分感到脐下作痛，腹鸣则泻，泻后则安。因其病位在肾，故又名肾泄（泻）。

《世医得效方·卷第五·大方脉杂医科·晨泄》：又名瀼泄。

《内科摘要·卷下·十一、各症方药》：五味子散，治肾泄，在侵晨五更泻，饮食不进，或大便不实，不时去后，为丸尤效。

《医学入门·外集·卷四·杂病分类》：瀼泄，停蓄饮食，数日一泄，必兼腹胀。

《秘方集验·诸虫兽伤·吐泻诸症》：五更泻，名肾泻，盖阴感而然。脾恶湿，湿则濡而困，困则不能制水，水性下流，则肾水不足。

《冯氏锦囊秘录·杂症大小合参卷五·论泻》：若交寅时而泻者，谓之晨泻，宜为温补肾阳。盖肾开窍于二阴，而失闭藏之职也。

《冯氏锦囊秘录·杂症大小合参卷十一·方脉痨瘵合参》：脾肾虚寒，不能蒸腐闭藏而为晨泻者，更入补骨脂、菟丝子，以兼补脾肾之阳，为先天后天之药，是皆佐使之所宜，可以共剂而赞助成功者也。

《张氏医通·卷七·大小腑门·泄泻》：五更泻，是肾虚失其闭藏之职也。

《扫叶庄医案·卷三·春温》：过饮晨泻，中宫留湿，干呕腹痛，是脾不和，阳气不主运行于四末，故四肢无力困顿矣。

《杂病源流犀烛·卷四·泄泻源流》：又有肾泄即五更泄，一名晨泄，又名瀼泄，固由于肾虚失守藏之职，而亦有由于食者，有由于酒者，有由于寒者。

《笔花医镜·卷二·脏腑证治·肾部》：肾无实症。肾之寒，肾之虚也。脉左右尺必迟沉。其症为命门火衰，为不欲食，为鸡鸣泄泻，为天柱骨倒，为蜷卧厥冷，为奔豚。鸡鸣泄泻者，肾虚也。加味七神丸主之。

《医林改错·卷上·膈下逐瘀汤所治症目·肾泄》：五更天泄三两次，古人名曰肾泄。

《医学见能·卷一·证治·大便》：大便溏泻，必在五更时分者，肾寒而侮脾也。

（四）以病程长短命名

久泻（泄）、久利

久泻（泄）、久利，指泄泻日久，迁延不愈。汉代张仲景将泄泻相关疾病统称为"利""下利"，隋唐时期的医籍大多沿袭此称。因病位在脾，故与"脾泄"相关；因泻时难以自禁，又与"洞泄""滑泻"相关。临床表现为泄泻无度，不拘赤白，腹胀攻痛，日久不愈，甚者形枯肠积，饮食不进。

《幼幼新书·卷第二十八·利久不止第十一》:《巢氏病源》小儿久利候：春伤于风，至夏为洞泄。

《太平惠民和剂局方·指南总论·卷下·论诸虚证候》：论沉寒痼冷，皆因元气虚损，下冷上盛，致水火不交，阴阳失序，手足厥冷，及伤寒阴证，霍乱转筋，下痢久泻。

《儒门事亲·卷五·久泻不止八十七》：夫小儿久泻不止者，至八九月间，变为秋深冷痢，泄泻清白，时腹撮痛，乳瓣不化。

《仁斋直指方论·卷之十三·泄泻·泄泻治例》：王节斋曰：泄本属湿，然多因饮食不节，致伤脾胃而作，须看时令，分寒热新旧而施治。治法补脾消食，燥湿利小便。亦有升提下陷之气，用风药以胜湿。亦有久泄，肠胃虚滑不禁者，宜收涩之。

《此事难知·卷上·太阳六传·太阴证》：日久利益甚，必自止者，便硬。

《普济方·卷二百七·泄痢门·总论》：脏腑泄痢，其症有多种，大抵从风湿热也。是知寒少热多，故曰暴泄非阴。久泻非阳，溲而便脓血，知气行而血止也，宜大黄汤下之，是为重剂，黄芩、芍药，是为轻剂。治法宜补宜泄，宜止宜和，和则芍药汤，止则诃子汤。

《普济方·卷三百五十八·婴孩门·验五脏气绝证》：五盲恶候：疮豆盲、惊风盲、久渴盲、久痢盲、久泻盲。

《普济方·卷三百五十九·婴孩门·病源歌》：身热发厥，久泻利多，此虚热。

《普济方·卷三百七十一·婴孩惊风门·慢惊风》：暴泻成风，犹可速治。盖回阳调中，补气之为易。若久泻渐传成风候者，为虚为乏，故难疗理。

《普济方·卷三百七十六·婴孩一切痫门·候痫法》：慢脾者因久泻而脾气先虚，脾与肺子母也。

《普济方·卷三百八十四·婴孩诸热疽肿门·诸热》：其有久嗽、久泻、久痢、久血、久疟，致诸疾之后而成者，皆虚热也。

泄泻

《普济方·卷三百八十四·婴孩诸热痘肿门·胃热》：慢惊风者，皆由久泻脾胃虚而生也。

《苍生司命·卷三·泄泻》：腹痛甚而泻，泻后痛减者，食也。泄泻亦是急症，但暴泻为轻，久泻为重，暴泻元气未衰。若夫久泻，上亡津液，下损脾胃，补之则热增，涩之则胀剧，分利之则虚甚，甚则成脾泄，五更定泻数次。衰老虚弱之人，多致不救，故久泻为重也。

《古今医统大全·卷之三十五·泄泻门》：脏腑泻利，其证多端，大抵从风湿热论，是知寒少热多，寒则不能久也。故曰暴泻非阴，久泻非阳。

《万病回春·卷之三·泄泻》：大抵久泻多因泛用消食利水之剂，损其真阴，元气不能自持，遂成久泄。

《万病回春·卷之七·泄泻》：一小儿因惊久泻，面色青黄，余谓肝木胜脾土也。

《寿世保元·卷三·泄泻》：大抵久泻，多由泛用消食利水之剂，损其真阴，元气不能自持，遂成久泻。

《明医指掌·卷三·痰证三》：久泻形枯肠积垢。

《丹台玉案·卷之五·腰痛门》：又有久泻而得腰痛者，利尽其水，而真水亦涸故也。

《医门法律·卷五·痢疾门·痢疾论》：久利邪入于阴，身必不热，间有阴虚之热，则热而不休。

《诊宗三昧·逆顺》：久利，沉细和滑为顺。浮大弦急者逆，虽沉细小弱，按之无神者不治。

《医方集解·祛寒之剂第十·四神丸》：盖久泻皆由肾命火衰，不能专责脾胃，故大补下焦元阳，使火旺土强，则能制水而不复妄行矣。

《金匮玉函经二注·卷十·腹满寒疝宿食病脉证治第十》：苟久利之后，中州败坏，致不能食者。

《本草备要·草部·白术》：久泻名脾泄，肾虚而命火衰，不能生土也。

《冯氏锦囊秘录·痘疹全集卷二十三·失血》：若于久泻、久利之后者，是脾气虚寒不能摄血所致也，宜温补，而兼升提。

《张氏医通·卷七·大小腑门·泄泻》：脾胃虚弱，内夹风冷，泄泻注下，水谷不化，脐下痛，腹中雷鸣，乃积寒久利，肠滑不禁，木香散。

《张氏医通·卷十·妇人门上·胎前》：大约初痢胀痛，为热为实，久利痛，为虚为寒。

《症因脉治·卷四·腹痛论》：气虚腹痛之因：或久病汗下，久泻伤元，劳形气散，饥饿损伤；或急于奔走，或勉强行房，气道虚损，则腹为之痛矣。

《奇方类编·卷上·痢泻门·脾泻丹》：治久泻，每早溏泻一二次，此系脾虚。用此补脾养胃，而泻即止。

《临证指南医案·卷三·肿胀》：久利久泄，古云无不伤肾。

《医碥·卷之三·杂症·泄泻》：久泻不已名滑泻，又名洞泄。大孔如竹筒，饮食入口，直出无禁，气将脱矣，饮食不进则无救矣。

《成方切用·卷六下·祛寒门·四神丸》：盖久泻皆由肾命火衰，不可专责脾胃，故大补下焦元阳，使火旺土强，泄泻自止矣。

《本草求真·卷五·血剂·骨碎补》：久泻多责于肾。

《续名医类案·卷二十九·小儿科·泄泻》：此久利不已，脾胃之中气固虚，而肾家之元气更虚，闭藏之司失职，当不事脾而事肾可也。

《文堂集验方·卷一·泄泻》：久泻成痢，不拘赤白，腹胀攻痛。

《伤寒瘟疫条辨·卷六·本草类辨·补剂类》：盖肾主二便，久利多属肾虚，不专责脾胃也。

《时方妙用·卷一·问症》：久泻、久痢为虚。

《三家医案合刻·卷一·姜汁泛丸》：凡阳气不足，久利久泻，穷必伤肾。

《本草述钩元·卷十三·石草部·骨碎补》：久泻属肾虚，不可专事脾胃也。

《杂病广要·脏腑类·泄泻》：脾胃虚弱，内夹风冷，泄泻注下，水谷不化，脐下痛，腹中雷鸣，乃积寒久利，肠滑不禁，木香散。

《杂病广要·脏腑类·癫狂》：久泻不食，形脉无神者，不治。

《潜斋简效方·医话·小儿诸病》：小儿久泻，身热最危。

《不知医必要·卷二·脱肛》：大肠与肺为表里，肺虚则大肠滑脱。故有因久泻、久痢，脾肾气陷而脱者。

《儒医心镜·各症病原并用药治法要诀·泄泻》：暴泻非阳，久泻非阴，皆是土虚不能制木，而木来乘脾，方有此病。

（五）以兼夹症状命名

1. 水恣

水恣指热在膈上，水入膈下，胃中无热，不受其攻而导致的泄泻。《说文解字》曰"恣，纵也"，即水液恣逸，犯胃致泻。临床表现为口渴引饮，泻下水谷。

《素问病机气宜保命集·卷中·泻痢论第十九》：泄者一也，总包五法，谓之六义，曰六解。《难经》有伤寒五泄。叔和云湿多成五泄，仲景解四经泄利。有不可汗，有不可下者，可吐可灸者，仲景随经自言之。假令渴引饮者，是热在膈上，水多入，则下膈入胃中，胃经本无热，不胜其水，名曰水恣，故使米谷一时下。……泄有虚实寒热，虚则无力更衣，不便已泄出，谓不能禁固也。实则数至圊而不能便，俗云虚坐努责是也。里急后重，皆依前法进退大承气汤主之。一说，《素问》云：春伤于风，夏生飧泄。又云：久风为飧泄者，乃水谷不化而完出尔，非水入胃而成此证，非前水恣也。

《脉因证治·卷二·泄》：水恣泄，乃大引饮，是热在膈上，水多入下，胃经无热不胜。

《赤水玄珠·第八卷·泄泻门·泄痢》：渴引饮者，是热在膈上，水多入则自胸膈入胃中，胃本无热，因不胜其水，名曰水恣。胃受水攻，故水谷一时下。

2. 脱泻

脱泻为泄泻重证，可致死亡。

《医学传灯·卷下·泄泻》：又有脱泻者，水谷皆下，日有百次，不但糟粕泻尽，并肠中所蓄之黄水，俱已竭尽而无余。所以平人时泻黄水，即是脾坏之候，皆主于死，不易治也。

3. 口糜泄

口糜泄为泄泻与口疮交替发作。临床表现为上发口糜，泻下即止；泻下方止，口糜即生。

《杂病心法要诀·卷四·泄泻死证》：口糜泄泻虽云热，上下相移亦必虚，心脾开窍于舌口，小肠胃病化职失，糜发生地通连草，泻下参苓白术宜，尿少茯苓车前饮，火虚苓桂理中医。

《医宗金鉴·卷四十二·杂病心法要诀·泄泻死证》：口疮糜烂泄泻一证，古经未载。以理推之，虽云属热，然其上发口糜，下泻即止，泄泻方止，口糜即生。观其上下相移之情状，亦必纯实热之所为也。心之窍开于舌，脾之窍开于口，心脾之热，故上发于口舌，疮赤糜烂。胃主消化水谷，小肠盛受消化。心脾之热下移小肠胃腑，则运化之职失矣，故下注泄泻也。

《医碥·卷之三·杂症·泄泻》：有患口舌糜烂而泻者，乃心脾二经之热，心开窍于舌，脾开窍于口，其热上攻故糜烂。若移其热于胃与小肠，则运化失职，故泄也，名口糜泄。口糜泄，其证上发则下止，下泄则上愈。当口糜发时，用泻心导赤散，滚汤淬服。

4. 豁泄

豁泄指食不知饱，饥瘦，腹大而多泻，多发生于小儿。

《诸病源候论·小儿杂病诸候·食不知饱候》：小儿有嗜食，食已仍不知饱足，又不生肌肉；其亦腹大，其大便数而多泄，亦呼为豁泄，此肠胃不守故也。

5. 溢泄

溢泄指火逼血而妄行，上溢于口鼻，下泻于二便。

《三因极一病证方论·卷之十一·泄泻叙论》：方书所载泻利，与经中所谓洞泄、飧泄、溏泄、溢泄、濡泄、水谷注下等其实一也，仍所因有内、外、不内外差殊耳。

《济阳纲目·卷二十二·泄泻·论泻分三因》：《三因》严氏云：泄泻一证，经中所谓洞泄、飧泄、溏泄、溢泄（火逼血而妄行，故上溢于口鼻，下泄于二便）、濡泄，米谷注下是也。

三、按病因病机命名

泄泻的病因分为外感六淫、内伤七情、饮食、痰饮，以此命名能够体现各类型泄泻发病的本质。由于不同病因病机下的泄泻具有不同临床表现，故常与上节中以发病特点命名的泄泻病名产生交叉。如"湿泄""濡泄"因泻下如水、不能自禁的临床表现，又属于"洞泄"。

（一）以六淫命名

1. 风泻（泄）

风泻（泄）即因风致泻。临床表现为里急后重，泻时有声，泻下多白沫，兼有恶风发热、自汗头汗、头痛额疼、脉浮弦等外感表症。

《钱氏小儿直诀·卷一·五脏相胜症治》：薛按：洁古云：凡脾之得疾，必先察其肝心二脏之虚实而治之。盖肝者脾之贼，心者脾之母也。肝气盛则贼邪胜，心气亏则脾气虚。故肝乘脾则风泻而呕。

《活幼心书·卷中·明本论·诸泻》：风泻，慢惊大病后有之。其粪稀黄褐色，或夹不消乳食同下，此因脾虚所致，或夹褐黑色者属肾。盖脾虚为肾水所乘故也。

《丹溪手镜·卷之中·泄泻》：风泄，久风为飧泄，水谷不化而完出也，肝病传脾，宜泻肝补脾。

《医学纲目·卷之三十六·小儿部·小儿通治》：肝乘脾，贼邪，风泻而呕。

《医学入门·外集·卷四·杂病分类》：协风完谷寒急痛，风泻，恶风自汗，或带清血，即太阴飧泻，反其所食原物。

《万病回春·卷之三·泄泻》：风泻者，泻而便带清血，脉浮弦是也。

《丹台玉案·卷之五·泄泻门·立方》：当泄时又闭而不下及所下者多白沫而有声，乃风泄，以防风为君。

《医镜·卷之二·泄泻》：当泄泻时，又闭而不下，及所下者多白沫而有声，乃风泄也。

《辨症玉函·卷之四·真症假症辨·大泻》：然何以知是风泻与毒泻之分，风泻者，里急厚重，粪门作哗啐之声风。

《症因脉治·卷四·泄泻论》：风泻之症：自汗头汗，恶风发热，头痛额疼，泻下水谷，或下清水，此伤风飧泄之症也。

《杂病源流犀烛·卷四·泄泻源流》：此外又有风泄，恶风自汗，或带清血，由春伤风，夏感湿，故其泻暴。

《重订灵兰要览·卷上·泻》：风泻完谷不化，丹溪以为脾虚，前已列脾虚一条，若用补脾药不效，便当治风。

《奉时旨要·卷五·土属·泄泻》：有风泄症，因风寒在胃，脾土受伤，经所谓春伤于风，夏生飧泄之属。

《医学说约·杂症分目·湿门·泄泻》：下白沫者，风泄也。

《全国名医验案类编·四时六淫病案·风淫病案·风泄案》：廉按：风泄即肠风飧泄，《内经》所云久风为飧泄。

2. 寒泻（泄）、冷泻

寒泻（泄）、冷泻即因内脏虚寒或感受寒邪致泻。由于泻下水粪相杂、颜色青黑如鸭溏，故又属于"鹜泄""鹜溏"。其临床表现为下利青黑，完谷不化，腹胀雷鸣，恶寒身痛，脉沉迟。

《世医得效方·卷第一·大方脉杂医科·阳证·阴证》：久虚脾泄，伤食腹痛，冷泻不止。

《世医得效方·卷第五·大方脉杂医科·风证》：体虚伤风，冷泻。

《明医杂著·卷之一·积术丸论》：攻刺腹痛，洞下水谷，名寒泻。

《保婴撮要·卷七·冷泻》：汤氏云：冷泻者，乃脾胃虚寒，水谷不化而泄。

《医学入门·外集·卷四·杂病分类》：鸭溏即寒泻。寒泻，恶寒身痛，腹胀切痛雷鸣，鸭溏清冷，完谷不化，甚则脾败肢冷。

《证治准绳·杂病·第六册·大小腑门》：戴云：寒泻，寒气在腹，攻刺作痛，洞下清水，腹内雷鸣，米饮不化者。

《东医宝鉴·内景篇卷之四·大便·寒泄》：恶寒身重，腹胀切痛，雷鸣鸭溏，清冷，完谷不化。

《伤寒括要·卷上·自利》：凡寒泻者，口不燥渴，脐下多寒，小便清利，脉来沉迟细软无力，完谷不化，粪色淡白，或淡黄色，或如鹜溏，或身虽热，手足逆冷，皆为寒也。

《张氏医通·卷七·大小腑门·泄泻》：寒泻，腹胀泄注，食即呕吐，理中汤加肉桂、诃子、升麻。

《医学传灯·卷下·泄泻》：冷泻者，鼻吸风寒之气，口食生冷之物，皆能作泻，此暴病也。

《症因脉治·卷四·泄泻论》：寒泻之症，恶寒身痛，不发热，口不渴，小便清白，腹中疼痛，泄泻水谷，此寒邪直中三阴经之寒泻症也。若恶寒身痛，身反发热，口反渴，此寒伤三阳经之热泻症也。

《文堂集验方·卷一·泄泻》：手足冷，口不渴，小便清，泻下清冷者，为寒泻。

《杂病广要·脏腑类·泄泻》：寒泻一名鹜溏，鹜溏者，水粪并趋大肠也。夫脾，主为胃行其津液者也。脾气衰弱，不能分布，则津液糟粕并趋一窍而下，《金匮》所谓脾气衰则鹜溏也。又寒气在下焦，令人水粪杂下，而色多青黑，所谓大肠有寒则鹜溏也。

《时病论·卷之三·春伤于风夏生飧泄大意·寒泻》：寒泻者，因寒而致泻也，不比飧泄、洞泄，皆属春伤于风之伏气。

《儒医心镜·各症病原并用药治法要诀·泄泻》：悠悠腹痛，泻无休止，其色青，脉沉迟者，是寒泻。

3. 伤风吐泻

伤风吐泻即因感受风寒而引起的吐泻，多发于小儿。临床表现为上吐下泻，有身温、身热、身凉之别。身温者泻下黄白，呕吐，咳嗽气粗，乳食不消；身热者泻下黄水，多睡能乳，口中气热，饮水不止；身凉者泻下青白，昏睡露睛，哽气闷乱。

《幼幼新书·卷第十四·伤风第六》：钱乙论伤风吐泻身温云：乍凉乍热，时多气粗，大便黄白色，呕吐，乳食不消，时咳嗽……钱乙论伤风吐泻身热云：多睡，能食乳，饮水不止，吐痰，大便黄水，此为胃虚热渴吐泻也……钱乙论伤风吐泻身凉云：吐沫，泻青白色，闷乱，不渴，哽气，长出气，睡露睛，此伤风荏苒轻怯，因成吐泻，当补脾后发散。

《玉机微义·卷五十·小儿门·论吐泻有伤乳食有风有热有寒有虚》：伤风吐泻，身热，多睡，能食乳，饮水不止，吐痰，大便黄水。此为胃虚热渴吐泻也。伤风吐泻，身凉吐沫，泻青白色，闷乱，不渴，哽气，长出气，睡露睛，此伤风荏苒轻怯，因成吐泻，当补脾后发散。此二证多病于春冬也。

《普济方·卷三百九十四·婴孩吐泻门·总论》：钱氏论云：伤风吐泻身温，乍凉乍热，睡多气粗，大便黄白色，呕吐，乳食不消，时咳嗽，更有五脏兼见证。

《保婴撮要·卷七·霍乱吐下》：伤风吐泻者，风木克土脾也。

《幼科发挥·卷之三·脾经兼证》：初伤风吐泻，恶风发热，烦急顿闷，此宜发散，惺惺散主之。如先吐泻，后变慢惊风者不治。

《幼科发挥·卷之三·脾所生病·吐泻》：如吐泻时不恶风寒，喜人怀抱，此伤风吐泻也，宜发散，惺惺散。

《幼科发挥·卷之四·因五邪之气所生病》：如伤风吐泻者，风属木，脾胃属土。土虚故木乘之，水谷不化，谓之完谷也。

4. 暑泻（泄）

暑泻（泄）因感受暑热之邪所致，多发于长夏暑湿当令之时。临床表现为泻下如注或泻出黏稠，自汗烦渴，尿赤，面垢，脉濡数。

《严氏济生方·大便门·泄泻论治》：暑热乘之亦为泄。

《丹溪心法·卷二·泄泻十》：暑泻，因中暑热者。

《普济方·卷三百九十四·婴孩吐泻门·总论》：吐泻身热，烦渴心躁，大便黄沫，小便赤少，暑泻也。

《秘传证治要诀及类方·卷之八·大小腑门·溏泄》：暑泻，由胃感暑气，或饮啖日中之所晒物，坐日中热处，症状与热泻略同。

《万病回春·卷之三·泄泻》：暑泻者，夏月暴泻如水，面垢、脉虚、烦渴、自汗是也。

《万氏家抄济世良方·卷五·小儿诸病》：暑泻引饮不止者，膀胱受热也。

《先醒斋医学广笔记·卷之一·泄泻》：伤暑作泻，必暴注、大孔作痛，火性急速，失于传送也。

《症因脉治·卷四·泄泻论》：中暑泻之症：时值夏秋之令，忽然腹痛，烦闷口渴，板齿干焦，暴泻粪水，肠鸣飧泄，痛泻交作，此暑热之症也。

《杂病源流犀烛·卷四·泄泻源流》：又有暑泄，因受暑邪，烦渴，尿赤，自汗面垢，暴泻如水。

《杂病源流犀烛·卷十五·暑病源流》：暑泻，专受暑而成泻利病也。暑泻症治，《医鉴》曰：腹痛水泻者，胃与大腹受暑。恶心呕吐者，胃口有痰饮而又受暑也。

《类证治裁·卷之一·暑症论治》：暑为阳邪，感之者从口鼻吸入，先阻上焦气分，则为头胀脘闷，渐至面垢舌苔，烦渴自汗。热则气泄。或呕恶腹痛，泄泻肢冷，倦怠少神，经所谓热伤气也。暑泻：暑伤肠胃，或夹食夹湿，烦渴溺赤，腹痛，阵泻如水。

《六因条辨·卷上·伤暑条辨第二十一》：伤暑发热头痛，泄泻不止，此肺邪下迫。

《时病论·卷之三·春伤于风夏生飧泄大意·暑泻》：又有烦渴面垢为暑泻。长夏暑湿之令，有人患泄泻者，每多暑泻也。考暑泻之证，泻出稠黏，小便热赤，脉来濡数，其或沉滑，面垢有汗，口渴喜凉，通体之热，热似火炎。

《时病论·卷之三·春伤于风夏生飧泄大意·食泻》：暑泻因暑。

《儒医心镜·各症病原并用药治法要诀·泄泻》：暑泻者，暴泻如水，面垢，脉虚，烦渴，自汗。

5. 湿泻（泄）、濡泄

湿泻（泄）、濡泄为水湿阻于胃肠，脾虚不能制水所致，系脾虚湿盛之证。因泻下如注，故又属于"洞泄"。临床表现为泻下如注、粪便稀溏或水样，并见身重水肿、胸闷、尿少、脉濡、苔滑腻等。

《素问·气交变大论》：岁水不及，湿乃大行，长气反用，其化乃速，暑雨数至，上应镇星，民病腹满身重，濡泄寒疡流水。

《素问·六元正纪大论》：湿胜则濡泄。

《素问·至真要大论》：太阳之胜，凝溧且至，非时水冰，羽乃后化，痔疟发，寒厥入胃，则内生心痛，阴中乃疡，隐曲不利，互引阴股，筋肉拘苛，血脉凝泣，络满色变，或为血泄，皮肤否肿，腹满食减，热反上行，头项囟顶脑户中痛，目如脱，寒入下焦，传为濡泻。

《圣济总录·卷第七十四·泄痢门·濡泻》：夫脾为五脏之至阴，其性恶寒湿。今寒湿之气，内客于脾，则不能埤助胃气，腐熟水谷，致清浊不分，水入肠间，虚莫能制，故洞泄如水，随气而下，谓之濡泻。

《伤寒直指·卷二·伤寒序例篇第三》：秋伤于湿，其即病者，湿气通脾，为濡泄等证。

《素问病机气宜保命集·卷下·肿胀论第二十四》：论诸蛊胀者有二。肿若从胃，则旦食而不能夜食，旦则不胀，夜则胀是也。若水肿证，濡泄者是也。

《儒门事亲·卷十·〈金匮〉十全五泄法后论》：天之气一也。一之用为风、火、燥、湿、寒、暑。故湿之气，一之一也，相乘而为五变，其化在天为雨，在地为泥，在人为脾，甚则为泄。故风而湿，其泄也，胃。暑而湿，其泄也，脾。

《医学纲目·卷之二十三·脾胃部·泄泻滞下》：口食味，鼻食气，从鼻而入，留积于脾，而为水泄也（此一节湿泄，所谓泄泻也）。

《普济方·卷二百九·泄痢门·濡泻》：今寒湿之气客于脾，则不能裨助胃气，腐熟水谷，致清浊不分，水入肠间，虚莫能制，故洞泄如水，随气而下，谓之濡泄。

《古今医统大全·卷之八十九·幼幼汇集（中）·治法》：中湿泄泻者，着冷肠鸣，肚腹痛，手足寒，服理中汤。

《脉症治方·卷之二·暑门·泄泻》：濡泄者，体重软弱，泄下多水，湿自甚也。

《医学入门·外集·卷四·杂病分类》：五泻：濡泻即湿泻。

《保命歌括·卷之二十一·泄泻》：伤湿泄者，水泄注下，体重微满，困弱无力，四肢不举，不欲饮食，其脉沉细。

《证治准绳·杂病·第六册·大小腑门》：湿泻，脉濡细，乃太阴经脾土受湿，泄水虚滑。

《万氏家抄济世良方·卷一·泻》：治湿泄泻，凡水泻腹不痛者是也。

《东医宝鉴·内景篇卷之四·大便·湿泄》：湿泄，即濡泄也，亦名洞泄，其证如水倾下，肠鸣身重，腹不痛。

《医贯·卷之六·后天要论·湿论》：五脏之至阴，其性恶湿。今湿气内客于脾，故不能腐熟水谷，致清浊不分，水入肠间，虚莫能制，故濡泄。

《景岳全书发挥·卷三·泄泻·论证》：凡《内经》有言飧泄者，有言濡泄者，皆泄泻也。

《医宗说约·卷之一·泄泻》：湿泄，泄水，腹不痛，小便不利，肠鸣动。

《伤寒论翼·卷上·痉湿异同第六》：《内经》曰：诸湿肿满，皆属于脾。又曰：湿胜则濡泄。此指湿伤于内者言也。

《经络全书·后编·枢要·原病篇第一》：诸湿属脾，为濡泄等病。

《张氏医通·卷七·大小腑门·泄泻》：湿胜则濡泄。脾恶湿，湿胜则绵绵而泻无止期矣。

《重订通俗伤寒论·伤寒夹证·夹泻伤寒》：濡泄者，一名洞泄。身重脉软，湿自胜也。由脾虚不能制湿，湿反胜而成病，故腹不痛，而肠鸣溺少，利下多水，宜五苓散主之。

《脉贯·卷二·脉旨论》：雨淫则过于水湿而疾生肠腹，如腹满肿胀，肠鸣濡泄之类。

《运气要诀·六气客气主病歌》：太阳寒水司天，辰戌岁也。寒气下临火之所畏，故心气上从而病心脉也。凡太阳司天，则太阴湿土在泉，故湿行于地而病脾肉也。是则知寒湿热气相合，民病始为寒中终反变热，如痈疽一切火郁之病，皮痹而重着，肉苛不用不仁，足痿无力，湿泻腹满身肿，皆其证也。

《成方切用·卷七下·燥湿门·茵陈蒿汤》：湿在经，则日晡发热鼻塞。在关节，则身痛。在脏腑，则濡泄，小便反涩，腹或胀满。

《文堂集验方·卷一·泄泻》：湿泻，肠鸣，腹不痛，纯出清水，湿也。

《素问绍识·卷第一·阴阳应象大论篇第五》：王云：濡泄，水利也。

《望诊遵经·卷下·大便望法提纲》：濡泄者因于湿。

《时病论·春伤于风夏生飧泄大意·卷之三·洞泄》：李士材曰：洞泄一名濡泄，濡泄因于湿胜。此病非但因伏气内留，中气失治，亦有湿气相兼致病也。

《时病论·春伤于风夏生飧泄大意·卷之三·湿泻》：或问曰：观先生是论，既引《内经》之濡泄，复引《难经》之五泄，何书中不列濡泄之门，又不发五泄之论，如斯简括，讵无挂漏乎？答曰：濡泄即洞泄。

《叶选医衡·卷上·湿论》：寒湿者，脉必沉细缓弱，证必倦怠濡泄。

《对山医话·卷三》：胃有风则濡泄。

6. 热泻（泄）、火泻（泄）、协热自利

热泻（泄）、火泻（泄）、协热自利因热邪或火邪致泻。临床表现为腹痛与泄泻交替发作，泻下赤黄如糜，肛门焦痛，小便赤涩，口渴脉数。

《灵枢·百病始生》：虚邪之中人也，始于皮肤，皮肤缓则腠理开，开则邪从毛发入，入则抵深，深则毛发立，毛发立则淅然，故皮肤痛。留而不去，则传舍于络脉，在络之时，痛于肌肉，故痛之时息，大经乃代，留而不去，传舍于经，在经之时，洒淅喜惊。留而不去，传舍于输，在输之时，六经不通，四肢则肢节痛，腰脊乃强，留而不去，传舍于伏冲之脉，在伏冲之时，体重身痛，留而不去，传舍于肠胃，在肠胃之时，贲响腹胀，多寒则肠鸣飧泄，食不化，多热则溏出麋。

《灵枢·师传》：肠中热则出黄如糜，脐以下皮寒。

《伤寒直指·卷五·辨阳明病脉证治第八》：健按：蓄血必现喜忘黑矢，若前言善饥六七日不大便，未可即为蓄血。如此条脉数不解，而下不止，乃协热自利也。

《大小诸证方论·傅青主先生秘传小儿科方论》：泻症则专责之脾矣。论理亦用汤可以取效，然而泻有不同，有火泻，有寒泻，不可不分。火泻者，小儿必然身如火热，口渴舌燥，喜冷饮而不喜饮热汤。

《明医杂著·卷之一·枳术丸论》：粪色青黄，肛门痛，烦躁作渴，小便不利者，名热泻。

《古今医统大全·卷之十三·伤寒门（上）》：协热自利，脐下必热，白头翁汤。

《医学入门·外集·卷三·外感》：协热自利而渴曰肠垢（肠间津汁垢腻），热甚纯下清泉。

《医学入门·外集·卷四·杂病分类》：肠垢即热泻。……火泻，实火口渴喜冷，痛一阵，泻一阵，肛门焦痛，其来暴速，稠黏。

《本草汇言·卷之十一·木部·猪苓》：治腹中痛一阵，泻一阵，后去如汤，后重如滞，或泻下黄色，小水短赤，烦渴引饮，是火泻、热泻也。

《简明医彀·卷之一·要言一十六则·大黄芒硝》：如小便短赤，大便秘结，大热大渴，不怕寒，反怕热，扬手掷足，揭去衣被，大便下利，苍黑秽水，名协热自利，脐内梗硬作痛，乃肠中有燥屎，则大黄可用矣。

《医宗必读·卷之七·水肿胀满·火泄》：腹痛泻水，肠鸣，痛一阵，泻一阵，火也，黄芩芍药汤。张长沙谓之协热自利。

《脉诀汇辨·卷九》：医者王月怀，伤寒五六日以来，下利日数十行，懊憹目胀。一时名医共议以山药、苡仁补之。且曰：不服是药，泻将脱矣。余独曰：脉沉且数，按其腹便攒眉作楚，此协热自利，谓之旁流，非正粪也，当有燥屎。

《证治汇补·卷之八·下窍门·泄泻》：火泄者，暴注下迫，焦黄秽臭。

《素问灵枢类纂约注·卷下·运气第六》：少阳所至，为嚏呕，为疮疡，为惊躁（胆主惊）瞀昧暴病（皆火邪），为喉痹（相火）耳鸣呕涌，为暴泄（火泄），瞤（肉动）瘛（抽掣）暴死（皆火病也），病之常也。

《傅青主男科·卷下·泄泻门》：火泻，完谷不化，饮食下喉即出，日夜数十次，甚至百次。人皆知为热也，然而热之生也何故，生于肾中之水衰不能制火，使胃土关门，不守于上下，所以直进而直出也。论其势之急迫，似乎宜治其标，然治其标而不能使火之骤降，必须急补肾中之水，使火有可居之地，而后不致上腾也。

《重订通俗伤寒论·伤寒兼证·漏底伤寒》：协热自利者，一起即身发壮热，背微恶寒，面垢齿燥，口干渴饮，大便虽亦有完谷不化，而状如垢腻。

《顾松园医镜·卷六·温热·伤寒温病附方》：要知热邪传入太阴，协热自利必咽干口燥，小便黄赤短涩，大便黄赤或黑，形状如垢腻而极臭，肛门如暖汤而泻出，或里急后重，脓血错杂，其所吐之物，必糟粕酸臭。

《临证指南医案·卷五·暑》：何暑湿皆客邪也？原无质，故初起头胀胸满，但伤上焦气分耳，酒家少谷，胃气素薄，一派消导，杂以辛散苦寒，胃再伤残，在上湿热，延及中下，遂协热自利。

《临证指南医案·卷七·痢》：蔡，内虚邪陷，协热自利，脉左小右大。

《续名医类案·卷一·伤寒》：一人伤寒至五日，下利不止，懊憹目胀，诸药不效。有以山药、茯苓与之，虑其泻脱也。李诊之，六脉沉数，按其脐则痛。此协热自利，中有结粪。

《杂病源流犀烛·卷四·泄泻源流》：又有火泄，即热泄，脉数实，腹痛肠鸣，口干喜冷烦渴，小便赤涩，后重如滞，泻水，痛一阵，泻一阵，泻后尚觉涩滞，仲景谓之热自利是也。

《女科切要·卷四·胎前杂证》：火泻者，香薷饮，夏月暴注下迫者是也。

《灵枢识·卷四·师传篇第二十九》：而热泄谓之肠垢。

泄
泻

《友渔斋医话·第五种·证治指要一卷·泄泻》：火泻腹痛，即欲如厕，或完谷不化（所谓邪火不杀谷），热兼湿也。

《医学从众录·卷七·泄泻·脉息》：如脉洪数有力，口中热，舌红，腹痛时作时止，小便短涩，火泻痛也。

《杂病广要·脏腑类·泄泻》：热泻，粪色赤黄，弹响作疼，粪门焦痛，粪出谷道，犹如汤热，烦渴小便不利。热泻者，肚腹尝热而痛，口干舌燥，小便赤涩，所下之粪皆深黄色，臭秽不可近者是也。

《傅青主男科重编考释·泄泻门·火泻寒泻辨》：大泄之症，有火泻，有寒泻，然则将何以辨之？热与痛耳。火泻者，口必渴，舌必燥，甚则生刺也。苔必黄，或灰黑色，腹必痛而手不能按也。

《时病论·卷之三·春伤于风夏生飧泄大意·火泻》：火泻则脉数溺赤，痛一阵，泻一阵。火泻，即热泻也。其证泻出如射，粪出谷道，犹如汤热，肛门焦痛难禁，腹内鸣响而痛，痛一阵，泻一阵，泻复涩滞也，非食泻泻后觉宽之可比，脉必数至，舌必苔黄，溺必赤涩，口必作渴，此皆火泻之证也。

《温热论笺正》：盖毒火夹浊秽郁伏之证，欲透不透，往往胸见征点，面赤足冷，但大便必结，或协热自利，臭秽腥浊。

《幼科指南·泻证门》：火泻者，皆因脏腑积热，或外伤暑气。故泻时暴注下迫，肚腹疼痛，心烦口渴，泻多黄水，小便赤色。

《医学说约·杂症分目·湿门·泄泻》：肠鸣腹痛者，火泄也。

《素问经注节解·外篇·卷之五·至真要大论》：命门水衰，则火迫注遗，热泄也。

《眉寿堂方案选存·卷下·女科》：寒少热多，即先厥后热之谓。热甚胎攻冲心而痛，盖胎在冲脉，疟邪由四末渐归胃系，冲脉属阳明胃脉管辖，上呕青黑涎沫，胎受邪迫，上冲攻心，总是热邪无由而发泄，内陷不已，势必堕胎，且协热自利，外邪从里而出，有不死不休之戒。

《溪秘传简验方·卷下·泄泻门》：火泻者，食入即出。

（二）按饮食因素命名

1. 食泻、伤食吐泻、积泻、食积泻

食泻、伤食吐泻、积泻、食积泻因饮食油腻或过饱，损伤脾胃，食积不化而泻。因病位在脾胃，故又属"脾泄""胃泄"。临床表现为腹中绞痛，泻下臭秽，泻后腹痛缓解，常伴胸闷脘痞、嗳腐吞酸、苔腻等，多发于小儿。

《钱氏小儿直诀·卷二·吐泻兼变症治》：一小儿伤食吐泻不已，泻色青绿，或溏白，睡而露睛，手足指冷，额黑唇青。余谓泻痢青绿，肝胜脾土也。或时溏白，脾土虚寒也。额黑唇青，寒水侮土也。悉属中气虚寒。

《幼幼新书·卷第二十八·积泻第二》：茅先生小儿有积泻候：面带青黄，眼微黄，上渴，肚膨呕逆，遍身潮热，通下臭秽，此候多因食物过度，伤着脾胃。

《慈幼便览·泄泻》：食积泻，腹痛甚而泻，泻后痛减，泻出酸气，是食积。

《传信适用方·卷下·治小儿众疾》：有伤食吐泻者，其吐及粪皆有酸臭气。

《脉因证治·卷二·泄》：积泻，脾脉沉弦，宜逐积。

《小儿卫生总微论方·卷九·吐泻论·伤食吐泻》：吐泻乳食不化，其吐及粪，皆有酸臭气者，此伤食吐泻也。

《活幼心书·卷中·明本论·诸泻》：积泻，脾气虚弱，乳食入胃，不能运化，积滞日久，再为冷食所伤，传之大肠，遂成泄泻。

《普济方·卷三百九十三·婴孩癖积胀满门·宿食不消》：或疳泻、积泻，大便酸臭。

《普济方·卷三百九十七·婴孩下痢门·赤白痢》：有伤食吐泻者，其吐及粪皆有醋臭气，宜感应丸。

《明医杂著·卷之一·积术丸论》：丹溪先生谓饮食毕而肠鸣、腹痛、泻尽食物者，脾虚食泻……泻而恶食，而气噫腐臭者，名食泻。

《广嗣纪要·卷之十六·幼科医案·泄泻》：有食积泻，粪酸臭而腹痛，或渴或不渴。此子之疾，所下酸臭，乃积泻也。

《保婴撮要·卷七·霍乱吐下》：一小儿伤食吐泻，大便溏泄，或青绿色，睡而露睛，手足指冷，额黑唇青，此中气虚弱，寒水侮土也。

《保婴撮要·卷七·食泻》：东垣云：伤食则恶食，小儿食泻者，因饮食伤脾，脾气不能健运，故乳食不化而出。

《古今医统大全·卷之八十九·幼幼汇集（中）·泄泻门》：脉弦者，食积泻。

《幼科发挥·卷之三·脾所生病·泄泻》：四时之中，有积泻者，面黄善肿，腹中时痛，所下酸臭者是也。

《万病回春·卷之三·泄泻》：食积泻者，腹疼甚而泻，泻后痛减，脉弦是也。

《幼幼集·中卷·孟氏杂症良方·小儿有病须看虎口三关》：伤食泻者，由乳食过饱，坐卧风冷之所伤，兼食油腻之物，遂成食泻。

《幼科证治准绳·集之三·心脏部一·疮疡》：因伤食吐泻，患处夭白，饮食少思。

《幼科证治准绳·集之七·脾脏部（上）·泻》：积泻，脾气虚弱，乳食入胃，不能运化，积滞日久，再为冷食所伤，传之大肠，遂成泄泻，留连不止。

《明医指掌·卷十·小儿科·积病十一》：虚积者，或曾伤食吐泻，或曾取转致虚，其积尚伏，故曰虚积，面与手、足俱肿是也。

《医镜·卷之二·泄泻》：食泻者，腹中绞痛，痛一阵，下一阵，下即稍宽，少顷又痛又下者是也。

《冯氏锦囊秘录·杂症大小合参卷五·论泻》：更有食积泻者，积聚停饮，痞膈中满，胁肋疼痛，昼凉夜热，厥口吐酸。

**泄
泻**

《医学传灯·卷下·泄泻》：积泻者，腹痛而泻，泻后痛减，泻去稍宽，偶然而起者，谓之食泻。

《症因脉治·卷四·泄泻论》：食积泻之症，腹痛即泻，泻后即减，少顷复痛泻，腹皮扛起，或成块成条，泻下臭如败卵，此食积泄泻之症也。

《杂病心法要诀·卷四·诸泄总括》：食泻，饮食后即泻也；过食作泻，名曰食泻，即胃泻也。

《续名医类案·卷二十八·小儿科·伤食》：吴振公次女四岁，伤食吐泻，发热发颤。予谓此女多食瓜果，致脏气不行，酿成湿热。既经吐泻，湿去，热留脏腑之中，无阴相养，故变成风象。

《续名医类案·卷二十九·小儿科·泄泻》：食积泻者，屎酸臭而腹痛，或渴或不渴。此子之疾，所下酸臭。

《幼科释谜·卷三·吐泻·单泻》：积泻者，脾气虚弱，乳食入胃不消，久又伤冷食，传之大肠，遂成泄泻。

《文堂集验方·卷一·泄泻》：食积泻或胀或痛，痛甚而泻，泻后痛减，得食又痛，粪色白者是。

《鲙残篇·秘授药方须番察论》：肝气过盛，则克脾，而食泻。

《形园医书（小儿科）·卷之四·泄泻门·诸泻附法》：食泻、胃泻，粪臭稠黏，噫气腹痛属滞热。

《大方脉·杂病心法集解·卷四·泄泻门·食泻》：食泻，与胃泻同，因伤食作泻，气臭稠黏，噫气腹痛。

《重订灵兰要览·卷上·泻》：食积泻多噫气如败卵臭。

《验方新编·卷十·小儿科杂治·吐泻》：有因伤食吐泻者，有因感寒停食而吐泻者，夏月则有因伏暑吐泻者。伤食吐泻者其吐有酸气，其泻粪状如糟粕，亦有酸臭气者，宜消导之。

《杂病广要·脏腑类·泄泻》：食泻者，腹中绞痛，痛一阵，下一阵，下即稍宽，少顷又痛又下者是也，宜以通利为先。气食兼并而泻者，两胁中脘皆痛，腹中尝闷，泻亦不甚通利者是也，宜以行气消食为先。……积泻，有人因忧愁中伤食，结积在肠胃，故发吐利。自后至暑月，稍伤则发，暴下数日不已。

《时病论·卷之三·春伤于风夏生飧泄大意·食泻》：嗳气作酸，泻下腐臭为食泻。

《时病论·卷之三·春伤于风夏生飧泄大意·湿泻》：考《五十七难》中，胃泄、脾泄，即今之食泻也。

《时病论·卷之三·春伤于风夏生飧泄大意·食泻》：食泻者，即胃泻也。缘于脾为湿困，不能健运，阳明胃腑，失其消化，是以食积太仓，遂成便泻。……或问：先生之书，专为六气而设，今痰泻、食泻，不关六气，亦杂论其中，究系何意？答曰：痰从湿生，湿非六气之一乎？食泻即胃泻，胃泻居五泄之一，越人谓湿多成五泄，食泻岂无湿乎？前论飧泄，洞泄，皆因伏气致病，其寒泻因寒，火泻因火，暑泻因暑，湿泻因湿，然痰泻、食泻，虽因痰食，亦难免乎无湿，而飧、洞、寒、火、暑、湿等泻，偶亦有痰食相兼，兼证如文字之搭题，弗宜顾此失彼，医者不可不明。

《医学刍言·卷一·泄泻》：食积泻，胸满痞闷，嗳腐吞酸，泻下臭秽，为食积。

《儒医心镜·各症病原并用药治法要诀·泄泻》：食积泻者，腹痛甚而泻，泻后痛减，脉弦紧者是也。

《幼科指南·四诊》：上尖长下微大者，名曰去蛇形，主伤食吐泻。

2. 积热泄泻

积热泄泻因贪食膏粱厚味、酒湿辛辣等物，热积肠胃所致。临床表现为发热口渴，肚腹皮热，时或疼痛，小便赤涩，泻下黄沫，肛门重滞，时结时泻，脉沉数或促结。

《症因脉治·卷第四·泄泻论》：积热泄泻之症，发热口渴，肚腹皮热，时或疼痛，小便赤涩，泻下黄沫，肛门重滞，时结时泻，此积热泄泻之症也。

3. 酒泄、酒湿泄、纵酒泄泻、伤酒泄泻

酒泄、酒湿泄、纵酒泄泻、伤酒泄泻因饮酒过度，损伤脾胃所致。

《世医得效方·卷第五·大方脉杂医科·泄泻·酒泄》：饮酒多，遂成酒泄，骨立不能食，但再饮一二盏泄作，几年矣。

《景岳全书发挥·卷三·泄泻·诸泄泻论治》：一酒泄症，饮酒之人多有之。夫酒性本热，酒质则寒。只可言湿，不可言寒。因酒而生寒湿者，因其质也，以性去质不去，而水留为寒也。水留为湿则可，若言寒则不可。

《杂病源流犀烛·卷四·泄泻源流》：又有伤酒泄，素嗜酒而有积，或一时酒醉而成病，其症骨立，不能食，但饮一二杯，经年不愈。

《罗氏会约医镜·卷之十·杂证·论泄泻》：酒湿泄，用葛花解酲汤，此因酒之湿热也。而亦有因酒生寒湿者，以酒性去，而水性留为寒也，惟峻补命门则可。

《证治针经·卷二·泄泻》：酒泄症因湿热（亦有属寒湿，或虚寒者），惟理中土为先。

《奉时旨要·卷五·土属·泄泻》：更有酒泄之症，多留湿热。

《类证治裁·卷之四·泄泻论治》：伤酒泄，嗜酒伤湿，便青绿色，葛花解酲汤。

（三）按七情因素命名

1. 惊泄

惊泄因受惊而气乱，复感寒气，脾胃受寒，乳食不化，水道不调所致。临床表现为泄泻色青，兼有手足抽搐，多见于小儿。

《丹溪手镜·卷之中·泄泻》：惊泄者，心受惊则气乱，心气不通，水入。

《片玉心书·卷之四·泄泻门》：又见泄多青色，亦或发热有时，睡卧不安忽惊悸，乃是惊泄之势。此是脾受肝克，速宜及早医之，若变脾风瘛疭时，就是神仙费力。

《保婴撮要·卷七·惊泻》：一小儿久泻青色，肠鸣厥冷。余曰：此惊泄也，脾土既亏，则肝木来侮，须温脾平肝，然后可愈。

《脉症治方·卷之二·暑门·泄泻》：弦而迟者气泄，心脉止者惊泄。

《幼科释谜·卷一·惊风·急慢惊诸恶候》：有惊泄者，肝属木，盛则必传克于脾，脾土既衰，则乳食不化，水道不调，故泄泻色青。或兼发搐者，盖青乃肝之色，搐乃肝之症也。

2. 七情泻、气泻

七情泻、气泻为暴怒之后肝木乘脾所致。临床表现为肠鸣气走，胸膈痞闷，腹急气塞而痛，脉弦迟。

《丹溪手镜·卷之中·泄泻》：气泻，躁怒不常，伤动其气，肺气乘脾，脉弦而逆，宜调气。

《脉症治方·卷之二·暑门·泄泻》：弦而迟者气泄，心脉止者惊泄。

《医学入门·外集·卷四·杂病分类》：七情泻，腹常虚痞，欲去不去，去不通泰，藿香正气散加丁香、砂仁、良姜，或木香匀气散、七气汤、古萸连丸，调其气而泻自止矣。

《秘传证治要诀及类方·卷之八·大小腑门·溏泄》：气泻，肠鸣气走，胸膈痞闷，腹急而痛，泻则腹下，须臾又急，亦有腹急气塞而不通者，此由中脘停滞，气不流转，水谷不分所致。

《景岳全书·卷之二十四心集·杂证谟·泄泻》：气泄证，凡遇怒气便作泄泻者，必先以怒时夹食，致伤脾胃。故但有所犯，即随触而发，此肝脾二脏之病也，盖以肝木克土，脾气受伤而然。使脾气本强，即见肝邪，未必能入，今既易伤，则脾气非强可知矣。

《临证指南医案·卷六·泄泻》：此湿多成五泄，气泻则腹胀矣。

《先哲医话·卷下·多纪桂山》：俗所谓疝泻、疝痢、疝淋者，医书所谓气泻、气痢、气淋是也。

《形色外诊简摩·卷上·形诊生形类·辨人身气血盛衰时日篇》：气阳而应日，血阴而应月。故暑则气泄，寒则气敛，日中则气壮，日下则气衰。

《王九峰医案·中卷·泄泻》：曾经暴怒伤肝，木乘土位，健运失常，食滞作泻。过怒则发，已历多年，病名气泻。

（四）按病理产物命名

1. 溢饮滑泄（泻）、饮泻

溢饮滑泄（泻）、饮泻因水饮入胃而致。临床表现为渴能饮水、水下复泻、泻而大渴。

《素问病机气宜保命集·卷中·泻痢论第十九》：诸水积入胃，名曰溢饮滑泄，渴能饮水，水下复泻而又渴。

《医学纲目·卷之二十三·脾胃部·泄泻》：罗：治水渍入胃为溢饮滑泄，渴能饮水，水下复泄，泄而大渴，此无药症，当灸大椎。

《张氏医通·卷七·大小腑门·泄泻》：水渍入胃，名为溢饮滑泄。

《杂病心法要诀·卷四·诸泄总括》：渴饮泻复渴饮泻，时泻时止却属痰。注：渴而饮，饮而泻，泻而复渴，渴而复饮，饮而复泻，饮泻也。

《大方脉·杂病心法集解·卷四·泄泻门·饮泻》：饮泻，渴而饮，饮而泻，泻而复渴，渴而复泻，泻渴相因也。

《形园医书（小儿科）·卷之四·泄泻门·诸泻附法》：饮泻，口渴多饮，饮后即泻，反复如是也。

《杂病广要·脏腑类·泄泻》：溢饮滑泄、水恣诸泻痢入胃，名曰溢饮滑泄，渴能饮水，水下复泻而又渴，此无药证，当灸大椎。

《时病论·卷之三·春伤于风夏生飧泄大意·食泻》：又有渴能饮水，水下复泻，泻而大渴，名为溢饮滑泻，即《金鉴》中之饮泻，良由水渍于胃而然。

2. 痰泻（泄）、痰积泄泻

痰泻（泄）、痰积泄泻因痰留于肺，大肠不固而致。临床表现有泻无定期，时泻时止，或多或少。泻下如白胶或蛋白，兼有头晕恶心，胸腹满闷，肠鸣，食减，苔微腻，脉弦滑。

《医学入门·外集·卷四·杂病分类》：痰泻多少火暴速，痰泻，或泻不泻，或多或少，此因痰流肺中，以致大肠不固。

《万氏家抄济世良方·卷一·泻》：泄泻有湿、有火、有气虚、有痰积。

《济阳纲目·卷二十二·泄泻·论痰泻》：《统旨》云：痰泻者，或泻或不泻，或多或少，粪稠黏如胶者是也。李氏曰：痰泻，因痰流肺中，以致大肠不固。

《医宗说约·卷之一·泄泻》：痰泄泄痰浮水面（泄下沉者是积，浮者是痰），或多或少脉滑善，半夏南星法必添，吐出痰涎人更便。

《证治汇补·卷之八·下窍门·泄泻》：痰泄者，或多或少，胸闷泻沫。

《张氏医通·卷七·大小腑门·泄泻》：痰泻，则头晕恶心，胸腹迷闷，或时泻甚，或时不泻。

《医学传灯·卷下·泄泻》：痰泻者，或多或少，或泻或不泻，中焦有痰，饮食入胃，裹结不化，所以作泻。

《症因脉治·卷四·泄泻论》：痰积泻之症，或泻或止，或多或少，或下白胶如蛋白，腹中漉漉有声，或如雷鸣，或两胁攻刺作痛，此痰积泄泻也。

《杂病心法要诀·卷四·诸泄总括》：时或泻，时或不泻，属痰泻也。

《杂病源流犀烛·卷四·泄泻源流》：又有痰泄，脉滑类弦，溲少而赤，肺闷食减，久而神瘁，此积湿成痰，留于肺中，故大肠不固也。

《时病论·卷之三·春伤于风夏生飧泄大意·痰泻》：痰泻者，因痰而致泻也。昔贤云：脾为生痰之源，肺为贮痰之器。夫痰乃湿气而生，湿由脾弱而起。盖脾为太阴湿土，得温则健，一被寒湿所侵，遂困顿矣，脾既困顿，焉能掌运用之权衡，则水谷之精微，悉变为痰。痰气上袭于肺，肺与大肠相为表里，其大肠固者，肺经自病，而为痰嗽；其不固者，则肺病移于大肠，而成痰泻矣。其脉弦滑之象，胸腹迷闷，头晕恶心，神色不瘁，或时泻，或时不泻是也。

《时病论·卷之三·春伤于风夏生飧泄大意·食泻》：前论飧泄、洞泄，皆因伏气致病，其寒泻因寒，火泻因火，暑泻因暑，湿泻因湿，然痰泻、食泻，虽因痰食，亦难免乎无湿。

《儒医心镜·各症病原并用药治法要诀·泄泻》：痰泻者，或多或少，或泻或不泻，脉沉滑者是也，用二陈汤加减。

《医学说约·杂症分目·湿门·泄泻》：大肠不同者，痰泄也。

四、按发病人群命名

由于小儿、孕妇及妇人产后体质不同，各有其病证特点，故以小儿泄泻、妊娠泄泻、产后泄泻分而述之。

1. 小儿泄泻

小儿泄泻多因小儿脏腑娇嫩，脾虚湿困，乳食积滞而生。

《普济方·卷三百五十九·婴孩门·证候发端》：小儿泄泻，除疳泻为虚热，余泻皆脏腑虚寒怯弱得之。

《普济方·卷三百五十九·婴孩门·病源歌》：疳脾泄泻，小儿泄泻精神少，久患脾虚食不闻，碧绿眼睛生白膜，青黄面脸见红筋，有时揉鼻揉眉额，或即牵唇擦齿龈，渴饮停留脾受湿，致令水谷不能分。

《古今医统大全·卷之八十八·幼幼汇集（上）·慢惊风候第十五》：盖小儿泄泻，病久脾胃虚损，若不早治，则成慢惊，名曰瘛疭，似搐而不甚搐也。

《古今医统大全·卷之八十九·幼幼汇集（中）·泄泻门》：小儿泄泻，微缓者生，洪大急数者危。

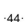

《古今医统大全·卷之八十九·幼幼汇集（中）·泄泻门》：小儿泄泻证非一端，有冷泻，有热泻，有伤食泻，有风泻，有惊泻，当详辨其证而治之。

《小儿推命方脉活婴秘旨全书·卷二·病机纂要》：小儿泄泻，食积之因。水泻皆缘湿盛，完谷盖是脾虚。

《形园医书（小儿科）·卷之四·泄泻门·总括》：小儿泄泻，多因脾被湿侵，土不胜水而成。然致病之原不一，或乳食停滞，或感受寒暑，或外触惊邪，或脏受寒冷，或脾虚作泻。更有飧泻、水泻等症，或宜分消，或宜温补，分别症治于下。

《幼科指南·泻证门》：小儿泄泻一证，多因脾被湿侵，土不胜水而成。然致病之原各异，医者认之须清。

2. 妊娠泄泻

妊娠泄泻多因孕妇脾肾虚弱，复感风寒暑湿外邪，或内伤饮食生冷而发。

《妇人大全良方·卷之十五·妊娠泄泻方论第一》：凡妊娠泄泻，冷热不同。水泻青白或黄白，或水谷不化，腹痛肠鸣，其脉弱而紧，此内伤冷也，谓之洞泄寒中。

《孕育玄机·卷中·泄泻》：妊娠泄泻，冷热不同，或饮食不节，或暑气相干，致脾胃虚弱而受之，使米谷不化，小肠热结，使水湿不行，清浊相干，肠鸣腹痛，故泄泻不止。

《冯氏锦囊秘录·女科精要卷十七·胎前杂症门·妊娠霍乱》：妊娠泄泻，不外脾肾二脏，虚者居多。夫血统于脾，血拥胎元，则脾阴虚而食不运化。脾主健运，下焦壅滞而清气难舒，于是水谷难消而作泻。且胎系于肾，胎窃其气以拥护，而肾气既弱，命门火衰，不能上蒸脾土，此妊娠泄泻之由也。虽其间不无风寒暑湿之外感，饮食生冷之内伤，然属于脾肾有亏者乃其本也。

《胎产心法·卷之上·泄泻论》：妊娠泄泻，有风寒暑湿之外感，饮食生冷之内伤。

3. 产后泄泻

产后泄泻指妇女产后大便次数增多，粪质稀薄，甚或泻下似水。多因产褥期产妇脏腑本虚，脾运未复，如饮食失节或感受寒湿、湿热之邪，均可使脾胃受困，水谷下走肠道而致。也可因素体脾肾虚弱，产劳伤气，运化不健，或脾虚久结伤肾，火不生土所致。《张氏医通》列其为产后三急之一。

《绛雪丹书·产后上卷·产后诸症总论·泄泻论》：产后泄泻，非杂症食泄、洞泄、濡泄、湿泄、水谷泄同治，盖产（后）泄泻由气虚食积与湿也。然恶露未尽，又难以骤补其气而峻消急燥也，当先用生化汤三剂加茯苓以利水道，候血分生化，然后加以消食补气燥湿之药可也。

《张氏医通·卷十一·妇人门下·产后》：产后泄泻，其因有五。一者因胎前泄利未止，产后尤甚。一者因临产过伤饮食，产后滑脱。一者因新产骤食肥腥，不能克运。一者因新产烦渴恣饮，水谷混乱。一者因新产失护，脐腹脏腑受冷。其致泻之由虽异，一皆中气虚寒，传化失职之患。

《医宗己任编·卷三·四明心法（下）·产后》：产后泄泻，切不可利水（产后泄泻，责在脾虚，若再加利水，则脾肾皆虚，故不可也）。

《产宝·泄泻》：产后泄泻，悉属脾虚，亦有因寒因食之殊，惟热泻甚少。治法与杂症诸泻不同。

《胎产心法·卷之下·泄泻及完谷不化并遗屎论》：产后泄泻，不可与杂症同治。大率中气虚弱，传化失职所致，气虚、食积与湿也。

《杂症会心录·妇人杂症·产后泄泻》：产后泄泻一症，有外因食滞是也，有内因脾肾虚是也。

《张氏妇科·产后诸症》：夫产后泄泻，多有不同。或因难产之后，气血两虚而泄泻者，泻久则寒；或因寒气所侵而泻者，久则必虚。产后泄泻，水谷不化，粪门不闭，此虚寒极也。

【评述】

泄泻，主要指以排便次数增多，粪质稀溏或完谷不化，甚至泻出如水样为特征的疾病。

通过对历代医籍中泄泻相关病名的整理，总结泄泻的命名具有以下三个特征。

第一，泄泻的定义具有模糊性，范围具有不确定性。在古代文献中，泄泻既可以作为单独的一类疾病，也可以作为其他疾病的附加症状。如张泉所云"古之论疾，多取象比类，使人易晓"，而这种以症为病的定义方式容易引起概念混淆，在辨治泄泻时当引起注意。

第二，泄泻的病名具有变化性。泄泻的病名随历史时期的迁延而不断演变。先秦至两汉，多以"泄"或"泻"简称，首见以脏腑命名或以"利"代称。隋唐时期，多见"痢""利"混用，常以"下"代指泄泻。宋金元时期，首见"泄""泻"合称，并出现较多以病因命名者。明清时期，随着"泄"与"泻"内涵细化，"泄泻"与"痢"也被明确区分。不同历史时期的命名方式体现了该时期的医疗水平及医家辨治水平，这种变化总体呈现出一种由约而博，又由博返约的趋势。泄泻病名的演变，标志着中医学对泄泻认识的不断深入。

第三，泄泻的病名具有交叉性。在一级病名之下，古人根据泄泻的发病脏腑、发病特点、病因病机、发病人群等创建了二级病名，如以发病脏腑命名的脾泄、肾泄、大肠泄；以发病特点命名的飧泄、溏泄、洞泄等。这些二级病名能够从病位、临床表现、病因病机等不同角度展现泄泻不同的疾病特征，有利于该病的整体认识。所以当二级病名之间出现交叉时，要关注重合的方向，并深入理解其内涵。比如在古代医籍文献中，以粪便特点命名的"飧泄"，因病位在脾胃，又时称"脾泄""胃泄"；病因为风，故又时称"风泄"。

综上所述，泄泻的病名在不同的时代、不同的角度，有不同的别称，且内涵所指也不尽相同。故在辨治泄泻时，需结合以上内涵差异全面分析。

泄
泻

第二章

病因病机

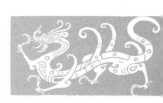

第一节

病　因

《圣济总录·卷第七十四·泄痢门·泄痢统论》：风寒暑湿袭于外，则留连肌腠。传于脾胃，食饮不节害于内，则肠胃乃伤，不化糟粕。皆能为病，所得之源不一。故立名多端。且久风入中则为飧泄，湿胜则为濡泻，寒中则为洞泄。

《三因极一病证方论·卷之十一·泄泻叙论》：方书所载泻利，与经中所谓洞泄、飧泄、溏泄、溢泄、濡泄、水谷注下等其实一也，仍所因有内、外、不内外差殊耳。……经云：寒甚为泄；春伤风，夏飧泄。论云：热湿之气，久客肠胃，滑而利下，皆外所因。喜则散，怒则激，忧则聚，惊则动，脏气隔绝，精神夺散，必致溏泄，皆内所因。其如饮食生冷，劳逸所伤，此不内外因。

《严氏济生方·大便门·泄泻论治》：夫泻痢两证，皆因肠胃先虚，虚则六淫得以外入，七情得以内伤，至于饮食不节，过食生冷，多饮寒浆，洞扰肠胃，则成注下，注下不已，余积不消，则成滞下，前论所载，可谓详尽。

《普济方·卷二十二·脾脏门·兼理脾胃》：或为六淫七情相干，为呕为泄，为满为喘。

《明医杂著·卷之一·枳术丸论》：东垣先生云：亦有六淫而致泻者，有七情而致泻者，又有饮食所伤而致泻者，有因胃气下流而致泄者，有因风而成飧泄者，有因痰积于上焦，以致大肠不固而泄者，有因脾胃气虚而泄者。

《万病回春·卷之三·泄泻》：泄泻之症，只因脾胃虚弱，饥寒饮食过度，或为风寒暑湿所伤，皆令泄泻。

《考证病源·考证病源七十四种·泄泻者脾气伤而不平》：泄泻之病，四时感受不同，或因风寒暑湿所干，或因七情饮食所犯，动伤脾气，故作泄泻。

《医贯·卷之五·先天要论（下）·泻利并大便不通论》：昔赵以德有云：予闻先师言泄泻之病，其类多端，得于六淫五邪饮食所伤之外，复有杂合之邪。

《不居集·上集卷之二十一·泄泻总录·相应泄》：饮食自倍，肠胃乃伤，以致泄泻，人所易知也。其有饮食之后，偶有所感触，或内伤七情，外感六淫，跌打损坠，忽尔作泻。

《叶选医衡·卷上·因病似虚因虚致病论》：所谓因病似虚者，其人本无他恙，或感六淫之邪，或伤饮食之积，或为情志怫郁，或为气血瘀留，以致精神昏昧，头目昏花，懒于言语，倦于动作，口中无味，面目痿黄，气短脉沉，厥冷泄泻，种种见证，羸状虽彰，而郁邪内固。

一、外感病因

（一）六淫外袭

1.风邪

《素问·生气通天论》：是以春伤于风，邪气留连，乃为洞泄。

《素问·阴阳应象大论》：春伤于风，夏生飧泄。

《素问·脉要精微论》：风成为寒热，瘅成为消中，厥成为颠疾，久风为飧泄。

《素问·风论》：久风入中，则为肠风飧泄。

《华氏中藏经·卷上·论胃虚实寒热生死逆顺脉证之法第二十七》：胃中风，则溏泄不已。

《小品方·卷第二·治头面风诸方》：春甲乙木，东方清风，伤之者为肝风，入头颈肝俞中。为病多汗，恶风，喜怒，两胁痛，恶血在内，饮食不下，肢节时肿，颜色苍，泄，嗌干龇衄。……夏丙丁火，南方汤风，伤之者为心风，入胸胁腑脏心俞中。为病多汗，恶风，憔悴，喜悲，颜色赤，洞泄清谷。……新食竟取风为胃风，其状恶风，颈多汗，膈下塞不通，食饮不下，胀满，形瘦，腹大，失衣则填满，食寒则洞泄。……西北方乾之气，立冬王，为不周之风，一名折风，王四十五日。北方坎之气，冬至王，为广莫风，一名大刚风，王四十五日。上八方之风，各从其乡来，主长养万物，人民少死病也。八方风不从其乡来，而从冲后来者，为虚邪，贼害万物，则人民多死病也。故圣人说避邪如避矢也。邪者，风也。今人寿夭多病，是不知避邪也。为病证候如下：凶风之气内舍大肠中，外在胁腋骨下四肢节解中，书本遗其病证，今无也。婴儿风为病，令人筋纠、身湿。其气内舍肝中，外在筋中。弱风为病，令人体重。其气内舍胃中，外在肉中。大弱风为病，令人发热。其气内舍心中，外在脉中。谋风为病，令人弱，四肢缓弱也。其气内舍脾中，外在肌中。刚风为病，令人燥，燥者枯燥瘦瘠也。其气内舍肺中，外在皮中。折风为病，则因人，脉绝时而泄利，脉闭时则结不通，喜暴死也。其气内舍小肠中，外在右手太阳中。

《圣济总录·卷第七十四·泄痢门·泄痢统论》：风、寒、暑、湿袭于外，则留连肌腠。传于脾胃，食饮不节害于内，则肠胃乃伤，不化糟粕。皆能为病，所得之源不一。故立名多端。且久风入中则飧泄，湿胜则为濡泻，寒中则为洞泄。

《普济方·卷二百六·呕吐门·总论》：呕吐者，皆由脾胃虚弱，受于风邪所为也。在胃则呕，膈间有停饮，胃内有久寒，则呕而吐，其状长太息，心里澹澹然，或烦满而大便难，或溏泄并其候。

《普济方·卷二百二十·诸虚门·补虚治风》：风寒冷气入于肠间，使心腹暴痛，背脊酸疼，肠鸣泄泻。

《普济方·卷一百四十三·伤寒门·伤寒下痢》：渴欲饮水，屎色不如常，泄下赤黄，发热后重。凡此皆热毒之风邪入胃。木来胜土，故大肠暴下。其里虚协热者，下利尤多。

《先醒斋医学广笔记·卷之一·泄泻》：经云：春伤于风，夏生飧泄。春者木令，风为木气，其伤人也，必土脏受之。又风为阳邪，其性急速，故其泄必完谷不化，洞注而有声，风之化也，古之所谓洞风是也。

《类经·十五卷·疾病类·二十八、风证》：久风入中，则为肠风、飧泄（久风不散，传变而入于肠胃之中，热则为肠风下血，寒则水谷不化而为飧泄泻痢）。

《证治针经·卷三·杂证补遗》：风邪伤肺，气合皮毛，卫气受伤，邪干腠理。亦见三阳表症，则化斑化疹，同伤寒传症之条；其或传伏息留（义详《内经》），则为胀为疼，成风劳积聚之候。寒风兮指尖微冷，温风兮汗咳痰稀。暑风兮烦渴多言热汗，风湿兮瓮声（声如从瓮中出）首重（如裹）身（多汗如）濡。精血虚而凑邪，血风劳风必辨（注详虚劳）；留舍久而息伏，变传感召须知。干脏气则五风发现（即《内经》五脏之风），袭肠胃则泄澼相随（即胃风、肠风）。

《时病论·卷之三·春伤于风夏生飧泄大意·飧泻》：盖风木之气，内通乎肝，肝木乘脾，脾气下陷，日久而成泄泻。

2. 寒邪

《素问·金匮真言论》：长夏善病洞泄寒中。

《素问·举痛论》：寒气客于小肠，小肠不得成聚，故后泄腹痛矣。

《素问·至真要大论》：太阳之胜，凝凓且至，非时水冰，羽乃后化，痔疟发，寒厥入胃，则内生心痛，阴中乃疡，隐曲不利，互引阴股，筋肉拘苛，血脉凝泣，络满色变，或为血泄，皮肤否肿，腹满食减，热反上行，头项囟顶脑户中痛，目如脱，寒入下焦，传为濡泻。

《灵枢·百病始生》：多寒则肠鸣飧泄，食不化。

《灵枢·胀论》：大肠胀者，肠鸣而痛濯濯，冬日重感于寒，则飧泄不化。

《金匮要略·五脏风寒积聚》：大肠有寒者，多鹜溏。

《圣济总录·卷第七十二·积聚心腹胀满》：论曰：腑脏不和，则气血留滞而成积聚，其积聚蕴结，气不宣通，与脏气相搏。故令人心腹胀满，烦闷短气，若为寒邪所并，则搏于脏腑。阴阳相击而致心腹疼痛，甚则泄利也。

《圣济总录·卷第七十四·泄痢门·泄痢统论》：久风入中则为飧泄，湿胜则为濡泻，寒中则为洞泄。

《普济方·卷三百五十五·产后诸疾门·泄泻》：夫产后腹痛及泄痢者何？答曰：产后脾胃虚怯，寒邪易侵，若未满月，饮冷当风，风冷乘虚袭于肓膜，散于腹胁，故腹痛作阵。……产后气血俱虚，饮食易为伤动，脾胃不和，水谷不化，故腹满肠鸣，而为泄泻，更遇寒气，则变为滞下矣。

《普济方·卷三百六十九·婴孩伤寒门·夹食伤寒》：小儿伤风伤寒。……若小儿伤风，因寒邪相搏，或成惊风者，吐痢及寒邪不能发散。

《医方选要·卷之一·诸寒门》：霍乱转筋，洞泄下利，干呕吐逆，积饮停痰，此寒邪入于肠胃也。

《伤寒证治准绳·卷四·少阴病·下利》：寒邪气甚，客于二阳，二阳方外实，而不主里，则里气虚，故必下利。

《素问灵枢类纂约注·卷中·病机第三》：时感于寒则受病，微则为咳（凡伤风寒嗽者为轻），甚者为泻为痛（寒邪入里，则为泄为痛，不传于肺，而不作咳矣）。

《验方新编·卷九·妇人科产后门·产后泄泻》：产后中风虚损，寒邪易侵，若失调理，外伤风寒，内伤生冷，以致脾胃疼痛，泄泻不止。

《推拿抉微·第三集·治疗法·霍乱》：盖脾土既因寒邪上下分争之剧，而发生泄泻。

《成方便读·卷三·清暑之剂·浆水散》：凡寒邪中人，必犯太阴、少阴两脏。以脾肾之阳不虚，寒邪决不能深入，若脾肾阳气虚，则寒邪直入，于是痛泻诸证，所由来矣。

3. 暑邪

《医学启源·卷之上·六气主治要法》：大暑未上，四之气，大暑至秋分，太阴湿土之位，阳气发散之后，阴已用事，故曰太阴旺，此三阴三阳，与天气标本阴阳异矣。脉缓大而长，燥金旺；紧细短涩，以万物干燥，明可见矣。注云：四之气为病，多发暑气，头痛身热，发渴，不宜作热病治（宜）以白虎汤，得此病不传染，次发脾泄、胃泄、大肠泄、小肠泄、大瘕泄、霍乱吐泻。

《严氏济生方·大便门·泄泻论治》：暑热乘之亦为泄。

《丹溪心法·卷二·泄泻十》：暑泻，因中暑热者。

《普济方·卷二十二·脾脏门·兼理脾胃》：不以生冷之物伤之，不为寒暑所侵，不为七情所伤，如是则气体自然充实，百病不生。将理失宜，或为六淫七情相干，为呕为泄，为满为喘，变生诸证矣。

《万氏家抄济世良方·卷五·小儿诸病》：暑泻引饮不止者，膀胱受热也。

《先醒斋医学广笔记·卷之一·泄泻》：人身之气不调，则肠胃失其转输。外则风寒暑湿之交侵，内则饮食劳倦之不节，肠胃因之而变，此泄泻之由也。伤暑作泻，必暴注、大孔作痛，火性急速，失于传送也。

《景岳全书·卷之十五性集·杂证谟·暑证》：但若体本无热，或寒或虚，则外虽伤于暑热，实则阴寒内伏。表现为脉来无力，或背寒恶寒，或呕恶腹痛泄泻，或不喜冷饮，或息短气促乏力等。

《增订叶评伤暑全书·卷中·古今名医暑证汇论·附余暑论》：人与天地同一橐籥，夏月天之气浮于地表，则人之气浮于肌表，况被盛暑所伤，肤腠疏豁，气液为汗发泄于外，是表里之气俱虚矣。不善摄生者，暑热伤于外，生冷戕于中，若之何而能运化也？是以水谷停积而为湿热，发为呕吐，为泄泻，甚则吐泻俱作，而挥霍闷乱也。

《古今名医汇粹·卷三·病能集一·吐泻门》：又尝论之：泄泻、痢、疟，同乎一治，多由暑月脾胃气虚，饮食伤损所致。才伤便作，则为泄泻。

《证治汇补·卷之二·内因门·脾胃》：若饮食饥饱，寒暑不调，则伤胃。胃伤则不能纳。忧思恚怒，劳役过度，则伤脾。脾伤则不能化。二者俱伤，纳化皆难，而恶心胀满，面黄倦怠，食不消化等症作矣。

《证治汇补·卷之二·内因门·外症》：脾病则怠惰嗜卧，四肢不收，肠鸣泄泻。

《证治汇补·卷之五·胸膈门·呕吐》：（内因）有暑邪犯胃，心烦口渴，腹痛泄泻而呕者。

《症因脉治·卷四·泄泻论》：又尝论泄泻疟痢，同乎一源，皆由暑月伤脾，初伤便作泄泻为轻，停滞既久，而作疟、作痢者重。

《杂病源流犀烛·卷四·泄泻源流》：又有暑泄，因受暑邪，烦渴，尿赤，自汗面垢，暴泻如水。

《伤寒指掌·卷四·瘟疫九传·附暑湿秽合邪论》：夫人之正气一虚，暑湿秽浊之邪俱从口鼻吸入，流布三焦，上乘于心为中痧，中入于胃为霍乱，踞于膜原为寒热，归于肠胃为泄泻。盖暑湿之邪，骤发而重者为湿温，迟发而轻者为寒热如疟，为伏暑晚发；触邪随时即发者，为寒热，为泄泻。

《温病条辨·卷四·杂说·伪病名论》：又如暑月中恶腹痛，若霍乱而不得吐泻，烦闷欲死，阴凝之痞证也。

《温病条辨·卷六·解儿难·湿痉或问》：吾见湿因致痉，先病后痉者多，如夏月小儿暑湿泄泻暴注，一昼夜百数十行，下多亡阴，肝乘致痉之类，霍乱最能致痉，皆先病后痉者也。

《六因条辨·卷上·伤暑条辨第二十一》：伤暑发热头痛，泄泻不止，此肺邪下迫。

《六因条辨·卷中·伏暑条辨第二》：伏暑微恶寒，发热，呕恶，泄泻，脘闷舌白，此伏邪内动。

《六因条辨·卷中·伏暑条辨第三》：伏暑热不解，咳逆欲呕，烦闷泄泻，此伏邪弥漫三焦。

《寿山笔记·泄泻论》：暑湿之邪郁于脾，蒸化为热，传于小肠，小肠为湿热之气壅闭不宣，以致不克分清而成泄泻。

《时病论·卷之三·春伤于风夏生飧泄大意·暑泻》：长夏暑湿之令，有人患泄泻者，每多暑泻也。夫暑热之气，不离乎湿，盖因天之暑热下逼，地之湿热上腾，人在气交之中，其气即从口鼻而入，直扰中州，脾胃失消运之权，清浊不分，上升精华之气，反下降而为便泻矣。

《一得集·卷中医案·某暑热泄泻危症治验》：定海西门外某，从沪上来，感受暑邪，热毒蕴结，身热如炽，大渴引饮，脉象洪数实大，舌苔黄厚浊腻，泄泻日百余次，粒米不进，症已垂危，就诊于余。余谓暑热毒邪，结于阳明，幸而大泻。

《一得集·卷中医案·陈姓小儿泄泻慢脾危而复安治验》：武林吉祥巷陈维和四岁小儿，仲秋患泄泻，已近一月，粒米不进，盖五六日矣。腹痛口渴，泄泻无度，身热咳嗽，将成慢脾暑瘵。病已垂危，乃召余诊。方用清暑化积之品，以鲜荷叶、鲜芦根、黄连、黄芩、木香汁、甘草、橘红、莱菔子、鸡内金、车前子、益元散等，服两剂而诸症大减。一日仅泻两三次，胃得安谷，嬉笑遂尔如常。惟食后犹患完谷不化，遂改用通补脾胃之方，如西洋参、荷叶蒂、茯苓、焦甘草、橘皮、木香、冬术、炒扁豆、石斛、谷芽、泽泻、五谷虫等，养胃阴而升脾阳，调理数剂，诸症悉愈。越数日又重感暑邪，泄泻复作。

《柳宝诒医论医案·医案·臌胀门》：肝气郁陷，发热甚于两足，此即邪郁于厥阴之兆。其外达也，不能从经络疏透，而又内陷于脾，夹时令之暑湿，泄泻数日，转为腹胀，胀势甚于少腹，两便通而不爽，仍属木陷土郁之象。

《推拿抉微·第三集·治疗法·伤暑》：涂蔚生曰：天地六淫之气，曰风寒暑湿燥火。然风者，吾知其为风，寒者，吾知其为寒，暑湿燥火者，吾知其为暑湿燥火。再试究诘其何者为暑？暑为何若？则人莫不曰：暑乃天地间一种炎热之气，至亢至烈。人感之而病，身热自汗，面赤口干，烦躁多渴，便赤秘结等症。断未有闻项背强痛，发热恶寒，而名为伤暑者。亦断未有闻寒中腹痛，肠鸣泄泻，而名为中暑者。盖暑乃天地自然化生之热气，人则体天地自然化生之道，而名之曰暑，并未有若何矫揉造作者也。然患项背强痛，发热恶寒，寒中腹痛，肠鸣泄泻等症，亦多在于长夏。

4. 湿邪

《素问·阴阳应象大论》：湿胜则濡泻。

《圣济总录·卷第七十四·泄痢门·濡泻》：夫脾为五脏之至阴，其性恶寒湿，今寒湿之气，内客于脾，则不能埤助胃气，腐熟水谷。致清浊不分，水入肠间，虚莫能制，故洞泄如水，随气而下，谓之濡泻。

《儒门事亲·卷一·霍乱吐泻死生如反掌说七》：泄注者，土主湿，湿主脾，湿下注，故泄注也。

《儒门事亲·卷十·〈金匮〉十全五泄法后论》：天之气一也。一之用为风、火、燥、湿、寒、暑。故湿之气，一之一也，相乘而为五变，其化在天为雨，在地为泥，在人为脾，甚则为泄。故风而湿，其泄也，胃；暑而湿，其泄也，脾；燥而湿，其泄也，大肠；热而湿，其泄也，小肠；寒而湿，其泄也，大瘕。……凡此二十五变，若无湿则终不成疾。况脾胃二土，共管中州，脾好饮，脾亦恶湿，此泄之所由生也。

《丹溪手镜·卷之中·下利》：由风湿热也，轻则飧泄，重则下利脓血。

《脉因证治·卷二·泄》：湿多成五泄者，胃泄、脾泄、大肠泄、小肠泄、大瘕泄。……五病治虽不同，其湿一也。有化寒、化热之异故也。

《平治会萃·卷三·小儿科·泄泻从湿治有多法》：夫泄有五：飧泄者，水谷不化而完出，湿兼风也；溏泄者渐下，汙积黏垢，湿兼热也；鹜泄者，所下澄澈清冷，小便清白，湿兼寒也；濡泄者，体重软弱，泄下多水，湿自甚也；滑泄者，久下不能禁固，湿胜气脱也。

《丹溪治法心要·卷二·泄泻》：有湿、有气虚、有水、有痰、有积，世俗类用涩药治痢与泻，若积久而虚者，或可行之；而初得者，必变他证，为祸不小。殊不知多因于湿，惟分利小水，最是长策。

《难经集注·卷之四·五泄伤寒第十》：《阴阳应象论》曰：湿胜则濡泻。谓湿气内攻脾胃，则水谷不分，故泄注。

《保命歌括·卷之四·湿病》：寒湿之病，内甚则腹痛下利，外甚则四肢沉重疼痛。

《证治准绳·杂病·第六册·大小腑门》：湿泻，脉濡细，乃太阴经脾土受湿，泄水虚滑。

《景岳全书·卷之二十四心集·杂证谟·泄泻》：酒泻证，饮酒之人多有之，但酒有阴阳二性，人有阴阳二脏，而人多不能辨也。夫酒性本热，酒质则寒，人但知酒有湿热，而不知酒有寒湿也。

《神农本草经疏·卷二·〈续序例〉下·春温夏热病大法》：经曰：地之湿气，感则害人皮肉筋脉。……湿在中，病腹胀，中满，泄泻。

《医宗必读·卷之七·水肿胀满·泄泻》：无湿则不泄，故曰湿多成五泄。

《傅青主女科·产后编下卷·产后诸症治法·泻》：产后泄泻，非杂症有食泄、湿泄、水谷注下之论，大率气虚食积与湿也。

《素问灵枢类纂约注·卷下·审治第七》：胃中谷气者，便是风化也。胃中湿胜而成泄泻，宜助甲胆，风胜以克之，又是升阳，助清气上行之法也。

《冯氏锦囊秘录·杂症大小合参卷首上·内经纂要·阴阳应象大论篇》：湿胜则濡泻（湿胜则内攻于脾胃，脾胃受湿则水谷不分，故大肠传道而注泻也）。

《医学心悟·卷三·泄泻》：湿多成五泻，泻之属湿也，明矣。

《杂病源流犀烛·卷四·泄泻源流》：湿盛则飧泄，乃独由于湿耳。不知风寒热虚，虽皆能为病，苟脾强无湿，四者均不得而干之，何自成泄？是泄虽有风寒热虚之不同，要未有不源于湿者也。

《医学从众录·卷七·泄泻》：泄泻之症有五，而总不离于湿。

《高注〈金匮要略〉·痉湿暍病脉证第二》：暴腹胀长，是寒湿之邪，入腑为即愈，其愈于自下利乎。

《徐批叶天士晚年方案真本·卷上·异功散》：四五月暴暖，雨湿泄泻，是劳烦气弱，易受时令之气。

5. 燥邪

《素问·至真要大论》：阳明司天，燥淫所胜，则木乃晚荣，草乃晚生，筋骨内变，民病左胠胁痛，寒清于中，感而疟，大凉革候，咳，腹中鸣，注泄鹜溏。……阳明之胜，清发于中，左胠胁痛溏泄，内为嗌塞，外发癞疝，大凉肃杀，华英改容，毛虫乃殃，胸中不便，嗌塞而咳。……阳明之复，清气大举，森木苍干，毛虫乃厉，病生胠胁，气归于左，善太息，甚则心痛痞满，腹胀而泄。

《医学纲目·卷之二十三·脾胃部·泄泻》：六曰燥泄。经云：岁木不及，燥乃大行，民病肠鸣溏泄。又云：阳明司天，燥淫所胜，民病腹中鸣，注泄鹜溏。又云：阳明之胜，清发于中溏泄。又云：阳明之复，腹胀而泄，治以温剂是也。

《医学从众录·卷七·泄泻·脉息》：又有感秋金燥气，始则咳嗽，久则往来寒热，泄泻无度，服温补药更甚，或完谷不化，有似虚寒，而不知肺中之热，无处可宣，急奔大肠，食入则不待传化而直出，食不入则肠中之垢，亦随气奔而出，是以泻利无休也。

《全国名医验案类编·四时六淫病案·燥淫病案·秋燥化痢案》：病名：秋燥化痢。原因：素禀阴亏，夏月炎蒸，液为暗耗，里气已燥，适逢秋燥司令，以燥感燥，下侵于腹，初则燥泻，继变燥痢。

6. 热（火）邪

《素问·至真要大论》：诸呕吐酸，暴注下迫，皆属于热。

《素问灵枢类纂约注·卷中·病机第三》：多热则溏出糜（便溏如糜）。

《素问玄机原病式·六气为病·热类》：凡谷消化者，无问色及他证，便为热也。寒泻而谷消化者，未之有也。由寒则不能消化谷也。或火主疾速而热甚，则传化失常，谷不能化而飧泄者，亦有之矣。

《儒门事亲·卷一·过爱小儿反害小儿说九》：泻者，火乘肝与大肠而泻者也。

《证治准绳·杂病·第六册·大小腑门》：洁古论曰：脏腑泻利，其证多种，大抵从风湿热论之，是知寒少热多，寒则不能久也。

泄
泻

（二）运气致病

1. 五运太过与不及

《素问·气交变大论》：岁木太过，风气流行，脾土受邪。民病飧泄食减，体重烦冤，肠鸣腹支满。……岁火太过，炎暑流行，肺金受邪。民病疟，少气咳喘，血溢血泄注下。……岁土太过，雨湿流行，肾水受邪。民病腹痛，清厥意不乐，体重烦冤，上应镇星。甚则肌肉萎，足痿不收，行善瘈，脚下痛，饮发中满食减，四肢不举。变生得位，脏气伏，化气独治之，泉涌河衍，涸泽生鱼，风雨大至，土崩溃，鳞见于陆，病腹满溏泄肠鸣。……岁水太过，寒气流行，邪害心火。民病身热烦心躁悸，阴厥上下中寒，谵妄心痛，寒气早至，上应辰星。甚则腹大胫肿，喘咳，寝汗出憎风，大雨至，埃雾朦郁，上应镇星。上临太阳，则雨冰雪，霜不时降，湿气变物，病反腹满肠鸣，溏泄食不化。……岁火不及，寒乃大行，长政不用，物荣而下，凝惨而甚，则阳气不化，乃折荣美，上应辰星，民病胸中痛，胁支满，两胁痛，膺背肩胛间及两臂内痛，郁冒朦昧，心痛暴喑，胸腹大，胁下与腰背相引而痛，甚则屈不能伸，髋髀如别，上应荧惑、辰星，其谷丹。复则埃郁，大雨且至，黑气乃辱，病鹜溏腹满，食饮不下，寒中肠鸣，泄注腹痛。……岁土不及，风乃大行，化气不令，草木茂荣，飘扬而甚，秀而不实，上应岁星，民病飧泄霍乱。……岁金不及，炎火乃行，生气乃用，长气专胜，庶物以茂，燥烁以行，上应荧惑星，民病肩背瞀重，鼽嚏血便注下。……岁水不及，湿乃大行，长气反用，其化乃速，暑雨数至，上应镇星，民病腹满身重，濡泄寒疡流水。

2. 六气的胜负

《素问·六元正纪大论》：凡此少阳司天之政，气化运行先天，天气正，地气扰，风乃暴举，木偃沙飞，炎火乃流，阴行阳化，雨乃时应，火木同德，上应荧惑岁星。其谷丹苍，其政严，其令扰。故风热参布，云物沸腾，太阴横流，寒乃时至，凉雨并起。民病寒中，外发疮疡，内为泄满。故圣人遇之，和而不争。往复之作，民病寒热疟泄，聋瞑呕吐，上怫肿色变。……凡此少阴司天之政，气化运行先天，地气肃，天气明，寒交暑，热加燥，云驰雨府，湿化乃行，时雨乃降，金火合德，上应荧惑太白。其政明，其令切，其谷丹白。水火寒热持于气交而为病始也，热病生于上，清病生于下，寒热凌犯而争于中，民病咳喘，血溢血泄鼽嚏，目赤眦疡，寒厥入胃，心痛腰痛，腹大嗌干肿上。……厥阴所至为胁痛呕泄。……太阳所至为流泄禁止。

《素问·至真要大论》：岁少阳在泉，火淫所胜，则焰明郊野，寒热更至。民病注泄赤白，少腹痛溺赤，甚则血便。……厥阴司天，风淫所胜，则太虚埃昏，云物以扰，寒生春气，流水不冰。民病胃脘当心而痛，上肢两胁，膈咽不通，饮食不下，舌本强，食则呕，冷泄腹胀，溏泄瘕水闭，蛰虫不去，病本于脾。……少阳司天，火淫所胜，则温气流行，金政不平。民病头痛，发热恶寒而疟，热上皮肤痛，色变黄赤，传而为水，身面胕肿，腹满仰息，泄注赤白，疮疡咳唾血，烦心胸中热，甚则鼽衄，病本于肺。……阳明司天，燥淫所胜，则木乃晚荣，草乃晚生，筋骨内变，民病左胠胁痛，寒清于中，感而疟，大凉革候，咳，腹中鸣，注泄鹜溏。……太阳司天，寒淫所胜，则寒气反至，水且冰，血变于中，发为痈疡，民病厥心痛，呕血血泄鼽衄，善悲，时眩仆。

《医学启源·卷之上·六气主治要法》：大暑未上，四之气，大暑至秋分，太阴湿土之位，阳气发散之后，阴已用事，故曰太阴旺，此三阴三阳，与天气标本阴阳异矣。脉缓大而长，燥金旺；紧细短涩，以万物干燥，明可见矣。……注云：四之气为病，多发暑气，头痛身热，发渴，不宜作热病治（宜）以白虎汤，得此病不传染，次发脾泄、胃泄、大肠泄、小肠泄、大瘕泄、霍乱吐泻，（白利）及赤白相杂，米谷不消，肠鸣切痛，面浮足肿，目黄口干，胀满气痞，手足无力，小儿亦如之。

二、内伤病因

（一）七情致泻

《素问·举痛论》：帝曰：善。余知百病生于气也，怒则气上，喜则气缓，悲则气消，恐则气下，寒则气收，炅则气泄，惊则气乱，劳则气耗，思则气结，九气不同，何病之生？岐伯曰：怒则气逆，甚则呕血及飧泄，故气上矣。

《素问·调经论》：岐伯曰：志有余则腹胀飧泄，不足则厥。

《三因极一病证方论·卷之十一·泄泻叙论》：喜则散，怒则激，忧则聚，惊则动，脏气隔绝，精神夺散，必致溏泄，皆内所因。

《儒门事亲·卷十·〈金匮〉十全五泄法后论》：夫飧泄得之于风，亦汗可愈。或伏惊怖，则胆木受邪，暴下绿水。盖谓戊己见伐于甲木也。

《丹溪手镜·卷之中·泄泻》：气泻，躁怒不常，伤动其气，肺气乘脾，脉弦而逆，宜调气。惊泄者，心受惊则气乱，心气不通，水入。

《奇效良方·卷之十五·气门》：王太仆曰：怒则阳气逆上，而肝木乘脾，故甚则呕吐及飧泄。

《医学入门·外集·卷四·杂病分类》：七情泻，腹常虚痞，欲去不去，去不通泰，藿香正气散加丁香、砂仁、良姜，或木香匀气散、七气汤、古萸连丸，调其气而泻自止矣。

《景岳全书·卷之二十四心集·杂证谟·泄泻》：气泄证，凡遇怒气便作泄泻者。

《古今名医汇粹·卷五·病能集三·怒伤肝证》：又有遇怒便欲泄泻，此先因怒气夹食伤胃故也。

《王九峰医案·中卷·泄泻》：曾经暴怒伤肝，木乘土位，健运失常，食滞作泻。过怒则发，已历多年，病名气泻。

（二）饮食所伤

《素问·太阴阳明论》：食饮不节，起居不时者，阴受之。阳受之则入六腑，阴受之则入五脏。入六腑，则身热不时卧，上为喘呼；入五脏，则䐜满闭塞，下为飧泄，久为肠澼。

《素问·痹论》：饮食自倍，肠胃乃伤。

《扁鹊心书·卷中·暑月伤食泄泻》：凡暑月饮食生冷太过，伤人六腑。伤胃则注下暴泄；伤脾则滑泄，米谷不化；伤大肠则泻白，肠中痛。

《世医得效方·卷第五·大方脉杂医科·泄泻·酒泄》：饮酒多，遂成酒泄，骨立不能食，但再饮一二盏泄作，几年矣。

《证治要诀·卷之二·诸伤门》：（伤食泻）伤于生冷油腻，停滞膈间，脾气不温，食难消化，或多餐糯食及一切难化之物。

《普济方·卷一百六十八·积聚门·总论》：盖日用饮酒，积或过多，停滞难化，或吐或呕，或泄或痢。

《保婴撮要·卷七·食泻》：东垣云：伤食则恶食，小儿食泻者，因饮食伤脾，脾气不能健运，故乳食不化而出。

《幼幼集·中卷·孟氏杂症良方·小儿有病须看虎口三关》：伤食泻者，由乳食过饱，坐卧风冷之所伤，兼食油腻之物，遂成食泻。

《景岳全书·卷之二十四心集·杂证谟·泄泻》：若饮食失节，起居不时，以致脾胃受伤，则水反为湿，谷反为滞，精华之气不能输化，乃致合污下降，而泻痢作矣。

《症因脉治·卷四·泄泻论》：饮食自倍，膏粱纵口，损伤脾胃，不能消化，则成食积泄泻之证。

《大方脉·杂病心法集解·卷四·泄泻门·食泻》：食泻，与胃泻同，因伤食作泻，气臭稠黏，噫气腹痛。

《罗氏会约医镜·卷之十·杂证·论泄泻》：酒湿泄，用葛花解醒汤，此因酒之湿热也。而亦有因酒生寒湿者，以酒性去，而水性留为寒也，惟峻补命门则可。

（三）劳伤致泻

《妇人大全良方·卷之二十二·产后赤白痢疾及虚羸气痢方论第十二》：论曰：产后痢疾者，由产劳伤，脏腑不足，日月未满，虚乏未复。或劳动太早，或误食生冷。若行起太早，则外伤风冷乘虚入于肠胃；若误食生冷、难化之物，伤于脾胃，皆令洞泄水泻，甚者变为痢也。

《丹溪心法·卷二·泄泻十》：久病大肠气泄。

《普济方·卷二十四·脾脏门·饮食劳倦》：形体劳役则脾病，则怠惰嗜卧，四肢不收，大便泄泻。

《奇效良方·卷之十七·脾胃门》：饮食劳倦则伤脾，脾伤则内闭九窍，外壅肌肉，卫气散解，此谓自伤，气之削也。盖脾好干恶湿，或湿邪所淫为五泄，变为痢为疸。

《针灸大成·卷六·足太阴经穴主治》：《导引本经》：脾居五脏之中，寄旺四时之内，五味藏之而滋长，五神因之而彰著，四肢百骸，赖之而运动也。人惟饮食不节，劳倦过甚，则脾气受伤矣。脾胃一伤，则饮食不化，口不知味，四肢困倦，心腹痞满，为吐泄，为肠澼。

《古今名医汇粹·卷五·病能集三·虚劳门》：尝见劳症之死，多死于泄泻。思生于心，脾必应之。思之不已，劳伤在脾。脾气结，则为噎膈，为呕吐，饮食不能运，气血日消，肌肉日削，四肢不为用，而生胀满、泄泻等症，此伤心脾之阳也。……劳损既久，再大便泄泻不能禁止者，此肾脏之败也。

《冷庐医话·卷三·暑》：暑月之人，元气已自摧残，而劳伤因惫，正藉资扶，乃更饮茶茗，重虚其虚，冷饮则腹痛泄泻。

《叶天士医案精华·泄泻》：饥饱劳伤，脾胃受病，脾失运化，夜属阴晦，至天明洞泻黏腻。

第二节
病　机

一、湿袭论

（一）湿成五泄论

《儒门事亲·卷十·〈金匮〉十全五泄法后论》：凡此二十五变，若无湿则终不成疾。况脾胃二土，共管中州，脾好饮，脾亦恶湿，此泄之所由生也。

《脉因证治·卷二·泄》：湿多成五泄者，胃泄、脾泄、大肠泄、小肠泄、大瘕泄。……五病治虽不同，其湿一也。有化寒、化热之异故也。

《丹溪治法心要·卷二·泄泻》：有湿、有气虚、有水、有痰、有积，世俗类用涩药治痢与泄，若积久而虚者，或可行之；而初得者，必变他证，为祸不小。殊不知多因于湿。

《医宗必读·卷之七·水肿胀满·泄泻》：无湿则不泄，故曰湿多成五泄。

《医学心悟·卷三·泄泻》：湿多成五泻，泻之属湿也，明矣。

《杂病源流犀烛·卷四·泄泻源流》：湿盛则飧泄，乃独由于湿耳。不知风寒热虚，虽皆能为病，苟脾强无湿，四者均不得而干之，何自成泄？是泄虽有风寒热虚之不同，要未有不源于湿者也。

《医学从众录·卷七·泄泻》：泄泻之症有五，而总不离于湿。

（二）脾虚湿盛论

《圣济总录·卷第七十四·泄痢门·泄痢统论》：脾与胃合俱象土。外荣肌肉，腐熟水谷。风寒暑湿袭于外，则留连肌腠。传于脾胃，食饮不节害于内，则肠胃乃伤，不化糟粕，皆能为病。所得之源不一，故立名多端。

《金匮钩玄·附录·泄泻从湿治有多法》：泄泻者，水泻所为也。由湿本土，土乃脾胃之气也。得此证者，或因于内伤，或感于外邪，皆能动乎脾湿。脾病则升举之气下陷，湿变注并出大肠之道，以胃与大肠同乎阳明一经也。

《古今医鉴·卷之五·泄泻》：夫泄泻者，注下之症也。盖大肠为传送之官，脾胃为水谷之海，或为饮食生冷之所伤，或为暑湿风寒之所感，脾胃停滞，以致阑门清浊不分，发注于下而为泄泻也。

《景岳全书·卷之二十四心集·杂证谟·泄泻》：盖胃为水谷之海而脾主运化，使脾健胃和，则水谷腐熟而化气化血以行营卫，若饮食失节，起居不时以致脾胃受伤则水反为湿，谷反为滞，精华之气不能输化，乃致合污下降而泻痢作矣。

《医方简义·卷四·镇肝汤·胃痛》：若夫泄泻之症，亦由脾虚不能制水，胃虚不能纳水所致。

《叶天氏医案》：述产育频多，产后两年，经水至今未来。此为病根，已属下元阴亏。长夏初患泄泻，必天雨地湿，潮雾秽浊，气由口鼻吸受。

（三）湿热遏肠论

《黄帝素问宣明论方·卷六·伤寒门》：或湿热内甚，而为滑泄。

《伤寒直格·卷中·伤寒总评·诸可下证》：或少阳病，二三日，口燥咽干者；或自利清水，色纯青，心下痞痛，口燥者。皆湿相搏于肠胃之内而或下利也。然热则郁结，湿则痞闭，故水液不结及浸润于外，则肠胃之外，燥热太甚，而烦渴不止，肠胃之内湿热泻也，本因热郁而留饮以成湿也。

《古今医统大全·卷之三十五·泄泻门》：脏腑泻利，其证多端，大抵从风湿热论，是知寒少热多，寒则不能久也。

《伤寒论注·卷四·白头翁汤证》：暴注下迫属于热，热利下重，乃湿热之秽气郁遏广肠，故魄门重滞而难出也。

（四）寒湿伤中论

《症因脉治·卷四·泄泻论》：恶寒身痛，不发热，口不渴，小便清白，腹中疼痛，泄泻水谷，此寒邪直中三阴经之寒泻症也。若恶寒身痛，身反发热，口反渴，此寒伤三阳经之热泻症也。（脉）右关沉迟，寒中太阴。左尺沉迟，寒中少阴；左关沉迟，寒中厥阴。若身热脉浮紧，寒伤太阳也。身热脉浮弦，寒伤少阳也。身热脉长，右寸关独大，寒伤阳明也。

《增订通俗伤寒论·证治各论·伤寒夹证·夹泻伤寒》：头痛身热，胸闷或不闷，溲短，大便泄泻，舌苔白，为中寒泄泻。

《古今医统大全·卷之三十五·泄泻门》：鹜泻者，少腹生寒而为此证。盖阴中之至阴，脾也。脾胃虚弱，为风寒所胜，则阴气太盛，阴盛则脏寒，脏寒则糟粕不化，大便黑，状似鹜溏者是也。大肠有寒，证亦如之。

《一见能医·卷之三·辨症上·肠鸣分辨》：湿多成五泄，肠走若雷奔，此寒湿之患。

《时方妙用·卷四·传经发明》：盖寒热二气，盛则从化。余揆其故则有二。一从病体而分，一从误药而变。何则？人之形有厚薄，气有盛衰，脏有寒热，所受之邪每从其人之脏气而为热化、寒化。今试譬之于酒，酒取诸水泉，寒物也。酒酿以曲糵，又热物也。阳脏之人过饮之，不觉其寒，第觉其热，热性迅发，则吐血、面疮诸热证作矣；阴脏之人过饮之，不觉其热，但觉其寒，寒性凝滞，则停饮、腹胀、泄泻诸寒证作矣。

《叶选医衡·卷上·湿论》：寒湿者，脉必沉细缓弱，证必倦怠濡泄。

《推拿抉微·第三集·治疗法·伤湿》：寒湿证，为胀满泄泻呕吐，皆寒湿之病也。……盖湿甚壅寒，足以发生肿满、咳嗽、呕吐、泄泻等症。

（五）湿聚生痰论

《万氏家抄济世良方·卷一·泻》：泄泻有湿、有火、有气虚、有痰积。

《医学入门·外集·卷四·杂病分类》：痰泻多少火暴速，痰泻，或泻不泻，或多或少，此因痰流肺中，以致大肠不固。

《症因脉治·卷四·泄泻论》：饮食过当，或食后即卧，或肥甘纵口，或临食粗咽，磨化渐难，遂成痰积，下溜大肠，则成泄泻之症矣。

《医学传灯·卷下·泄泻》：痰泻者，或多或少，或泻或不泻，中焦有痰，饮食入胃，裹结不化，所以作泻。

《时病论·卷之三·春伤于风夏生飧泄大意·痰泻》：痰泻者，因痰而致泻也。……昔贤云：脾为生痰之源，肺为贮痰之器。夫痰乃湿气而生，湿由脾弱而起。盖脾为太阴湿土，得温则健，一被寒湿所侵，遂困顿矣。脾既困顿，焉能掌运用之权衡，则水谷之精微，悉变为痰。痰气上袭于肺，肺与大肠相为表里，其大肠固者，肺经自病，而为痰嗽；其不固者，则肺病移于大肠，而成痰泻矣。其脉弦滑之象，胸腹迷闷，头晕恶心，神色不瘁，或时泻，或时不泻是也。

《时病论·卷之三·春伤于风夏生飧泄大意·食泻》：前论飧泄、洞泄，皆因伏气致病，其寒泻因寒，火泻因火，暑泻因暑，湿泻因湿，然痰泻、食泻，虽因痰食，亦难免乎无湿。

二、气血不调论

（一）气机郁滞论

《素问·举痛论》：劳则气耗，思则气结，九气不同，何病之生？岐伯曰：怒则气逆，甚则呕血及飧泄，故气上矣。

《儒门事亲·卷十·〈金匮〉十全五泄法后论》：夫飧泄得之于风，亦汗可愈。或伏惊怖，则胆木受邪，暴下绿水。盖谓戊己见伐于甲木也。

《丹溪手镜·卷之中·泄泻》：气泻，躁怒不常，伤动其气，肺气乘脾，脉弦而逆，宜调气。

泄
泻

《古今医统大全·卷之八十九·幼幼汇集（中）·霍乱吐泻门》：气逆于下则伤脾胃，致令泄泻。

《医学入门·外集·卷四·杂病分类》：七情泻，腹常虚痞，欲去不去，去不通泰，藿香正气散加丁香、砂仁、良姜，或木香匀气散、七气汤、古萸连丸，调其气而泻自止矣。

（二）气逆血乱论

《素问·气交变大论》：岁火太过，炎暑流行，肺金受邪。民病疟，少气咳喘，血溢血泄注下。

《素问·至真要大论》：少阴司天，热淫所胜，怫热至，火行其政。民病胸中烦热，嗌干，右胠满，皮肤痛，寒热咳喘，大雨且至，唾血血泄。……太阳司天，寒淫所胜，则寒气反至，水且冰，血变于中，发为痈疡，民病厥心痛，呕血血泄鼽衄。

《素问·示从容论》：血泄者，脉急，血无所行也。

《素问玄机原病式·六气为病》：血泄，热客下焦，而大小便血也。

《奇效良方·卷之十三·痢门》：陈无择云：滞下之证，《内经》所载血溢血泄、血便注下，古方则有圊脓血，今为痢疾，其实一也。多由脾胃不和，饮食过度，停积于肠胃，不能克化，又为风寒暑湿之气所干，故为此疾。

《医学纲目·卷之十七·心小肠部·诸见血门》：经云：岁火太过，炎暑流行，肺金受邪，民病血溢血泄。又云：少阳之复，火气内发，血溢血泄。王注谓：血上七窍为血溢，泄利便血为血泄者是也。

《本草汇言·卷之二十·脏腑虚寒寒热主治之药》：三焦为相火之用，分布命门元气。主升降出入，游行天地之间，总领五脏六腑、营卫经络、内外上下左右之气，号中清之府。上主纳，中主化，下主出。本病：诸热，瞀瘛，暴病，暴死，暴喑，躁扰，狂越，谵妄，惊骇，诸血溢、血泄。

《医灯续焰·卷一·内外因第九》：阳淫则过于炎燠，而阴气不治，热疾从起，如狂谵烦渴，血泄浸淫之类。

《素问悬解·卷九·雷公问·示从容论》：血泄者，是心火上炎，经脉紧而血无所行也（火炎脉紧，血不得从容流布，故从便泄。以水寒土湿，风木郁陷故也）。

《素问悬解·卷十一·运气·气交变大论》：水旺土败，升降倒行，金逆则血溢于上，木陷则血泄于下。

《杂病源流犀烛·卷十七·诸血源流》：《内经》曰：血由上窍出，为血溢；由大小便出，为血泄。

《医学指要·卷二·运气论》：气交（夏至后，立秋前）上火下金，水火寒热持于气交，热气生于上，清病生于下，寒热凌犯而争于中，人病咳喘、血溢、血泄。

（三）气亏血瘀论

《不居集·上集卷之二十一·泄泻总录·积瘀泄》：内有积瘀，胸胁腹痛，泄下光亮，如黑漆退光色者是也。

《医林改错·卷上·膈下逐瘀汤所治症目·肾泻》：五更天泄三两次，古人名曰肾泄。言是肾虚，用二神丸、四神丸等药，治之不效，常有三五年不愈者。病不知源，是难事也。不知总提上有瘀血，卧则将津门挡严，水不能由津门出，由幽门入小肠，与粪合成一处，粪稀溏，故清晨泻三五次。

三、正气虚弱论

《妇人大全良方·卷之二十二·产后赤白痢疾及虚羸气痢方论第十二》：论曰：产后痢疾者，由产劳伤，脏腑不足，日月未满，虚乏未复，或劳动太早，或误食生冷。若行起太早，则外伤风冷乘虚入于肠胃；若误食生冷、难化之物，伤于脾胃，皆令洞泄水泻，甚者变为痢也。

《仁斋直指方论·卷之六·附内伤·饮食劳倦论》：苟饮食失节，寒温不适，则脾胃乃伤，喜怒忧恐，劳役过度，而损耗元气，既脾胃虚衰，元气不足，而心火独盛。

《普济方·卷二十四·脾脏门·饮食劳倦》：形体劳役则脾病，则怠惰嗜卧，四肢不收，大便泄泻。

《奇效良方·卷之十三·痢门》：严氏云：或有饮冷酒寒物，房欲劳伤精血，而成久痢，则宜化毒以保卫之。

《奇效良方·卷之十七·脾胃门》：饮食劳倦则伤脾，脾伤则内闭九窍，外壅肌肉，卫气散解，此谓自伤，气之削也，盖脾好干恶湿，或湿邪所淫为五泄，变为痢为疽。

《针灸大成·卷六·足太阴经穴主治》：《导引本经》：脾居五脏之中，寄旺四时之内，五味藏之而滋长，五神因之而彰著，四肢百骸，赖之而运动也。人惟饮食不节，劳倦过甚，则脾气受伤矣。脾胃一伤，则饮食不化，口不知味，四肢困倦，心腹痞满，为吐泄，为肠澼。

《古今名医汇粹·卷五·病能集三·虚劳门》：尝见劳症之死，多死于泄泻。……思生于心，脾必应之。思之不已，劳伤在脾。脾气结，则为噎膈，为呕吐，饮食不能运，气血日消，肌肉日削，四肢不为用，而生胀满、泄泻等症，此伤心脾之阳也。……劳损既久，再大便泄泻不能禁止者，此肾脏之败也。

《冷庐医话·卷三·暑》：暑月之人，元气已自摧残，而劳伤因惫，正藉资扶，乃更饮茶茗，重虚其虚，冷饮则腹痛泄泻。

《医方简义·卷四·镇肝汤·胃痛》：若夫泄泻之症，亦由脾虚不能制水，胃虚不能纳水所致。

《叶天氏医案》：述产育频多，产后两年，经水至今未来。此为病根，已属下元阴亏。长夏初患泄泻，必天雨地湿，潮雾秽浊，气由口鼻吸受。

《叶天士医案精华·泄泻》：饥饱劳伤，脾胃受病，脾失运化，夜属阴晦，至天明洞泻黏腻。

四、脏腑失调论

（一）肠腑失司论

《素问·宣明五气》：五气所病：心为噫，肺为咳，肝为语，脾为吞，肾为欠为嚏，胃为气逆，为哕为恐，大肠小肠为泄。

《素问·举痛论》：寒气客于小肠，小肠不得成聚，故后泄腹痛矣。

《素问·咳论》：大肠咳状，咳而遗失。

《灵枢·邪气脏腑病形》：大肠病者，肠中切痛而鸣濯濯，冬日重感于寒则泄。

《灵枢·师传》：肠中热，则出黄如糜，脐以下皮寒，胃中寒，则腹胀；肠中寒，则肠鸣飧泄。

《八十一难经·五十七难》：大肠泄者，食已窘迫，大便色白，肠鸣切痛。

《诸病源候论·小儿杂病诸候·食不知饱候》：小儿有嗜食，食已仍不知饱足，又不生肌肉。其亦腹大，其大便数而多泄，亦呼为豁泄，此肠胃不守故也。

《太平圣惠方·卷第五十九·治血痢诸方》：肠虚则泄。

《医学启源·卷之上·五脏六腑除心包络十一经脉证法》：肺病久，则传入大肠，手阳明是其经也。寒则泄，热则结，绝则利下不止而死。热极则便血。……虚寒则泄不止。大肠（者），乍虚乍实，乍来乍去，寒则溏泄，热则后重。

《景岳全书·卷之四十二谟集·痘疹诠·麻疹》：大肠受火邪，则上连脾胃而为泄泻。

（二）脾胃虚弱论

《素问·脏气法时论》：脾病者，身重，善肌肉痿，足不收，行善瘛，脚下痛，虚则腹满肠鸣，飧泄食不化。

《灵枢·师传》：胃中寒，肠中热，则胀而且泄；胃中热，肠中寒，则疾饥，小腹痛胀。

《太平圣惠方·卷第五十九·治水泻诸方》：夫脾与胃为表里，脾未消于水谷，胃为水谷之海，其精气化为气血，以养脏腑，其糟粕传于大肠也。若肠胃虚弱受于气，或饮食生冷伤于脾胃，水谷不消，大肠虚寒，故成水泻也。

《丹溪手镜·卷之中·泄泻》：脾泄腹胀满，肠鸣，食不化，呕吐，宜理中汤（一云：肠鸣食不化，脾虚）。

《医学启源·卷之上·五脏六腑除心包络十一经脉证法》：虚则多澼喜吞，注痢不已。脾气虚，则大（便滑）小便（利），汗出不止，五液注下，为五色注痢下也。……又脾中寒热，则使人腹中痛，不下食。……膨胀，变则水泄不能卧者，十死不治。脾（土）热，则面黄目赤，（季）胁痛满；寒则吐涎沫而不食，四肢痛，滑泄不已，手足厥，甚则战栗如疟也。

《医贯·卷之五·先天要论（下）·泻利并大便不通论》：脏腑泻利，其证多端，大抵皆因脾胃而作。东垣先生制《脾胃论》一篇，专以补中益气汤升提清气为主，其间治脾泄之证，庶无余蕴矣。

《类经·十四卷·疾病类·十七、五脏虚实病刺》：脾病者，身重，善肌肉痿，足不收，行善瘛，脚下痛（此脾经之实邪也。脾属土，主肌肉，土邪湿胜，故令人身重肌肉痿。肉痿者，痹弱不仁也。脾主四肢，故足不收、行善瘛。瘛者，手足掉掣也。脾脉起于足大趾，过核骨以上内踝，故为脚下痛。痿，威、蕤二音。瘛，翅、系、寄三音）；虚则腹满肠鸣，飧泄食不化（足太阴之脉属脾络胃，脾虚则失其健运之用而中气不治，故为此诸病。飧音孙）。取其经太阴、阳明，少阴血者（脾与胃为表里，故当取足太阴、阳明之经。少阴，肾脉也。脾主湿，肾主水，水能助湿伤脾，故当取少阴之血以泄其寒实）。

《景岳全书·卷之二十四心集·杂证谟·泄泻》：泄泻之本，无不由于脾胃。盖胃为水谷之海，而脾主运化，使脾健胃和，则水谷腐熟，而化气化血以行营卫。若饮食失节，起居不时，以致脾胃受伤，则水反为湿，谷反为滞，精华之气不能输化，乃致合污下降，而泻痢作矣。……脾弱者，因虚所以易泻，因泻所以愈虚，盖关门不固，则气随泻去，气去则阳衰，阳衰则寒从中生，固不必外受风寒而始谓之寒也。且阴寒性降，下必及肾，故泻多必亡阴，谓亡其阴中之阳耳。

《景岳全书·卷之二十四心集·杂证谟·泄泻》：凡脾气稍弱，阳气素不强者，一有所伤，未免即致泄泻。

《医宗必读·卷之七·水肿胀满·泄泻》：脾土强者，自能胜湿，无湿则不泄，故曰湿多成五泄。若土虚不能制湿，则风寒与热，皆得干之而为病。……又曰：湿胜则濡泄。土强制水，湿邪不干，肠胃自固，土虚湿胜，濡泄至矣。泻皆成于土湿，湿皆本于脾虚。

《冯氏锦囊秘录·痘疹全集卷二十八·论脾胃》：人良少而便泄泻者，是则脾胃之气益虚也。

《金匮翼·卷七·泄泻诸症统论·湿泻》：湿泻，一名濡泄，其脉濡细，其症泄水，虚滑，肠鸣，身重，腹不痛。由脾胃有湿，则水谷不化，清浊不分。久雨潮溢，或运气湿土司令之时，多有此疾。

（三）肝气乘脾论

《素问·至真要大论》：风气大来，木之胜也，土湿受邪，脾病生焉。

《伤寒论·辨厥阴病脉证并治》：厥阴之为病，消渴，气上撞心，中心疼热，饥而不欲食，食则吐蛔，下之利不止。

《儒门事亲·卷十·〈金匮〉十全五泄法后论》：夫飧泄得之于风，亦汗可愈。或伏惊怖，则胆木受邪，暴下绿水。盖谓戊己见伐于甲木也。

《医方考·卷二·泄泻门第十二·刘草窗痛泻要方》：泻责之脾，痛责之肝，肝责之实，脾责之虚，脾虚肝实，故令痛泻。

《神农本草经疏·卷二十三·果部三品·橘皮》：脾为运动磨物之脏，气滞则不能消化水谷，为吐逆、霍乱、泄泻等证。

《医宗必读·卷之七·水肿胀满·泄泻》：肝应于春，属木主风，春伤于风，肝受邪也。木旺则贼土，夏令助其湿则生飧泄。飧泄者，下利清谷也。邪气久而不去，脾土大虚，水来侮之，则仓廪不藏而为洞泄。

《医述·卷十·杂证汇参·肝风》：肝病必犯土，是侮其所胜也。

（四）肾阳虚衰论

《八十一难经·十六难》：假令得肾脉，其外证：面黑，善恐欠；其内证：脐下有动气，按之牢若痛；其病，逆气，少腹急痛，泄如下重，足胫寒而逆。有是者肾也，无是者非也。

《医贯·卷之五·先天要论（下）·泻利并大便不通论》：经曰：肾主大小便。又曰：肾司开阖。又曰：肾开窍于二阴。可见肾不但主小便，而大便之能开而复能闭者，肾操权也。今肾既虚衰，则命门之火熄矣。火熄则水独治，故令人多水泻不止。

《景岳全书·卷之二十四心集·杂证谟·泄泻》：盖肾为胃关，开窍于二阴，所以二便之开闭，皆肾脏之所主，今肾中阳气不足，则命门火衰，而阴寒独盛，故于子丑五更之后，当阳气未复，阴气盛极之时，即令人洞泄不止也。

《张氏医通·卷七·大小腑门·泄泻》：火为土母，此火一衰，何以运行三焦，熟腐水谷乎？

《医学衷中参西录·医方·治泄泻方·加味四神丸》：人禀天地之气而生，人身一小天地也。天地之一阳生于子，故人至夜半之时，肾系命门之处，有气息息萌动，即人身之阳气也。至黎明寅时，为三阳之候，人身之阳气，亦应候上升，自下焦而将达中焦。其人或元阳之根柢素虚，当脐之处，或兼有凝寒遮蔽，即互相薄激，致少腹作疼。久之阳气不胜凝寒，上升之机转为下降，大便亦即溏下，此黎明作泻之所由来也。……夫下焦之阳气，少火也，即相火也，其火生于命门，而寄于肝胆。

（五）肛门失约论

《诸病源候论·大便病诸候·大便失禁候》：大便失禁者，由大肠与肛门虚弱冷滑故也。肛门，大肠之候也，俱主行糟粕，既虚弱冷滑，气不能温制，故使大便失禁。

（六）三焦失传论

《备急千金要方·卷二十·膀胱腑方·三焦虚实第五·黄连煎》：论曰：下焦如渎（渎者如沟，水决泄也），其气起胃下脘，别回肠，注于膀胱而渗入焉。故水谷者，常并居于胃中成糟粕，而俱下于大肠。

《太平圣惠方·卷第四十七·下焦论》：夫下焦者，在脐下，当膀胱上口，主分别清浊，为传导之腑，如沟水决池也。起胃下管，别回肠，主膀胱，入水谷，并拘于胃中糟粕，俱行大肠而为下焦。主足阳明，摧渗津液，令膀胱主出不主入，候肝肾之病也。若实则大小便不通，气逆不续，呕吐不禁，若虚则大小便不止。

《太平圣惠方·卷第四十七·中焦论》：夫中焦者，在胃中口，不上不下，居上焦之后，荣气之所出。主化水谷之味，泌糟粕，承津液，化为精微。上注于肺脉，以奉生身，莫贵于此，故独行于经，名曰胃气，足阳明脉也。阳明之气走太阴，络诸经之脉，上下络太仓，主熟五谷，不吐不下。实则生热，闭塞不通，上下隔绝。虚则生寒，洞泄、便利、霍乱。

《圣济总录·卷第五十四·三焦门·三焦俱虚》：上焦虚则引气于肺，中焦虚则生寒，腹痛洞泄，便利霍乱，下焦虚则大小便不止。

（七）肺虚移肠论

《运气易览·卷之二·六气主病治例·五运所化之图》：肺金受邪，病则发疟，少气喘咳，血溢，泄泻，胸胁满痛，背膂痛，身热骨痛。

《类经·十五卷·疾病类·三十九·伤寒》：且寒之中人，必先皮毛，皮毛者肺之合，故在外则有寒栗、鼻塞等证，在内则有咳喘、短气等证，谓不传于肺乎。……其入手阳明也，则有泄泻、秘结等证，谓不传于大肠乎？

《要药分剂·卷六·泻剂上·黄柏》：如肺火咳嗽，久则移热于大肠而泄泻。

《灵素节注类编·卷二·阴阳脏腑总论》：如肺与大肠为表里者，若肺气虚，则大肠失职，或泄泻，或闭塞。

《灵素节注类编·卷八·咳嗽》：若非肺脏主令之时，而各脏所受之邪，皆随气而传于肺。假如感寒而微，则为咳，甚则为泄泻、为腹痛也。

五、失治误治论

《伤寒论·辨太阳病脉证并治》：伤寒中风，医反下之，其人下利日数十行，谷不化，腹中雷鸣，心下痞硬而满，干呕心烦不得安。医见心下痞，谓病不尽，复下之，其痞益甚，此非热结，但以胃中虚，客气上逆，故使硬也，甘草泻心汤主之。……伤寒，服汤药，下利不止，心下痞硬，服泻心汤已，复以他药下之；利不止，医以理中与之，利益甚。理中者，理中焦，此利在下焦，赤石脂禹余粮汤主之。

《伤寒论·辨少阴病脉证并治》：少阴病，咳而下利，谵语者，被火气劫故也，小便必难，以强责少阴汗也。

《严氏济生方·大便门·泄泻论治》：大凡痢疾，不先去其积，虽获暂安，后必为害，或阴阳相搏，冷热不调而成泻利者，当进香连丸，汤使具后；更有脾肾顿虚，腹胁膨瘕，饮食不化而泄泻者，宜温助脾肾，枣肉丸是也。今之人，久泻不止，多投来复丹，误矣。盖来复丹内用硝石、硫黄，皆有利性，青皮、陈皮又有导性，岂宜服之？如夏月曝下，乃可服也，更当审详。

《仁斋直指方论·卷之十三·霍乱吐泻·吐泻方论》：其若伤暑所致，未可遽投香薷散沉冷之剂，自合先治中脘，如二陈汤、橘皮半夏汤辈，次则以香薷温服，散暑解烦。昧者指为脾胃虚冷，遽用人参、白术、诃子、肉豆蔻之属，以壮胃涩肠，不思风冷未散，辄以参、术、诃、蔻，拦补寒邪，邪气得之，愈盛愈作，纵得淹延，或下痢，或久泻，或腹胀虚浮，或中满不食，变证百出矣。

《幼科发挥·卷之三·脾所生病·泄泻》：湿自内生者也，有不内外因者，乃误下之病。

《医学入门·外集·卷三·外感》：葛根芩连（汤）。……治太阳桂枝证，误下自利不止，脉促，喘而汗出。方意以误下则肠胃虚而为热所乘，遂协热自利不止，脉促者为阳盛，知表未解也。若脉微，邪在里也。

《万病回春·卷之三·泄泻》：大抵久泻多因泛用消食利水之剂，损其真阴，元气不能自持，遂成久泄。……凡泄泻病误服参、芪等甘温之药，能生湿热，故反助病邪；久则湿热甚而为疸矣。唯用苦寒泻湿热、苦温泻湿寒则愈。泻止后，脾胃虚弱，方可用参、芪等药以补之。

《医贯·卷之五·先天要论（下）·泻利并大便不通论》：秦越人《难经》，有五泄之分。曰胃泄、曰脾泄、曰大肠泄、曰小肠泄、曰大瘕泄。夫所谓大瘕泄者，即肾泄也。注云：里急后重，数至圊而不能便，茎中痛，世人不知此证，误为滞下治之，祸不旋踵（滞下即今所谓痢疾也）。此是肾虚之证，欲去不去，似痢非痢，似虚努而非虚努。

《神农本草经疏·卷二·〈续序例〉下·三阴治法总要》：或邪未结于下焦，少腹不坚痛，而误用芒硝以伐真阴，洞泄不已，元气将脱，宜用人参、白术、炙甘草、大枣、干姜、芍药，大剂与之；不止，佐以升提，升麻、葛根、柴胡之类。

《神农本草经疏·卷二·〈续序例〉下·附录诸症主治》：俗治多借口迎而夺之之说，轻用大黄、朴硝及误用巴豆、牵牛，以致洞泄肠开而毙。

《生民切要·下卷·辨寒泄》：夫寒泄者，脾土受症故也。脾为肺之母，土爱暖恶湿。脾土一寒，肺金受病，水泛妄行，寒泄作矣。或为饮食所伤而泄，其色白而青，其气甚而不臭，是为寒泄，宜止泄丸。误服寒凉，损伤脾胃，吐利不止，宜八味豆蔻丸以和中。

《本经逢原·卷三·苞木部·竹沥》：惟胃虚肠滑及气阻便闷者误投，每致呃逆不食，脱泻不止而毙。

《伤寒大白·卷四·下利》：伤寒服汤药，下利不止，心下痞硬，服泻心汤已。复以他药下之，利不止，医以理中与之，利益甚。理中者，理中焦，此利在下焦，赤石脂禹余粮汤主之。复利不止者，当利其小便。此因误下多下，以致下焦不固，又以理中误治中焦，故用固下焦药。设利不止，又当分利小便，以此条是水谷利耳。

《景岳全书发挥·卷之三·泄泻·诸泄泻论治》：肾泄症，即前所谓真阴不足症也。肾泄属肾虚而不收藏，惟以四神丸为一定之方，不必好奇而用杂乱之方。若云肾泄即为真阴不足，当以养阴之药治之，反增滑泄不禁矣。大误。

《时病论·卷之三·春伤于风夏生飧泄大意·临证治案》：飧泄误为食泻：城南程某，平素略知医理，于立夏后一日，腹痛而泻，完谷不化，自疑日昨因饼所伤，又执治泻利小便之说，辄用五苓加消食之品，未效。来邀丰诊，诊得两关，一强一弱，气口之脉不紧。乃曰：非伤食也，是飧泄也，此因伏气致病，即《内经》所谓春伤于风，夏生飧泄之候。消食利湿，益使中虚，理当扶土泻木。即用理中汤加黄芩、白芍、防风，连服三煎遂愈。

《经验麻科·泄泻》：经云：热毒冲肠便自频，喜肠传送毒难侵。频频欲解仍难塞，误认脾虚终内攻，久泻者饮食内停中气阻，转运失职脾困苦，纵然顺症亦淹迟，内伤消积止泻吐，热退便塞须加升麻，一提而大小便自顺矣。

【评述】

泄泻之病因，有外感、内伤、不内外因三个方面，合称三因。其外感，有五运六气变化，有风寒暑湿燥火（热）之六淫、非时而至之毒风等，以湿为主，常夹寒、热、暑等病邪。五运六气太过或不及，致脏腑生理功能发生变化，伤脾伤肾，影响小肠的分清泌浊功能，进而发生泄泻。凡岁木太过，风气流行，或岁木不及，肝气虚逆，复感凉气致泻；凡岁土太过，雨湿流行，或岁土不及，脾弱肝强致泻；凡岁火太过，炎暑流行，或岁火不及，寒乃大行，伤中致泻；凡岁水太过，寒气流行，或岁水不及，土湿太过，伤及肾阴致泻。凡六气变化各异，盛衰不常，客主加临，各有迁正、退位、胜复，所造成的阴阳失调，五脏六腑各有偏颇，亦可致泄泻；《内经》言百病之生，皆生于风寒暑湿燥火，则并及于火而为六，病则名曰六淫，诸邪从口鼻皮毛入内，致肠胃功能失调从而致泻。其内伤，乃指因脏腑功能虚弱，运化无权，不能受纳水谷和运化精微，清气下陷，水谷糟粕混夹而下，遂成泄泻；或因喜怒忧思悲恐惊之七情致泻。此七情，皆由五脏所主，则七情过度能损伤五脏，扰乱五脏之气血。忧郁恼怒，精神紧张，导致肝气郁结，横逆克脾，或忧思伤脾，土虚木贼，脾失健运；亦有素体脾虚湿盛，逢怒时进食，更易使脾伤失运，升降失调，进而致泻。因情志致泻，在古代文献便有七情泻、气泻等泄泻。其不内外因，指饮食不节，酒食伤中，劳倦内伤，久病缠绵，日久湿郁化火、生痰、为瘀，影响脾胃运化功能，水谷不化，而为泄泻。

泄泻的基本病机，多遵三因致泻论，即风寒暑湿袭于外，食饮不节或情志过盛害于内，则脾阳受损，肠胃乃伤，不化糟粕，发为泄泻。盖为脾胃受损，运化失司，小肠无以分清别浊，大肠传化失司，水反为湿，谷反为滞，合污而下。故湿邪为主要的病理因素，早在《素问·阴阳应象大论》便有湿胜则濡泻之病机的描述。湿邪是泄泻的主要病理因素，常兼其他五种邪气而感导致泄泻，故有湿多成五泄之说。脾虚湿盛为病机关键。因病变脏腑主要为脾，其他脏腑影响到脾胃，均可导致泄泻。总之泄泻发生的主要病理因素为湿邪，其病机关键是脾虚湿盛。

第三章

证治条辨

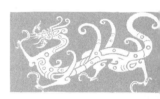

四诊合参

一、望

《普济方·卷三百五十八·婴孩门·辨形色》：鼻上淡白色，主泄泻食不化。……王氏云：眉心中淡，白色主泄泻，粪白食物不化。

《四诊抉微·卷之三·儿科望诊·小儿死候歌》：按《内经》云：下极者，心也。注云：下极，谓两目之间。又云：舌者，心之官也。此云心主颧面，似未当。……薛氏曰：青主惊积不散，欲发风候；红主痰积惊悸；黄主食积癥伤，欲作疳癖；白主泄泻水谷，更欲作吐；黑主脏腑欲绝。

《望诊遵经·卷上·色病宜忌合参》：霍乱吐下，诸呕泄泻，色皆宜黄，反见青黯者，忌也。

《望诊遵经·卷上·黄色主病条目》：黄而兼青者，脾虚泄泻也。……面黄唇白者，虚寒泄泻也。

《脉义简摩·卷八·儿科诊略·诊虎口法》：凡小儿三岁以下，有病深重危急者，虎口、指甲、口鼻多作黑色。此脉绝神困，良医莫治也。既辨其色，又当察其形。长珠形，主夹积伤滞，肚腹疼痛，寒热饮食不化。来蛇形，主中脘不和，积气攻刺，脏腑不宁，干呕。去蛇形，主脾虚冷积泄泻，神困多睡。

《脉义简摩·卷八·儿科诊略·诊面五色主病法》：凡察色之法，大都青白者少热，主阴邪；黄赤者多热，主阳盛。青主风，主肝邪，主脾胃虚寒，主心腹疼痛，主暴惊伤心胆之气，主惊风。当察兼色，以分急慢。白主气虚，甚则气脱，主脾肺不足；兼青主慢惊，主寒泄。赤主火，主痰热，主急惊，主闭结，主伤寒热证，主痈疡痘疹。黑主水，主阴寒，主厥逆，主痛极，主血痹。沉黑主危笃。黄主积聚，主蓄血，主脾病胀满；兼白主脾寒脾弱；兼青主脾虚泄泻，主慢脾风。

《脉义简摩·卷八·儿科诊略·诊唇口法》：黑气环于唇口者，水侮土也，为泄泻，为水肿，为咳嗽，为饮食不化。

《脉义简摩·卷八·儿科诊略·诊指爪法》：久病，爪甲青者，肝绝也；爪甲黑者，血死脉绝也；爪甲白者，血脱也。俱死。淡红者，血虚也；淡紫者，血痹也；红而成点不匀者，血少而气滞也。层层如浪纹者，有水气，将为水肿、泄泻也。

二、切

（一）寸口脉诊

《素问·脉要精微论》：胃脉实则胀，虚则泄。

《素问·平人气象论》：尺寒脉细，谓之后泄。

《灵枢·邪气脏腑病形》：肺脉……小甚为泄。……肾脉……小甚为洞泄。

《脉经·卷二·平三关病候并治宜第三》：关脉伏，中焦有水气，溏泄。

泄泻

《脉经·卷二·平人迎神门气口前后脉第二》：（心小肠俱虚）左手寸口人迎以前脉阴阳俱虚者，手少阴与太阳经俱虚也。病苦洞泄，苦寒，少气，四肢寒，肠澼。……（大肠虚）右手寸口气口以前脉阳虚者，手阳明经也。病苦胸中喘，肠鸣，虚渴，唇口干，目急，善惊，泄白。……（脾虚）右手关上脉阴虚者，足太阴经也。病苦泄注，腹满，气逆，霍乱呕吐，黄疸，心烦不得卧，肠鸣。……（脾胃俱虚）右手关上脉阴阳俱虚者，足太阴与阳明经俱虚也。病苦胃中如空状，少气不足以息，四逆寒，泄注不已。……（肾膀胱俱虚）右手尺中神门以后脉阴阳俱虚者，足少阴与太阳经俱虚也。病苦心痛，若下重不自收，篡反出，时时苦洞泄，寒中泄，肾、心俱痛。

《儒医心镜·各症病原并用药治法要诀·泄泻》：食积，气口紧盛。

《古今医统大全·卷之四·〈内经〉脉候·脉法部位表里虚实主病提纲》：右关脉候，里虚主病：沉而无力主里虚。胃寒恶食，泄泻，恶心，呕吐翻胃。

《脉语·卷上·下学篇·诸脉状主病》：两尺濡，曰湿甚，病为泄泻。

《脉症治方·卷之二·暑门·泄泻》：脉，右关脉弦大，或弦濡而滑，为泄泻。

《伤寒论条辨·卷之八·庐山刘复真脉诀捷要》：下焦病属尺脉。……迟冷，主小腹急疼，外肾偏，大小便频数，大便泄泻。

《类经·二十卷·针刺类·二十八、约方关格之刺》：盛则胀满、寒中、食不化，虚则热中、出糜、少气、溺色变，紧则痛痹，代则乍痛乍止（此言寸口脉也。盛则外实中虚，故为胀满、寒中、食不化。虚则真阴不足，故为热中、出糜、少气、溺色变。糜，谓泄泻糜烂之物）。

《四诊抉微·卷之六·切诊·微》：尺微，泄泻，脐下冷痛。……右尺沉缓，泄泻，肠风入胃。

《笔花医镜·卷二·脏腑证治·肾部》：肾无实症。肾之寒，肾之虚也。脉左右尺必迟沉。其症为命门火衰，为不欲食，为鸡鸣泄泻，为天柱骨倒，为蜷卧厥冷，为奔豚。

《类证治裁·卷之四·泄泻脉候》：胃脉虚则泻，脉滑，按之虚，必下利。肾脉微小则洞泄，肺脉微甚则泄。

《增订通俗伤寒论·证治各论·伤寒夹证·夹泻伤寒》：左脉濡数，右脉沉弱，为寒泻；若左弦坚或弦劲，右软弱或沉缓，肝强脾弱，为肝邪侮脾。

（二）泄泻主脉

《诊家枢要·脉阴阳类成》：尺迟，为脏寒泄泻。……浮缓，肠风泄泻。……尺微，脏寒泄泻，脐下冷痛。……尺濡，下元冷惫，肠虚泄泻。

《脉语·卷上·下学篇·诸脉状主病》：两尺濡，曰湿甚，病为泄泻。

《脉理集要·原序要略·统属诊法》：尺濡泄泻。

《四诊抉微·卷之七·切诊·濡》：张路玉曰：濡为胃气不充之象。故内伤虚劳、泄泻少食、自汗喘乏、精伤痿弱之人，脉虽濡软乏力，犹堪峻补峻温，不似阴虚脱血，纯见细数弦强，欲求濡弱，绝不可得也。……濡为少气，为泄泻、为痰、为渴、为眩晕。

《杂病源流犀烛·卷四·泄泻源流》：《灵枢》曰：病泄脉洪而大者为逆。《素问》曰：泄而脱血脉实者难治。《正传》曰：泄泻脉缓，时小结者生，浮大数者死。《医鉴》曰：泄泻脉多沉，伤风则浮，伤寒则沉细，伤暑则沉微，伤湿则沉缓。《回春》曰：泻脉多沉，沉迟寒促，沉数火热，沉虚滑脱，暑湿缓弱，多在夏月。

《脉象统类·正文》：右尺（濡）（下元冷惫、肠虚泄泻）。……右尺（迟）（脏寒泄泻、小腹冷痛、腰脚重）。……凡脉微，为虚弱，为虚汗，为泄泻，为少气，为崩漏不止。兼浮，阳不足，必身恶寒冷。兼沉，阴不足，必脏寒下利。……右尺（微）（脏寒泄泻、脐下冷痛）。……右尺（缓）（下寒脚弱、风气秘滞。兼浮，肠风泄泻。兼沉，小腹感冷）。

《脉学辑要·卷中·浮》：泄泻脓血之脉浮。

《脉理求真·卷二·新增四言脉要》：泄泻下痢，沉小滑弱。

《脉理求真·卷一·新著脉法心要·濡脉》：濡为胃气不充。凡内伤泄泻自汗喘乏，多有是脉。

《灵素节注类编·卷四上·四诊合参总论·诊脉辨脏腑病证》：《痹论》曰：肺痹者，烦满喘而呕也，起恶日光，亦火郁之故也；小甚者，肺气下陷而为泄泻，以大肠为肺之腑也。

《脉义简摩·卷八·儿科诊略·诸脉应病》：阴微脉主泄泻，不泻必盗汗。……微缓脉，乳不化，泄泻，沉缓亦同。

1. 沉浮主伤风

《寿世保元·卷三·泄泻》：脉多沉，伤于风则浮。

2. 微脉主虚

《脉理求真·卷一·新著脉法心要·微脉》：微为阳气衰微之候。凡种种畏寒、虚怯、胀满、呕吐、泄泻、眩晕、厥逆并伤精失血等症，皆于微脉是形，治当概作虚治。

3. 微沉迟细主寒

《古今医统大全·卷之八十九·幼幼汇集（中）·泄泻门》：脉微小，虚寒泻。

《寿世保元·卷三·泄泻》：伤于寒则沉细。

《景岳全书·卷之五道集·脉神章（中）·通一子脉义》：微脉，纤细无神，柔弱之极，是为阴脉。凡细小虚濡之属，皆其类也，乃血气俱虚之候。为畏寒，为恐惧，为怯弱，为少气，为中寒，为胀满，为呕哕，为泄泻，为虚汗，为食不化，为腰腹疼痛，为伤精失血，为眩晕厥逆。此虽气血俱虚，而尤为元阳亏损，最是阴寒之候。

《脉理求真·卷一·新著脉法心要·迟脉》：迟兼细小，则为真阳亏弱；或阴寒留蓄而为泄泻，或元气不营于表而寒栗拘挛，总皆元气亏损，不可妄施攻击。

《证治汇补·卷之八·下窍门·泄泻》：泻脉自沉，沉迟寒侵。

《类证治裁·卷之四·泄泻脉候》：泻脉多沉，沉迟寒促。

4. 沉细数促主热（火）

《儒医心镜·各症病原并用药治法要诀·泄泻》：泻脉气虚浮而无力。有火，沉细数。

《证治汇补·卷之八·下窍门·泄泻》：（泻脉自沉）沉数火热。

《灵素节注类编·卷四下·经解·脉象辨病》：脉既数动，则为火，其病在阳，又兼一代，歇止也，名促脉，此火邪下迫而泄泻，热邪入营，则便脓血，邪郁而气血伤，故脉一代也。

《类证治裁·卷之四·泄泻脉候》：（泻脉多沉）沉数火热。

5. 沉缓主湿

《寿世保元·卷三·泄泻》：伤于湿则沉缓。

《证治汇补·卷之八·下窍门·泄泻》：（泻脉自沉）沉缓湿邪。

6. 沉虚主脱

《证治汇补·卷之八·下窍门·泄泻》：（泻脉自沉）沉虚滑脱。

《类证治裁·卷之四·泄泻脉候》：泻脉多沉，沉虚滑脱。

7. 缓弱沉微主暑湿

《寿世保元·卷三·泄泻》：伤于暑则沉微。

《类证治裁·卷之四·泄泻脉候》：暑湿缓弱，多在夏月。

8. 弦主食积

《丹溪手镜·卷之中·泄泻》：积泄，脾部脉沉弦，宜逐积。

《古今医统大全·卷之八十九·幼幼汇集（中）·泄泻门》：脉弦者，食积泻。

9. 浮而无力主气虚

《儒医心镜·各症病原并用药治法要诀·泄泻》：泻脉气虚浮而无力。

10. 涩兼呕吐主虚主寒

《脉理求真·卷一·新著脉法心要·涩脉》：若涩见呕吐泄泻，则为属虚属寒。

泄
泻

（三）生死之脉

《脉经·卷四·诊百病死生诀第七》：洞泄，食不化，不得留，下脓血，脉微小连者，生；紧急者，死。……泄注，脉缓，时小结者，生；浮大数者，死。

《外台秘要·卷第二·伤寒下痢及脓血黄赤方一十六首》：伤寒下利，日十余行，其人脉反实者，死。

《丹溪手镜·卷之中·泄泻》：脉大而滑带紧或浮皆死，脉急而食不下者死。

《古今医统大全·卷之八十九·幼幼汇集（中）·泄泻门》：小儿泄泻，微缓者生，洪大急数者危。

《周慎斋遗书·卷二·望色切脉》：右尺浮而有力，系邪脉，后必泄泻喘促而亡（浮为阴虚，有力为邪火，泄泻下虚不固也，不能纳气归原也）。

《证治汇补·卷之八·下窍门·泄泻》：凡泄注，沉缓弱小者生，浮大弦数者死。

《脉理求真·卷二·新增四言脉要》：夏月泄泻，暑湿为殃。脉与病应，缓弱是形。微小则生，浮弦则死。

《类证治裁·卷之四·泄泻脉候》：泄泻脉缓，时小结者生，浮大数者死。

第二节
辨证要点

一、辨外感内伤

（一）六淫泄泻

《素问·至真要大论》：岁少阳在泉，火淫所胜，则焰明郊野，寒热更至。民病注泄赤白，少腹痛，溺赤，甚则血便。……厥阴司天，风淫所胜，则太虚埃昏，云物以扰，寒生春气，流水不冰。民病胃脘当心而痛，上肢两胁，膈咽不通，饮食不下，舌本强，食则呕，冷泄腹胀，溏泄瘕水闭，蛰虫不去，病本于脾。……少阳司天，火淫所胜，则温气流行，金政不平。民病头痛，发热恶寒而疟，热上皮肤痛，色变黄赤，传而为水，身面胕肿，腹满仰息，泄注赤白，疮疡咳唾血，烦心胸中热，甚则鼽衄，病本于肺。……阳明司天，燥淫所胜，则木乃晚荣，草乃晚生，筋骨内变，民病左胠胁痛，寒清于中，感而疟，大凉革候，咳，腹中鸣，注泄鹜溏。……太阳司天，寒淫所胜，则寒气反至，水且冰，血变于中，发为痈疡，民病厥心痛，呕血血泄鼽衄，善悲，时眩仆。

《医学启源·卷之上·六气主治要法》：大暑未上，四之气，大暑至秋分，太阴湿土之位，阳气发散之后，阴已用事，故曰太阴旺，此三阴三阳，与天气标本阴阳异矣。脉缓大而长，燥金旺；紧细短涩，以万物干燥，明可见矣。

注云：四之气为病，多发暑气，头痛身热，发渴，不宜作热病治，（宜）以白虎汤，得此病不传染。次发脾泄、胃泄、大肠泄、小肠泄、大瘕泄、霍乱吐泻，（白利）及赤白相杂，米谷不消，肠鸣切痛，面浮足肿，目黄口干，胀满气瘕，手足无力，小儿亦如之。

《儒医心镜·各症病原并用药治法要诀·泄泻》：悠悠腹痛，泻无休止，其色青，脉沉迟者，是寒泻，用理中汤加减。大泻即热泻也，用芍药汤加减。暑泻者，暴泻如水，面垢，脉虚，烦渴，自汗，是用香薷饮加减。湿水多而腹不痛，腹如雷鸣，脉细者，是用五苓散加减。风湿者，泻而便带清血，脉浮弦者，是用胃风汤加减。

《医贯·卷之五·先天要论（下）·泻利并大便不通论》：昔赵以德有云：予闻先师言泄泻之病，其类多端，得于六淫五邪饮食所伤之外，复有杂合之邪。

《证治汇补·卷之八·下窍门·泄泻》：(《难经》)又有飧泄、肠垢、鸭溏、濡泄、滑泄之名。飧泄者，湿兼风也，故恶风自汗，完谷不化，肠鸣脉弦。肠垢者，湿兼暑也，故稠黏垢秽，小水赤涩，烦渴脉数。鸭溏者，湿兼寒也，故澄彻清冷，俨如鸭粪，溺白脉迟。

《医碥·卷之三·杂症·泄泻》：或因于风。经曰：春伤于风，夏为飧泄。言春时伤于风寒，由皮肤而经络，传入肠胃，腹胀肠鸣（风气往来肠胃间，冲击作响也），因而飧泄也（泄出原食不化）。此风非汗不出，始为寒气，久则郁热。又肝木之气，亦名为风。春时肝气宜升，为邪所伤，郁而下陷，郁久成热，热久蒸化为湿，遂至飧泄，此宜升清除湿。二证皆肠鸣（肝风内煽亦鸣响），脉弦，泄时或闭而不下，下多白沫，辟辟有声，其气不甚臭秽，以完谷不化也。夏以久言，勿泥（或谓春木当令，虽不能升，亦不肯下趋，但郁成热，至夏热盛蒸湿，如云蒸而雨降，故至夏乃泄，亦通）。或因于寒。盖寒则气凝，无以运行水谷，故泄也。寒气攻刺，腹中绵绵作痛，肠鸣，暴下无声，水谷不化，所下清冷，如鸭屎之溏（大便如水，中有少粪也），小便白，脉沉迟，身冷。脉细（心虚）、皮寒（肺虚）、气少（肝虚）、前后泄利（肾虚）、饮食不入（脾虚）为五虚，难治，用参术补剂早救之，迟则不能挽矣。或因于热。盖火性急迫，逼其水谷下注，往往不及传化即出。勿因其完谷不化，误作虚寒。其脉洪数，小便赤涩，腹中痛刺，痛一阵，泻一阵，口燥渴，粪出辟辟有声，肛门热痛。热泻固由火性急迫，亦有热气壅滞不行，不但寒不能运也，所下多垢黏，色黄赤，腹中闷痛。或因于暑。与热泻同理。证则面垢，多汗，烦渴。或因于湿。湿盛而小便不利，水走肠间，漉漉有声，腹不痛，脉沉缓，体重软弱。治湿宜利小便。若气虚下陷而利之，是降而又降也，当升其阳，所谓下者举之也。升阳用风药，风药又能胜湿。

《成方切用·卷七下·燥湿门·五苓散》：按机要论泄泻，有属风、属湿、属寒、属火，此因于外感者也。

《一见能医·卷之五·病因赋上·泄泻者脾气伤而不平》：泻下青色，腹痛脉弦者，夹风也，宜羌活、防风之类。泻下白色，腹痛脉迟，四肢清冷，小便澄澈者，夹寒也，宜干姜、肉桂、附子之类。泻下焦黄色，口渴烦躁，脉虚身热，夹暑也，宜黄连、扁豆、香茹之类。泻下清冷或如尘腐水色，腹不痛，身体重，倦怠无力，脉沉而缓者，湿也。

《重订通俗伤寒论·伤寒兼证·漏底伤寒》：外感证一起，即直肠洞泻。不因攻下而自利者，世俗通称为漏底伤寒。然有协风、协寒、协热、协食之别。必先其所因而明辨之。

1. 风泻（协风自利）

《症因脉治·卷四·泄泻论》：自汗头汗，恶风发热，头痛额疼，泻下水谷，或下清水，此伤风飧泄之症也。（脉）多浮而弦，左关浮弦，风木之邪。大肠脉浮，乃是肠风。右关脉浮，胃风之诊。

《重订通俗伤寒论·伤寒兼证·漏底伤寒》：协风自利者，初起头痛怕风，自汗腹疼，肠鸣飧泄，完谷不化，舌苔白薄而润，或淡白而嫩滑。

2. 寒泻

《症因脉治·卷四·泄泻论》：恶寒身痛，不发热，口不渴，小便清白，腹中疼痛，泄泻水谷，此寒邪直中三阴经之寒泻症也。若恶寒身痛，身反发热，口反渴，此寒伤三阳经之热泻症也。（脉）右关沉迟，寒中太阴。左尺沉迟，寒中少阴；左关沉迟，寒中厥阴。若身热脉浮紧，寒伤太阳也。身热脉浮弦，寒伤少阳也。身热脉长，右寸关独大，寒伤阳明也。

《增订通俗伤寒论·证治各论·伤寒夹证·夹泻伤寒》：头痛身热，胸闷或不闷，溲短大便泄泻，舌苔白为中寒泄泻。

《重订通俗伤寒论·伤寒兼证·漏底伤寒》：协寒自利者，初起恶寒蜷卧，身虽发热而手足厥冷，或吐清水，大便色青，完谷不变，形如鹜溏，小便清白，脐下必冷，腹多胀满，舌苔白嫩而滑，或灰滑而淡白。

3. 热泻（协热下利）

《温疫论·上卷·大便》：协热下利者，其人大便素不调，邪气忽乘于胃，便作烦渴，一如平时泄泻稀粪而色不败，其色但焦黄而已。

《症因脉治·卷四·泄泻论》：发热口渴，唇干齿燥，面赤烦躁，小便赤涩，小腹中一泛即泻、一泻即止，少顷复痛后泻，肛门如火，粪色多黄，此火热泻症也。（脉）浮大而数，热中在表；若见沉数，热中在里；数而实者，中热之重；数而不实，中热之轻。

《伤寒瘟疫条辨·卷二·里证》：协热下利，其人大便素或不调，邪热乘胃，便作烦渴。一如素日泄泻稀粪而色不败，其败色但焦黄而已。

《重订通俗伤寒论·伤寒兼证·漏底伤寒》：协热自利者，一起即身发壮热，背微恶寒，面垢齿燥，口干渴饮，大便虽亦有完谷不化，而状如垢腻，色多黄赤黑，且皆热臭，气暖如汤，后重而滞，溺色黄赤，或涩或闭，脐下必热，舌苔黄腻而糙，中后截厚腐垢腻。

《伤寒论纲目·卷十四·少阴经症·呕吐下利》：成无己曰：自利者，不因攻下而自泄泻也。有表邪传里，里虚协热而利者；有不因攻下而遂利者，皆协热也。又三阳合病，皆作自利。

4. 湿泻

《症因脉治·卷四·泄泻论》：泻水肠鸣，腹反不痛，身重身痛，或呕而不渴，此湿气泄泻也。（脉）多见濡软，或见细涩，或见浮缓。

5. 暑泻

《普济方·卷三百九十四·婴孩吐泻门·总论》：吐泻身热，烦渴心躁，大便黄沫，小便赤少，暑泻也。

《儒医心镜·各症病原并用药治法要诀·泄泻》：暑泻者，暴泻如水，面垢，脉虚，烦渴，自汗。

《秘传证治要诀及类方·卷之八·大小腑门·溏泄》：暑泻，由胃感暑气，或饮啖日中之所晒物，坐日中热处，证状与热泻略同。

《万病回春·卷之三·泄泻》：暑泻者，夏月暴泻如水，面垢，脉虚，烦渴，自汗是也。

《杂病源流犀烛·卷四·泄泻源流》：又有暑泄，因受暑邪，烦渴，尿赤，自汗面垢，暴泻如水。

《时病论·卷之三·春伤于风夏生飧泄大意·暑泻》：考暑泻之证，泻出稠黏，小便热赤，脉来濡数，其或沉滑，面垢有汗，口渴喜凉，通体之热，热似火炎。

（二）内伤泄泻

《寿世保元·卷三·泄泻》：凡泻水腹不痛者，湿也。饮食入胃不住，完谷不化者，气虚也。腹痛泻水如热汤，痛一阵泻一阵者，火也。或泻或不泻，或多或少者，痰也。腹痛甚而泄泻，泻后痛减者，食积也。肚腹痛四肢冷者，寒也。常常泄泻者，脾泄也。五更泄者，肾泄也。宜分别而治也。

《证治汇补·卷之八·下窍门·泄泻》：濡泄者，湿邪自甚也，故泻多清水，肠鸣身重，溺短脉沉。滑泄者，湿胜气虚也，故所下不禁，大孔如竹筒，直出不止。食积泄者，泻下腐臭，噫气作酸也。痰泄者，或多或少，胸闷泻沫。火泄者，暴注下迫，焦黄秽臭。气泄者，腹常痞满，去不通泰。

《成方切用·卷七下·燥湿门·五苓散》：三因言七情感动，脏气不平，亦致溏泻，此因于内伤者也。

《一见能医·卷之五·病因赋上·泄泻者脾气伤而不平》：泻下谷肉不化，酸臭异常，胸膈饱闷，恶闻食气，泻后痛减者，伤食也，宜山楂、草果、神曲、麦芽、莱菔子之类。泻下或多或少，或泻或不泻，或如鱼冻者，夹痰也，宜南星、半夏之类。青州白饼子治之，用半夏七两，南星、白附子各三两，川乌去皮脐五钱，为丸。腹痛肠鸣，泻如热汤，痛一阵泻一阵者，火也。

《增订通俗伤寒论·证治各论·伤寒夹证·夹泻伤寒》：景岳云：泄泻之本，无不由于饮食不节，起居不时，脾胃受伤，则水反为湿，谷反为滞，水谷精华之气不能输化，而泄泻作矣。

1. 痰积泄泻

《医碥·卷之三·杂症·泄泻》：或因于饮。渴而饮，饮而泻，泻而复渴，复饮复泻也。或因于痰。痰滞气不行，故水谷不分，腹中隐隐微痛，或觉冷，下如稠饮，时泻时不泻，或多或少，不食不饥，昔肥今瘦，脉滑。

《儒医心镜·各症病原并用药治法要诀·泄泻》：痰泻者，或多或少，或泻或不泻，脉沉滑者是也，用二陈汤加减。

《万病回春·卷之四·眩晕》：若泄泻多而眩晕，时时自冒者，难治也。头旋眼黑，如在风云中者，乃胃气虚停痰而致也。半夏白术天麻汤。

《症因脉治·卷四·泄泻论》：或泻或止，或多或少，或下白胶如蛋白，腹中漉漉有声，或如雷鸣，或两胁攻刺作痛，此痰积泄泻也。（脉）或见弦滑，弦主寒饮，滑主痰结，弦滑而数，痰兼积热。

2. 食积泄泻（协食自利）

《儒医心镜·各症病原并用药治法要诀·泄泻》：食积泻者，腹痛甚而泻，泻后痛减，脉弦紧者是也，用香砂平胃散加减。

《医碥·卷之三·杂症·泄泻》：或因于食。盖伤食则脾滞，不能运行水谷，故泄。噫气如败卵臭，腹中绞痛，痛一阵，泻一阵，下过稍宽，少顷又痛，所下臭秽黏腻（前食既滞，则后食继停，陈陈相因，久而乃出，故臭秽）色黄。

《症因脉治·卷四·泄泻论》：腹痛即泻，泻后即减，少顷复痛泻，腹皮扛起，或成块成条，泻下臭如败卵，此食积泄泻之症也。（脉）右脉沉滑，或见沉数，或见沉弦，沉数热积，沉弦寒积。

《增订通俗伤寒论·证治各论·伤寒夹证·夹泻伤寒》：舌黄而厚，胸满腹痛，头痛身热，口黏而秽，为宿食化泻。

《重订通俗伤寒论·伤寒兼证·漏底伤寒》：协食自利者，初起虽微恶风寒，而身热口燥，渴饮而呕，胸脘硬痛，嗳腐吞酸，旁流粪水，热臭难闻，矢气亦臭，舌苔黄而垢腻，厚腐堆起，中后愈厚，或如豆腐渣炒黄满布。

3. 酒积泄泻

《医碥·卷之三·杂症·泄泻》：或伤于酒，每天明时泻一二次（酒质湿，夜气阴寒，不能久摄，故至明必泻）。

《症因脉治·卷四·泄泻论》：每至五更，腹中作痛，痛而后利，利下黄沫，小便赤色，或如米泔，此酒积泄泻之症也。（脉）多见洪数，或见弦数。酒积若甚，脉见促结。右脉洪数，酒热伤胃。左脉洪数，酒热入胆。

二、辨经络（六经）

《增订通俗伤寒论·证治各论·伤寒夹证·夹泻伤寒》：所谓伤寒下利者，不因攻下，自然溏泻也。要在辨寒热而治之，庶几无差。大抵阳热之利，渴欲饮水，溺色赤，发热后重，粪色必焦黄，或为肠垢，所下皆热臭，脐下必热，得凉药则止，得热药愈增；阴寒之利，口不渴，小便色白，肢或厥冷，脉沉迟无力，必洞下清谷，或为鹜溏，粪色或白或淡黄，脐下多寒。三阳证下利身热，太阴下利手足温，少阴厥阴下利，身凉无热，此其大概耳。

《伤寒论纲目·卷十四·少阴经症·呕吐下利》：成无己曰：自利者，不因攻下而自泄泻也。有表邪传里，里虚协热而利者，有不因攻下而遂利者，皆协热也。又三阳合病，皆作自利。

（一）太阳经下利

1. 太阳与阳明合病下利

《伤寒论·辨太阳病脉证并治》：太阳与阳明合病者，必自下利，葛根汤主之。

2. 协热下利

《伤寒论·辨太阳病脉证并治》：太阳病，桂枝证，医反下之，利遂不止，脉促者，表未解也；喘而汗出者，葛根黄芩黄连汤主之。……太阳病，外证未除而数下之，遂协热而利，利下不止，心下痞硬，表里不解者，桂枝人参汤主之。

（二）阳明与少阳合病下利

《伤寒论·辨阳明病脉证并治》：阳明少阳合病，必下利。

（三）少阳经下利

1. 太阳与少阳合病下利

《伤寒论·辨太阳病脉证并治》：太阳与少阳合病，自下利者，与黄芩汤。

2. 少阳兼里实下利

《伤寒论·辨太阳病脉证并治》：伤寒发热，汗出不解，心中痞硬，呕吐而下利者，大柴胡汤主之。

（四）太阴经下利

1. 虚寒下利

《伤寒论·辨太阴病脉证并治》：太阴之为病，腹满而吐，食不下，自利益甚，时腹自痛。若下之，必胸下结硬。

2. 寒湿下利

《伤寒论·辨太阴病脉证并治》：自利不渴者，属太阴，以其脏有寒故也，当温之。宜服四逆辈。

（五）少阴经下利

1. 阳虚阴盛下利

《伤寒论·辨少阴病脉证并治》：少阴病，欲吐不吐，心烦但欲寐，五六日自利而渴者，属少阴也。……病人脉阴阳俱紧，反汗出者，亡阳也，此属少阴，法当咽痛而复吐利。……少阴病，吐、利，手足不逆冷，反发热者，不死。脉不至者（至一作足），灸少阴七壮。……少阴病，脉沉者，急温之，宜四逆汤。

2. 阴盛格阳下利

《伤寒论·辨少阴病脉证并治》：少阴病，下利清谷，里寒外热，手足厥逆，脉微欲绝，身反不恶寒，其人面色赤；或腹痛，或干呕，或咽痛，或利止脉不出者，通脉四逆汤主之。

3. 阴盛戴阳下利

《伤寒论·辨少阴病脉证并治》：少阴病，下利，白通汤主之。……少阴病，下利，脉微者，与白通汤；利不止，厥逆无脉，干呕，烦者，白通加猪胆汁汤主之。

4. 下焦不固下利

《伤寒论·辨少阴病脉证并治》：少阴病，下利便脓血者，桃花汤主之。……少阴病，二三日至四五日，腹痛，小便不利，下利不止，便脓血者，桃花汤主之。

（六）厥阴经下利

1. 上热下寒下利

《伤寒论·辨厥阴病脉证并治》：蛔厥者，乌梅丸主之，又主久利。

2. 肝经湿热下利

《伤寒论·辨厥阴病脉证并治》：热利下重者，白头翁汤主之。……下利欲饮水者，以有热故也，白头翁汤主之。

《古今医统大全·卷之十三·伤寒门（上）》：太阳下利，手足温。少阴厥阴下利，身凉无热。……自利而渴属少阴。……自利不渴属太阴。

《伤寒论翼·卷上·合并启微第三》：若见脉微欲绝，即身不恶寒，而面色赤者，又当属之少阴。……盖太阴阳明下利之辨，在清谷不清谷，而太阴少阴之清谷，又在脉之迟与微为辨也。

泄泻

三、辨脏腑

《八十一难经·五十七难》：五十七难曰：泄凡有几，皆有名不？然：泄凡有五，其名不同。有胃泄，有脾泄，有大肠泄，有小肠泄，有大瘕泄（名曰后重）。……胃泄者，饮食不化，色黄。脾泄者，腹胀满，泄注，食即呕吐逆。大肠泄者，食已窘迫。大便色白，肠鸣切痛。小肠泄者，溲而便脓血，少腹痛。大瘕泄者，里急后重，数至圊而不能便，茎中痛，此五泄之要法也。

《普济方·卷二百七·泄痢门·总论》：《难经》云：有胃泄，有脾泄，有大肠泄，有小肠泄，有大瘕泄。盖胃者为黄，胃水谷海也，故泻则色黄，食不化；脾者，为胃行其津液者也，故泻则腹胀满，呕吐；大肠谓白肠，故泻则大便色白，肠鸣切痛；小肠谓赤肠，故泄则便浓血，少腹痛；瘕者血聚也，浊阴之气结聚于内，留滞而不行，则里急后重，数至圊不能便，故谓之大瘕泄也。……《太素》曰：五泄，有溏泄、鹜泄、飧泄、濡泄、滑泄也，此乃是五泄者。……青是感肝木之象，其色青；赤者，受心火之气，其色赤；白者，得肺金之气，其色白；黄者，得脾土之气；苍者，土气之下其色黄，肾水随之，其色苍也。……泄泻之症，经中所谓飧泄、濡泄、溢泄、水谷注下是也。

《普济方·卷二百八十七·泄痢门·诸泻》：夫有脾泻，有肾泻。脾泻者，肢体重着，中脘有妨，面色虚黄，腹肚微满；肾泄者，肤腠怯冷，腰膂酸疼，上咳面䵟，脐腹疼痛。

《儒医心镜·各症病原并用药治法要诀·泄泻》：泄泻者，只因脾胃虚弱，饮食饱饥过度，或风寒暑湿所伤，皆成泄泻。悠悠腹痛，泻无休止，其色青，脉沉迟者，是寒泻，用理中汤加减。大泻即热泻也，用芍药汤加减。暑泻者，暴泻如水，面垢，脉虚，烦渴，自汗，是用香薷饮加减。湿水多而腹不痛，腹如雷鸣，脉细者，是用五苓散加减。风湿者，泻而便带清血，脉浮弦者，是用胃风汤加减。食积泻者，腹痛甚而泻，泻后痛减，脉弦紧者是也，用香砂平胃散加减。痰泻者，或多或少，或泻或不泻，脉沉滑者是也，用二陈汤加减。气虚泻者，饮食入胃即泻，水谷不化，脉微弱者是也，用参苓白术散加减。滑泻者，日夜无度，肠胃虚寒不禁，脉沉细者是也，用八桂散加减。脾泻者，食后倒饱，泻去即宽，脉细者是也，用香砂六君子汤加减。泄泻之症，治须分利小水，健脾燥湿为主。若泻久，多而不止者，当补住为要。若泻不止，手足寒，脉虚脱，烦躁，发呃，气短，目直视，昏冒不识人也，皆死症。若泻初起，不可就用补塞，恐积滞未尽，而成腹痛，饱闷，恶心，烦躁，发呃，而直待泻去四五次，方可补住。此治之大法也。

《诊宗三昧·脉象》：胃虚不能纳食，及为泄泻之征也。

《难经悬解·卷下·五十七难》：胃泄者，甲木之克戊土也。胃以受盛为职，乘以甲木之邪，胃腑郁迫，水谷莫容，则生吐泄。伤寒阳明少阳之泄，皆此证也。脾泄者，乙木之贼己土也。脾土湿寒，不能蒸水化气，水谷并下，脾湿愈滋，土陷木遏，肝气不达，风木冲决，开其后窍，则生泄注。内伤之泄，皆此证也。食则呕吐逆者，脾陷则胃逆也。大肠泄者，金敛而木不泄也。乙木陷于大肠，上达无路，欲冲后窍而出，而大肠敛之，不得畅泄，故窘迫欲后，肠鸣而痛切也。大便白者，金色也。小肠泄者，寒水郁其丙火也。小肠以丙火而化寒水，水寒生泄，不过大便溏注而已，不作脓血也，病则丙火不化寒水，郁于湿土之中（丙火不化寒水，因于土湿）。内热淫蒸，脓血腐化。寒水绝其上源，故溲溺淋涩。风木郁冲，故小腹痛作也。大瘕泄者，水土之郁陷也。水土湿寒，阴气凝结，瘕块累生。乙木不得温升，陷冲后窍，而疏泄失政，未能顺下，故溲便频数，里急后重，而粪溺艰涩不利也。泄虽有五，唯胃泄为胆胃病，其四皆脾肝之证，而癸水之寒，乃其根本也。

《笔花医镜·卷二·脏腑证治·肝部》：肝之实，气与内风充之也，脉左关必弦而洪。其症为左胁痛，为头痛，为腹痛，为小腹痛，为积聚，为疝气，为咳嗽，为泄泻。

《笔花医镜·卷二·脏腑证治·脾部》：脾虚者，右关脉必细软，其症为呕吐，为泄泻，为久痢，为腹痛，为肢软，为面黄，为发肿，为肌瘦，为臌胀，为恶寒，为自汗，为喘，为积滞不消，为饮食化痰，为脱肛，为肠血。

《笔花医镜·卷二·脏腑证治·肾部》：肾之寒，肾之虚也，脉左右尺必迟沉。其症为命门火衰，为不欲食，为鸡鸣泄泻，为天柱骨倒，为蜷卧厥冷，为奔豚。

《增订通俗伤寒论·证治各论·伤寒夹证·夹泻伤寒》：若舌淡红，苔青白色，脘闷腹满，鸣响作痛而泄泻，得泻则腹满痛鸣响皆瘥，为肝邪侮脾化泻，再新受外感，亦头痛发热。

四、辨阴阳

《脉因证治·卷二·泄》：脉疾身多动，音声响亮，暴注下迫，此阳也、热也。脉沉细疾，目睛不了了，饮食不下，鼻准气息，此阴也、寒也。

《本草汇言·卷之一·草部·白术》：痼冷虚寒，泄泻下利，滑脱不禁，此脾阳衰陷之证也。

《医方集解·泻火之剂第十四·白头翁汤》：阳热之利，与阴寒不同；阴利宜理中、四逆温脏；阳利粪色必焦黄、热臭，出作声，脐下必热，得凉药则止。《原病式》曰：泻白为寒，赤黄红黑皆为热也。

《重订广温热论·第一卷·温热总论·温热复症疗法》：阳不足者，或四肢厥逆，或肌体恶寒，恒多泄泻，至夜益甚，或口鼻冷气。

《伤寒捷诀·肠垢鹜溏》：伤寒下利多般数，要识阴阳勿差误。三阳利时身必热，三阴但温无热俱。合病自利葛根汤，或用黄芩汤可愈。自利不渴属太阴，少阴必渴身虚故。外审证兮内凭脉，内外并观斯两得。脉大由来却是虚，脉滑而数有宿食。协热而利脐下热，谵语而利燥屎结。少阴心痛口燥烦，却与利之斯要诀。

五、辨寒热

《脉因证治·卷二·泄》：脉疾身多动，音声响亮，暴注下迫，此阳也、热也。脉沉细疾，目睛不了了，饮食不下，鼻准气息，此阴也、寒也。

《普济方·卷三百二十一·妇人诸疾门·泄泻》：夫妇人泄泻者，经中所谓洞泄，飧泄，溏泄，濡泄，胃泄，大瘕泄，大肠泄，小肠泄，水谷注下，其实一也。原疾之由，皆因肠胃虚冷，而邪气乘之。经云：寒甚则泄。春伤于风，夏必飧泄。盖风伤肝，肝血旺而移气克于脾。故寒即溏，热则垢。此得于外也。喜怒忧思，致使脏气隔绝，精神夺散，以致溏泄。此属内也。如饮食生冷，食伤脾胃而泄者，属不内外也。寒者温之，热者凉之，滑者涩之，湿者燥之。治痢之法，无以过也。

《普济方·卷三百四十·妊娠诸疾门·下痢》：凡妊娠泄泻，冷热不同。水泻青白，或黄白，或水谷不化，腹痛肠鸣，其脉弱而紧，此内伤冷也，谓之洞泄寒中。若泄注如水，深黄色及有完谷，小便赤，腹胁胀满，烦躁喜饮，时时呕逆，或下痢清水，或小便不利，得热则极，脉虚大而数，由乘虚热入于胃膝渗下焦，津液不分，并于大肠，谓之协热痢。

《绛雪丹书·产后上卷·产后诸症总论·泄泻论》：产后泄泻，非杂症食泄、洞泄、濡泄、湿泄、水谷泄同治，盖产（后）泄泻由气虚食积与湿也。然恶露未尽，又难以骤补其气而峻消急燥也，当先用生化汤三剂加茯苓以利水道，候血分生化，然后加以消食补气燥湿之药可也。若旬日之外泄泻，方以杂症论，亦宜量人虚实而治之，如痛下清水腹鸣，米饮不化者，寒泻也；粪色黄，肛门痛者，热泻也；或伤脾泻者，自有嗳气吞酸泄屁，气如败卵者；也有脾泻（日）久，气虚少食，食下肠鸣腹急，尽下其食而方快者，治法寒则温之，热则清之；食积则健脾，分利兼消补，斯最善矣。

《普济方·卷二百七·泄痢门·总论》：冷则肠鸣肚冷，而手足凉；热则肠燥肚热，而手足温；冷热不调者，乍涩乍溏，由热积于内，不能去其积，徒以冷药水饮之，热气无所发泄，故冷与热兼而下注；其或冷积于中，不能去其滞，徒以热药压之，冷积不得宣，故热与冷合，而成泄泻，或涩或溏，里急后重，是其候也。

《医学入门·外集·卷四·杂病分类》：五泻须知溺赤清，五泻：濡泻即湿泻，肠垢即热泻，

泄
泻

鸭溏即寒泻，虚泻，滑泻。大要，热者小便赤涩，烦渴腹中热，谷或不化，而色变青黄，或红赤黑，身能动作，声响亮，手足温；寒者小便清白，不渴腹中冷，完谷色亦不色，变亦白色，身懒动作，目睛不了了，饮食不下。《机要》云：暴泻非阳，久泻非阴。正如伤寒始寒而终热也。

《证治汇补·卷之八·下窍门·泄泻》：热者，小便赤涩，烦渴，肛门热，谷食腐化，或虽不化，而色变焦黄，身能动作，手足温暖。寒者，小便清白，不渴，腹中冷，完谷不化，色亦不变，变亦白色，身懒动作，饮食不下，手足清冷。（河间）

《冯氏锦囊秘录·杂症大小合参卷五·论泻》：寒泻者，其色必白；热泻者，色必黄赤，或粪沫射出而远，火性迅速，元阳直走，毋轻视也。然有久寒之后，因虚而生火者，有因热极而伤寒者，有因实而致虚者，有因虚不运化而似实者，有因伤后频伤色白似寒者，有因伤久燥涩色黄，津液耗亡作渴而似热者，有因木来克土色青似惊者。

《症因脉治·卷四·泄泻论》：食入即泻，有寒热虚实之别。脾胃积热，火性急速，则食入即泻。河间云：食入即泻，肠胃填满，无容物之地故也，栀连平胃散。酒入即泻，肠胃热甚，复得酒性之热，则寻窍下泻也，川连枳壳汤，加木通、干葛，此湿热之泻也，快脾丸、五味丸主之。夫脾胃虚寒而泄泻，人人知之；脾胃实热而泻，有不知者，大凡著书立说，不能尽举，有虚寒一条，即有实热一条，故著积热食积之脾实热泻，随着脾虚脾寒之不足泻，则虚实并著，学者可以类推矣。

《症因脉治·卷四·泄泻论》：节斋曰：泻本属湿，多因饮食不节，损伤脾胃而作，须看时令寒热燥湿，患病新久虚实而治。

《订正仲景全书〈金匮要略注〉·卷三·五脏风寒积聚病脉证并治第十一》：师曰：热在上焦者，因咳为肺痿；热在中焦者，则为坚；热在下焦者，则尿血，亦令淋秘不通。大肠有寒者，多鹜溏；有热者，便肠垢。小肠有寒者，其人下重便血；有热者，必痔。注：热在上焦者，篇中所谓肺痿吐涎沫也；热在中焦者，篇中所谓腹满坚痛也；热在下焦者，篇中所谓小便淋沥也。其外大肠有寒者，多清彻鹜溏，即下利溏泻也。有热者，便稠黏肠垢，即下利脓血也。小肠有寒者，下重便血，即结阴便血也。有热者，热流于大肠，蓄于肛门必病痔也。

《医述·卷九·杂证汇参·泻》：暴泄，肛门迸迫，属火化；暴泄，肛门不禁，属阴寒。（张路玉）

《温热经纬·卷四·薛生白湿热病篇》：虽泄泻有热证，毕竟寒多于热。

《望诊遵经·卷下·大便望法提纲》：诸书以为暴注下迫，皆属于热；澄彻清冷，皆属于寒。出黄如糜者肠中热；肠鸣渗泄者肠中寒。濡泄者因于湿，飧泄者伤于风。粪如鹜溏者，泄泻之病，大肠寒；粪如羊矢者，噎膈之病，大肠枯。如水倾下者属湿；完谷不化者为寒。泄利无度者肠绝，下利清谷者里寒，自利清水色纯青者少阴病。急下之证，行其大便，燥且结者。

《医学刍言·卷一·泄泻》：湿热泻：口中热，溺赤，下泻肠垢，为湿热，去桂加防风、川连。寒湿泻：溺清，口和不渴，下利清谷，为寒湿，加干姜。

《伤寒捷诀·肠垢鹜溏》：不因攻下而泄泻也，此即伤寒自利之症，俗名漏底伤寒是矣。凡伤寒自利，有因三阳传阴经而下利者，为协热利。协热利者，曰肠垢，脐下必热，宜黄芩汤葛根汤主之。有因阴寒直中阴经而下利者，必协寒利，协寒利者，曰鹜溏，脐下必寒，宜理中四逆汤主之。《原病式》曰：泻白为寒，青黄红黑皆热也。大抵阳热之利，与阴寒不同，宜细辨而详治之。凡自利不可发汗，以下利为邪气内攻，走津液而胃虚也。

《推拿抉微·第三集·治疗法·泄泻》：凡暴注下迫，属火；水液澄清，属寒。老黄色属心脾肺皆实热，宜清解；淡黄色属虚热，宜调补；青色属寒，宜温；白色属脾虚，宜补；酱色属湿，馊酸气属伤食，宜消。

《增订通俗伤寒论·证治各论·伤寒夹证·夹泻伤寒》：所谓伤寒下利者，不因攻下，自然溏泻也。要在辨寒热而治之，庶几无差。大抵阳热之利，渴欲饮水，溺色赤，发热后重，粪色必焦黄，或为肠垢，所下皆热臭，脐下必热，得凉药则止，得热药愈增；阴寒之利，口不渴，小便色白，肢或厥冷，脉沉迟无力，必洞下清谷，或为鹜溏，粪色或白或淡黄，脐下多寒。三阳证下利身热，太阴下利手足温，少阴厥阴下利身凉无热，此其大概耳。

泄泻

（一）积热泄泻

《伤寒直格·卷中·伤寒总评·诸可下证》：或六七日不大便，目不了了，睛不和，无表里证，大便难，身微热者；或小便不利，大便乍难乍易，时发微热，喘冒不能卧者，有燥粪也；或三部脉皆平，心下硬；或脉大而紧者；或下利，脉滑而数者；或下利，脉迟而滑者。迟由热泄不止而致之，实非寒也。

《证治汇补·卷之一·提纲门·火症》：实火亦有大便泄泻者，如暑湿气食之症也。

《症因脉治·卷四·泄泻论》：发热口渴，肚腹皮热，时或疼痛，小便赤涩，泻下黄沫，肛门重滞，时结时泻，此积热泄泻之症也。脉必沉数，沉则为积，数则为热。右脉沉数，积热在气。左脉沉数，积热在血。积热内伏，脉乃促结。

《时病论·卷之三·春伤于风夏生飧泄大意·火泻》：火泻，即热泻也。经云：暴注下迫，皆属于热。暴注者，卒暴注泻也；下迫者，后重里急也。其证泻出如射，粪出谷道，犹如汤热，肛门焦痛难禁，腹内鸣响而痛，痛一阵，泻一阵，泻复涩滞也，非食泻泻后觉宽之可比。脉必数至，舌必苔黄，溺必赤涩，口必作渴，此皆火泻之证也。

《验方新编·卷十·小儿科痘症·痘症泄泻》：男左女右，在肚角上有一窝，即止泻之火穴也。其法用本人之手下垂肚角，然后将手曲转，令手莫动，以曲骨下为下，此处必有一窝，即于窝中用灯火连烧三次，其泄自止。但痘前吐泻总勿乱治，恐滞毒也。若痘出而泄泻不止，则宜施治，虑中气虚，则难起胀也。

泄有二端。泄而粪黄臭秽，小便赤涩者，此毒气奔越，热泄也，痘色必红紫，加味四苓散主之；泄而粪清白滑利者，虚寒也，痘色必淡白，参术散主之。如虚泄不止，兼用七味豆蔻丸，无不止矣。此聂久吾先生痘症经验方也。

（二）积寒泄泻

《妇人大全良方·卷之十五·妊娠泄泻方论第一》：论曰：凡妊娠泄泻，冷热不同。水泻青白或黄白，或水谷不化，腹痛肠鸣，其脉弱而紧，此内伤冷也，谓之洞泄寒中。若泄注如水，深黄色及有完谷，小便赤，腹胁胀满，烦躁喜饮，时时呕逆；或下利清水，或小便不利，得热则极，脉虚大而数。由乘虚热入于胃，凑渗下焦，津液不分，并于大肠，谓之协热痢。先以五苓散利小便，次以黄连阿胶丸或三黄熟艾汤。凡泄泻色黄而有沫，肠鸣腹胀满、微痛，其脉沉紧而小数，谓之冷热不调，宜戊己丸和之。凡暴下或青或白，水谷或化或不化，腹胁或胀或不胀，或痛或不痛，但餲生熟气，全不思食。其脉内虚外实，右关脉沉紧者，谓之飧泄，先去沉积，宜感应丸，后调和之。

《古今医统大全·卷之三十五·泄泻门》：鹜泻者，少腹生寒而为此证。盖阴中之至阴，脾也。脾胃虚弱，为风寒所胜，则阴气太盛，阴盛则脏寒，脏寒则糟粕不化，大便黑，状似鹜溏者是也。大肠有寒，证亦如之。

《症因脉治·卷四·泄泻论》：腹中绵绵作痛，小便不赤，口唇不干，泻下清白鸭溏之色，此积寒泄泻之症也。沉细而迟，或沉而弦，或沉而结。右关沉迟，肠胃积寒；右寸沉迟，寒饮伤肺。

《伤寒直指·卷十六·名论二·辨证》：或见腹满，泄泻清谷，不渴，或呕吐恶寒，引衣蜷卧，四肢厥冷，或下利身痛，手指甲唇青，或干呕，小便清白，皆为寒证，急当温之。

《时方妙用·卷四·传经发明》：盖寒热二气，盛则从化。余揆其故，则有二。一从病体而分，一从误药而变，何则？人之形有厚薄，气有盛衰，脏有寒热。所受之邪，每从其人之脏气，而为热化寒化。今试譬之于酒，酒取诸水泉，寒物也。酒酿以曲蘖，又热物也。阳脏之人，过饮之，不觉其寒。第觉其热热性迅发，则吐血面疮，诸热症作矣。阴脏之人，过饮之，不觉其热，但觉其寒，寒性凝滞，则停饮腹胀泄泻。

《傅青主男科重编考释·两病同治门·泄泻又吞酸》：泄泻者，寒也。

（三）寒湿泄泻

《一见能医·卷之三·辨症上·肠鸣分辨》：湿多成五泄，肠走若雷奔，此寒湿之患。然亦有火势攻冲，搏击水气而鸣者，兼腹痛，暴注下迫，肛门湿滞，小水色黄，非若湿症之腹不痛也。

《叶选医衡·卷上·湿论》：寒湿者，脉必沉细缓弱，证必倦怠濡泄，如地雨泥而不能生物之象，故用燥脾土为主，犹用干灰以收泥湿之义也。

《推拿抉微·第三集·治疗法·伤湿》：寒湿证，为胀满、泄泻、呕吐，皆寒湿之病也。……涂蔚生曰：湿与燥反。湿为水火相交之气，燥乃水火不交之气。然脾土非湿不足以濡化水谷之坚，非燥又不足以消烁水谷之阴。是燥湿虽属相反，而实相生相济者也。如欲脾土无病，则惟有调剂其燥湿之得其平耳。盖湿甚壅寒，足以发生肿满咳嗽，呕吐泄泻等症。

（四）湿热泄泻

《黄帝素问宣明论方·卷六·伤寒门》：治伤寒杂病，内外所伤，日数远近，腹满咽干，烦渴谵妄，心下按之硬痛，小便赤涩，大便结滞。或湿热内甚，而为滑泄，热甚喘咳闷乱，惊悸狂癫，目痛口疮，舌肿喉痹，痈疡，阳明胃热发斑，脉沉，可下者。

《伤寒直格·卷中·伤寒总评·诸可下证》：或少阳病，二三日，口燥咽干者；或自利清水，色纯青，心下痞痛，口燥者。皆湿相搏于肠胃之内而或下利也。然热则郁结，湿则痞闭，故水液不结及浸润于外，则肠胃之外，燥热太甚，而烦渴不止，肠胃之内湿热泻也，本因热郁而留饮以成湿也。

《普济方·卷二百八七·泄痢门·诸泻》：酒入而泻，湿热泻也。

《伤寒论注·卷四·白头翁汤证》：暴注下迫属于热，热利下重，乃湿热之秽气郁遏广肠，故魄门重滞而难出也。《内经》曰：小肠移热于大肠为虑瘕。即此是也。

《一见能医·卷之三·辨症上·肠鸣分辨》：湿多成五泄，肠走若雷奔，此寒湿之患。然亦有火势攻冲，搏击水气而鸣者，兼腹痛，暴注下迫，肛门湿滞，小水色黄，非若湿症之腹不痛也。

（五）虚寒泄泻

《世医得效方·卷第十一·小方科·活幼论》：热之为病，有实有虚。实者两脸深红，唇口红紫，燥渴焦烦，大小便难，啼叫无时，时发极热。虚者面色青白恍惚，微潮，口中清冷，泄泻，虚汗，或乍冷乍温，上壅下利，水谷不分，乃冷热不调。

《儒医心镜·各症病原并用药治法要诀·泄泻》：滑泻者，日夜无度，肠胃虚寒不禁，脉沉细者是也，用八桂散加减。

《古今医统大全·卷之三十五·泄泻门》：水泻者，脏腑虚寒，四肢厥冷，暴顿洞下者是也。

《医林绳墨·泄泻》：胃泻色黄，食饮不化，此胃有虚寒也。

《成方切用·卷六下·祛寒门·小建中汤》：肠鸣泄泻而痛者，里虚有寒也，宜小建中汤温中散寒。

《伤寒广要·卷三·辨证·腹痛》：阴邪传里，里气停寒，腹软泄泻者，虚也。

《验方新编·卷十·小儿科痘症·痘症泄泻》：泄而粪清白滑利者，虚寒也，痘色必淡白，参术散主之。

（六）虚热泄泻

《普济方·卷三百五十九·婴孩门·病源歌》：身热发厥，久泻利多，此虚热。气热多发厥，血虚须作热。气血若俱虚，身热手足厥。

《推拿抉微·第四集·治疗法·舌病证治》：泄泻后舌上白苔，此津液不荣，不能上潮于口，为虚热也，理中汤。

（七）气虚泄泻

《脉因证治·卷二·泄》：五病治虽不同，其湿一也。有化寒、化热之异故也。虚则无力，不及拈衣而已出，故谓之不禁故也，温之、热之；实则圊不便，虚坐努责，宜下之。

《儒医心镜·各症病原并用药治法要诀·泄泻》：气虚泻者，饮食入胃即泻，水谷不化，脉微弱者是也，用参苓白术散加减。

《内经博议·附录·缪仲淳阴阳脏腑虚实论治》：大肠虚四证，宜补气润燥，甘温，虚热便闭不通属血虚，津液不足，宜生津液润燥，凉血益血。虚寒滑泄不禁，属气虚，宜补气升提，甘温酸敛。肠鸣属气虚，宜同大肠虚，加柴胡升麻以佐之。脱肛为气虚兼有湿热，宜补气升提，除湿热，外用五倍子敷之。

《医门法律·卷二·中寒门·比类〈金匮〉胸腹寒痛十七则》：中寒其人下利，以里虚也。里虚下利，即当温补脏气，防其竭绝。

《证治汇补·卷之八·下窍门·泄泻》：虚泻者，困倦无力，食减微溏，必兼体瘦。

《圣济总录·卷第一百六十四·产后泄泻》：论曰：产后气血俱虚，饮食易为伤动，脾胃不和，水谷不化，故腹满肠鸣而为泄泻。

《症因脉治·卷四·泄泻论》：脾气久虚，不受饮食者，食毕即肠鸣腹急，尽下所食之物方快，不食则无事，经年累月，此录食泻之症。

《一见能医·卷之五·病因赋上·气有九论》：气虚为病，或精神短少，或倦怠嗜卧，或少进饮食，或眩晕，或痿蹙，或自汗，或泄泻，或遗脱之病生焉。

《温热经纬·卷四·薛生白湿热病篇》：泄泻疏利过当，中虚不复，多作脾劳。

《重订广温热论·第一卷·温热总论·论温热本症疗法》：温热之病，皆由秋冬之时，外感风寒，内伤饮食，其时天气收藏，不能即发，以致气血怫郁，变为积热。至春夏之际，又因外感内伤，触动积热，其时天气升浮，故能发出。其热自内达外，初以表里俱热，宜用凉膈散、双解散之类，辛凉之剂，两除表里之热。久则表热微而里热甚，又宜用大柴胡汤、三一承气汤之类，苦寒之剂以泻之，则热退身凉而病自已也。但凉膈、双解，治表里俱实者最妙，如初起表虚者多自汗，二方中宜去麻黄、薄荷：里虚者多泄泻，二方中宜去芒硝、大黄。若表里俱虚，而燥热烦渴者，宜用人参白虎汤。今人不谙伏气温热之证，表里俱热。认作即病伤寒之证，表热里和。便用麻黄汤、桂枝汤、五积散、圣散子辛温之剂以发表，则内热愈甚，而斑黄狂乱之证起矣，或未用辛凉之剂以发表，便用承气汤苦寒之剂以攻里，则表热未去，而结胸虚痞之证作矣。故治温热病，全在初起时辨明发表、攻里之先后，方可施治。此古庵之论温热也。

（八）气逆泄泻

《儒门事亲·卷十·〈金匮〉十全五泄法后论》：夫飧泄得之于风，亦汗可愈。或伏惊怖，则胆木受邪，暴下绿水。盖谓戊己见伐于甲木也。婴儿泄绿水，《素问》有婴儿风，理亦如之。洞泄者，飧泄之甚，但飧泄近于洞泄，洞泄久则寒中，温之可也。治法曰：和之则可也，汗之则不可。盖在腑则易治，入脏则难攻。洞泄寒中，自腑而入脏，宜和解而勿争。

《丹溪手镜·卷之中·泄泻》：气泻，躁怒不常，伤动其气，肺气乘脾脉弦而逆，宜调气。

《古今医统大全·卷之八十九·幼幼汇集（中）·霍乱吐泻门》：郑氏云：小儿吐泻，因外伤风冷，内伤乳食，或儿啼未定，气息未调，以乳饲之。气逆于上则停滞胸膈，致令呕吐；气逆于下则伤脾胃，致令泄泻；上下气逆，吐泻俱作。凡小儿只吐不泻者逆，其吐必有痰，发惊者，十无一生。若只泻不吐，或吐泻俱发者，日久不退，亦变阴痫，治之当暂断其乳，轻者周时，重者三日，宜频与稀粥，服药速效，十全八九。或者不信是言，以小儿藉乳为命，不肯暂断。然乳固不可断也，殊不知因乳所伤得之者，若再以所伤之乳乳之，如抱薪救火。而暴吐泻者，脾胃俱虚，参术散加姜、枣去核煎服，以正胃气。大法吐泻伤冷者，理中汤；伤热者，五苓散。

六、辨缓急

泄
泻

《素问病机气宜保命集·卷中·泻痢论第十九》：如便脓血相杂，而脉浮大，慎不可以大黄下之，下之必死，谓气下竭而阳无所收也。凡阴阳不和，惟可以分阴阳药治之。又云：暴泄非阳，久泄非阴。大便完谷下，有寒有热者，脉疾身多动，音声响亮，暴注下迫，此阳也。寒者脉沉而细疾，身不动作，目睛不了了，饮食不下，鼻准气息者，姜附汤主之。若身重四肢不举，术附汤主之。

《苍生司命·卷三·泄泻》：泄泻亦是急症，但暴泻为轻，久泻为重，暴泻元气未衰。……若夫久泻，上亡津液，下损脾胃，补之则热增，涩之则胀剧，分利之则虚甚，甚则成脾泄，五更定泻数次，衰老虚弱之人，多致不救，故久泻为重也。

《儒医心镜·各症病原并用药治法要诀·泄泻》：泻者，下利不禁是也。经曰：泄泻多湿、热、食、气虚，时或因痰亦有之也。故曰：暴泻非阴，久泻非阴，皆是土虚不能制木，而木来乘脾，方有此病。且如泻而腹不痛者，是湿也；水谷不化者，是气虚也；肠鸣，或泻或止，或多或少，阵阵作痛者，是火与痰也；先腹痛，泻后痛减者，是食积也。湿则燥之，虚则补之，火者伐火，利水分之，痰者豁之，食积者消导疏涤之。治泻之法无过此也。

《古今医统大全·卷之三十五·泄泻门》：脏腑泻利，其证多端，大抵从风湿热论，是知寒少热多，寒则不能久也。故曰暴泻非阴，久泻非阳。大便完谷而下，有寒有热。如热者脉疾，身多动，声响亮，暴注下迫，此阳也；寒者脉沉而细，身不动，目睛不了了，饮食不下，鼻准气息者，姜附汤主之。若身重四肢不举，木附汤主之。

《证治汇补·卷之八·下窍门·泄泻》：暴注下迫，食不及化，是无水也；溏泄日久，止发

无恒，是无火也。（太仆）

《症因脉治·卷四·泄泻论》：此录食泻之症。宜快脾丸主之，五味丸亦主之。此症汤药下咽，即时下泄，与直肠之症相似，但直肠之症，急症暴症，录食之泻，久病缓病。

《时方妙用·卷三·泄泻》：《难经》有五泄之分，曰胃泄、脾泄、大肠泄、小肠泄、大瘕泄（即痢疾）。其实不必泥也，总以虚实久暂为辨。

（一）暴泻

《养老奉亲书·下籍·夏时摄养第十》：盛夏之月，最难治摄。阴气内伏，暑毒外蒸，纵意当风，任性食冷，故人多暴泄之患。

《医说·卷六·脏腑泄痢·辨脏腑下痢》：病暴泄注下，或青白，或黄白米谷，或化，或不化，腹胁或胀，或不胀，或痛，或不痛，但噫生熟气，全不思食，因与温补诸药而后转有异证者有所伤也，此为飧泄。……又春伤以风夏必飧泄，又风气行于肠胃则暴泄下利，其脉浮缓而虚也。

《医述·卷九·杂证汇参·泻》：暴泄，肛门迸迫，属火化；暴泄，肛门不禁，属阴寒（张路玉）。

（二）久泻

《儒门事亲·卷五·久泻不止八十七》：夫小儿久泻不止者，至八九月间，变为秋深冷痢，泄泻清白，时腹撮痛，乳瓣不化。

《万病回春·卷之七·泄泻》：一小儿因惊久泻，面色青黄，余谓肝木胜脾土也。

《金匮玉函经二注·卷十·腹满寒疝宿食病脉证治第十》：下利，不欲食者，有宿食也，当下之，宜大承气汤。补注：不欲食，言伤食恶食也，脾土受伤不能健运，岂能去故而新是谋乎。盖言受病未几，而利数旁流，虽下利而积聚未消也。苟久利之后，中州败坏，致不能食者，即欲温补，尚恐难救，岂可反用承气，读者当于下利不欲食句着眼。始知下利为宿食，不欲食亦止因宿食也。宿食在上脘，当吐之，宜瓜蒂散。

《订正仲景全书〈金匮要略注〉·卷五·呕吐哕下利病脉证并治第十七》：注：下利气者，初利则为气郁于大肠而不外渗，水气并下，但当利其小便，输其渗泻之窍，气宣而利止也。久利则为气陷于大肠，而不上举，又当于升补中兼利小便也。

《医碥·卷之三·杂症·泄泻》：久泻不已名滑泻，又名洞泄。大孔如竹筒，饮食入口，直出无禁，气将脱矣，饮食不进则无救矣。

《伤寒瘟疫条辨·卷六·本草类辨·补剂类》：骨碎补，去毛，蜜炙。味苦，气温，入肾。破血有功，止血甚验。主折伤，补精髓，疗耳鸣，治周痹，固牙齿，去湿热疼痛，及肾虚久泻（研末，入猪肾中，煨熟食之）。盖肾主二便，久利多属肾虚，不专责脾胃也（六味丸料加骨碎补，治肾虚牙疼效）。

《医学刍言·卷一·泄泻》：久泻诸药不效者，有脏热肠寒、肠热脏寒之辨，用乌梅丸二钱，米饮下，日三服，半月愈。

又有久泻，用肉苁蓉、鹿角霜、当归须等法；又有芩、连、甘、葛；有用阿胶、羊脂、乳酥、黄连末、蜂蜜熬膏等法。喻嘉言（喻嘉言：喻昌，字嘉言，明末清初医家）颇得其旨。

泄
泻

鉴别诊断

一、与痢疾之间的鉴别

《仁斋直指方论（附补遗）·卷之十四·泻痢·泻痢方论》：痢与泻，名目不同，而感受之源一也。风邪得之，鼻壅恶风，腰背强痛；寒邪得之，面惨恶寒，肢体拘挛；受暑得之，面垢背寒，自汗发渴；受湿得之，一身尽痛，重着浮黄，或停冷则凄清肠鸣，或蕴热则发热烦躁。冷热不调者，乍涩乍溏；饮食伤饱者，注下酸臭。诸有积，以肚热缠痛推之；诸有气，以状如蟹渤验之。究其受病之源，决之对病之剂。大要以散风邪，行滞气，开胃脘为先，不可遽用肉豆蔻、诃子、白术辈，以补住寒邪。不可遽投罂粟壳、龙骨、牡蛎辈，以闭涩肠胃。邪气得补而愈盛，补之愈盛而愈作，不为缠扰撮痛，则为里急后重，所以日夕淹延而未已也。

《卫生宝鉴·卷十六·泄痢门·痢疾》：《内经》曰：脓血稠黏，皆属于火。夫太阴主泻，少阴主痢，是先泄而亡津液。火就燥，肾恶燥，居下焦血分，其受邪者，故便脓血也。然青白为寒，赤黄为热，宜须两审。

《活幼心书·卷中·明本论·赤白痢》：然泻痢二字，自是两证，粪夹水来，多而顺者曰泻；带血冻白冻，来三五点而痛者曰痢。

《金匮钩玄·附录·滞下辨论》：若泻痢不分两证，混言湿热，不利小便，非其治也。夫泄者，水谷湿之象。滞下者，垢瘀之物同于湿热而成。治分两歧，而药亦异。若淡渗之剂，功能散利水道，浊流得快，使泄自止。此有无之形，岂可与滞下混同论治而用导滞行积可乎。其下痢出于大肠，传送之道，了不干于肾气。所下有形之物，或如鱼脑、或下如豆汁、或便白脓、或下纯血、或赤或白、或赤白相杂，若此者，岂可与泻混同论治而用淡渗利之可乎。

《古今医统大全·卷之三十六·滞下门》：夫泻痢不分，两证混言湿热，不利小便，非其治也。夫泻者，水谷湿热之象也。滞下者，垢秽之物同于湿热而成。治分两歧，而药亦异。若淡渗之剂，功能散利水道，浊流得快，使泻自止。此有无之形，岂可与滞下混同论治，而用导滞可乎？其下利出于大肠传送之道，了不干于胃气。所下有形之物或如鱼脑，或如豆汁，或便白脓，或下纯血，或赤或白，或赤白相杂。若此者，岂可与混同论治，而用淡渗利之可乎？

《针灸大成·卷九·医案》：脾失所统，则运化通调，将何以为职？欲求其无泻，不可得也。然则何以谓之湿热？盖运化通调，即失其职，则水谷不分，湿郁于内，而为热矣。由是便血稠黏，里急后重，泻不独泻，而又兼之以痢焉，皆坐此也。其治之法，宜荡涤其湿，然后分利，斯脾胃得统，而其症安矣。否则土不能治水，汜滥盈溢，浸于四肢，变而为气者有之。信其言，调理而愈。

《杂病源流犀烛·卷四·泄泻源流》：【泻与痢不同】丹溪曰：泄泻之症，水谷或化或不化，并无努责，惟觉困倦，若痢不然，或脓或血，或脓血相杂，或肠垢，或无糟粕，或糟粕相杂，虽有痛不痛之殊，而皆里急后重，逼迫懔懔，赤白交下为异。【久泄成痢】《集略》曰：太阴受湿而为水泄，虚滑身重微满，不知谷味，久则传变而为脓为血，是脾传肾，谓之贼邪，故难愈。若先痢后泄，是肾传脾，谓之微邪，故易愈。《灵枢》曰：腹鸣而满，四肢清而泄，脉大，是逆也，不过十五日死。又曰：腹大而胀，四末清，脱形泄甚，是逆也，不及一时死。《脉经》曰：飧泄脉大，手足冷，难已；脉小，手足温，易已。

泄
泻

二、与霍乱之间的鉴别

《太平圣惠方·卷第十二·治伤寒霍乱诸方》：夫阴阳不顺，清浊二气相干，脏腑不调，真邪交错，肠胃变乱，故令吐泻也。若伤寒，脾气既虚，心膈烦热，腹胀头痛，身体恶寒，宿食不消，中焦壅滞，荣卫气逆，冷热相攻，四肢厥冷，或吐或利，故名霍乱也。

《太平圣惠方·卷第四十七·霍乱论》：夫霍乱者，由人温凉不调，阴阳清浊二气有相干乱，其乱在于肠胃之间，因过饮食而变发，则心腹绞痛。其有先心痛者，有先吐腹痛者，有先利心腹并痛者，有吐利俱发者。夹风而实者，身发热，头热头痛体疼，而复吐利。虚者，俱吐利，心腹刺痛而已。亦有饮酒食肉，好食腥脍，生冷过度。或居处不节，或露卧湿地，或当风取凉，而风冷之气，归于三焦，传于脾胃，脾胃得冷则不磨，不磨则水谷不能消化，致令真邪相干。肠胃虚弱，便至吐利，食饮不消，心腹胀满，皆成霍乱。霍乱有三名，一名反胃，言其胃气虚逆，反吐饮食也。二名霍乱，言其病挥霍之间，便致缭乱也。三名走哺，言其哺食反逆也。诊其脉来代者，霍乱，又脉代而绝者霍乱也。凡脉大者可疗，微细不可疗，脉微而迟，气息劣不欲言者不可疗。《养生方》云：七月食蜜，令人暴下，发霍乱也。

《仁斋直指方论（附补遗）·卷之十三·霍乱吐泻·吐泻方论》：人具此阴阳，挥霍变乱，结搏于中，猝然吐泻，或泻而不吐，或吐而不泻，大抵心腹扰闷烦疼，其视天地不交之否，异乎？否乎？霍乱之证，心腹猝痛，呕吐下利，发热憎寒，头痛眩晕。先心痛则先吐，先腹痛则先泻，心腹俱痛，则吐泻俱作，甚则转筋颓顿，特反掌间，盖足阳明属胃，以养宗筋，暴吐暴下，津液骤亡，宗筋失其所养，故挛急，甚则舌卷、缩囊，危甚风烛矣。

《卫生宝鉴·卷十六·泄痢门·霍乱吐泻》：《活人百问》云：问呕吐而利者何也，此名霍乱也。呕吐而利、热多而渴者，五苓散。寒多不饮水者，理中丸。若夏月中暑霍乱，上吐下利，心腹撮痛，大渴烦躁，四肢逆冷，冷汗自出，两脚转筋，宜服香薷散。井中沉冷，顿服乃效。

《活幼心书·卷中·明本论·吐泻》：吐泻者，乃挥霍扰乱之证。霍者吐，乱者泻。有心痛而先吐者，有腹痛而先泻者，莫不由中焦而作。上焦主纳而不出，中焦主腐化水谷而生荣卫，灌溉百骸，下焦分别水谷，主出而不纳。此三才成式，日用常行，故脾居中州，胃为水谷之海，浮哺入胃，脾能克化，然后水谷分于脐上一寸，名分水穴，分其清浊，传受得宜，则无吐泻之患。凡婴孩上吐不止，下泻不停，皆因六气（六气者，筋骨血肉积气是也）未完，六淫（六淫者，风火暑湿燥寒是也）易侵，兼以调护失常，乳食不节，遂使脾胃虚弱，清浊相干，蕴作而然。有先泻而后吐者，乃脾胃虚冷，其候先泻白水或白冻，吐亦不多，口气缓而神色慢，额前有汗，六脉沉濡，此为冷也。先吐而后泻者，乃脾胃有热，气促唇红，吐来面赤，脉洪而数，渴饮水浆，此为热也。冷热之分，要须详审。有数岁者，亦患此证。始自夏秋，昼近极热之地，解衣乘凉，夜卧当风之所，失盖感冷，阴阳相搏，气射中焦，名为霍乱。《活人书》用香薷散调治，以其能分别水谷，升降阴阳。又曰：热多欲饮水者，五苓散。寒多不饮水者，理中丸。详究治法，得非欲平中焦乎。又有脾经积滞未除，再为饮食所伤，不吐则泻，不泻则吐，宜以三棱散化积，守胃散和中，必自安矣。钱仲阳议曰：吐乳泻黄，是伤热乳；吐乳泻青，是伤冷乳。皆当下之。详夫此理，乃迎夺之法也，不若伤热者用五苓散以导其逆，伤冷者用理中汤以温其中，自然平复。有小儿盛夏初秋，遇夜乘风，渴而饮水，过餐生冷果物，攻激肠胃，遂乃暴吐暴泻，传作手足俱瘅，筋挛而痛，痛则神志不宁，以惊证治之误矣。所谓筋遇寒则引缩，又以阳明养宗筋，属胃与大肠，因内伤生冷饮食，外感风邪，吐泻交作，胃气固虚，不能养其宗筋，亦致挛急。此证口气温，面色惨，脉沉缓，再以手按两膝腕下，见筋缩而引于皮间，是其候也。治以理中汤，加附子半生半炮，水、姜熟煎，空心温服，更详虚实冷热为治可也。

《世医得效方·卷第十二·小方科·呕吐·霍乱》：吐泻起于脾胃不调，阴阳不顺，清浊相干，或感风冷之气，伤于脾胃。胃气不调，故呕不食，脾气虚弱，脏腑不调，故泄泻。有脾虚伤食，外感风冷，故先吐而后泻。有胃热呕吐发泻。夏月呕吐发泻为霍乱。因胃热引饮，停留胃气，吐泻发热，用香薷散。大凡吐泻不可便下止吐泻药，先调脾气。秋冬之间，多是伤食生冷过度，外感风寒，多泻发热，当用醒脾散。但吐不泻，因伤黏物滞脾。有胃热呕吐，喝水不休。有胃冷呕吐，面青白，四肢逆冷。大凡吐泻，先调脾气，此大法也。

《脉因证治·卷一·霍乱》：邪在上焦则吐，下焦则泻，中焦则吐而且利。

【评述】

本节探讨了泄泻的四诊合参、辨证要点及与痢疾、霍乱的区别，通过系统梳理、详尽分析，为中医泄泻辨证提供了全面的指导。

四诊合参中详细列举了望和切脉等诊断方法。通过望色可以判断泄泻的寒热虚实，为辨证分析提供帮助，如"青白者少热""黄赤者多热"等。脉诊亦是重要的诊断方法，泄泻主脉多为缓、濡、滑等，其脉象也可以反映泄泻的体内发病机制，如滑脉主痰湿，如滑脉泄泻，此多因湿邪而发。

论及辨证要点，本节从外感内伤、六经辨证、阴阳盛衰、寒热虚实等角度进行了深入探讨。泄泻可因四时之气犯体而发，也可因内伤而发。外感六淫如暑湿、风寒较为常见，且六淫之气往往相兼而为病。内伤多由饮食所伤，脾胃不及，水谷不行，故泻。亦有内伤痰积，气受痰滞，脉多见滑象，临床可结合四诊进行辨别。

六经辨证，多出现在《伤寒论》中，六经皆可致下利，非为一经所专主，六经下利各有其主证，各有其特点。如三阳下利多属于阳热之利，其所下热臭，灼肛，并具发热、口渴、尿赤、苔黄、脉数等症。三阴下利多属虚寒之利，常见下利清谷，小便清长，口不渴，苔白，脉沉而迟等。同时，脏腑辨证也很重要，泄泻常因不同的脏腑病变而导致，故对于泄泻的辨证，还需结合病变的脏腑。

辨阴阳虚实是临床中很重要的辨证要点。阴阳有盛衰，病性有虚实。辨泻出物之色，与相兼之症，其阳盛即是热证，阴盛即是寒证。若阴阳有衰，则虚寒、虚热，证有大别，尤不可混。无湿不成泄，泄泻发病以湿邪为主，湿可兼他邪，寒化、热化。总体而言，泄泻寒证为多，亦有热证。然寒证、热证，又各有虚实。其因寒、因热不同，泄泻特征亦不同。但热与火同类，故并论不分；寒与湿同性，常相兼而互阐。

言及辨缓急，泄泻有发病缓急与病程长短之别。一般而言，起病较急，病程较短为暴泻，其泄泻次数频多，常以湿盛为主。起病较缓，病程较长，迁延日久为久泻，泄泻呈间歇性发作，常以脾虚为主；或病及肾，出现五更泄泻、腰酸怕冷等命门火衰、脾肾同病之症。

本节还探讨了泄泻与痢疾、霍乱的鉴别区分。泄泻与痢疾的共同特点是大便稀溏、大便次数增多，并可伴有腹痛、顽固不化等，但泄泻大便并无脓血，不伴有里急后重，而痢疾则以腹痛、便下赤白脓血、里急后重为鉴别特征。霍乱则是一种上吐下泻并作的疾病，发病特点是来势急骤、变化迅速、病情凶险，与泄泻的主要鉴别点在于是否伴有呕吐症状。

综上，本节全面阐述了关于泄泻的各个辨证要点，并将泄泻与痢疾、霍乱作鉴别区分，以期从古文献角度为临床提供帮助。

第四章

治则治法

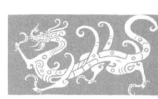

治疗原则

《妇人大全良方·卷之八·妇人泄泻方论第八》：寒者温之，热者凉之，滑者涩之，湿者燥之。治利之法，无以过也。

《严氏济生方·大便门·泄泻论治》：医疗之法，寒则温之，风则散之，热则清之，湿则分利之，此不易之法。其如饮食不节，过食生冷而成泄泻者，乃由中州不运，脾胃有伤也。但停滞泄泻一证，直须积滞已消，然后用以断下药。今人往往便固止之，蕴积于中，而成痢疾者多有之。其如七情伤感所致，兼以调气药，随证主治，则不失其机要矣。大抵滑泄一证，最忌五虚，五虚者，脉细、皮寒、少气、前后泄利、饮食不入，得此必死。其有生者，浆粥入胃，泄注止，则虚者活，诚哉斯言也。

《仁斋直指方论·卷之十三·泄泻·附诸方》：王节斋曰：泄本属湿，然多因饮食不节，致伤脾胃而作，须看时令，分寒热新旧而施治。治法补脾消食，燥湿利小便。亦有升提下陷之气，用风药以胜湿。亦有久泄，肠胃虚滑不禁者，宜收涩之。

《丹溪手镜·卷之中·泄泻》：脉沉而细疾或微，欲食不下，目睛不了了。又腹满泄、鹜溏，此阴寒也。脉数疾，声亮，暴注下迫，渴烦，小便赤涩，水谷消化，此阳热也。虚则无力，不禁固也，温之。实则圊不便，虚坐努积，下之。积泄，脾部脉沉弦，宜逐积。

《脉因证治·卷二·泄》：许论：泄泻有八。冷泻，脉微，宜暖药。热泻，胃中有热，伤寒多有脉数，宜凉解之。积泻，脾脉沉弦，宜逐积。脾泻，同上条。气泄者，躁怒不常，伤动其气，肝气乘脾而泄，脉弦而逆，宜调气。飧泄者，春伤于风，肝旺受病而传于脾，至季夏土而泄，宜泻肝补土。惊泻者，因心受惊，惊则气乱，心气不通，水入谷道而泄，心脉散大者，是宜调心利水。病亟气败而泻者，《素问》云门户不要也。

《玉机微义·卷六·东垣治利大法·泻分三因》：子和云：一僧脏腑不调，三年不效，此洞泄也。以谋虑不决而成。肝主谋虑，甚则乘脾，脾湿不流，乃上涌痰半盆，又以舟车丸、浚川散下数行，仍使澡浴出汗。自尔，日胜一日，常以胃风汤、白术散调养之。按：子和为治，大率多用此三法。洞泄一证，纵其果有积滞郁结之甚，元气壮实者，亦不宜骤用此三法，况有积滞虽甚，而元气尤虚者哉？设使果当用此三法者，亦当如仲景察证以辨其吐汗下者，有可不可下之殊。况仲景治痢，又有合下、合温之法焉，此得非孟浪乎？

《明医杂著·卷之一·枳术丸论》：东垣先生云：亦有六淫而致泻者，有七情而致泻者，又有饮食所伤而致泻者，有因胃气下流而致泄者，有因风而成飧泄者，有因痰积于上焦，以致大肠不固而泄者，有因脾胃气虚而泄者。治法：外淫所伤，当调六气；七情所伤，当平五脏；饮食所伤，当消停滞；胃气下流，当升举之；因风而成，当解散之；痰积于上焦，当去其痰，而不治其泄；脾胃气虚者，当补益之。

《医宗必读·卷之七·水肿胀满·泄泻》：（泄泻）治法有九：一曰淡渗，使湿从小便而去，如农人治涝，导其下流，虽处卑监，不忧巨浸。经云：治湿不利小便，非其治也。又云：在下者，引而竭之是也。一曰升提，气属于阳，性本上升，胃气注迫，辄尔下陷，升柴羌葛之类，鼓舞胃气上腾，则注下自止。又如地上淖泽，风之即干，故风药多燥，且湿为土病，风为木药，木可胜土，风亦胜湿，所谓下举之是也。一曰清凉，热淫所至，暴注下迫，苦寒诸剂，用涤燔蒸，犹当溽暑伊郁之时，而商飚飒然倏动，则炎熇如失矣，所谓热者清之是也。一曰疏利，痰凝气滞；食积水停，皆令人泻，随证祛逐，勿使稽留。经云：实者泻之。又云：通因通用是也。一曰甘缓，泻利不已，急而下趋，愈趋愈下，泄何由止？甘能缓中，善禁急速，且稼穑作甘，甘为土味，所谓急者缓之是也。一曰酸收。泻下有日，则气散而不收，无能统摄，注泄何时而已？酸之一味，能助收肃之权。经云散者收之是也。一曰燥脾，土德无惭，水邪不滥，故泻皆成于土湿，湿皆本于脾虚，仓廪得职，水谷善分，虚而不培，湿淫转甚。经云：虚者补之是也。一曰温肾，肾主二便，封藏之本，况虽属水，真阳寓焉！少入生气，火为土母，此火一衰，何以运行三焦，熟腐五谷乎？故积虚者必夹寒，脾虚者必补母。经曰：寒者温之是也。一曰固涩，注泄日久，幽门道滑，虽投温补，未克奏功，须行涩剂，则变化不愆，揆揆合节，所谓滑者涩之是也。夫此九者，治泻之大法，业无遗蕴。至如先后缓急之权，岂能预设？须临证之顷，圆机灵变，可以胥天下于寿域矣！

《证治汇补·卷之八·下窍门·泄泻》：凡泻皆兼湿，初宜分理中焦，次则分利下焦，继以风药燥湿，久则升举元气；滑脱不禁，然后涩之。其间风胜兼以解表，寒胜兼以温中，虚弱补益，食积消导，湿则淡渗，火则清凉，痰则涌吐，陷则升提，随证而用，不拘次序。

《冯氏锦囊秘录·杂症大小合参卷五·方脉泄泻合参》：然泄泻之症，虽分湿火寒虚痰食六者之殊，必以渗湿燥脾为主，湿则导之，火则清之，寒则温之，虚则补之，痰则豁之，食则消之，是其治也。

《古今医彻·卷之二·杂症·泄泻论》：盖土旺则能制水，水旺亦足凌土，湿郁则能成热，热郁亦足助湿，浊气则能侵上，清气亦足陷下，故治泻之法，不可一端而竟，扶脾正也，而有时乎平胃，分利常也。而有时乎升提，温补当也。而有时乎清热。况于食积宜消，痰积宜降。痕聚宜调，肾虚宜补，且有面色黄白，似乎脾虚，而补之不效者，以湿热之未清也。亦有久泻不止，

泄
泻

习以为恒，而止之反剧者，亦积热之不解也。苟执脾土喜温恶寒，喜燥恶湿之说，而概以温热行之。

　　《成方便读·卷四·收湿之剂·诃子散》：夫泄泻之始起也，有因寒、因火、因食、因湿之不同，其治固有或温、或清、或消、或燥之各异。

第二节
治疗大法

一、寒热虚实缓急论治

（一）补虚泻实论治

《诸病源候论·五脏六腑病诸候·脾病候》：脾气盛，为形有余，则病腹胀，溲不利，身重苦饥，足痿不收，行善瘈，脚下痛，是为脾气之实也，则宜泻之；脾气不足，则四肢不用，后泄，食不化，呕逆，腹胀，肠鸣，是为脾气之虚也，则宜补之。

《三因极一病证方论·卷之十一·实热泄泻治法》：小承气汤，治下利谵语者，有燥屎故也。夫泄泻却用大黄者，乃通因通用也。非大实热，勿轻用之。

《玉机微义·卷六·东垣治利大法·泻分三因》：子和云：一僧脏腑不调，三年不效，此洞泄也。以谋虑不决而成。肝主谋虑，甚则乘脾，脾湿不流，乃上涌痰半盆，又以舟车丸、浚川散下数行，仍使澡浴出汗。自尔，日胜一日，常以胃风汤、白术散调养之。按：子和为治，大率多用此三法。洞泄一证，纵其果有积滞郁结之甚，元气壮实者，亦不宜骤用此三法，况有积滞虽甚，而元气尤虚者哉？设使果当用此三法者，亦当如仲景察证以辨其吐汗下者，有可不可下之殊。况仲景治痢，又有合下、合温之法焉，此得非孟浪乎？

《症因脉治·卷四·泄泻论》：《准绳》云：用收涩以治滑，须分热滑寒滑。寒滑可以收敛，热滑未宜收也。如泻已愈，至明年此月日复发者，有积根于中。如痢症、休息痢相等看，然亦分热积、寒积治之。热积寒下，寒积温下。真元不足，佐以补元之药。脾虚不运，大安丸以助脾。

赵以德云：泄泻寒脱而虚，殆似绝者，急灸气海，饮人参膏而愈。治肾虚不能司禁闭者，肾气丸峻补其肾。痰积在肺，肺气下降，大肠不禁者，清上焦之痰，则肺气清而大肠之泻自愈。治思虑伤脾，脾气郁结，不能升举，陷入下焦而泄泻者，开其郁结，升举清阳之气。

张三锡曰：泄泻之症，湿火痰虚暑积风冷，八者之殊，必以渗湿燥脾为主，而随症加减。

湿则利之，火则清之，寒则温之，虚则补之，痰则豁之，暑则祛之，泻则消之，风则散之，此其大法也。

节斋曰：泻本属湿，多因饮食不节，损伤脾胃而作，须看时令寒热燥湿，患病新久虚实而治。大法渗湿、补脾、消导、分利。若久病脾虚下陷，宜以风药升提，肠胃虚滑，又当补涩。

《读医随笔·卷一·证治总论·虚实补泻论》：夫治实者，急去其邪；治虚者，治专于补。其顾胃气，人所易知也，独此邪盛正虚，攻补两难之际，只有力保胃气，加以攻邪，战守具备，敌乃可克。

（二）脾肾虚泄论治

《景岳全书·卷之二十四心集·杂证谟·泄泻》：凡脾气稍弱，阳气素不强者，一有所伤，未免即致泄泻。此虽为初病，便当调理元气，自非强盛偶伤者之比。如因泻而神气困倦者，宜养中煎，或温胃饮，或圣术煎，或四君子汤，或五君子煎。如微寒兼滞而不虚者，宜佐关煎。若脾虚而微滞者，宜五味异功散。若脾虚而微寒微滞者，宜六味异功煎，或温胃饮。若因饮食不调，忽而溏泻，以渐而甚，或见微痛，但所下酸臭，而颜色淡黄，便是脾虚胃寒不化之证，即宜用五德丸，再甚者，即宜用胃关煎，切勿疑也。凡兼真阴不足而为泄泻者，则或多脐下之痛，或于寅卯时为甚，或食入已久，反多不化，而为呕恶溏泻，或泻不甚臭而多见完谷等证。盖因丹田不暖，所以尾闾不固，阴中少火，所以中焦易寒，此其咎在下焦，故曰真阴不足也，本与中焦无涉，故非分利所及也，惟胃关煎一剂，乃为最上之乘。且人之患此者最多，勿谓其为新病而不可用也，勿谓其为年少而未宜用也，觉有是证，即宜是药，剂少功多，攸利非小。但知者见其先，昧者见其后，见其后，恐见之迟矣，所以贵见先也。肾泄证，即前所谓真阴不足证也，每于五更之初，或天将明时，即洞泄数次，有经月连年弗止者，或暂愈而复作者，或有痛者，或有不痛者，其故何也？盖肾为胃关，开窍于二阴，所以二便之开闭，皆肾脏之所主，今肾中阳气不足，则命门火衰，而阴寒独盛，故于子丑五更之后，当阳气未复、阴气盛极之时，即令人洞泄不止也。古方有椒附丸、五味子散，皆治此之良方；若必欲阳生于阴，而肾气充固，则又惟八味地黄丸为宜。然余尝用此，则似犹未尽善，故特制胃关煎、一气丹、九气丹、复阳丹之属，斯得其济者多矣，或五味子丸亦佳；其有未甚者，则加五德丸、四神丸，皆其最宜者也。凡脾泄久泄证，大都与前治脾弱之法不相远，但新泻者可治标，久泻者不可治标，且久泻无火，多因脾肾之虚寒也。若止因脾虚者，惟四君子汤、参术汤、参苓白术散之属为宜。若脾胃兼寒者，宜五君子煎、黄芽丸、五德丸。若脾气虚寒兼滞闷者，宜六味异功煎、温胃饮、圣术煎。若脾气虚寒之甚，而饮食减少，神疲气倦，宜参附汤、术附汤、十全大补汤。若病在下焦，肾气虚而微热者，宜六味地黄汤；微寒者，宜八味地黄汤，或胃关煎。若脾虚溏泄，久不能愈，或小儿脾泄不止者，止用敦阜糕、黏米固肠糕，亦易见效。若脾胃寒湿而溏泄不止者，苍术丸亦佳。若久泻元气下陷，大肠虚滑不收者，须于补剂中加乌梅、五味子、粟壳之属以固之。大泻如倾，元气渐脱者，宜速用四味回阳饮，或六味回阳饮主之。凡暴泻如此者，无不即效；若久泻至此，犹恐无及，盖五夺之中，惟泻最急，是不可见之不早也。倘药未及效，仍宜速灸气海，以挽回下焦之阳气。仍须多服人参膏。

（三）缓急标本论治

《金匮钩玄·附录·泄泻从湿治有多法》：举其湿热之相宜者，若长沙言，下利脉迟紧，痛未欲止，当温之；下利心痛，急当救里；下利清白，水液澄澈，可与理中四逆汤辈。究其利小便之相宜者，河间言湿胜则濡泄。

《景岳全书·卷之二十四心集·杂证谟·泄泻》：泄泻之暴病者，或为饮食所伤，或为时气所犯，无不由于口腹，必各有所因，宜察其因而治之。如因食生冷寒滞者，宜抑扶煎、和胃饮之属以温之。因湿滞者，宜平胃散、胃苓汤，或白术芍药散以燥之利之。因食滞而胀痛有余者，宜大、小和中饮之属以平之。因气滞而痛泻之甚者，宜排气饮，或平胃散之属以调之。因食滞而固结不散，或胃气之强实者，宜神佑丸、赤金豆、百顺丸之属以行之。凡初感者，病气未深，脏气未败，但略去其所病之滞，则胃气自安，不难愈也。

《景岳全书·卷之二十四心集·杂证谟·分痢治法》：盖虚寒之泻，本非水有余，实因火不足；本非水不痢，实因气不行。夫病不因水，而痢则亡阴，泻以火虚，而痢复伤气，倘不察其所病之本，则未有不愈痢愈虚，而速其危者矣。

《济阳纲目·卷二十二·泄泻·论虚滑久泻》：丹溪云：脾泻已久，大肠不禁，此脾气已脱，宜急涩之，以赤石脂、肉豆蔻、干姜之类。久病大肠气泄，用熟地黄半两，炒白芍药、知母各三钱，升麻、干姜各二钱，炙甘草一钱，为末，粥丸服之，仍用艾炷如麦粒，于百会穴灸三壮。如久泻，谷道不合，或脱肛，此元气下陷，及大肠不行收令而然，用白术、芍药、神曲、陈皮、肉豆蔻、诃子肉、乌梅为丸，以四君子汤加防风、升麻煎汤送下。

《症因脉治·卷四·泄泻论·附诸贤论》：赵以德云：泄泻寒脱而虚，殆似绝者，急灸气海，饮人参膏而愈。治肾虚不能司禁闭者，肾气丸峻补其肾。痰积在肺，肺气下降，大肠不禁者，清上焦之痰，则肺气清而大肠之泻自愈。治思虑伤脾，脾气郁结，不能升举，陷入下焦而泄泻者，开其郁结，升举清阳之气。

（四）风寒风热辨治

《景岳全书·卷之二十四心集·杂证谟·泄泻》：风泄证，亦当辨其风寒风热而治之。热者，如伤寒外感热利之属是也，宜以伤寒门自利条诸法治之；寒者，以风寒在胃，而脾土受伤，如《内经》所云春伤于风，夏生飧泄之属是也，宜以前温胃理中之法治之。

二、病程分阶段论治

《儒门事亲·卷六·湿形·泄泻八十四》：古郾一讲僧，病泄泻数年，丁香、豆蔻、干姜、附子、官桂、乌梅等燥药，燔针、烧脐、炳腕，无有阙者。一日，发昏不省，檀那赠纸者盈门。

泄泻

戴人诊其两手脉，沉而有力。《脉诀》云：下利，脉微小者生，洪浮大者无瘥。以瓜蒂散涌之，出寒痰数升；又以无忧散，泄其虚中之积及燥粪，仅盈斗；次以白术调中汤、五苓散、益元散，调理数日，僧已起矣。非术精识明，谁敢负荷如此？

《严氏济生方·大便门·泄泻论治》：治泻之法，先当分利水谷，车前子煎汤调五苓散是也；次则理正中焦，理中汤及治中汤是也；理中不效，方可断下，乳豆丸、固肠丸是也；或尚腹痛，未宜断下，断下太早，必成痢疾矣，惟当调中化积。痛轻者宜服治中汤、苏合香丸；腹痛更甚者，必然成痢，医经所谓腹痛甚者，必下痢也，宜进灵砂丹，以逐其积。此丹用之屡验，泻者止，痢者断，疼者愈，有积者内化，且不动脏腑。大凡痢疼，不先去其积，虽获暂安，后必为害，或阴阳相搏，冷热不调而成泻利者，当进香连丸，汤使具后，更有脾肾顿虚，腹胁膨胀，饮食不化而泄泻者，宜温助脾肾，枣肉丸是也……但停滞泄泻一证，直须积滞已消，然后用以断下药。今人往往便固止之，蕴积于中，而成痢疾者多有之。

《片玉心书·卷之四·泄泻门·西江月》：泄泻秘传治法，等闲不语时人，如今传授与子孙，胜似良田万顷。初次且行淡渗，温中以次施行，三升四塞救儿婴，此方古今永定。

《古今医统大全·卷之三十五·泄泻门》：其余伤食泄泻，失饥伤饱，胃不能消则胀满，所下酸臭可验，此证当疏利消导。大抵诸泄泻证各宜以类推求，必先分利，后实脾土，益元气，无不万全。

《万病回春·卷之三·泄泻》：泄泻之症，只因脾胃虚弱，饥寒饮食过度，或为风寒暑湿所伤，皆令泄泻。治须分利小便、健脾燥湿为主。若泻太多而不止者，当用补住为要。若泻不止，手足寒、脉虚脱、烦躁、发呃、气短、目直视、昏冒不识人者，皆死症也……泄泻初起，不可就用补塞，恐气未尽而成腹疼、饱闷、恶心、烦躁、发呃而死。直待泻去四五次方可补住。此大法也。

《证治准绳·杂病·第六册·大小腑门》：飧泄以风为根，风非汗不出。有病此者，腹中雷鸣，泄注水谷不分，小便涩滞，皆以脾胃虚寒故耳，服豆蔻、乌梅、粟壳、干姜、附子，曾无一效，中脘脐下灸已数千，燥热转甚，津液涸竭，瘦削无力，饮食减少。延予视之，予以《应象论》曰：热气在下，水谷不分，化生飧泄，寒气在上，则生膜胀，而气不散何也？阴静而阳动故也。诊其脉两手皆浮大而长，身表微热，用桂枝麻黄汤，以姜枣煎。大剂连进三服，汗出终日，至旦而愈。次以胃风汤和其脏腑，调养阴阳，食进而愈。经云：脾虚则腹满肠鸣，泄食不化。又云：飧泄取三阴。三阴者，太阴也。宜补中益气汤，以白芍药代当归主之。又云：肾脏志，志有余，腹胀飧泄，泻然筋血。又云：肝足厥阴之脉，所生病者，胸满呕逆，飧泄，视盛、虚、寒、热、陷下施法。此皆内因无风者也。

《济阳纲目·卷二十二·泄泻·论治泻用吐汗下三法》：又一僧，初闻家遭兵革，心气不足，又为寇贼所惊，脏腑不调，后入京不伏水土，以至危笃。前后三年，八仙丸、鹿茸丸、烧肝散皆服，不效，乃求药于戴人。戴人曰：此洞泄也，以谋虑久不决而成。肝主谋虑，甚则乘脾，久思则脾湿下流。乃上涌痰半盆，末后有血数点，肝藏血故也。又以舟车丸、浚川散下数行，仍使澡浴出汗，自尔日胜一日，常以胃风汤、白术散调养之，一月而强食复故。

又李德卿妻，因产后病泄一年余，四肢瘦乏，诸医皆断为死证。戴人曰：两手脉皆微小，乃痫病之生脉。况洞泄属肝经，肝木克土而成，此疾亦是肠澼。澼者，胃中有积水也。先以舟车丸四五十粒，又以无忧散三四钱，下四五行。人皆骇之，病羸如此，尚可过耶。复以导饮丸又导之，渴则调以五苓散，向晚使人伺之，已起而缉床。前后约三四十行，以胃风汤调之，半月而能行，一月而安健。又刘德源，病洞泄逾年，食不化，肌瘦力乏，行步欹倾，面色黧黑，举世治痢之药皆用之，无效。戴人往问之，乃出《内经》洞泄之说，虽不已疑，然畏其攻剂，夜焚香祷神。戴人先以舟车丸、无忧散下十余行，殊不困，已颇喜食。后以槟榔丸磨化其滞，待数日，病已大减。戴人以为去之不尽，当再服前药，德源亦欣然请下之，又下五行。次后数日，更以苦剂越之。往问其家，彼云：已下村中收索去也。

《证治汇补·卷之八·下窍门·泄泻》：凡泻皆兼湿，初宜分理中焦，次则分利下焦，继以风药燥湿，久则升举元气；滑脱不禁，然后涩之。其间风胜兼以解表，寒胜兼以温中，虚弱补益，食积消导，湿则淡渗，火则清凉，痰则涌吐，陷则升提，随证而用，不拘次序。

《儒医心镜·各症病原并用药治法要诀·泄泻》：若泻初起，不可就用补塞，恐积滞未尽，而成腹痛、饱闷、恶心、烦躁、发呃，而直待泻去四五次，方可补住。

三、酒泻论治

《景岳全书·卷之二十四心集·杂证谟·泄泻》：酒泻证，饮酒之人多有之，但酒有阴阳二性，人有阴阳二脏，而人多不能辨也。夫酒性本热，酒质则寒，人但知酒有湿热，而不知酒有寒湿也。故凡因酒而生湿热者，因其性也，以蘖汁不滋阴，而悍气生热也；因酒而生寒湿者，因其质也，以性去质不去，而水留为寒也。何以辨之？常见人有阳强气充而善饮者，亦每多泄泻，若一日不泻，反云热闷，盖其随饮随泻，则虽泻不致伤气，而得泻反以去湿，此其先天禀厚，胃气过人者也，最不易得，亦不多见。此而病者，是为阳证，不过宜清宜利，如四苓散、大分清饮，或酒蒸黄连丸之类，去其湿热而病可愈也。若阳虚之人，则与此大异。盖脾虚不能胜湿，而湿胜即能生寒，阳气因寒，所以日败，胃气因湿，所以日虚，其证则形容渐羸，饮食渐减，或脉息见弦细，或口体常怯寒，或脐腹常有隐疼，或眩晕常多困倦，或不安于五鼓，或加甚于秋冬，但无热证可据，而常多飧泄者，则总属虚寒也。凡若此者，若不速培阳气，必致渐衰，而日以危矣。余于四旬之外，亦尝病此数年，其势已窘，因遍求治法，见朱丹溪曰：因伤于酒，每晨起必泻者，宜理中汤加葛根，或吞酒蒸黄连丸。王节斋曰：饮酒便泄者，此酒积热泻也，宜加黄连、茵陈、干姜、木香之属。薛立斋曰：若酒湿未散，脾气未虚，宜用此药分利湿热。若湿热已去，中气被伤，宜用六君调补中气。又曰：酒性大热，乃无形之物，无形元气受伤，当用葛花解酲汤分消其湿。凡此诸论，若已尽之。然朱、王二家之说，则不分寒热，皆用黄连，是但知酒之有热，而不知酒之有寒，乌足凭也。惟薛氏之说，虽亦云酒性大热，而所重在脾，诚若善矣。余因效之，初服葛花解酲汤，不效，继服六君子、补中益气汤，又不效，再服理中以至八味，俱不

泄泻

效。斯时也，计穷力竭，若无再生之望矣，因潜思熟计，料非峻补命门，终无益也。乃自制胃关煎、右归丸、一气丹等方以治其病，仍绝口不饮以杜其源，调理年余，竟得全愈。自后始明性质之理，多得济人。向使已无确见，执信湿热之说，而妄用黄连、干葛清凉分利之剂，则焉望其有今日？即或自用稍迟，则既甚亦难挽矣。矧今人之病此者最多，而是阴是阳，不可不辨。凡阳盛者，脾强胃健，而气不易夺者也，故治本无难，而泄亦无虑；阳衰者，脾肾既伤，则脱气最易，故宜防其无及，不可不为深虑也。若必以酒为热，则其为古法所误者，诚不少矣。

四、祛湿论治

《仁斋直指方论·卷之三·湿·诸贤论》：其湿证有二，湿热证多，湿寒证少，当以脉证明辨之。如脉滑数，小便赤涩，引饮，为湿热证；若小便自利清白，大便泻利，身疼，自汗，为寒湿证。治之宜五苓散加生附、苍术、木瓜主之。

《金匮钩玄·附录·泄泻从湿治有多法》：泄泻者，水泻所为也。由湿本土，土乃脾胃之气也。得此证者，或因于内伤，或感于外邪，皆能动乎脾湿。脾病则升举之气下陷，湿变注出大肠之道，以胃与大肠同乎阳明一经也。云湿可成泄，垂教治湿大意而言。后世方论泥云：治湿不利小便，非其治也。故凡泄泻之药，多用淡渗之剂利之。下久不止，不分所得之因，遽以为寒，而用紧涩热药兜之。

《古今医统大全·卷之三十五·泄泻门》：东垣案云：予病脾胃久衰，视听半失，此阴盛乘阳。加之气短精神不足，此由脉弦令虚，多言之过。阳气衰弱，不能舒伸，伏匿于阴中耳。又值淫雨阴寒，时人多病泄利。此湿多成五泄故也。一曰体重肢节痛，大便泻并下者三，时小便秘涩，思其治法。按：经云：大小便不利，无问标本，先利大小便。又云：在下者，引而竭之，亦是先利小便也。又云：诸泻痢小便不利，先分利之。又云：治湿不利小便，非其治也。皆当利其小便，多用淡味渗泄之剂利之，是其法也。

《医方考·卷一·湿门第五·四苓散》：四苓散……白术（炒）、茯苓（去皮）、猪苓、泽泻。湿生于内，水泻，小便不利者，此方主之。经曰：湿胜则濡泻。故湿生于内者，令人水泻；湿并于大肠，故小便不利，白术燥而淡，燥则能健脾，淡则能利湿；茯苓甘而淡，甘则能补中，而淡亦渗湿矣；猪苓枯而淡，泽泻咸而淡，枯者有渗利而无补益，咸者直能润下而兼渗利。丹溪曰：治湿不利小便，非其治也。故主此方。

《景岳全书·卷之二十四心集·杂证谟·分痢治法》：泄泻之病，多见小水不利，水谷分则泻自止，故曰：治泻不利小水，非其治也。然小水不利，其因非一，而有可利者，有不可利者，宜详辨之。如湿胜作泻而小水不利者，以一时水土相乱，并归大肠而然也……盖虚寒之泻，本非水有余，实因火不足；本非水不利，实因气不行。夫病不因水，而痢则亡阴，泻以火虚，而痢复伤气，倘不察其所病之本，则未有不愈痢愈虚，而速其危者矣。

《医方选要·卷之一·中湿门》：夫湿能伤脾，脾土一亏，诸证生焉。滞而为喘嗽，渍而为呕吐，渗而为泄泻，溢而为浮肿。湿郁脾中则发黄。湿流肾内则重着，身重腰痛。湿入关节则一身尽痛。夹风则头目昏眩，呕哕心烦；兼寒则拳挛掣痛，无汗恶寒；带热则烦渴引饮，心腹疼痛，多汗。中湿之证，其脉多沉缓而微，其证四肢重痛不举，法当利其小便，或轻汗以散之，或温燥以除之。经云：治湿不利小便，非其治也。具方于后，随证治之。

《时病论·卷之三·春伤于风夏生飧泄大意·飧泄》：或问曰：诸贤论飧泄，皆谓湿兼风也，又谓湿多成五泻，又谓治湿不利小便，非其治也。今先生论中一无湿字，反谓偏利小便，必致不起，能不违悖古人乎？答曰：是病专论春伤于风之伏气，所以论风而未及湿，如有湿邪相混，即有湿之见证，辨之明确，始可佐之通利。盖飧泄下利清谷，乃属脾土虚寒，不能运化而下陷，倘执通利趋下之方，岂非落井而又下石哉！通篇皆本《内经》，何违悖之有？又问曰：先生谓飧泄乃属脾土虚寒，所以下利清谷，殊未见《医统》又云：胃火，由火性急速，传化失常，为邪热不杀谷也。《指掌》亦谓：完谷不化，以火治之。由是观之，又与先生之论，不相符节，究竟以前人为火乎？抑亦以先生为寒乎？答曰：丰按《内经》而推，飧泄属虚者固矣；《医统》《指掌》皆谓为火者，其实即诸泻中之火泻也。须知寒与火，极易明辨，如脉数苔黄，小溲热赤，即是属火之泻，否则便是虚寒。问者首肯而退。

五、渗利水湿论治

《伤寒论·辨太阳病脉证并治》：（利）复不止者，当利其小便。

《三因极一病证方论·卷之二·叙中湿论》：中湿者，脉沉而细，微缓，以湿溢入肌，肌浮，脉则沉细。夫湿者，在天为雨，在地为土，在人脏为脾，故湿喜归脾，脾虚喜中湿，故曰湿流关节。中之，多使人腹胀，四肢关节疼痛而烦，久则浮肿喘满，昏不知人。夹风，则眩晕呕哕；兼寒，则挛拳掣痛。治之不得猛发汗及灼艾，泄泻惟利小便为佳。故论云：治湿不利小便，非其治也。大汗大下皆死，详论治法，见伤暑门。

《丹溪心法·卷二·泄泻十》：泄泻，有湿、火、气虚、痰积。湿用四苓散加苍术，甚者苍白二术同加，炒用燥湿兼渗泄；火用四苓散加木通、黄芩，伐火利小水；痰积宜豁之，用海粉、青黛、黄芩，神曲糊丸服之。

《医方集解·补养之剂第一·升阳益胃汤》：又曰：余病脾胃久衰，一日体重，肢节疼痛，大便泄下，小便闭塞，默思《内经》云：在下者，因而竭之，是先利小便也，又治诸泻小便不利者，先分利之，治湿不利小便，非其治也，当用淡渗以利之，病虽即已，是降之又降，复益其阴，而重竭其阳也，治以升阳风药，是为宜耳。

《订正仲景全书〈伤寒论注〉·卷十三·辨痉湿暍病脉证并治篇》：成无己曰：湿盛则濡泄。小便不利，大便反快者，湿气内流也。但当利其小便，以宣泄腹中湿气。古云：治湿不利小便，非其治也。

《时病论·卷之三·春伤于风夏生飧泄大意·飧泄》：或问曰：诸贤论飧泄，皆谓湿兼风也，又谓湿多成五泻，又谓治湿不利小便，非其治也。今先生论中一无湿字，反谓偏利小便，必致不起，能不违悖古人乎？答曰：是病专论春伤于风之伏气，所以论风而未及湿，如有湿邪相混，即

泄泻

有湿之见证，辨之明确，始可佐之通利。盖飧泄下利清谷，乃属脾土虚寒，不能运化而下陷，倘执通利趋下之方，岂非落井而又下石哉！通篇皆本《内经》，何违悖之有？

《医方简义·卷四·镇肝汤·胃痛》：治泻亦必制木，木不戕土，水曷由侵。书云：治泻不利小溲，非其治也。

《成方便读·卷三·清暑之剂·薷苓汤》：薷苓汤即四味香薷饮合五苓散为一方，煎服。治暑湿两伤泄泻等证。夫暑为无形之气，感则仅伤上焦心肺之分，惟湿为有形之邪，伤则必及乎脾胃，而为泄泻等证矣。湿多成泻，古训昭然。然暑必兼湿，暑湿相合，故夏月水泻之证尤多。古人云：治湿不利小便，非其治也。是以清心、利小便，为治暑两大法门。

六、升提举陷论治

《丹溪心法·卷二·泄泻十》：泄泻，有湿、火、气虚、痰积……在上者用吐提，在下陷者宜升提之，用升麻、防风；气虚，用人参、白术、炒芍药、升麻；食积，二陈汤和泽泻、苍术、白术、山楂、神曲、川芎，或吞保和丸；泻水多者，仍用五苓散；久病大肠气泄，用熟地黄半两，炒白芍、知母各三钱，升麻、干姜各二钱，炙甘草一钱为末，粥丸服之。仍用艾炷如麦粒，于百会穴灸三壮。脾泻当补脾气，健运复常，用炒白术四两，炒神曲三两，炒芍药三两半，冬月及春初，用肉蔻代之，或散或汤，作饼子尤佳。食积作泻，宜再下之，神曲、大黄作丸子服。脾泄已久，大肠不禁，此脾已脱，宜急涩之，以赤石脂、肉豆蔻、干姜之类。

《金匮钩玄·附录·泄泻从湿治有多法》：有宜升举而安者，若《试效方》言：胃中湿脾弱，不能运行，食下则为泄，助甲胆风胜以克之。以升阳之药羌活、独活、升麻、防风、炙甘草之属……有以补养而愈者，若《脾胃论》言，脉弦，气弱，自汗，四肢发热，大便泄泻，从黄芪建中汤。

《明医杂著·卷之一·枳术丸论》：光禄杨立之，元气素弱，饮食难化，泄泻不已，小便短少，洒淅恶寒，体重节痛。余以为脾肺虚，用升阳益胃汤而痊。大凡泄泻服分利调补等剂不应者，此肝木郁于脾土，必用升阳益胃之剂，庶能保生。

《药鉴·新刻药鉴卷之一·论升麻柴胡槟榔木香四味同用功效》：病在上膈，法当用木香、槟榔以降之。病在下膈，法当用升麻、柴胡以提之，此常理也。然或泄泻脱肛后重，疼不可忍，是乃气下陷也，法当举之，以升麻、柴胡，和之以木香，攻之以槟榔。或曰：四药同剂，不无升降混淆，奚有治病归一之功也。曰：天生药石治其病，各有其能，如仲景立大柴胡汤，用柴胡、大黄同剂，以治伤寒表里俱见之症，然柴胡升散外邪，大黄降泄内实，使病者热退气和而愈。故用升麻、柴胡，自能升清气而上行，槟榔、木香，自能逐浊气而下降，能使脱肛举而后重除，自可同剂而成功矣。何疑之有。

《素问灵枢类纂约注·卷下·审治第七》：胃中谷气者，便是风化也。胃中湿胜而成泄泻，宜助甲胆，风胜以克之，又是升阳，助清气上行之法也。

《症因脉治·卷四·泄泻论》：东垣云：凡泻而水谷不化，谓之飧泄，乃清气不升，古人皆以升浮之味，升举胃气，脾胃清和，则水谷消而湿自化。不比治湿，利小便，在下者引而竭之之例。故曰：胃中湿胜而成泄泻，宜助甲胆，以风胜之，人但知脾病恶湿，利湿则泻自止，不知久泻传虚，脾胃之清气下陷者，反用升举清阳之气，鼓舞脾胃之妙也。

《医述·卷九·杂证汇参·泻》：凡泄，水谷不化，谓之飧泄，是清气在下，胃气不升，古人皆以升浮药治之。经曰：湿多成五泄。治湿不利小便，非其治也。惟此证不宜此论，盖其病得之于胃气下流，清气不升，阳道不行，故宜升宜举，不宜利小便。（李东垣）

《儒医心镜·各症病原并用药治法要诀·泄泻》：田氏考之曰：泄泻前论未见详尽。《难经》曰：有胃泄，有脾泄，有大肠泄，小肠泄，有大瘕泄，名曰五泄，皆有所受。胃泄色黄，水谷不化，即飧泄也；脾泄胸腹胀满，泄主呕吐食出，即濡泄也；大肠泻食已窘迫，大便色白，肠鸣切痛，即洞泄也；小肠泄泻而便脓血，即血泄也；瘕泄里急后重，数至圊而不能便，茎中痛，即肠澼也。大抵胃弱，虽受而不能运化，湿热熏蒸，乃不胜者受邪。法当健脾除湿，益胃调中。如久不愈，升提下陷之气，实肠胃为主。治泄之法不出于此。

七、清解热邪论治

泄
泻

《金匮钩玄·附录·泄泻从湿治有多法》：有宜寒凉而愈者，若长沙言，协热自利者，黄芩汤主之。举其湿热之相宜者，若长沙言，下利脉迟紧，痛未欲止，当温之；下利心痛急当救里；下利清白，水液澄澈，可与理中、四逆汤辈。究其利小便之相宜者，河间言湿胜则濡泄。小便不利者，可与五苓散、益元散分导之。以其收敛之相宜者，东垣言：寒滑气泄不固，制诃子散涩之。以上诸法，各有所主，宜独利小便而湿动也。岂独病因寒，必待龙骨、石脂紧重燥毒之属涩之。治者又当审择其说，一途取利，约而不博可乎。

八、温中祛寒论治

（一）温中散寒法

《注解伤寒论·卷六·辨太阴病脉证并治法第十》：自利不渴者，属太阴，以其脏有寒故也，当温之。宜服四逆辈。

《儒门事亲·卷十·〈金匮〉十全五泄法后论》：夫飧泄得之于风，亦汗可愈。或伏惊怖，则胆木受邪，暴下绿水。盖谓戊己见伐于甲木也。婴儿泄绿水，《素问》有婴儿风，理亦如之。洞泄者，飧泄之甚，但飧泄近于洞泄，洞泄久则寒中，温之可也。治法曰：和之则可也，汗之则不可。盖在腑则易治，入脏则难攻。洞泄寒中，自腑而入脏，宜和解而勿争。

《金匮钩玄·附录·泄泻从湿治有多法》：若长沙言，下利脉迟紧，痛未欲止，当温之……下利清白，水液澄澈，可与理中、四逆汤辈。

《医门法律·卷二·中寒门·比类〈金匮〉胸腹寒痛十七则》：里虚下利，即当温补脏气，防其竭绝。

《医门法律·卷二·中寒门方》：虚寒泄泻，宜从温补，固矣。然久泻不同暴病，且有下多亡阴之戒，方中用附子胜寒，当兼以参、术，如理中之例可也。乃用干姜，复用良姜；用荜茇，复用胡椒；用丁香、复用豆蔻；惟恐不胜其泻，曾不思五脏气绝于内，则下利不禁。其敢以一派香燥，坐耗脏气耶？后人复制万补丸，虽附子与人参、当归、白术同用，而仍蹈前辙。丁、沉、乳、茴、草蔻、肉蔻、姜、桂、荜茇，既无所不有，更加阳起、钟乳、赤脂石性之悍。冀图涩止其泻，而不知尽劫其阴，徒速人脏气之绝耳，用方者鉴诸。

《医方简义·卷六·产后泄泻》：泄泻因脾胃虚弱，土不胜水，木旺侮土，停滞不运，各能致泻。更有血瘀不净，因郁因忧，因怒因悲者，皆能留瘀，结为癥瘤痞聚之患，都是致泻之由。若治产后泄泻而不用通络温中之法，非善治者也。世人但知利水治泻而不知补土即所以利水也，疏木即所以扶土也。余制调元益胃汤，以为治泻之主方，加减而用，庶乎挽一时之流弊耳。

（二）温肾补元法

《医学启源·卷之上·五脏六腑除心包络十一经脉证法》：肾虚则以熟地黄、黄柏补之。肾本无实，不可泻，钱氏止有补肾地黄丸，无泻肾之药。肺乃肾之母，金生水，补母故也，又以五味子补之者是也。

《瑞竹堂经验方·卷八·泻痢门·二神丸》：孙真人云：补肾不若补脾。许学士云：补脾不若补肾，盖肾气怯弱，则真阳衰劣，不能蒸脾胃，脾胃多寒，令人胸膈痞塞，不进饮食，迟于运化，或腹胁虚胀，或呕吐痰涎，或肠鸣泄泻。譬如鼎釜之中，有诸米谷，无火力，虽终日不熟，其何能化？

《成方切用·卷六下·祛寒门·四神丸》：破故纸（四两，酒浸一宿炒），五味子（三两，炒），肉豆蔻（二两，面裹煨），吴茱萸（一两，盐汤泡），用大枣百枚，生姜八两，切片，同煮。枣烂去姜，取枣肉捣丸。每服二钱，临卧盐汤下。（若平旦服之，至夜药力已尽，不能敌一夜之阴寒也。）

破故纸辛苦大温，能补相火以通君火，火旺乃能生土，故以为君。肉蔻辛温，能行气消食，暖胃固肠。五味咸能补肾，酸能涩精。吴茱辛热，除湿燥脾，能入少阴、厥阴气分而补火。盖久泻皆由肾命火衰，不可专责脾胃，故大补下焦元阳，使火旺土强，泄泻自止矣。

《医述·卷九·杂证汇参·泻》：命门无火，不能为中宫蒸腐水谷，而湿停在脾，先有其泻料，而藏寒在肾，谁复司其闭藏？故经木气才萌，不待疏泄，遂成其泻令。虽是木邪干土，实肾之脾胃虚也。此际补脾不如补肾，四神丸温能暖肾而使气蒸，辛能破滞而使气壮，则补肾仍是补脾也。（程郊倩）

元阴不足而泄泻者，名曰肾泻。其状则水谷不分，至圊即去，足胫冷，少腹下重。但去有常度，昼夜或一二次，与他证之泻不同。盖元阴之气衰弱，不能健运其水谷故也。世不知此，但见泄泻，概用参、术补之，殊不知参、术乃补脾胃中阳气之药，况脾属土而肾属水，肾泻补脾，则土愈胜而水愈亏，故肾泻不可用参、术，宜以补阴之药兼山药、芡实、茯苓、莲肉，其泻自

止。如夹阳气不足而泻者，则不拘于此。（罗赤诚）

九、疏解通利论治

（一）表里双解法

《注解伤寒论·卷三·辨太阳病脉证并治法第六》：太阳与阳明合病者，必自下利，葛根汤主之。

《素问病机气宜保命集·卷中·泻痢论第十九》：有厥阴经动，下痢不止，其脉沉而迟，手足厥逆，涕唾脓血，此为难治，宜麻黄汤小续命汗之。法曰：谓有表邪缩于内，当散表邪而愈。

《神农本草经疏·卷二·〈续序例〉下·小儿门》：多泄泻，慎勿止泻，泻则阳明之邪热得解，是亦表里分消之义也。

（二）发汗散表法

《儒门事亲·卷二·凡在表者皆可汗式十五》：设若飧泄不止，日夜无度，完谷下出，发汗可也。《内经》曰：春伤于风，夏生飧泄。此以风为根，风非汗不出。昔有人病此者，腹中雷鸣泄注，水谷不分，小便涩滞，皆曰脾胃虚寒故耳。豆蔻、乌梅、罂粟壳、干姜、附子，曾无一效；中脘脐下，灸已数十，燥热转甚，小溲涸竭，瘦削无力，饮食减少。命予视之，余以谓《应象论》曰：热气在下，水谷不分，化生飧泄；寒气在上，则生䐜胀。而气不散，何也；阴静而阳动故也。诊其两手脉息，俱浮大而长，身表微热。用桂枝麻黄汤，以姜枣煎，大剂，连进三服，汗出终日，至旦而愈。次以胃风汤，和平脏腑，调养阴阳，食进病愈。

《证治准绳·杂病·第六册·大小腑门》：又如久风为餐泄者，则不饮水而谷完出，治法当以宣风散导之，后服苍术防风汤。餐泄以风为根，风非汗不出。

（三）涌吐痰积法

《儒门事亲·卷六·湿形·泄泻八十四》：古郾一讲僧，病泄泻数年，丁香、豆蔻、干姜、附子、官桂、乌梅等燥药，燔针、烧脐、炳腕，无有阙者。一日，发昏不省，檀那赠纸者盈门。戴人诊其两手脉，沉而有力。《脉诀》云：下利，脉微小者生，洪浮大者无瘳。以瓜蒂散涌之，出寒痰数升；又以无忧散，泄其虚中之积及燥粪，仅盈斗；次以白术调中汤、五苓散、益元散，调理数日，僧已起矣。非术精识明，谁敢负荷如此？

《脉因证治·卷二·泄》：痰积下流，因太阴分有积痰，肺气不得下流降而瘀，大肠虚而作泄，当治上焦，以萝卜子等吐之。

《丹溪心法·卷二·泄泻十》：在上者用吐提，在下陷者宜升提之，用升麻、防风。

《金匮钩玄·附录·泄泻从湿治有多法》：《格致余论》：夏月患泄，百方不效，视之，久病而神亦瘁，小便少而赤，脉滑而颇弦，格闷食减。因悟此久积所为，积湿成痰，留于肺中，宜大肠之不固也。清其源则流自清。以茱萸等作汤，温服一碗许，探喉中，一吐痰半升，如利减半，次早晨饮，吐半升而利止。

《医学纲目·卷之四·阴阳脏腑部·治上下法》：（丹）一男子病小便不通，医以痢药治之加剧。丹溪云：此积痰病也。积痰在肺，肺为上焦，而膀胱为下焦，上焦闭则下焦塞，譬如滴水之器，必上窍通，而后下窍之水出焉。乃以法大吐之，吐已，病如失。又治一老人泄痢，百方不应，膈闷食减，丹溪与吐剂，吐出胶痰升许，而痢止。

（四）通里攻下法

《三因极一病证方论·卷之十一·实热泄泻治法》：小承气汤，治下利谵语者，有燥屎故也（方见伤寒门）。夫泄泻却用大黄者，乃通因通用也。非大实热，勿轻用之。

《严氏济生方·大便门·泄泻论治》：其如饮食不节，过食生冷而成泄泻者，乃由中州不运，脾胃有伤也。但停滞泄泻一证，直须积滞已消，然后用以断下药。

《丹溪心法·卷二·泄泻十》：食积作泻，宜再下之，神曲、大黄作丸子服。

《金匮钩玄·附录·泄泻从湿治有多法》：若长沙言，下痢脉滑而数者，有宿食也，当下之。下利已瘥，至其时复发者，此为下未尽，更下之安，悉用大承气汤加减之剂。有宜化而得安者。

《证治准绳·杂病·第六册·大小腑门》：下利，三部脉皆平，按之心下坚者，急下之，宜大承气汤。下利脉迟而滑者，实也。利未欲止，急下之，宜大承气汤。下利脉反滑者，当有所去，下乃愈，宜大承气汤。下利已瘥，至年月日时复发者，以病不尽故也。当下之，大承气汤。（以上数承气汤，本虚者当别议。）

《明医指掌·卷四·泄泻四》：若粪中有积如稠脓，须消化为上。

（五）活血祛瘀法

《医林改错·卷上·膈下逐瘀汤所治症目·肾泻》：五更天泄三两次，古人名曰肾泄。言是肾虚，用二神丸、四神丸等药，治之不效，常有三五年不愈者。病不知源，是难事也。不知总提上有瘀血，卧则将津门挡严，水不能由津门出，由幽门入小肠，与粪合成一处，粪稀溏，故清晨泻三五次。用此方逐总提上之瘀血，血活津门无挡，水出泻止，三五副可痊愈。

十、急者缓之论治

《素问病机气宜保命集·卷中·泻痢论第十九》：法曰：谓有表邪缩于内，当散表邪而愈。有暴下无声，身冷自汗，小便清利，大便不禁，气难布息，脉微呕吐，急以重药温之，浆水散是也。

《杂病源流犀烛·卷四·泄泻源流》：又有暴泄，太阳传太阴，大肠不能固禁，卒然而下，大便如水，其中有小结粪硬物，欲起又下，欲了不了，小便多清，或身冷自汗，气难布息，脉微呕吐，此寒也，急以重药温之（宜浆水散）。又有久泄，厥阴经动，下利不止，脉沉迟，手足厥逆，涕唾脓血，此症不易治，大法以为风邪缩于内，宜汗之是也（宜桂枝麻黄汤）。亦有由真阴虚损，元气下陷而成者，若非滋其本原，则必胸痞腹胀，小便淋涩，多致不救（宜四神丸、补中益气汤），凡泄泻之病，止于此矣，而治法亦靡有遗者。

十一、健脾祛湿论治

《素问病机气宜保命集·卷中·泻痢论第十九》：若四肢懒倦，小便少或不利，大便走，沉困，饮食减，宜调胃去湿，白术、芍药、茯苓三味，水煎服。以白术之甘，能入胃而除脾胃之湿，芍药之酸涩，除胃中之湿热，四肢沉困，茯苓之淡泄，能通水道走湿，此三味泄痢须用此。

《金匮钩玄·附录·泄泻从湿治有多法》：有宜调和脾湿而得止者，若洁古言曰：四肢懒倦，小便不利，大便走泄，沉困，饮食减少，以白术、芍药、茯苓，加减治之。

《金匮钩玄·附录·泄泻从湿治有多法》：泄泻者，水泻所为也。由湿本土，土乃脾胃之气也。得此证者，或因于内伤，或感于外邪，皆能动乎脾湿。脾病则升举之气下陷，湿变注并出大肠之道，以胃与大肠同乎阳明一经也。云湿可成泄，垂教治湿大意而言。后世方论泥云：治湿不利小便，非其治也。故凡泄泻之药，多用淡渗之剂利之。下久不止，不分所得之因，遽以为寒，而用紧涩热药兜之。夫泄有五。飧泄者，水谷不化而完出，湿兼风也；溏泄者，所下汁积黏垢，湿兼热也；鹜泄者，所下澄澈清冷，小便清白，湿兼寒也；濡泄者，体重软弱，泄下多水，湿自甚也；滑泄者，久下不能禁固，湿胜气脱也。若此有寒热虚实之不同，举治不可执一而言。谨书数法于后：夫泄有宜汗解者。经言：春伤于风，夏必飧泄。又云：久风为飧泄。若《保命集》云：用苍术、麻黄、防风之属是也。有宜下而保安者。若长沙言：下痢脉滑而数者，有宿食也，当下之。下利已瘥，至其时复发者，此为下未尽，更下之安，悉用大承气汤加减之剂。有宜化而得安者。《格致余论》：夏月患泄，百方不效，视之，久病而神亦瘁，小便少而赤，脉滑而颇弦，格闷食减。因悟此久积所为，积湿成痰，留于肺中，宜大肠之不固也。清其源则流自清。以茱萸等作汤，温服一碗许，探喉中，一吐痰半升，如利减半，次早晨饮，吐半升而利止。有以补养而愈者。若《脾胃论》言：脉弦、气弱、自汗，四肢发热，大便泄泻，从黄芪建中汤。有宜调和脾湿而得止者。若洁古言曰：四肢懒倦，小便不利，大便走泄，沉困，饮食减少，以白术、芍药、茯苓，加减治之。有宜升举而安者。若试效方言：胃中湿脾弱，不能运行，食下则为泄，助甲胆风胜以克之。以升阳之药羌活、独活、升麻、防风、炙甘草之属。有宜燥湿而后除者。若《脾胃论》言：上湿有余，脉缓，怠惰嗜卧，四肢不收，大便泄泻，从平胃散。

《金匮钩玄·卷第一·泄泻》：湿，燥湿兼渗泄之。四苓散加苍术、白术。甚者，二术炒。

《证治准绳·幼科·集之一·初生门》：脾主湿，自病则泄泻多睡，体重昏倦，脾苦湿，急食苦以燥之。实则泄泻赤黄，睡不露睛，泻黄散主之。虚则泄泻色白，睡露睛，白术散主之。

十二、固涩收脱论治

（一）涩滑固脱法

《圣济总录·卷第九十六·大便不禁》：论曰：大肠为传导之官，掌化糟粕，魄门为之候。若其脏寒气虚，不能收敛，致糟粕无所制约，故遗失不时，治之宜涩固津液，方论所谓涩可去脱是也。

《注解伤寒论·卷六·辨少阴病脉证并治法第十一》：少阴病，下利便脓血者，桃花汤主之。阳病下利便脓血者，协热也；少阴病下利便脓血者，下焦不约而里寒也。与桃花汤，固下散寒。

《金匮钩玄·附录·泄泻从湿治有多法》：下久不止，不分所得之因，遽以为寒，而用紧涩热药兜之。……东垣言：寒滑气泄不固，制诃子散涩之。以上诸法，各有所主，宜独利小便而湿动也。岂独病因寒，必待龙骨、石脂紧重燥毒之属涩之。

《医宗必读·卷之七·水肿胀满·泄泻》：经曰：寒者温之是也。一曰固涩，注泄日久，幽门道滑，虽投温补，未克奏功，须行涩剂，则变化不愆，揆揆合节，所谓滑者涩之是也。

（二）补中收脱法

《脉症治方·卷之二·暑门·泄泻》：久泻谷道不合，或脱肛，此元气下陷，及大肠不行收令而然也。本方去厚朴、苍术、猪苓、泽泻、车前子，加人参、芍药、神曲、诃子、肉果、乌梅、五倍子（各等分）为丸。

《景岳全书·卷之二十四心集·杂证谟·泄泻》：大泻如倾，元气渐脱者，宜速用四味回阳饮，或六味回阳饮主之。凡暴泻如此者，无不即效；若久泻至此，犹恐无及，盖五夺之中，惟泻最急，是不可见之不早也。倘药未及效，仍宜速灸气海，以挽回下焦之阳气。仍须多服人参膏。

十三、温清并用论治

《古今名医方论·卷四·乌梅丸》：治厥阴病消渴，气上撞心，心中疼热，饥而不欲食，食即吐蛔。又主久利。乌梅（三百枚），黄连（一斤），细辛、附子（炮）、人参、桂枝、黄柏（各六两），干姜（十两），当归、蜀椒（各四两），上十味，异捣筛，合治之，以苦酒渍乌梅一宿，去核，蒸之五升米下，饭熟，捣成泥，和药令相得，纳臼中与蜜杵二千下，丸如桐子大。先食饮服十丸，日三服，稍加至一二十丸。禁生冷、滑物、臭食。柯韵伯曰：六经惟厥阴为难治。其本阴，其标热，其体木，其用火。必伏其所主而先其所因，或收、或散、或逆、或从，随所利而行之，调其中气，使之和平，是治厥阴法也（治厥阴大法）。厥阴当两阴交尽，又名阴之绝阳，宜无热矣。第其具合晦朔之理，阴之初尽，即阳之初生，所以一阳为纪，一阴为独使，则厥阴病热，是少阳使然也。火旺则水亏，故消渴；气上撞心，心中疼热，气有余便是火也；木盛则克土，故饥不欲食；虫为风化，饥则胃中空虚，蛔闻食臭出，故吐蛔（叙厥阴症明晰）。仲景立方，皆以辛甘苦味为君，不用酸收之品；而此用之者，以厥阴主肝木耳！《洪范》曰：木曰曲直作酸。《内经》曰：木生酸，酸入肝。君乌梅之大酸，是伏其所主也；配黄连泻心而除疼，佐黄柏滋肾以除渴，先其所因也；肾者肝之母，椒、附以温肾，则火有所归，而肝得所养，是固其本；肝欲散，细辛、干姜辛以散之；肝藏血，桂枝、当归引血归经也；寒热杂用，则气味不和，佐以人参调其中气；以苦酒渍乌梅，同气相求；蒸之米下，资其谷气；加蜜为丸，少与而渐加之，缓则治其本也。蛔，昆虫也，生冷之物与湿热之气相成，故药亦寒热互用，且胸中烦而吐蛔，则连、柏是寒因热用也。蛔得酸则静，得辛则伏，得苦则下，信为化虫佳剂。久利则虚，调其寒热，酸以收之，下利自止。

《伤寒溯源集·卷之二·太阳中篇·伤寒证治第二》：栀子（十四枚，擘），厚朴（四两，姜炙），枳实（四枚，去瓤），以上三味，以水三升半，煮取一升半。去滓，分二服，温进一服，得吐者止后服。伤寒，医以丸药大下之，身热不去，微烦者，栀子干姜汤主之。（三十五）伤寒表邪未解，医不知而以峻厉丸药大下之，宜乎陷入而为痞结矣。而身热不去是邪未全陷，尚有留于表者，微觉烦闷，乃下之之虚邪陷膈，将结未结之征也。大下之后，既不可复发其表，又不可再攻其里，晌邪之犹在胸膈也。速宜以栀子干姜汤涌之。则烦闷之胸邪，得上越而出，身热之表邪，亦因吐而汗解矣，立方之义。盖以身热微烦，用栀子之苦寒，以涌胸中之邪，误下伤胃，取干姜之辛热，以守胃中之阳，则温中散邪之法尽之矣。

《订正仲景全书〈伤寒论注〉·卷十一·辨坏病脉证并治篇》：伤寒六七日，邪传厥阴，厥热胜复之时，医不详审阴阳，而大下之，致变中寒下竭之坏证。中寒故寸脉沉迟，手足厥逆；下竭故尺脉不至，泄利不止也。盖未下之前，阳经尚伏表热，大下之后，则其热乘虚下陷，内犯厥阴，厥阴经循喉咙，贯膈注肺，故咽喉不利，唾脓血也。此为阴阳错杂，表里混淆之证，若温其下，恐助上热，欲清其上，愈益中寒，仲景故以此汤主之，正示人以阴阳错杂为难治，当于表里上下求治法也。盖下寒上热，固为难温，里寒无汗，还宜解表，故麻黄升麻汤，以解表和里，清上温下，随证治之也。

《伤寒论纲要·辨太阳病脉证并治法下》：伤寒中风（误下作痞，不独太阳），医（自为之。故见痞乃攻）反下之（误用巴豆之丸）。其人下利，日数十行（服药之日，大下数十行），谷不化（胃中所在之食物。一日下利尽），腹中雷鸣，心下痞硬（客气上逆）而满，干呕心烦不得安（邪尾仍围少阳，虚阳不能四布，故作满干呕心烦。插而字者，为示其因之异也）。医见心下痞，谓病不尽，复下之（医见下后作痞，因与大黄黄连泻心汤），其痞益甚（再用利药下之，里阳重虚，其少阳之邪随入，故痞益甚）。此非结热（非邪结热实者），但以胃中虚，客气上逆，故使硬也（客气，客邪之气也，虚阳戴邪而上逆）。甘草泻心汤主之（再误利药，故以甘草干姜复里阳，半夏燥胃，芩连推心下而除痞。盖此方主温而兼攻痞）。

十四、舒郁调气论治

（一）健脾行气法

《丹溪手镜·卷之中·泄泻》：脉沉而细疾或微，欲食不下，目睛不了了。又腹满泄、鹜溏，此阴寒也。脉数疾，声亮，暴注下迫，渴烦，小便赤涩，水谷消化，此阳热也。虚则无力，不禁固也，温之……脾泄腹胀满，肠鸣，食不化，呕吐，宜理中汤（一云：肠鸣食不化，脾虚）。

《丹溪心法·卷二·泄泻十》：泄泻，有湿、火、气虚、痰积。湿用四苓散加苍术，甚者苍白二术同加，炒用燥湿兼渗泄；火用四苓散加木通、黄芩，伐火利小水；痰积宜豁之，用海粉、青黛、黄芩，神曲糊丸服之。在上者用吐提，在下陷者宜升提之，用升麻、防风；气虚，用人参、白术、炒芍药、升麻。

（二）疏肝调气法

《丹溪手镜·卷之中·泄泻》：气泻，躁怒不常，伤动其气，肺气乘脾，脉弦而逆，宜调气……惊泄者，心受惊则气乱，心气不通水入……风泄，久风为飨泄，水谷不化而完出也，肝病传脾，宜泻肝补脾。

《医贯·卷之五·先天要论（下）·泻利并大便不通论》：治忧思太过，脾气结而不能升举，陷入下焦而成泄泻者。开其郁结，补其脾胃，使谷气升发也。

《景岳全书·卷之二十四心集·杂证谟·泄泻》：气泄证，凡遇怒气便作泄泻者，必先以怒时夹食，致伤脾胃。故但有所犯，即随触而发，此肝脾二脏之病也，盖以肝木克土，脾气受伤而然。使脾气本强，即见肝邪，未必能入，今既易伤，则脾气非强可知矣。故治此者，当补脾之虚而顺肝之气，此固大法也，但虚实有微甚，则治疗宜分轻重耳。如禀壮气实，年少而因气泄泻者，可先用平胃散，或胃苓汤。若肝气未平而作胀满者，宜解肝煎先顺其气。若脾气稍弱者，宜二术煎，或黏米固肠糕，或消食导气饮。若脾气稍寒者，宜抑扶煎、吴茱萸散，或苍术丸。若脾弱居多者，宜温胃饮、圣术煎，或六味异功煎。若既畏此证为患，则必须切戒气怒。

十五、脏腑兼施论治

《注解伤寒论·卷六·辨少阴病脉证并治法第十一》：少阴病，四逆，其人或咳，或悸，或小便不利，或腹中痛，或泄利下重者，四逆散主之。四逆者，四肢不温也。伤寒邪在三阳，则手足必热；传到太阴，手足自温；至少阴则邪热渐深，故四肢逆而不温也；及至厥阴，则手足厥冷，是又甚于逆。四逆散以散传阴之热也。四逆散方：甘草（炙，甘平）、枳实（破，水渍炙干，苦寒）、柴胡（苦寒）、芍药（酸微寒）。《内经》曰：热淫于内，佐以甘苦，以酸收之，以苦发之。枳实、甘草之甘苦（《医统》本作苦甘），以泄里热；芍药之酸，以收阴气；柴胡之苦，以发表热。

《儒门事亲·卷十·〈金匮〉十全五泄法后论》：夫飧泄得之于风，亦汗可愈。或伏惊怖，则胆木受邪，暴下绿水。盖谓戊己见伐于甲木也。婴儿泄绿水，《素问》有婴儿风，理亦如之。洞泄者，飧泄之甚，但飧泄近于洞泄，洞泄久则寒中，温之可也。治法曰：和之则可也，汗之则不可。盖在腑则易治，入脏则难攻。洞泄寒中，自腑而入脏，宜和解而勿争。

《医方考·卷二·泄泻门第十二·刘草窗痛泻要方》：炒白术（三两），炒芍药（二两），防风（一两），炒陈皮（一两半），痛泻不止者，此方主之。泻责之脾，痛责之肝；肝责之实，脾责之虚。脾虚肝实，故令痛泻。是方也，炒术所以健脾，炒芍所以泻肝，炒陈所以醒脾，防风所以散肝。或问痛泻何以不责之伤食？余曰：伤食腹痛，得泻便减，今泻而痛不止，故责之土败木贼也。

《本草经解·卷四·谷菜部·干姜》：干姜气温……肠澼下痢，大肠之症。盖大肠寒则下痢腥秽。肺与大肠为表里，辛温温肺，故大肠亦温而下痢止也。生者其性尤烈，所以尤良。

《临证指南医案·卷六·泄泻》：徐（六六），自春季胸胁肌腠，以及腹中疼痛。从治肝小愈，腹鸣泄泻不止，久风飧泄，都因木乘土位。东垣云：治脾胃必先制肝，仿此。（肝犯脾胃）人参、焦术、炙草、木瓜、乌梅、炒菟丝饼。

泄
泻

《医述·卷九·杂证汇参·泻》：泻属脾胃，人固知之，然门户束要者，肝之气也；守司于下者，肾之气也。若肝肾气实，则能约束而不泻；虚则失职，而无禁固之权矣。（《冯氏锦囊》）……脏腑泻利，其证多端。东垣专以补中益气汤升提清气，但未及乎肾泄也。仲景云：下利不止，医以理中汤与之，利益甚，此利在下焦，当利下焦则愈。赵以德云：泻类多端，似难执一而治。先师治暴脱顿泻几欲绝者，急灸气海，饮人参膏而愈。治积痰在肺，致其所合大肠之气不固者，涌出上焦之痰，则肺气下降，而大肠之虚自复。治忧思太过，脾气郁结而不能升举，陷入下焦而成泄泻者，开其郁结，补其脾胃，使谷气升发。治阴虚而肾不能司禁固之权者，峻补其肾而愈。因问：先生治病何神？曰：无他，圆机活法，具在《内经》，熟之自得矣。（赵养葵）……命门无火，不能为中宫蒸腐水谷，而湿停在脾，先有其泻料，而藏寒在肾，谁复司其闭藏？故经木气才萌，不待疏泄，遂成其泻令。虽是木邪干土，实肾之脾胃虚也。此际补脾不如补肾，四神丸温能暖肾而使气蒸，辛能破滞而使气壮，则补肾仍是补脾也。（程郊倩）

《杂病广要·脏腑类·泄泻》：泄泻诸治法颇详，何独不及虚损之泄泻也。盖肾藏真阴，虚则火邪胜，火邪上升，必伤肺而为咳逆。真阳虚则水邪胜，水气内溢，必渍脾而为泄泻。既嗽且泄，上下俱病，先后天之气并伤，故虚损关捩，全系乎此。余尝用理中丸加五味子以治下泄，异功散加细辛以治上咳，每每获效。若服之作胀发热者，终难挽回，不可以其咳泻俱缓，轻许其治也。

十六、泄泻据脉调治

《明医杂著·卷之二·泄泻》：大凡（泄泻）诸症，若脾脉弦长者，肝木乘脾土也，当补脾平肝；若脾脉沉弦者，寒水侮脾土也，当温中补肾。

《医学入门·外集·卷三·脾胃虚实传变论》：如脉缓，病怠惰嗜卧，四肢不收，或大便泄泻，此湿胜也，以平胃散。若脉弦，气弱自汗，四肢发热，泄泻，毛枯发落，从黄芪建中汤。苟脉缓而建中，脉弦而用平胃，则误矣。

第三节
治疗禁忌

一、忌误辨寒热虚实

泄
泻

《明医杂著·卷之一·医论·泄泻》：凡泄泻病误服参、芪等甘温之药，则病不能愈，而或变为黄疸。盖泄属湿，甘温之药能生湿热，故反助病邪，久则湿热甚而为疸矣。惟用苦寒泻湿热、苦温除湿寒则愈。泄止后脾胃虚弱，方可用参、芪等药以补之。愚尝治少宰李蒲汀，庚寅冬，湿热泄泻，因未生子，惑于人言淡渗之剂能泻肾，而服参、芪等药，后变黄疸，小便不利，腹胀，胸痞。余曰：有是病必用是药，须以淡渗疏导其湿热。遂用茵陈五苓散，诸症顿退。至辛卯冬生子。

《冯氏锦囊秘录·痘疹全集卷二十五·发热诸论》：热泻投以清凉，更加发散；虚溏投以温补，仍佐开提；内虚误用寒凉，不特助伊作泻；实热如投补剂，必致转增烦剧；安静而能食，勿谓便实而可下；泄泻而烦渴，莫言热症以投凉。

《医述·卷九·杂证汇参·泻》：治泻，补虚不可纯用甘温，太甘则生湿；清热，不可纯用苦寒，太苦则伤脾；兜涩，不可太早，恐留滞余邪；淡渗，不可太多，恐津枯阳陷。（《见闻录》）……风邪伤人，必入空窍，而空窍惟肠胃为最。风既居于肠胃，其导引之机，如顺风扬帆，不俟脾之运化，食入即出，故飧已即泄。不知者，以为脾虚，完谷不化，如长夏洞泄寒中；及冬月飧泄之泄，反以补脾刚燥之药，助风性之劲，有泄无已，每至束手无策。倘知从春令治之，用桂枝领风邪从肌表而出，一二剂可愈。至若秋月伤肺者，伤肺之燥也，与秋伤于燥，冬生咳嗽，同是一病。但在肺则咳嗽，在大肠则飧泄，所谓肺移热于大肠，久为肠澼者也。但使肺热不传于大肠，则飧泄自止，惟务止泄，以燥益燥者多矣。（喻嘉言）

《杂病广要·外因类·中湿》：夫寒热风湿，皆能并合为病，所谓风湿、寒湿、湿温者，其证各不同，为治亦别，不可不辨。若治单单中湿，只宜利小便，忌不得以火攻并转利。

二、老人、产后禁忌

《时方妙用·卷四·妇人科》：一产后泄泻，不可利水，只用补中益气汤加减。

《类证治裁·卷之四·泄泻论治》：若老人诸泄，不宜多用渗泄分利。以人生五十后，升气少，降气多，渗利太过是降而益降，未免重竭其阳，泻多则亡阴，谓亡其阴中之阳。宜升提阳气。如升、柴、独、防，佐以术、附、补骨脂。

三、病初实邪忌涩

《本草纲目·谷部第二十三卷·谷之二·罂子粟》：时珍曰：酸主收涩，故初病不可用之。泄泻下痢既久，则气散不固，而肠滑肛脱。咳嗽诸痛既久，则气散不收，而肺胀痛剧。故俱宜此涩之固之，收之敛之。

《神农本草经疏·卷二·〈续序例〉下·小儿门》：痧疹乃肺胃邪热所致……多泄泻，慎勿止泻，泻则阳明之邪热得解，是亦表里分消之义也。痧后泄泻及便脓血，皆由邪热内陷故也，大忌止涩，惟宜升散。仍用升麻、甘草、干葛、黄连、白芍药、白扁豆。便脓血则加滑石末，必自愈。

《儒医心镜·各症病原并用药治法要诀·泄泻》：若泻初起，不可就用补塞，恐积滞未尽，而成腹痛、饱闷、恶心、烦躁、发呃，而直待泻去四五次，方可补住。

四、胃虚邪结忌下

《伤寒论·辨太阳病脉证并治》：伤寒中风，医反下之，其人下利，日数十行，谷不化，腹中雷鸣，心下痞硬而满，干呕心烦不得安。医见心下痞，谓病不尽，复下之，其痞益甚。此非结热，但以胃中虚，客气上逆，故使硬也。甘草泻心汤主之。

《伤寒论·辨太阴病脉证并治》：太阴之为病，腹满而吐，食不下，自利益甚，时腹自痛。若下之，必胸下结硬。

五、虚寒泄泻忌攻表

《伤寒论·辨厥阴病脉证并治》：下利清谷，不可攻表；汗出必胀满……下利腹胀满，身体疼痛者，先温其里，乃攻其表；温里宜四逆汤，攻表宜桂枝汤。

六、下焦失固忌理中

《伤寒论·辨太阳病脉证并治》：伤寒服汤药，下利不止，心下痞硬，服泻心汤已，复以他药下之，利不止，医以理中与之，利益甚。理中者，理中焦，此利在下焦，赤石脂禹余粮汤主之。

七、阴虚泄下忌汗

《伤寒论·辨少阴病脉证并治》：少阴病，咳而下利、谵语者，被火气劫故也。小便必难，以强责少阴汗也。

八、洞泄寒中忌汗

《儒门事亲·卷十·〈金匮〉十全五泄法后论》：夫飧泄得之于风，亦汗可愈。或伏惊怖，则胆木受邪，暴下绿水。盖谓戊己见伐于甲木也。婴儿泄绿水，《素问》有婴儿风，理亦如之。洞泄者，飧泄之甚，但飧泄近于洞泄，洞泄久则寒中，温之可也。治法曰：和之则可也，汗之则不可。盖在腑则易治，入脏则难攻。洞泄寒中，自腑而入脏，宜和解而勿争。

【评述】

泄
泻

本节梳理了泄泻的治则治法，主要从以下三个方面阐述：治疗原则、治疗大法、治疗禁忌。

"寒者温之，热者凉之，滑者涩之，湿者燥之。治利之法，无以过也"，各代医家论及泄泻的治疗原则，多围绕此展开。

泄泻的治疗大法具体分为寒热虚实缓急论治、病程分阶段论治、酒泻论治、祛湿论治、渗利水湿论治、升提举陷论治、清解热邪论治、温中祛寒论治、疏解通利论治、急者缓之论治、健脾祛湿论治、固涩收脱论治、温清并用论治、舒郁调气论治、脏腑兼施论治、泄泻据脉调治等。

寒热虚实缓急论治：泄泻分为寒热虚实不同证型，故论治寒热虚实缓急，当辨寒热，寒则温之，热则凉之。然寒证、热证，又各有虚实，邪实故当先祛其邪，正虚必须补正气、调阴阳。《素问·标本病传论》曰："先病而后泄者治其本，先泄而后生他病者治其本，必且调之，乃治其他病。"并提出"知标本者，万举万当，不知标本，是谓妄行"，故临床当辨泄泻及他病之缓急论治。

病程分阶段论治：泄泻的病因病机主为脾虚湿盛。然湿兼各邪，脏腑、气血变化甚多，且寒热虚实，往往互变相杂，又标本不一，缓急相参，故治泻当视不同阶段，不同证候，随机而设法，不可一概而论治。古文献记载，其治法多为初用调中分利，继用风药燥湿，久则升提，滑须固涩，风兼解表，寒佐温中，食者消之，痰者化之，虚者补之，热者清之，随证施治。

酒泻论治：酗酒者易患此病，常人只知酒有湿热，不知酒有寒湿，而导致误治，《景岳全书》中对酒泻的论治颇有分量。

祛湿论治：湿邪为导致泄泻的重要病因，祛湿乃治泻之要。临证治疗泄泻，以利湿、化湿、燥湿等祛湿方法为治疗关键。

渗利水湿论治：淡渗，即使湿从小便而去。泄泻之病机之一则是脾运失职，水湿偏渗于大肠，清浊不分。临床上必见大便泻利不止而小便不利，治宜利小便、分清浊而实大便，使水湿去而达到止利的目的。

升提举陷论治：泄泻病位在脾，脾胃互为脏腑，脾胃升降影响气血津液之运行。补脾胃，以升脾阳为主，升提举陷，以达升阳止泻之效。

清解热邪论治：外感暑热之邪，或寒邪郁而化热于内，又或饮食肥甘厚腻，酒湿辛辣香燥之物，时积于中，积湿成热，伤及脾胃，传化失常而发生泄泻，宜用清解之法。

温中祛寒论治：寒邪入体，伤脾伤肾，可导致泄泻，治以温中散寒、温肾补元法。

疏解通利论治：痰凝气滞，食积水停，皆令人泻，随证祛逐，勿使稽留。应攻其邪实，或久邪或宿食。以张子和汗、吐、下攻邪三法为代表，疏解通利之。

急者缓之论治：泻利不已，急而下趋，愈趋愈下，易耗伤正气。急实甘味药以缓之。甘能缓中，善禁急速，且稼穑作甘，甘为土味，所谓急者缓之，是也。

健脾祛湿论治：土德无惭，水邪不滥，故泻皆成于土湿。湿皆本于脾虚，仓廪得职，水谷善分，虚而不培，湿淫转甚。湿、痰、气往往互为病因，"湿聚成痰，炼液为痰"，脾虚湿胜则为泄泻之根本病机，培脾土兼祛湿，使泄泻止。

固涩收脱论治：脾主运化，肾司二便，脾肾气虚阳衰，统摄无权，关门不固，致大便滑脱，泄不止。泄泻日久，肠道滑脱，治当固涩。此法多用于虚寒泄泻，滑脱不禁证。

温清并用论治：温清兼施、寒热并用，此乃寒热分治泄泻之法。多治因误下、大下后，脾阳受损，致中焦虚寒，运化失职，水湿内停，与寒相并注于下，而见下利，亦脾虚气陷则泄利不止。

舒郁调气论治：气虚则无力助脏腑之气机运动，气郁易使脾伤失运，升降失调，进而致泻。健脾疏肝，调畅气机，气健运则泄自止。

脏腑兼施论治：大小肠的生理功能是分清别浊，传化物而不藏，故主要病位在肠。脾虚则内湿由生，湿盛则脾阳被遏，故病变脏腑主要为脾。其他脏腑影响到脾胃健运，均可导致泄泻。因肝主疏泄，可调节脾运；肾主命门之火，暖脾助运，腐熟水谷，故病变脏腑与肝、肾密切相关。肺与大肠为表里，辛温温肺，故大肠亦温而利止也。临证多用疏肝理脾法，肺肾同治法，健脾理胃法。

泄泻据脉调治：泄泻者，有虚实寒热、缓急标本。脉者，证之标也。寸关尺三部，对应上下；左右两手，分治脏腑；浮芤微大，虚实寒热，据此可辨，并指示治疗大法。

泄泻的治疗禁忌有忌误辨寒热虚实，老人、产后禁忌，病初实邪忌涩，胃虚邪结忌下，虚寒泄泻忌攻表，下焦失固忌理中，阴虚泄下忌汗，洞泄寒中忌汗八个方面。疾病的治疗禁忌需要引起医患的共同的重视，故而泄泻的治疗禁忌也是治法中值得注意的一点。

第五章
方药纵横

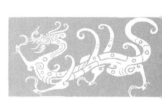

药　物

一、植物药

（一）丁香

《本草纲目·主治第三卷·百病主治药·泄泻》：丁香：冷泄虚滑，水谷不消。

《本草汇言·卷之八·木部·丁香》：暖胃温脾（《开宝》）、回阳逐冷（《日华子》）之药也。故《方氏方》主除呕吐（王大生稿），止泄泻。

（二）丁香枝皮

《本草汇言·卷之八·木部·丁香枝皮》：味气与香同，攻一切冷气为病，如心腹胀满，恶心呕吐，泄泻，虚滑，水谷不消诸证，并宜水煮服之。

（三）干糕

《本草纲目·谷部第二十五卷·谷之四·糕》：粳糕：养脾胃，厚肠，益气和中。粢糕：益气暖中，缩小便，坚大便，效。（时珍）

（四）大麦

《神农本草经疏·卷二十五·米谷部中品·大麦》：大麦功用与小麦相似，而其性更平凉滑腻，故人以之佐粳米同食，或歉岁全食之，而益气补中，实五脏，厚肠胃之功，不亚于粳米矣。陈士良云：补虚劣，壮血脉，化谷食，止泄泻，不动风气，久食令人肥白，滑肌肤。

（五）大蒜

《本草纲目·菜部第二十六卷·菜之一·葫》：贴足心，能引热下行，治泄泻暴痢及干湿霍乱，止衄血。纳肛中，能通幽门，治关格不通。（时珍）……寒疟冷痢：端午日，以独头蒜十个，黄丹二钱，捣丸梧子大。每服九丸，长流水下，甚妙。（《普济方》）泄泻暴痢：大蒜捣贴两足心，亦可贴脐中。（《千金方》）下痢禁口及小儿泄痢方：并同上。

（六）土茯苓根

《本草纲目·草部第十八卷·草之七·土茯苓》：主治：食之当谷不饥，调中止泄，健行不睡。（藏器）健脾胃，强筋骨，去风湿，利关节，止泄泻。治拘挛骨痛，恶疮痈肿。解汞粉、银朱毒。（时珍）

（七）山药

《本草纲目·主治第三卷·百病主治药·泄泻》：青粱米、丹黍米、山药：湿泄，同苍术丸服。

《医学衷中参西录·医方·治泄泻方·薯蓣粥》：农村小儿，于秋夏之交，多得滑泻证。盖农家此时多饮凉水，而小儿尤喜饮之。农家此时多食瓜果，而小儿尤喜食之。生冷之物，皆伤脾胃，脾胃伤，则滑泻随之，此自然之理也。而滑泻之证，在小儿为最难治。盖小儿少阳之体，阴分未足，滑泻不止，尤易伤阴分。往往患此证者，数日即浑身发热，津短燥渴，小便不利，干呕懒食，唯嗜凉物。当此之际，欲滋其阴，而脾胃愈泥，欲健其脾，而真阴愈耗，凉润温补，皆不对证。而小儿又多苦服药，病家又多姑息，以婉随小儿之意，以致迁延岁月，竟成不治者多矣。惟山药脾肾双补，在上能清，在下能固，利小便而止大便，真良药也。且又为寻常服食之物，以之作粥，少加沙糖调和，小儿必喜食之。一日两次煮服，数日必愈。若系哺乳稚子，不能食粥，即食之亦不能多者，但浓煮生山药汁，饮之亦可。愚以此方治小儿多矣。志在救人者，其勿以为寻常服食之物，而忽之也。

（八）川乌

《本草纲目·草部第十七卷·草之六·乌头》：水泄寒痢：大草乌一两，以一半生研，一半烧灰，醋糊和丸绿豆大。每服七丸，井华水下。忌生、冷、鱼、肉。（《十便良方》）泄痢注下：三神丸，治清浊不分，泄泻注下，或赤或白，腹脐刺痛，里急后重。用草乌头三个（去皮尖），以一个火炮，一个醋煮，一个烧灰，为末，醋糊丸绿豆大。每服二十丸，水泻，流水下；赤痢，甘草汤下；白痢，姜汤下。忌鱼腥、生、冷。（《和剂局方》）

（九）川芎

《本草图经·草部上品之下卷第五·芎䓖》：今关陕、蜀川、江东山中亦有之，而以蜀川者为胜。其苗四五月间生。叶似芹、胡荽、蛇床辈，作丛而茎细。《淮南子》所谓夫乱人者，若芎䓖之与藁本，蛇床之与蘼芜是也。其叶倍香，或莳于园庭，则芬馨满径。江东、蜀川人采其叶作饮香，云可以已泄泻。

泄泻

（十）小麦

《本草述钩元·卷十四·谷部·小麦》：味甘酸平，气微寒。降气宽肠，炼五脏滓秽，磨积滞。疗白浊白带，脾积泄泻，治痢疾。用面二钱，沙糖水调，炒服。绞肠痧痛，炒焦荞面，热水冲服。食之难消，其有沉积在肠胃者，反藉之消去。（颖）肚腹微微作痛，出即泻，泻亦不多。日夜数行者，用荞麦面一味，作饮。连食三四次即愈。此可征其炼积滞之功。

（十一）木香

《本草纲目·草部第十四卷·草之三·木香》：（根）治心腹一切气，膀胱冷痛，呕逆反胃，霍乱、泄泻、痢疾，健脾消食，安胎。（大明）

《本草纲目·主治第三卷·百病主治药·泄泻》：木香：煨热，实大肠，和胃气。

（十二）五味子

《本草纲目·主治第三卷·百病主治药·泄泻》：五味子：五更肾泄，同茱萸丸服。

（十三）五倍子

《本草纲目·主治第三卷·百病主治药·泄泻》：五倍子：久泄，丸服。水泄，加枯矾。

（十四）车前子

《雷公炮制药性解·卷三·草部中·车前子》：味甘，性寒无毒，入肝、膀胱、小肠三经。主淋沥癃闭，阴茎肿痛，湿疮泄泻。

《本草纲目·主治第三卷·百病主治药·泄泻》车前子：暑月暴泄，炒研服。

《本草新编·卷之二·车前子》：车前子，味甘、咸，气微寒，无毒。入膀胱、脾、肾三经。功专利水，通尿管最神，止淋沥泄泻，能闭精窍，祛风热，善消赤目，催生有功。

（十五）升麻

《本草纲目·主治第三卷·百病主治药·泄泻》：升麻、葛根、柴胡：并主虚泄风泄，阳气下陷作泄。

《药鉴·新刻药鉴卷之一·论升麻柴胡槟榔木香四味同用功效》：病在上膈，法当用木香、槟榔以降之。病在下膈，法当用升麻、柴胡以提之，此常理也。然或泄泻脱肛后重，疼不可忍，是乃气下陷也，法当举之以升麻、柴胡，和之以木香，攻之以槟榔。

《神农本草经疏·卷二·〈续序例〉下·小儿门》：痧后泄泻及便脓血，皆由邪热内陷故也，大忌止涩，惟宜升散，仍用升麻、甘草、干葛、黄连、白芍药、白扁豆。

（十六）乌药

《本草求真·卷三·散剂·乌药》：乌药（专入胃、肾，兼入脾、肺、膀胱），辛温香窜。书载上入脾肺，下通肾经。如中风中气，膀胱冷结，小便频数，反胃吐食，泄泻霍乱，女人血气凝滞，小儿蛔虫，外而疮疖疥疬，并凡一切病之属于气逆而见胸腹不快者，皆宜用此。

（十七）乌梅

《本草纲目·主治第三卷·百病主治药·泄泻》：乌梅：涩肠止渴。

（十八）火锨草

《本草纲目·主治第三卷·百病主治药·泄泻》：火锨草：风气行于肠胃，泄泻，醋糊丸服。

（十九）巴豆

《本草纲目·主治第三卷·百病主治药·泄泻》：巴豆：积滞泄泻，可以通肠，可以止泄。夏月水泄及小儿吐泻下痢，灯上烧，蜡丸水服。

泄泻

（二十）玉竹

《本草汇言·卷之一·草部·葳蕤》：治泄泻洞下，霍乱肠鸣，游气上下。

（二十一）艾叶

《本草纲目·主治第三卷·百病主治药·泄泻》：艾叶：泄泻，同吴茱萸煎服。同姜煎服。

（二十二）石莲

《本草纲目·主治第三卷·百病主治药·泄泻》：石莲：除寒湿，脾泄肠滑，炒研米饮服。

（二十三）石斛

《本草征要·第一卷·通治部分·石斛》：入胃清湿热，故理痹证泄泻。

（二十四）生姜

《本草汇言·卷之十六·菜部·生姜》：生姜止呕，而治泄泻自利。

（二十五）白术

《本草纲目·主治第三卷·百病主治药·泄泻》白术：除湿热，健脾胃。湿泄，同车前子末服；虚泄，同肉豆蔻、白芍药丸服；久泄，同茯苓、糯米丸服；小儿久泄，同半夏、丁香丸服；老人脾泄，同苍术、茯苓丸服；老小滑泄，同山药丸服。

《本草备要·草部·白术》：苦燥湿（经曰：脾苦湿，急食苦以燥之），甘补脾，温和中。在血补血，在气补气（同血药则补血，同气药则补气），无汗能发，有汗能止（湿从汗出，湿去汗止。止汗同芪、芍之类，发汗加辛散之味）。燥湿则能利小便，生津液（既燥湿而又生津何也？汪机曰：脾恶湿，湿胜则气不得施化，津何由生？用白术以除其湿，则气得周流，而津液生矣），止泄泻（凡水泻，湿也；腹痛肠鸣而泻，火也，水火相激则肠鸣。痛甚而泻，泻而痛减者食也；完谷不化气虚也。在伤寒下利，则为邪热不杀谷也。久泻名脾泄，肾虚而命火衰，不能生土也。有积痰壅滞，肺气不能下降，大肠虚而作泻者宜豁痰。有伤风泄泻者宜散风。如脾虚湿泻者宜白术。凡治泻，丸散优于汤剂）。

《本草经解·卷一·草部上·术》：同白芍、肉果丸，治脾虚泄泻。同茯苓、糯米、枣肉丸，治久泻肠滑。……同半夏、丁香，治小儿久泄。同泽泻、车前，治水泻暑泻。

（二十六）半夏

《本草纲目·主治第三卷·百病主治药·泄泻》：半夏：湿痰泄，同枣煎服。

《本草正·毒草部·半夏》：味大辛、微苦，气温。可升可降，阳中阴也。有毒。其质滑润，其性燥湿降痰。入脾、胃、胆经。生嚼戟喉，制用生姜。下肺气，开胃健脾，消痰饮痞满，止咳嗽上气、心痛、胁痛，除呕吐反胃、霍乱转筋、头眩、腹胀、不眠、气结痰核肿突，去痰厥头痛，散风闭喉喑，治脾湿泄泻、遗精、带浊，消痈疽肿毒，杀蜈蚣、蜂虿虫毒。性能堕胎，孕妇虽忌，然胃不和而呕吐不止，加姜汁微炒，但用无妨。若消渴烦热及阴虚血证最忌，勿加。

《本经逢原·卷二·毒草部·天南星》：南星、半夏皆治痰药也。然南星专走经络，故中风麻痹以之为向导，半夏专走肠胃，故呕逆泄泻以之为向导。

（二十七）地肤子

《本草图经·草部上品之下卷第五·地肤子》：地肤子，星之精也。或曰其苗即独扫也，一名鸭舌草。陶隐居谓：茎苗可为扫帚者。苏恭云：苗极弱，不能胜举。二说不同。而今医家便以为独扫是也。密州所上者，其说益明。云根作丛生，每窠有二三十茎，茎有赤有黄，七月开黄花，其实地肤也。至八月而秸秆成，可采，正与此地独扫相类。若然，恐西北所出者短弱，故苏注云尔。其叶味苦，寒，无毒。主大肠泄泻，止赤白痢，和气，涩肠胃，解恶疮毒。三月、四月、五月采。

《滇南本草·第一卷·竹帚子》：竹帚草，形似扫帚，叶似竹而嫩。老时，其叶脱落，可以为帚扫地。子即地肤子也，气味苦，寒，无毒。主治赤、白痢疾，烧灰调服甚佳。一治眼目疼痛，煎汤洗之；一治大肠热泄泻；一治妇人五烧之热。兼能和气、涩肠胃、解一切恶疮之毒。

《本草纲目·主治第三卷·百病主治药·泄泻》：泽泻、木通、地肤子、灯心、粟米：并除湿热，利小便，止烦渴，燥脾胃。

（二十八）肉豆蔻

《本草纲目·主治第三卷·百病主治药·泄泻》：肉豆蔻：温中消食，固肠止泄。热泄，同滑石丸服；冷泄，同附子丸服；滑泄，同粟壳丸服；久泄，同木香丸服；老人虚泄，同乳香丸服。

《神农本草经疏·卷九·草部中品之下·肉豆蔻》：肉豆蔻禀火土金之气，故味辛气温而无毒。入足太阴、阳明经，亦入手阳明大肠。辛味能散能消，温气能和中通畅。其气芬芳，香气先入脾，脾主消化。温和而辛香，故开胃，胃喜暖故也。故为理脾开胃，消宿食，止泄泻之要药。

（二十九）肉桂

《本草新编·卷之四·肉桂》：肉桂，味辛、甘、香、辣，气大热，沉也，阳中之阴也，有小毒。肉桂数种，卷筒者第一，平坦者次之，俱可用也。入肾、脾、膀胱、心胞、肝经。养精神，和颜色，兴阳耐老，坚骨节，通血脉，疗下焦虚寒，治秋冬腹痛、泄泻、奔豚，利水道，温筋暖脏，破血通经，调中益气，实卫护营，安吐逆疼痛。

《本草备要·木部·肉桂》：木得桂而枯（削桂钉木根，其木即死），又能抑肝风而扶脾土（肝木盛则克土，辛散肝风，甘益脾土），从治目赤肿痛（以热攻热，名曰从治），及脾虚恶食（命火不足），湿盛泄泻（土为木克，不能防水。古行水方中，亦多用桂，如五苓散、滋肾丸之类）。补劳明目，通经堕胎（辛热能动血故也）。

《本经逢原·卷三·香木部·肉桂》：古方治小儿惊痫及泄泻病，宜五苓散，以泻丙火，渗土湿。内有桂抑肝风而扶脾土，引利水药入膀胱也。

（三十）防己

泄泻

《本草正义·卷之六·草部·防己》：防己气味，《本经》止言辛平，《别录》乃言苦温。寿颐按：此药专治温热，而利水道，苦能泄降是也，若以为温，殊与病情相反。《本经》主风寒温疟热气，病机在温热二字，初非注重于风寒一层，《别录》温字恐有误会。又治诸痫者，痫症多缘痰阻，此能利水，即能开泄痰饮。又谓除邪者，即湿热、痰饮之邪耳。利大小便者，以湿热互阻而二便皆涩者言之，湿去热除，则二便自利。《本经》主治，固无一非湿与热蒸，水停不化之病也。《别录》疗水肿、风肿，亦以湿邪入络则为肿，非能治脾肾虚寒之肿，故即继之以去膀胱热一句，正以膀胱蕴热，水道不通，则水湿留于络中，而肌肤浮肿，此能利水泄热，溲溺通而肿自已。其兼治风肿者，空松之质，亦能疏风耳。又治中风手脚挛急，亦即风湿痹着，而经络不舒，故此为专药。通腠理，利九窍，散痈肿恶结，无非疏通开泄之功。又能止泄者，亦惟脾为湿困，水并于肠，则为泄泻，此能利膀胱之水，溺道分清，而泄利自止，亦非治虚寒之泄。

（三十一）苎叶

《本草纲目·主治第三卷·百病主治药·泄泻》：苎叶：骤然水泄，阴干研服。

（三十二）芜荑

《本草纲目·主治第三卷·百病主治药·泄泻》：芜荑：气泄久不止，小儿疳泄，同豆蔻、诃子丸服。

（三十三）赤小豆

《神农本草经疏·卷二十五·米谷部中品·赤小豆》：赤小豆，禀秋燥之气以生，《本经》：味甘酸，气平，无毒。然详其用，味应有辛，非辛平则不能排痈肿脓血，及疗寒热热中消渴也。凡水肿胀满，泄泻，皆湿气伤脾所致。小豆健脾燥湿，故主下水肿胀满，止泄，利小便也。《十剂》云：燥可去湿。赤小豆之属是矣。吐逆者，气逆上升也。卒癖者，大肠湿热也。甘酸敛逆气，辛平散湿热，故亦主之。

（三十四）花椒

《本草纲目·果部第三十二卷·果之四·蜀椒》：散寒除湿，解郁结，消宿食，通三焦，温脾胃，补右肾命门，杀蛔虫，止泄泻。（时珍）……时珍曰：椒纯阳之物，乃手足太阴、右肾命门气分之药。其味辛而麻，其气温以热。禀南方之阳，受西方之阴。故能入肺散寒，治咳嗽；入脾除湿，治风寒湿痹，水肿泻痢。

（三十五）苍术

《本草纲目·主治第三卷·百病主治药·泄泻》：苍术：湿泄如注，同芍药、黄芩、桂心煎服；暑月暴泄，同神曲丸服。

《本草汇言·卷之一·草部·苍术》：健脾燥湿之药也。此禀初夏之气以生，（张相如稿）其味苦，其气温，其性燥，辛烈纯阳，从火化也。（缪仲淳）为除湿痹之上品，安脾胃之神方。盖脾喜燥而恶湿，（方龙潭）喜利而恶滞，喜温而恶寒。本草主健脾胃，疗泄泻，消宿食，行滞气，利水湿，辟瘴气，散寒温中，用不可少。……又如瓜果鱼腥，有伤脾胃，或腹痛泄泻，胀满痞塞，或积聚不清，霍乱吐利，是皆积湿停寒之症，惟苍术可以理之。

（三十六）芡实

《本草征要·第四卷·食疗·芡实》：味甘、性平，无毒。入脾、肾二经。补肾固精，而遗浊有赖，益脾养气，而泄泻无虞。使耳目聪明，愈腰脊酸痛。禀水土之气以生，独于脾肾得力。小儿不宜多食者，以其难消也。

（三十七）吴茱萸

《古今医统大全·卷之三十五·泄泻门》：泻宜吐痰而愈者，《格致余论》云：夏月患泄，百方不效，久病而神不瘁，小便赤，脉滑而颇弦，膈闷食减。此久积为所郁成湿痰，留于肺中，宜大肠之不固也。导其源则流自清，以茱萸等作汤，温服碗许，探喉中吐痰半升，利减半，再吐而安。

《本草纲目·果部第三十二卷·果之四·吴茱萸》：霍乱转筋，胃冷吐泻腹痛，产后心痛，治遍身痹痹刺痛，腰脚软弱，利大肠壅气，肠风痔疾，杀三虫。（甄权）……主痢，止泻，厚肠胃，肥健人。（孟诜）……杲曰：浊阴不降，厥气上逆，咽膈不通，食则令人口开目瞪，阴寒隔塞，气不得上下。此病不已，令人寒中，腹满膨胀下利。宜以吴茱萸之苦热，泄其逆气，用之如神，诸药不可代也。不宜多用，恐损元气。……多年脾泄：老人多此，谓之水土同化。吴茱萸三钱泡过，入水煎汁，入盐少许，通口服。盖茱萸能暖膀胱，水道既清，大肠自固。他药虽热，不能分解清浊也。（孙氏《仁存方》）

《本草纲目·主治第三卷·百病主治药·泄泻》：吴茱萸：老人脾冷泄，水煎入盐服。

（三十八）佛耳草

《本草正·隰草部·佛耳草》：（一名鼠曲草）味微酸，性温。大温肺气、止寒嗽、散痰气、解风寒寒热，亦止泄泻。铺艾卷作烟筒，用熏久嗽，尤效。

（三十九）诃子

《本草汇言·卷之九·木部·诃黎勒》：诃黎勒，涩肠止痢之药也（萧炳）。味本苦涩，苦能泄滞，涩能敛脱（周志含稿）。故《唐本草》主心腹冷气，咳嗽胀满，此取苦以泄滞也。萧元亮止赤白下利，肠澼久泄，此取涩以敛脱也。如《甄氏方》用以止水道不禁，《苏氏方》用以疗肠风泻血，带下白淫，亦不外此收涩固脱之意耳。但其气性温而不凉，敛而不散，如泄泻痢疾因于湿热，肠红带下因于郁火，咳嗽因于火逆冲上，小便不禁因于肾热频数者，咸宜忌之。

《本草纲目·主治第三卷·百病主治药·泄泻》：橡斗子、大枣、木瓜、榅桲、都桷、楮子、诃黎勒：止泄实肠。久泄，煨研入粥食。同肉豆蔻末服。长服方：同厚朴、橘皮丸服。

（四十）补骨脂

《本草纲目·主治第三卷·百病主治药·泄泻》：补骨脂：水泄日久，同粟壳丸服；脾胃虚泄，同豆蔻丸服。

（四十一）陈仓米

《备急千金要方·卷二十六·食治方·谷米第四》：陈廪米，味咸酸，微寒，无毒，除烦热，下气调胃，止泄利。

《证类本草·卷第二十六·陈廪米》：臣禹锡等谨按陈士良云：陈仓米，平胃口，止泄泻，暖脾，去惫气，宜作汤食。

《本草纲目·主治第三卷·百病主治药·泄泻》：菝葜、陈廪米：涩肠胃，暖脾。

（四十二）附子

《本草纲目·主治第三卷·百病主治药·泄泻》：附子：少阴下利厥逆，同干姜、甘草煎服；脏寒脾泄，同肉豆蔻丸服；大枣煮丸服；暴泄脱阳，久泄亡阳，同人参、木香、茯苓煎服；老人虚泄，同赤石脂丸服。

（四十三）使君子

《本草述钩元·卷十一·蔓草部·使君子》：气味甘温。主小儿五疳，小便白浊，杀虫疗泻痢。健脾胃，除虚热。治小儿百病疮癣，能益脾胃而敛虚热。故小儿泻痢诸病为要药（濒湖）。……使君子花瓣五出，实介五棱，中仁甘白，为脾胃要药。夫健脾胃之味不少，何以疳虫浊癣（皆小儿病），他味不能分其功。盖其花于夏也，红色为火。实于秋也，仁白为金。酝酿于火者，为土之母气。孕毓于金者，为土之子气。有母气以为体，并子气以为用。又何五疳虫病之不除，溺浊泻痢之不疗乎？（补脾胃，是由火而归土之体也。疗疳浊泄泻，是由土而含金之用也。）

（四十四）乳香

《本草纲目·主治第三卷·百病主治药·泄泻》：乳香：泄澼腹痛。

（四十五）荜茇

《本草纲目·主治第三卷·百病主治药·泄泻》：荜茇：暴泄，身冷自汗脉微，同干姜、肉桂、高良姜，丸服，名已寒丸。

（四十六）荞麦

《本草纲目·谷部第二十二卷·谷之一·荞麦》：实肠胃，益气力，续精神，能炼五脏滓秽。（孟诜）作饭食，压丹石毒，甚良。（萧炳）以醋调粉，涂小儿丹毒赤肿热疮。（吴瑞）降气宽肠，磨积滞，消热肿风痛，除白浊白带，脾积泄泻。以沙糖水调炒面二钱服，治痢疾。炒焦，热水冲服，治绞肠痧痛。（时珍）……颖曰：本草言荞麦能炼五脏滓秽。俗言一年沉积在肠胃者，食之亦消去也。时珍曰：荞麦最降气宽肠，故能炼肠胃滓滞，而治浊带泄痢腹痛上气之疾，气盛有湿热者宜之。若脾胃虚寒人食之，则大脱元气而落须眉，非所宜矣。孟诜云：益气力者，殆未然也。按：杨起《简便方》云：肚腹微微作痛，出即泻，泻亦不多，日夜数行者。用荞麦面一味作饭，连食三四次即愈。予壮年患此两月，瘦怯尤甚。用消食化气药俱不效，一僧授此而愈，转用皆效，此可征其炼积滞之功矣。《普济》治小儿天吊及历节风方中亦用之。

（四十七）草乌头

《本草纲目·主治第三卷·百病主治药·泄泻》：草乌头：水泄寒利，半生半炒丸服。

（四十八）草豆蔻

《本草汇言·卷之二·草部·草豆蔻》：和中暖胃，消宿滞之药也。（李东垣）专主中脘不和（何其玉稿），吞酸吐水，心疼肚痛，泄泻积冷，凡一切阴寒壅滞之病，悉主治也。其功用与白豆蔻相同，白者，入脾胃，复入肺经，行气而又有益气之妙；草者，仅入脾胃二经，长于利气破滞而已。

（四十九）草果

《本草汇言·卷之二·草部·草果仁》：治脾胃寒湿，逐瘴疠之药也。（方龙潭）盖脾胃喜温而恶寒，（费五星稿）喜燥而恶湿，喜利而恶滞，喜香而恶秽。草果气味香辛而热，香能达脾，辛能破滞，热能散寒与湿，故凡湿郁于中，胸满腹胀，湿积于脾，吞酸吐酸，湿聚于胃，呕吐恶心，湿蒸于内，黄疸黄汗，是皆湿邪之为病。又有避暑受凉，而为脾寒瘴疟，或中寒感寒，而为腹痛吐利，或食瓜桃鱼腥生冷，而为冷积泄泻，是皆寒与湿之为病也，用草果并能治之。又思东南土地卑下，每多山岚雾瘴，又因饮啖鱼腥水果，酒茶粉面，脾胃常多寒湿郁滞之病，故服食草果与之相宜。或云草果治湿之功大，治脾之效速，常与知母同用，治瘴疟寒热有验。盖草果治太阴独胜之寒，知母治阳明独胜之热，正以一阴一阳合用，无偏胜之虞也。但草果性热味辛，本是祛寒散湿，破滞消食除瘴之药，凡疟疾由于阴阳两虚，不由于瘴气者；心痛胃脘痛，由于火而不由于寒湿饮食瘀滞者；泄泻暴注，口渴，由于暑热，不由于鱼腥生冷伤者；痢疾赤白，后重里急，小水不利，因作胀满，由于暑气湿热，不由于暑气湿寒者，皆不当用，用之增剧。

（五十）茯苓

《本草纲目·主治第三卷·百病主治药·泄泻》：茯苓、猪苓、石膏：水泄，腹鸣如雷，煅研，饭丸，服二十丸，不二服愈。

《本草征要·第三卷·肾与膀胱经·茯苓》：益脾胃而利小便，水湿都消。止呕吐而定泄泻，气机咸利。下行伐肾，水泛之痰随降。中守镇心，忧惊之气难侵。保肺定咳嗽，安胎止消渴。抱根者为茯神，主用俱同，而安神独擅。红者为赤茯苓，功力稍逊，而利水偏长。

《本草备要·木部·茯苓》：治忧恚惊悸（心肝不足），心下结痛，寒热烦满，口焦舌干（口为脾窍，舌为心苗。火下降则热除），咳逆（肺火）呕哕（胃火），膈中痰水（脾虚），水肿淋沥，泄泻（渗湿）遗精（益心肾。若虚寒遗溺、泄精者，又当用温热之剂峻补其下。忌用茯苓淡渗之药）。小便结者能通，多者能止（湿除则便自止），生津止渴（湿热去则津生），退热安胎。

《本草求真·卷四·泻剂·渗湿》：肿嗽泄泻，宜用茯苓以利之。

（五十一）胡芦巴

《本草述钩元·卷九·隰草部·胡芦巴》：胡芦巴味苦大温。从水摄火，即从火温水。能敛互水火两肾之元阳。参之归元主治，必有召元阳于阴宅，即能于阴宅回阳者。与辛热之味不同，故止曰大温。阅所治头痛腰痛，痿证遗精，虚劳寒疝，泄泻小便数，皆属元阳之虚。取此以回虚冷，必明于火出水中，并水能敛火以为交互之义，乃得投剂以救其偏。勿梦梦然辛热逐队而用，反致损其真元也。

（五十二）胡黄连

《本草纲目·主治第三卷·百病主治药·泄泻》：胡黄连：疳泻。

（五十三）胡椒

《本草纲目·主治第三卷·百病主治药·泄泻》：胡椒：夏月冷泄，丸服。

（五十四）枳实

《神农本草经疏·卷十三·木部中品·枳实》：枳实感天地苦寒之气以生，故其味苦，气寒无毒。《别录》、雷公加酸。甄权加辛。察其功用，必是苦为最，而酸辛次之。气味俱厚，阴也。入足阳明、太阴经。细详《神农》主治，与本药气味大不相侔。究其所因，必是枳壳所主。盖二物古文原同一条，后人分出时误耳。其《别录》所主除胸胁痰癖，逐停水，破结实，消胀满，心下急痞痛，逆气胁风痛，安胃气，止泄泻者，是其本分内事，皆足阳明、太阴受病。二经气滞则不能运化精微，而痰癖、停水、结实、胀满所自来矣。

（五十五）柽柳

《药性切用·卷之三中·木部·西河柳枝叶》：一名赤柽柳。甘咸辛平，疏风解毒；能使痧疹、斑邪外达。沙糖拌炒，入营分散邪。沙糖调服西河柳末，止疹后痢下。清阳下陷而泄泻者，须炒焦用之。

（五十六）砂仁

《本草纲目·主治第三卷·百病主治药·泄泻》：缩砂：虚劳冷泄，宿食。

《本草经解·卷二·草部下·缩砂仁》：砂仁气温。禀天春和之木气，入足厥阴肝经。味辛涩无毒，得地西方燥金之味。入手太阴肺经、足阳明胃经、手阳明大肠经。气味俱升，阳也。主虚劳冷泻者。阳虚而作劳，则真气愈耗，所以土冷而泄泻也。砂仁气温益气，味涩可以止泄也，辛温温胃。胃暖则宿食自消，赤白泻利，肠寒积滞也。辛温散寒，味涩止泄也。腹中虚痛，腹中阳气虚而寒痛也。温以益阳，辛以散寒，所以止之。肺主气，下气者，辛能益肺，肺平气自下也。

（五十七）骨碎补

《本草征要·第二卷·形体用药及专科用药·骨碎补》：味苦，性温，无毒。入肾经。去毛，蜜蒸。主骨碎折伤，去瘀生新。耳响不聪、牙疼发落。上热下冷，肾虚泄泻。

（五十八）香附

《汤液本草·卷之三·草部·香附子》：气微寒，味甘，阳中之阴。无毒。本草云：除胸中热，充皮毛，久服令人益气、长须眉。后世人用治崩漏，本草不言治崩漏。《图经》云：膀胱、两胁气妨，常日忧愁不乐，饮食不多，皮肤瘙痒瘾疹，日渐瘦损，心忪少气。以是知益气，血中之气药也。方中用治崩漏，是益气而止血也。又能逐去凝血，是推陈也。与巴豆同治泄泻不止，又能治大便不通，同意。

《本草正·芳草部·香附》：味苦、辛、微甘，气温。气味俱厚，阳中有阴，血中气药也。专入肝、胆二经，兼行诸经之气。用此者用其行气血之滞。童便炒，欲其下行；醋炒，则理气痛。开六郁，散寒邪，利三焦，行结滞，消饮食、痰涎、痞满腹胀、胕肿脚气，止心腹、肢体、头目、齿耳诸痛，疗霍乱吐逆、气滞泄泻及吐血、下血、尿血、妇人崩中带下、经脉不调、胎前产后气逆诸病。因能解郁，故曰妇人之要药。然其味辛而动，若阴虚燥热而汗出血失者，概谓其要则大误矣。此外，凡痈疽、瘰疬、疮疡，但气滞不行者，皆宜用之为要药。

（五十九）神曲

《本草汇言·卷之十四·谷部·神曲》：健脾消食之药也。方氏（龙潭）曰：此药借小麦面为之。麦得木火之先机，佐以五色、五香、五味以和之，郁之成曲，黦之生黄，鼓中土之生阳，发未萌之宿滞。今被五谷之所伤者，用曲入煎，能化糟粕，行大肠，郁畅伸舒，善消善运者也。故元素方：治病脾胃虚乏，不能消化水谷，以致胸膈痞闷，腹胁膨胀，经年累月，嗜卧食减，口中无味。及老弱久泻、虚人久泻、产后食少作泻、小儿疳积泄泻等病，并宜用之。此消运之物，而又能开胃进食，有补益之妙也。

（六十）姜叶

《本草汇言·卷之十六·菜部·姜叶》：味辛而温。散水结，杀鱼腥、生冷、诸积之药也。（张机）捣汁和酒饮，其验如神。治阴毒伤寒，恶寒无热，呕吐泄泻，呃逆吐蛔。

（六十一）秦艽

《本草纲目·主治第三卷·百病主治药·泄泻》：秦艽：暴泄引饮，同甘草煎。

（六十二）栗

《本草求真·卷七·食物·栗》：栗（专入肾，兼入肠胃）。肾之果也，味咸性温，体重而实。故能入肾而补气。凡人胃气亏损，而见腰脚软弱，并胃气不充，而见肠鸣泄泻，服此治无不效。

泄泻

（六十三）莨菪子

《本草纲目·主治第三卷·百病主治药·泄泻》：莨菪子：久泄，同大枣烧服。

（六十四）莲子

《本草求真·卷八·脏腑病症主药》：脾湿滑而不固，而症见有泄泻，则土当以涩制（土滑宜宜），如莲子、芡实、肉豆蔻之类。

《本草求真·卷二·收涩·温涩》：如莲子、肉豆蔻是治脾胃虚脱之药也，故泄泻不止者最宜。

《本草求真·卷二·收涩·莲子》：且其味涩，则能使气不走。而梦遗、崩带、失血等症可理（白浊遗精，用石莲肉、龙骨、益智仁等分为末。每服二钱，空心饭汤送下）。味涩则肠胃亦固，而无五更洞泄之虞（同菟丝子、五味子、山茱萸、山药、车前子、肉豆蔻、砂仁、橘红、芡实、人参、补骨脂、巴戟天。治脾肾俱虚，五更溏泻）。唯大便燥者勿服。

（六十五）莲须

《本草求真·卷二·收涩·莲须》：惟其味甘补脾，故能利湿，而使泄泻腹痛可治（补脾同山药、茯苓、白术、人参、莲肉、薏苡仁、扁豆）。

（六十六）臭草

《本草纲目拾遗·卷五·草部下·臭草》：泄泻及小便不通，取臭草叶或生或煮食之。

（六十七）益智仁

《本草纲目·主治第三卷·百病主治药·泄泻》：益智子：腹胀忽泄，日夜不止，诸药不效，元气脱也，浓煎二两服。

《要药分剂·卷十·燥剂·益智仁》：涩精固气，宣通气郁，温中进食，摄涎唾，缩小便，止呕吐，止泄泻，客寒犯胃，冷气腹痛，泄精，女人崩带。（讱庵）

（六十八）烧酒

《本草纲目·谷部第二十五卷·谷之四·烧酒》：寒湿泄泻，小便清者，以头烧酒饮之，即止。

《本草纲目·主治第三卷·百病主治药·泄泻》：烧酒：寒湿泄。

（六十九）黄连

《本草汇言·卷之一·草部·黄连》：沈则施先生曰：黄连，同西河柳、蝉蜕、牛蒡子、桔梗，治痧瘄已透而烦躁不宁；同甘草、升麻、白芍药，治痧瘄已透而泄泻不止。

《雷公炮制药性解·卷二·草部上·黄连》：味苦，性寒无毒，入心经。主心火炎，目疾暴发，疮疡红肿，肠红下痢，痞满泄泻小儿疳热。消口中疮，惊悸烦躁，天行热疾。

《本草纲目·主治第三卷·百病主治药·泄泻》：黄连：湿热脾泄，同生姜末服；食积脾泄，同大蒜丸服。

（七十）黄柏

《本草纲目·主治第三卷·百病主治药·泄泻》：黄柏：小儿热泻，焙研，米汤服，去下焦湿热。

（七十一）菟丝子

《本草述钩元·卷十一·蔓草部·菟丝子》：气味辛（辛味为甚。却与辛香燥热之辛不同），甘平，入足三阴气分。诸本草主续绝伤，补不足，益气力，强阴气，坚筋骨，益精气，偏补人卫气。主茎中寒精自出，溺有余沥。治男女虚冷泄泻，腰疼膝冷，并口苦燥渴，消瘅热中。补肝脏风虚，健忘不能食。补脾令人肥健，久服明目。方书治虚劳瘵，遗精赤白浊，中风，伤劳倦，恶寒，咳嗽，溲血，鹤膝风，大便不通，小便闭淋数及不禁，疝痔耳聋。

（七十二）粟米

《本草求真·卷七·食物·粟米》：粟米（专入肾，兼入脾胃），味咸气寒。（时珍曰：粟即粱也，穗大而毛长粒粗者为粱，穗小而毛短粒细者为粟。苗俱似芽，种类甚多。）功专入肾养气，及消胃热。凡人病因肾邪，而见小便不利，消渴泄痢。与脾胃虚热，而见反胃吐食，鼻衄不止者，须当用此调治。以寒能疗热，咸能入肾，淡能渗湿。粟为谷类，谷又能养脾胃故也。

（七十三）楮叶

《本草纲目·主治第三卷·百病主治药·泄泻》：楮叶：止一切泄利，同巴豆皮，炒研蜡丸服。

（七十四）葛根

《本草纲目·草部第十八卷·草之七·葛》：杲曰：干葛其气轻浮，鼓舞胃气上行，生津液，又解肌热，治脾胃虚弱泄泻圣药也。

《本草纲目·主治第三卷·百病主治药·泄泻》：升麻、葛根、柴胡：并主虚泄风泄，阳气下陷作泄。

（七十五）紫苏

《本草求真·卷三·散剂·紫苏》：紫苏（专入肺。兼入心脾），背面俱紫，辛温香窜，五月端午采用。凡风寒偶伤，气闭不利，心膨气胀，并暑湿泄泻，热闭血衄崩淋，喉腥口臭，俱可用此调治。

（七十六）锅焦

《本草纲目拾遗·卷八·诸谷部·锅焦》：味苦甘，性平，补气运脾，消食止泄泻，八珍粉用之。

（七十七）番薯

《本草纲目拾遗·卷八·诸蔬部·甘储》：气味甘平无毒，主治补中活血，暖胃肥五脏。……酒积热泻，《传习录》云：泄泻之症不一，或水土相乱，并归大肠而泻；或土不制水，清浊不分而泻；或小肠受伤，气化无权而泻；或真阴亏损，元阳枯涸而泻者，此皆各从其类治之。若酒湿入脾，因而飧泄者，用此薯煨热食。

（七十八）椿樗

《本草纲目·木部第三十五卷·木之二·椿樗》：止女子血崩，产后血不止，赤带，肠风泻血不住，肠滑泻，缩小便。蜜炙用。（大明）利溺涩。（雷斅）治赤白浊，赤白带，湿气下痢，精滑梦遗，燥下湿，去肺胃陈积之痰。（震亨）……震亨曰：椿根白皮，性凉而能涩血。凡湿热为病，泻痢浊带，精滑梦遗诸症，无不用之，有燥下湿及去肺胃陈痰之功。治泄泻，有除湿实肠之力。但痢疾滞气未尽者，不可遽用。宜入丸散，亦可煎服，不见有害。予每用炒研糊丸，看病作汤使，名固肠丸也。

（七十九）蜀椒

《本草纲目·主治第三卷·百病主治药·泄泻》：蜀椒：老人湿泄，小儿水泄，醋煮丸服；久泄、飧泄不化谷，同苍术丸服。

（八十）酸榴皮

《本草纲目·主治第三卷·百病主治药·泄泻》：酸榴皮：一二十年久泄，焙研米饮服，便止。

（八十一）罂粟壳

《本草纲目·主治第三卷·百病主治药·泄泻》：罂粟壳：水泄不止，宜涩之，同乌梅、大枣煎服。

《本草汇言·卷之十四·谷部·罂粟壳》：罂粟壳，敛气涩肠，禁泻痢之药也。李氏（时珍）曰：凡泄泻下痢，日久则气散不固，而肠滑肛脱者有之。凡咳嗽诸痛，日久则气散不收，而肺胀痛剧者有之，俱宜此涩之、固之、收之、敛之之药是矣。然泻痢，必须腹中无积滞。

（八十二）樱桃

《滇南本草·第一卷·樱桃》：樱桃，味甘、美，性热，无毒。采叶敷疮最效。主治和脾胃，美颜色，止泄泻、水谷痢疾。多食令人作呕，发暗风，动湿热，伤筋骨。有寒火郁热及喘咳热病者勿食，食之必剧。凡小儿勿多食，多食生热发疳积。以小儿乃纯阳之体，服之热症即生。惟豆症色白，陷顶不升浆者，以核为末，敷之可以升浆起长。若阳症忌服。

（八十三）樱额

《本草纲目拾遗·卷七·果部上·樱额》：果属也，产关东乌喇口外，其树丛生，果形如野黑蒲萄而稍小，鲜实甚美，晒干为末，可以致远。《盛京志》：一名稠梨子，实黑而涩，土人珍之，间以作面，暑月调水服之，可止泻。……味甘涩，性温暖，补脾止泄泻。

（八十四）薏苡仁

《本草纲目·主治第三卷·百病主治药·泄泻》：薏苡仁、栀子：食物直出，十个微炒，煎服。……神曲、白扁豆、薏苡仁、干姜：中寒水泄，炮研饮服。

《本草汇言·卷之十四·谷部·薏苡仁》：养胃健脾，清肺导肾之药也。缪氏（仲淳）曰：此药得天地冲和沉厚之气以生，色白体重，质凝味甜，为脾、胃、肺、肾调和水火之剂。寒而不泄，温而不燥，补而不滞，利而不克，至和至美之品也。前古谓久服益气轻身，去风湿痹气以致筋急拘挛不可屈伸者（痹胀闭不行也）。作粥酿酒，或为汤散丸剂。如久病虚人，老羸幼弱之疾，咸宜用之。方氏（龙潭）曰：凡风湿之证，或麻或痛，而肢体拘挛，或胀或肿，而脚膝难履，或痿或痹，而腰脊酸疼，或胀或浮，而皮肤水肿，或嗽或唾，而痰涎壅盛，或泄或泻，而大便不实，或壅或痿，而咳唾脓血，或癃或闭，而淋沥带浊，是皆脾、肺、肾经蕴湿郁火之证，惟此剂可以治之。

（八十五）藁本

《本草纲目·主治第三卷·百病主治药·泄泻》：防风、藁本：治风泄，风胜湿。

《本草正·芳草部·藁本》：味甘、辛，性温。气厚味薄，升也，阳也。疗诸恶风鬼注，除太阳顶颠头痛、大寒犯脑、痛连齿颊及鼻面皮肤酒齄、黑刺、风湿泄泻、冷气腰疼、妇人阴中风邪肿痛。此足太阳经风痫、雾露瘴疫之要药。

《本草备要·草部·藁本》：辛温雄壮，为太阳经（膀胱）风药，寒郁本经、头痛连脑者必用之（凡颠顶痛，宜藁本、防风、酒炒升柴）。治督脉为病，脊强而厥（督脉并太阳经贯脊）；又能下行去湿，治妇人疝瘕，阴寒肿痛，腹中急痛（皆太阳寒湿），胃风泄泻（夏英公病泄，医以虚治不效。霍翁曰：此风客于胃也，饮以藁本汤而愈。盖藁本能除风湿耳），粉刺酒齄（音查，和白芷作面脂良）。

《本经逢原·卷二·芳草部·藁本》：女人阴肿疝疼，督脉为病，脊强而厥，亦多用之。雾露之邪中于上焦，须兼木香。风客于胃泄泻，脾胃药中宜加用之。

（八十六）覆盆子

《本草述钩元·卷十一·蔓草部·覆盆子》：方书治伤劳倦，肝肾气虚恶寒，肾气虚逆咳嗽，消瘅、泄泻、赤白浊，鹤膝风，诸见血证及目疾。益命门之阳，少气神虚者多用（《脏腑用药式》）。

（八十七）藿香

《本草汇言·卷之二·草部·藿香》：温中快气（王好古），开胃健脾之药也（张元素）。然性味辛温（王嘉生稿），禀清和芬烈之气，故主脾胃，进饮食，辟秽气为专用。凡呕逆恶心而泄泻不食，或寒暑不调而霍乱吐利或风水毒肿而四末虚浮，或山岚蛊瘴而似疟非疟，或湿热不清而吞酸吐酸，或心脾郁结而积聚疼痛，是皆脾肺虚寒之证，非此莫能治也。

（八十八）糯米

《本草纲目·主治第三卷·百病主治药·泄泻》：糯米粉：同山药、沙糖食，止久痢泄。

《药性切用·卷之四下·谷部·糯米粥》：性味甘温，温胃益气，除脾胃虚寒；止泄泻吐逆，为温养胃气妙品。

（八十九）蘼芜

《本草纲目·草部第十四卷·草之三·蘼芜》：作饮，止泄泻。（苏颂）

《本草纲目·主治第三卷·百病主治药·泄泻》：蘼芜：湿泄，作饮服。

《本草乘雅半偈·第二帙·蘼芜》：颐曰：风性宣发，久老身中，无风大性故。先须甲胆逗破端倪，乙木方能抽发。虽行木用，实补木体。客曰：止泄泻，亦属甲乙乎？颐曰：此正风木失制，败乱所胜，亦须甲乙体用，从土甲拆，则土中之水，假借木力吮拔，虽属仇雠，转成三缘和合矣。

二、动物药

（一）牛肉、牛髓

《医学入门·内集·卷二·本草分类》：孟诜云：牛者，稼穑之资，不多屠杀。自死者，血脉已绝，骨髓已竭，不堪服食。黄牛发药毒动病，不如水牛，盖黄牛温而水牛冷故也，当食黄牛为妙，疟疾后亦忌之。养生者忌与黍米、韭薤同食。十二月食之伤神。（肉）无毒。安中益气，养脾胃，消水肿，除湿气，止消渴并吐泄。补虚弱，强筋骨，壮腰脚。（髓）甘，无毒。填骨髓，补中益气，续绝伤，止泄泻，消渴，以酒服之。

《本草纲目·主治第三卷·百病主治药·泄泻》：牛髓：泄利。

（二）乌鸡骨

《本草纲目·主治第三卷·百病主治药·泄泻》：乌鸡骨：脾虚久泄，同肉豆蔻、草果煮食。

（三）乌贼鱼

《本草求真·卷七·乌贼鱼》：且其腹中血出与胆有如墨黑，手染色变。书字则逾年迹灭，惟存空纸已尔。是其色黑入肾，又不待言。是以阴脏服之，则能动风与气。泄泻腹痛，阳脏服之，则能敛阴秘阳。

（四）兰熏

《本草纲目拾遗·卷九·兽部·兰熏》：味咸甘，性平。陈芝山云：和中益肾，养胃气，补虚劳。陆瑶云：生津，益血脉，固骨髓，壮阳，止泄泻虚痢，蓐劳怔忡，开胃安神。

（五）龟甲

《本草纲目·主治第三卷·百病主治药·泄泻》：龟甲：久泄。

《本草通玄·卷下·介部·龟甲》：咸平，肾经药也。禀北方纯阴之气而生，大有补水以制火之功，故能强筋骨，益心智，止咳嗽，截久疟，去瘀血，生新血。大凡滋阴降火之药，多是寒凉损胃，惟龟甲益大肠，止泄泻，使人进食，真神良之品也。龟、鹿皆灵而寿。龟首藏向腹，能通任脉，故取其甲以养阴。鹿鼻反向尾，能通督脉，故取其角以养阳。去胁用底，去黑皮，酥炙。

（六）没食子

《本草纲目·主治第三卷·百病主治药·泄泻》：桂心、没石子、毗梨勒、白垩土：水泄，同干姜、楮叶丸服。

《本草求真·卷二·收涩·没石子》：凡梦遗精滑，阴痿齿痛，腹冷泄泻，疮口不收，阴汗不止，一切虚火上浮，肾气不固者。取其苦以坚肾，温以暖胃健脾，黑以入肾益气补精。

（七）保心石

《本草纲目拾遗·卷二·石部·保心石》：治大热燥渴，小便不通，泄泻俱水，调服。胸伤忧闷，无热者，或酒或水调服。有热者，酒水各半调服。病后软弱，酒水各半调服。胸肉伤心痛，风寒气痛，吐蛔，咯血吐血，皆水调服。毒蛇毒虫伤，不拘酒水服，刀箭疯犬毒物伤，以粉敷疮口，外以布包即愈。俱见本草补。

（八）蚕沙

《本草新编·卷之五·晚蚕蛾》：蚕沙，即晚蚕之屎，其性亦温，治湿痹、瘾疹、瘫风，主肠鸣热中泄泻。按晚蚕蛾胜于春蚕者，以其性淫也。务须择雄者用之，雌则无效。盖雄则气温，勤于交合，敏于生育故耳。但亦宜丸散，而不宜汤剂，嫌其过于动也。

（九）黄雌鸡

《本草纲目·主治第三卷·百病主治药·泄泻》：黄雌鸡、羖羊角灰：久泄，同矾丸服。

（十）黄鲴鱼

《本草品汇精要·续集卷之七上·虫鱼部·黄鲴鱼》：黄鲴鱼肉白煮汁饮，主止胃寒泄泻。

（十一）野鸭

《本经逢原·卷四·禽部·凫》：凫逐群飞，夏藏冬见，与鸿雁不异。其在九月以后，立春以前味极鲜美，病人食之全胜家鸭。以其肥而不脂，而易化，故滞下泄泻，喘咳上气，虚劳失血及产后、病后无不宜之。

（十二）蛇肉

《本草纲目·鳞部第四十三卷·鳞之二·金蛇》：解众毒，止泄泻，除邪热。（苏颂）疗久痢。（时珍）

（十三）猪大肠

《本草纲目·主治第三卷·百病主治药·泄泻》：猪肠：脏寒久泄，同吴茱萸蒸丸服。

（十四）猪肝

《本草纲目·主治第三卷·百病主治药·泄泻》：猪肝：冷劳虚泄。

（十五）猪肾

《本草纲目·主治第三卷·百病主治药·泄泻》：猪肾：冷利久泄，掺骨碎补末，煨食。

《本草纲目·兽部第五十卷·兽之一·豕》久泄不止：猪肾一个批开，掺骨碎补末，煨熟食之，神效。（《濒湖集简方》）

（十六）鹿茸

《本草汇言·卷之十八·兽部·鹿茸》：治小儿痘疮虚白，浆水不充，或大便泄泻，寒战咬牙。……治老人脾肾衰寒，命门无火，或饮食减常，大便溏滑诸证。……治老人脾肾衰寒，食少大便泄者。用鹿茸配入桂附八味丸。

《本草纲目·主治第三卷·百病主治药·泄泻》：鹿茸：饮酒即泄，同苁蓉丸服。

（十七）蜣螂

《本草纲目·虫部第四十一卷·虫之三·蜣螂》：赤白下痢：黑牛散，治赤白痢、噤口痢及

第五章　方药纵横

泄泻。用黑牛儿（即蜣螂，一名铁甲将军），烧研。每服半钱，或一钱，烧酒调服（小儿以黄酒服），立效。（李延寿方）

三、矿物药

（一）石灰

《本草纲目·主治第三卷·百病主治药·泄泻》：石灰：水泄，同茯苓丸服。

（二）石燕

《证类本草·卷第五·石燕》：灵苑方：治久患肠风痔瘘，一二十年不瘥，面色虚黄，饮食无味，及患脏腑伤损，多患泄泻，暑月常泻不止，及诸般淋沥，久患消渴，妇人月候湛浊，赤白带下，多年不瘥，应是脏腑诸疾皆主之。用石燕净洗，刷去泥土收之。上每日空心取一枚，于坚硬无油瓷器内，以温水磨服之，如弹丸大者一个分三服，大小以此为准，晚食更一服。若欲作散，须先杵罗为末，以磁石煅去杵头铁屑后，更入坚瓷钵内，以硬乳槌研细，水飞过，取白汁如泔乳者，澄去水曝干。每服半钱至一钱，清饭饮调下，温水亦得。此方偏治久年肠风痔，须常服勿令歇，服至及一月，诸疾皆愈。

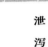

泄泻

（三）龙骨

《本草纲目·主治第三卷·百病主治药·泄泻》：龙骨：滑泄，同赤石脂丸服。

（四）白矾

《神农本草经·卷一·上经·涅石》：（旧作矾石，据郭璞注，《山海经》引作涅石）味酸，寒。主寒热泄利，白沃阴蚀，恶创，目痛，坚筋骨齿。炼饵服之，轻身、不老、增年。

《新修本草·卷第三·矾石》：矾石有五种：青矾、白矾、黄矾、黑矾、绛矾，然白矾多入药用。

《汤液本草·卷之六·玉石部·白矾》：气寒，味酸。无毒。本草云：主寒热泄泻下痢，白沃，阴蚀恶疮。消痰止渴，除痼热。治咽喉闭，目痛。坚骨齿。《药性论》云：使，有小毒，生含咽津，治急喉痹。

《本草纲目·主治第三卷·百病主治药·泄泻》：白矾：止滑泄水泄，醋糊丸服。老人加诃子。

《神农本草经疏·卷三·玉石部上品·矾石》：矾石味酸，气寒而无毒，其性燥急，收涩解毒，除热坠浊。盖寒热泄痢，皆湿热所为。……白矾，《本经》主寒热泄痢，此盖指泄痢久不止，虚脱滑泄，因发寒热。矾性过涩，涩以止脱，故能主之。假令湿热方炽，积滞正多，误用收涩，为害不一，慎之！

（五）白石脂

《本草纲目·主治第三卷·百病主治药·泄泻》：白石脂：滑泄，同干姜丸服，同龙骨丸服。

（六）朱砂

《神农本草经疏·卷三·玉石部上品·丹砂》：丹砂研飞极细，令状如飞尘，以甘草、生地黄浓煎，调分许，与儿初生时服之，能止胎惊，解胎毒。同真珠、琥珀、金箔、牛黄、生犀角、天竺黄、滑石末，治小儿急惊，有神。入六一散，治暑气伏于心经，神昏口渴及泄泻如火热。入补心丹，镇心神，定魂魄。入乳香托里散，散痈疽热毒，发热疼痛，及毒气攻心发谵语。

（七）阳起石

《本草纲目·主治第三卷·百病主治药·泄泻》：阳起石：虚寒滑泄，厥逆精滑，同钟乳、附子丸服。

（八）赤石脂

《本草纲目·主治第三卷·百病主治药·泄泻》：赤石脂：滑泄痔泄，煅研米饮服。大肠寒泄遗精，同干姜、胡椒丸服。

《本草新编·卷之五·赤石脂》：赤石脂，味甘、酸、辛，气温，无毒。入脾与大肠。凡有溃疮，收口长肉甚验。能止血归经，养心气，涩精，住泻痢。此亦止涩之药，内外科俱不可缺者也。赤石脂，禀土金之气，而色赤则象离火，寒邪之下痢白积者，似可涩之。若大热暴注滞下，全是湿热，似宜祛暑祛积，未可用此以止涩之也。或问赤石脂酸涩之味，过于收敛，似不可轻用？曰：病有泄泻太滑者，非此不能止。有不可不用之时，亦不宜慎重而失之也。

（九）钟乳粉

《本草纲目·主治第三卷·百病主治药·泄泻》：钟乳粉：大肠冷滑，同肉豆蔻丸服。

（十）禹余粮

《本草纲目·主治第三卷·百病主治药·泄泻》：禹余粮：冷劳肠泄不止，同乌头丸服。

（十一）蛇黄

《本经逢原·卷一·石部·蛇黄》：蛇黄生蛇腹中，如牛黄之类。世人因其难得，遂以蛇含石醋煅，水飞代之。取蛇之性窜入肝也。蛇含石入手足厥阴血分，与代赭之性不甚相远，为小儿镇摄惊痫之重剂，脾风泄泻者宜之。

（十二）硝石

《本草纲目·主治第三卷·百病主治药·泄泻》：硝石：伏暑泄泻，同硫黄炒，丸服；同硫黄、白矾、滑石、飞面，水丸服。

（十三）硫黄

《本草纲目·主治第三卷·百病主治药·泄泻》：硫黄：元脏冷泄，黄蜡丸服；久泄加青盐；脾虚下白涕，同炒面丸服。气虚暴泄，同枯矾丸服。伏暑伤冷，同滑石末服，或同胡椒丸服。

《本草通玄·卷下·金石部·硫黄》：寇宗奭云：下元虚冷，真气将绝，久患泄泻，垂命欲尽，服无不效，但中病当便已，不可尽剂。

（十四）雄黄

《本草纲目·主治第三卷·百病主治药·泄泻》：雄黄：暑毒泄痢，丸服。

（十五）滑石

《本草纲目·主治第三卷·百病主治药·泄泻》：滑石、猪胆：入白通汤，止少阴下利。

《本草汇言·卷之十二·土石类·滑石》：滑石，清暑解热、利水窍之药也（震享）。王氏（好古）曰：此药味甘气寒（宁宇抄），性坠质滑。甘能和胃气，寒能解热气，坠能推壅滞，滑能利诸窍、化垢腻也。故龙潭本草主小便癃闭不通，泄泻暴注，或时行中热、中暑、发热发渴，或山岚瘴气、水土不服。能泄上气，行下气，渗脾湿，清三焦，利六腑，解燥渴，去妄火，莫可加也。

《温热经纬·卷四·薛生白湿热病篇》：尤拙吾云：痢与泄泻，其病不同，其治亦异。泄泻多由寒湿，寒则宜温，湿则宜燥也。痢多成于湿热，热则宜清，湿则宜利也。虽泄泻有热证，毕竟寒多于热；痢病亦有寒证，毕竟热多于寒。是以泄泻经久，必伤于阳，而肿胀喘满之变生。痢病经久，必损于阴，而虚烦痿废之疾起。痢病兜涩太早，湿热流注，多成痛痹。泄泻疏利过当，中虚不复，多作脾劳。此余所亲历，非臆说也。或问：热则清而寒则温是矣。均是湿也，或从利，或从燥，何欤？曰：寒湿者，寒从湿生，故宜苦温燥其中。湿热者，湿从热化，故宜甘淡（滑石之类。汪按：茯苓、通草亦是），利其下。

（十六）霹雳砧

《本草纲目·石部第十卷·金石之四·霹雳砧》：刮末服，主瘰疾，杀劳虫，下蛊毒，止泄泻。置箱箧间，不生蛀虫。诸雷物佩之，安神定志，治惊邪之疾。（时珍，出《雷书》。）

《本草纲目·主治第三卷·百病主治药·泄泻》：霹雳砧：止惊泄。

方　剂

一、常用治泄方论

（一）论补中益气汤

《医方考·卷三·虚损劳瘵门第十八·补中益气汤》：劳倦伤脾，中气不足，懒于言语，恶食溏泄，日渐瘦弱者，此方主之。脾主四肢，故四肢勤动不息，又遇饥馁，无谷气以养，则伤脾。伤脾故令中气不足，懒于言语。脾气不足以胜谷气，故恶食。脾弱不足以克制中宫之湿，故溏泄。脾主肌肉，故瘦弱。五味入口，甘先入脾，是方也，参、芪、归、术、甘草，皆甘物也，故可以入脾而补中气。中气者，脾胃之气也。人生与天地相似，天地之气一升，则万物皆生，天地之气一降，则万物皆死。故用升麻、柴胡为佐，以升清阳之气，所以法象乎天地之升生也。用陈皮者，一能疏通脾胃，一能行甘温之滞也。

《医贯·卷之五·先天要论（下）·泻利并大便不通论》：脏腑泻利，其证多端，大抵皆因脾胃而作。东垣先生制《脾胃论》一篇，专以补中益气汤，升提清气为主，其间治脾泄之证，庶无余蕴矣。

《顾松园医镜·卷九·御集·泄泻》：补中益气汤，治劳倦伤脾（脾主四肢故也），中气不足，懒于言语（脾为后天生气之原，中气虚则懒言，以声由气发故也），恶食溏泄（胃虚不能胜谷气，故恶食，脾虚不能制土湿，故溏泄），日渐瘦弱（脾主肌肉也）。……此补之、益之而兼升提之法也。嘉言云：此方后人谓其升清降浊，殊谬。夫以升清之药，岂有降浊之能，若阳气未必下陷，反升举其阴气，干犯阳位，为害不小。更有阴气素惯上干清阳，而胸中之肉隆耸为胸中之气，漫散为胀者，误施此法，天翻地覆矣。夫补其中气，以听中气之自为升降，不用升、柴，亦无不可，必清气下入腹中为泄，则可多用而升举之，为合法也。

《一见能医·卷之五·病因赋上·泄泻者脾气伤而不平》：又泄泻久不止者，多由泛用消食、利水剂，损其阴，真元气不能自持，遂成久泻，须用参苓白术散、补中益气汤，补其本元。

（二）论升阳益胃汤

《明医杂著·卷之一·枳术丸论》：光禄杨立之，元气素弱，饮食难化，泄泻不已，小便短少，洒淅恶寒，体重节痛。余以为脾肺虚，用升阳益胃汤而痊。大凡泄泻服分利调补等剂不应者，此肝木郁于脾土，必用升阳益胃之剂，庶能保生。

《明医杂著·卷之二·痢疾》：愚按前症若数至圊而不能便，或少有白脓者，乃土不能生金，肺与大肠气伤而下坠也，当用升阳益胃汤举其阳气，则阴自降而二便自愈矣。

《古今医统大全·卷之三十六·滞下门·治法》：甚至先曾通泻，或因凉药太多，气虚下陷，脉微沉细，四肢厥冷，即宜温补，升阳益胃汤、干姜理中汤之属是也。

《医方集解·补养之剂第一·升阳益胃汤》：又补中益气汤加炒曲、黄芩，亦名益胃升阳汤（东垣），治妇人经候凝结，血块暴下，脾虚水泻。此足太阴、阳明药也。六君子助阳益胃，补脾胃之上药也（参、术、苓、草、陈皮、半夏），加黄芪以补肺而固卫，芍药以敛阴而调荣，羌活、独活、防风、柴胡以除湿痛（羌活除百节之痛）而升清阳，茯苓、泽泻以泻湿热而降浊阴，少佐黄连以退阴火，补中有散，发中有收，使气足阳升，自正旺而邪服矣。东垣曰：此治肺之脾胃虚也。何故秋旺用参术芍药之类反补脾，为脾胃虚则肺俱受病，故因时而补易为力也。又曰：余病脾胃久衰，一日体重，肢节疼痛，大便泄下，小便闭塞，默思《内经》云：在下者，因而竭之，是先利小便也，又治诸泻小便不利者，先分利之，治湿不利小便，非其治也，当用淡渗以利之，病虽即已，是降之又降，复益其阴，而重竭其阳也，治以升阳风药，是为宜耳；羌活、独活、升麻、柴胡各一钱，防风、炙甘草各五分，一剂而愈。大法寒湿之胜，风以平之，又曰：下者举之，圣人之法，举一可知百矣。东垣又曰：药中但犯泽泻、猪苓、茯苓、木通、灯草淡味渗泄之类，皆从时令之旺气，以泄脾胃之外邪，而补金水之不足也。或小便已数，肝肾不受邪者而误用之，必大泻真阴，竭绝肾水，先损其两目也。又曰：《灵枢》云：头有疾，取之足，谓阳病取阴也；足有疾，取之上，是阴病取阳也；中有疾，旁取之。中者，脾胃也；旁者，少阳甲胆也，甲胆风木，东方春也。胃中谷气者，便是风化也，胃中湿胜而成泄泻，宜助甲胆风胜为克之，又是升阳助清气上行之法也。

《幼科证治大全·霍乱吐泻》：升阳益胃汤，（治）吐泻久不止者，乃清气下陷，胃口阳虚，饮食少进，四肢无力。黄芪二钱，人参、甘草、半夏各一钱，白术、柴胡、白茯苓、泽泻各三分，陈皮四分，羌活、独活、防风、芍药各五分，黄连一分。上姜枣煎服。泉按南丰李氏曰：小儿吐泻，皆当温补。若已虚损，尤当速生胃气。惟寻常时行泻症，不可遽投热药。慎之慎之。

（三）论理中丸

《伤寒明理论·卷下·诸药方论·理中丸方》：心肺在膈上为阳，肾肝在膈下为阴，此上下脏也。脾胃应土，处在中州，在五脏曰孤脏，属三焦曰中焦。自三焦独治在中，一有不调，此丸

泄泻

专治，故名曰理中丸。人参味甘温，《内经》曰：脾欲缓，急食甘以缓之，缓中益脾，必以甘为主。是以人参为君，白术味甘温。《内经》曰：脾恶湿，甘胜湿，温中胜湿，必以甘为助，是以白术为臣。甘草味甘平，《内经》曰：五味所入，甘先入脾，脾不足者，以甘补之，补中助脾，必先甘剂，是以甘草为佐。干姜味辛热，喜温而恶寒者胃也，胃寒则中焦不治。《内经》曰：寒湿所胜，平以辛热，散寒温胃，必先辛剂。是以干姜为使，脾胃居中，病则邪气上下左右无所不至，故又有诸加减焉。……或曰湿胜则濡泄，术专除湿，是于下多者加之。

《丹溪手镜·卷之中·泄泻》：理中丸，治冷脾胃病卷泻、脾泻、虚泄。白术（土炒）、干姜（炮焦）、甘草（炙）、人参，为末粥丸。

《广嗣纪要·卷之十六·幼科医案·泄泻》：予曰：理中丸之止泻，补中气之药也。

《医方考·卷二·霍乱门第十四·理中丸》：寒犯太阴脾脏，非止外感寒径中太阴，凡吞寒饮冷，皆是寒气塞于中宫。中、下二焦之阳不得宣发，则乖隔而腹痛，而吐泻，而霍乱也。霍乱与吐泻有别，乃吐泻之久，亡其津液，手足抽掣而挥霍，眼目旋视而缭乱也。寒者温之，故用干姜之辛热；邪之凑也，其气必虚，故用人参、白术、甘草之温补。

《成方切用·卷六下·祛寒门·理中汤》：（仲景）治伤寒太阴病，自利不渴（王海藏曰：上吐下泻不止，当渴而反不渴，脉微细而弱者，理中汤主之。三阳传阴经而下利者，为协热利。阴寒直中阴经而下利者，为寒利。三阳下利身热，太阴下利手足温，少阴厥阴下利身冷，其大较也。下利虽有表症，不可发汗。以下利为邪气内攻，走津液而胃虚也），寒多而呕，腹痛粪溏（太阴，脾经也）。腹满而吐，食不下，自利腹痛，为太阴病。自利渴者为热，不渴喜呕，腹痛便溏，皆虚寒所致。外邪传里而腹痛者，其痛不常；阴寒在内而腹痛者，痛无休止，时欲作利。大腹属太阴，少腹属少阴，脐下属厥阴，亦有夹食积与痰火者），脉沉无力，或厥逆拘急（寒束于外），或结胸吐蛔（寒凝于中）及感寒霍乱（阴阳不和，而挥霍撩乱也。或吐或泻，亦有寒热二症。若虚寒所致者，宜此汤）。凡中宫虚寒，气不能理诸症，俱宜用此，分理阴阳，安和胃气。白术（陈壁土炒）二两，干姜（炮）、甘草（炙）、人参一两。自利腹痛者，加木香；不痛利多者，倍白术；渴者，倍白术（益气燥湿，故能生津）；倦卧沉重，利不止，加附子（此廉少阴证）；腹满，去甘草（甘令人满）；呕吐，去白术，加半夏姜汁（白术甘壅，姜夏散逆）；脐下动气，去术，加桂（白术补气，桂泄奔豚）；悸，加茯苓（饮停则悸，茯苓利水宁心）；发黄，加茵陈；寒实结胸，加枳实。本方等分，蜜丸，名理中丸。仲景曰：大病瘥后，喜唾久不了了，胃中有寒，宜理中丸温之。宋徽宗食冰太过，病脾疾。国医不效，召杨介，准大理中丸。上曰：服之屡矣。介曰：疾因食冰。臣请以冰煎此药，是治受病之源也，果愈。人参补气益脾，故以为君；白术健脾燥湿，故以为臣；甘草和中补土，故以为佐；干姜温胃散寒，故以为使。以脾土居中，故曰理中。人身上脘清气居多，下脘浊气居多，而其所以能升清降浊者，全赖中气为之主。

《长沙方歌括·卷六·霍乱方·理中丸》：蔚按：论云：霍乱，头痛，发热，身疼痛，热多饮水者，五苓散主之。寒多不用水者，理中丸主之。曰霍乱者，呕吐而利也。头痛发热身疼痛者，内霍乱而外伤寒也。热渴者，以五苓散助脾土以滋水津之四布。寒而不渴者，用理中丸理中焦而交上下之阴阳。盖以上吐下利，不论寒热，治宜专顾其中也。王晋三云：人参、甘草甘以和阴，白术、干姜辛以和阳，辛甘相辅以处中，则阴阳自然和顺矣。此为温补第一方。

（四）论四神丸

《医方集解·祛寒之剂第十·四神丸》：治肾泻、脾泻。肾泻者，五更时泻也。经曰：肾者，胃之关也。前阴利水，后阴利谷，肾属水，水旺于子，肾之阳虚，不能键闭，故将交阳分则泻也。脾泻者，脾之清阳下陷，不能运化阑门，故元气不足，不能分别水谷，不痛而泻也。两证皆由肾命火衰，不能上生脾土故也。杨仁斋曰：肾命之气交通，水谷自然克化矣。破故纸四两（酒浸一宿，炒），五味子三两（炒），肉豆蔻三两（面裹煨），吴茱萸一两（盐汤炮）。用大枣百枚，生姜八两，切片同煮，枣烂去姜，取枣肉捣丸，每服二钱，临卧盐汤下。若平旦服之，至夜药力已尽，不能敌一夜之阴寒故也，此足少阴药也。破故纸辛苦大温，能补相火以通君火，火旺乃能生土，故以为君；肉蔻辛温，能行气消食，暖胃固肠；五味咸能补肾，酸能涩精；吴茱辛热，除湿燥脾，能入少阴、厥阴气分而补火；生姜暖胃，大枣补土，所以防水。盖久泻皆由肾命火衰，不能专责脾胃，故大补下焦元阳，使火旺土强，则能制水而不复妄行矣。

《成方切用·卷六下·祛寒门·四神丸》：破故纸辛苦大温，能补相火以通君火，火旺乃能生土，故以为君；肉蔻辛温，能行气消食，暖胃固肠；五味咸能补肾，酸能涩精；吴茱辛热，除湿燥脾，能入少阴、厥阴气分而补火。盖久泻皆由肾命火衰，不可专责脾胃，故大补下焦元阳，使火旺土强，泄泻自止矣。单用破故纸、肉豆蔻，名二神丸，治同。许学士曰：有全不进食者，服补脾药皆不效。予授二神丸，顿能进食。此病不可全作脾治，盖肾气怯弱，真元衰削，是以不能化食。如釜鼎之下无火，物终不熟也。单用五味子、吴茱萸，名五味子散，治同。除五味、吴茱萸，加茴香一两，木香五钱，姜煮枣丸，亦名四神丸。（澹寮）治同。茴香亦暖胃之药，木香行气而实大肠，用以疏肝和脾，不使木盛克土也。《薛氏医案》云：脾胃虚寒下陷者，补中益气汤加木香、肉果、补骨脂。脾气虚寒不禁者，六君子汤加炮姜、肉桂。命门火衰，脾土虚寒者，宜八味丸。脾肾气血俱虚者，十全大补汤送四神丸。大便滑利，小便秘涩，或肢体尽肿，喘嗽吐痰，为脾肾亏损，宜《金匮》加减肾气丸。

《时方歌括·卷下·滑可去著·四神丸》：柯韵伯曰：泻利为腹疾，而腹为三阴之都会，一脏不调，便能泻利，故三阴下利。仲景各为立方以主之，大阴有理中四逆，厥阴有乌梅丸、白头翁汤，少阴有桃花、真武、猪苓、猪肤、四逆汤散、白通、通脉等剂，可谓曲尽病情，诸法备美，然只为一脏立法。若三脏相关，久留不痊，如子后作泻一症，犹未之及也。夫鸡鸣至平旦，天之阴，阴中之阳也。因阳气当至而不至，虚邪得以留而不去，故作泻于黎明。其由有四，一为脾虚不能制水，一为肾虚不能行水，故二神丸。君补骨脂之辛燥者，入肾以制水，佐肉豆蔻之辛温者，入脾以暖土，丸以枣肉。又辛甘发散为阳也，一为命门火衰不能生土，一为少阳气虚无以发陈，故五味子散。君五味子之酸温，以收坎宫耗散之火，少火生气以培土也。佐吴茱萸之辛温，以顺肝木欲散之势，为水气开滋生之路，以奉春生也。此四者，病因虽异，而见症则同，皆水亢为害，二神丸是承制之剂，五味散是化生之剂也，二方理不同。而用则同，故可互用以助效，亦可合用以建功，合为四神丸。是制生之剂也，制生则化，久泄自瘳矣，称曰四神，比理中、八味二丸较速欤。

《医学衷中参西录·医方十七·治泄泻方》：治黎明腹疼泄泻。补骨脂六两（酒炒），吴茱萸三两（盐炒），五味子四两（炒），肉豆蔻四两（面裹煨），花椒一两（微焙），生硫黄六钱，大枣八十一枚，生姜六两（切片）。先煮姜十余沸，入枣同煮，至烂熟去姜，余药为细末，枣肉为丸，桐子大。人禀天地之气而生，人身一小天地也。天地之一阳生于子，故人至夜半之时，肾系命门之处，有气息息萌动，即人身之阳气也。至黎明寅时，为三阳之候，人身之阳气，亦应候上升，自下焦而将达中焦。其人或元阳之根柢素虚，当脐之处，或兼有凝寒遮蔽，即互相薄激，致少腹作疼。久之阳气不胜凝寒，上升之机转为下降，大便亦即溏下，此黎明作泻之所由来也。夫下焦之阳气少火也，即相火也，其火生于命门，而寄于肝胆。故四神方中，用补骨脂以补命门，吴茱萸以补肝胆，此培火之基也。然泻者关乎下焦，实又关乎中焦，故又用肉豆蔻之辛温者，以暖补脾胃。且其味辛而涩，协同五味之酸收者，又能固涩大肠，摄下焦气化。且姜枣同煎，而丸以枣肉，使辛甘化合，自能引下焦之阳，以达于中焦也。然此药病轻者可愈，病重者服之，间或不愈，以其补火之力犹微也。故又加花椒、硫黄之大补元阳者以助之，而后药力始能胜病也。

（五）论痛泻要方

《医方考·卷二·泄泻门第十二·刘草窗痛泻要方》：炒白术三两，炒芍药二两，防风一两，炒陈皮一两半。痛泻不止者，此方主之。泻责之脾，痛责之肝；肝责之实，脾责之虚。脾虚肝实，故令痛泻。是方也，炒术所以健脾，炒芍所以泻肝，炒陈所以醒脾，防风所以散肝。或问痛泻何以不责之伤食？余曰：伤食腹痛，得泻便减，今泻而痛不止，故责之土败木贼也。

《医方集解·和解之剂第六·痛泻要方》：此足太阴、厥阴药也。白术苦燥湿，甘补脾，温和中；芍药寒泻肝火，酸敛逆气，缓中止痛；防风辛能散肝，香能舒脾，风能胜湿，为理脾引经要药（东垣曰：若补脾胃，非此引用不能行）；陈皮辛能利气，炒香尤能燥湿醒脾，使气行则痛止，数者皆以泻木而益土也。

《汤头歌诀·和解之剂·痛泻要方》：(刘草窗) 陈皮芍，防风白术煎丸酌〔白术（土炒）三两，白芍（酒炒）四两，陈皮（炒）半两，防风一两，或煎或丸，久泻加升麻〕，补土泻木理肝脾（陈皮理气补脾，防、芍泻木益土），若作食伤医便错（吴鹤皋曰：伤食腹痛，得泻便减，今泻而痛不减，故责之土败木贼也）。

《伤寒瘟疫条辨·卷四·医方辨·医方辨引》：痛泻要方，治土败木贼，痛泻不止。……白术补脾燥湿和中；白芍泻肝火，敛逆气，缓中止痛；防风散肝舒脾胜湿，为理脾引经要药；陈皮利气，尤能燥湿醒脾，使气行则痛止。数者，皆所以泻木而益土也。

（六）论甘草泻心汤

《医方考·卷一·伤寒门第二》：伤寒下之早，胸满而不痛者为痞，此方主之。伤寒自表入里，传至三阴，三阴亦有在经表证。如太阴有桂枝加芍药汤，少阴有麻黄附子细辛汤，厥阴有当归四逆汤之类。若不治其表，而用承气汤下之，则伤中气，而阴经之邪乘之矣！以既伤之中气而邪乘之，则不能升清降浊，痞塞于中，如天地不交而成痞，故曰痞，泻心者，泻心下之邪也。姜、夏之辛，所以散痞气；芩、连之苦，所以泻痞热；以下之后，脾气必虚，人参、甘草、大枣，所以补脾之虚。

《古今名医方论·卷三·五泻心汤·甘草泻心汤》：王又原曰：病发于阴而反下之，因作痞。然亦有汗出解之后而痞者，亦有下后复汗而痞者，亦有不经汗下而痞者。大汗结胸属实，痞属虚；结胸热入，痞无热入。药用苦以泻之，辛以散之是也。然仲景立五泻心汤，药有同异。其同者，黄连、干姜，若黄芩、大枣，则异而同也；其异者，人参、附子、大黄，若半夏、甘草、生姜，则同而异者也。试论之：伤寒五六日，柴胡证具，而以他药下之成痞，即用小柴胡汤，以干姜易生姜，以黄连易柴胡，彼以和表里，此以彻上下。而必推半夏为君者，痞从呕得来，半夏之辛以破结，主病之药故也。汗出解之后，已无伤寒矣。胃藏津液，发汗则津液亡，故胃中不和，姜、枣以和荣卫，以生发胃家升腾之气，乃治杂证之标也。一属少阳，一属汗解，人参在所必用耳。若伤寒中风，正在太阳，无用人参之例。虽下而复下，为胃中虚，不可用也。但用甘草缓其下利之急速，和其客气之上逆，温其中气之不调，补其心烦之不安焉耳。心下硬满，痞之候也；紧反入里，痞之诊也。按之濡，关上浮，为痞尚未成，故无用房荆之六十万，但假将军之先声以夺之。此渍以麻沸汤，须臾去滓，仅得其无形之气，不用其有形之味也。心下痞，恶寒者，为兼有之症，明系表邪未解；心下痞而复恶寒者，为续见之证，明系阳气外亡，况加以汗出乎！兼见者，以两汤治之；续见者，以一汤救之。其附子则煮汁者，是取三黄之气轻，取附子之力重也。然胃居心下，心下痞者，胃痞也。不曰泻胃，而曰泻心，恐混以苦寒，伤其胃阳，又误为传入阳明，以治阳明之法治之也。此仲景之微旨也。

《伤寒论类方·卷三·泻心汤类·甘草泻心汤》：伤寒中风，医反下之，其人下利日数十行，谷不化，腹中雷鸣，心下痞硬而满，干呕，心烦不得安，医见心下痞，谓病不尽，复下之，其痞益甚，此非结热，但以胃中虚。两次误下，故用甘草以补胃，而痞自除，俗医以甘草满中，为痞呕禁用之药，盖不知虚实之义者也。客气上逆，故使硬也，甘草泻心汤主之。

（七）论参苓白术散

《太平惠民和剂局方·卷之三·绍兴续添方·参苓白术散》：治脾胃虚弱，饮食不进，多困少力，中满痞噎，心忪气喘，呕吐泄泻及伤寒咳噫。此药中和不热，久服养气育神，醒脾悦色，顺正辟邪。莲子肉（去皮）、薏苡仁、缩砂仁、桔梗（炒令深黄色）各一斤，白扁豆（姜汁浸，去皮，微炒）一斤半，白茯苓、人参（去芦）、甘草（炒）、白术、山药各二斤，上为细末。每服

泄
泻

二钱，枣汤调下，小儿量岁数加减服。

《医述·卷十三·女科原旨·月经》：一妇，经行必先泻二三日，诊其脉，皆濡弱，此脾虚也。脾主血属湿。经水将动，脾血先已流注血海，然后下流为经。脾虚不能运行其湿，以参苓白术散服之。月余，经行不泻矣。（汪石山）

《景岳全书·卷之二十四心集·杂证谟·泄泻》：凡脾泄久泄证，大都与前治脾弱之法不相远，但新泻者可治标，久泻者不可治标，且久泻无火，多因脾肾之虚寒也。若止因脾虚者，惟四君子汤、参术汤、参苓白术散之属为宜。

《医方集解·补养之剂第一·参苓白术散》：治脾胃虚弱，饮食不消，或吐或泻（土为万物之母，脾土受伤，则失其健运之职，故饮食不消；兼寒则呕吐，兼湿则濡泄也。饮食既少，众脏无以禀气，则虚羸日甚，诸疾丛生矣）。人参、白术（土炒）、茯苓、甘草（炙）、山药（炒）、扁豆（炒）、薏仁（炒）、莲肉（去心，炒）、陈皮、砂仁、桔梗，为末。每三钱，枣汤或米饮调服。此足太阴、阳明药也。治脾胃者，补其虚、除其湿、行其滞、调其气而已。人参、白术、茯苓、甘草、山药、薏仁、扁豆、莲肉皆补脾之药也，然茯苓、山药、薏仁理脾而兼能渗湿，砂仁、陈皮调气行滞之品也，然合参、术、苓、草，暖胃而又能补中（陈皮、砂仁，入补药则补），桔梗苦甘入肺，能载诸药上浮，又能通天气于地道（肺和则天气下降），使气得升降而益和，且以保肺防燥，药之上僭也。

《周慎斋遗书·卷七·潮热》：一人夏时，夜则身热，寅卯时即退，大便或溏，或如常，用参苓白术散。嘈杂加川连少许；不嘈杂去连，加白芍。盖此证脾胃中有湿热，夜则身热者，卫气昼行于阳，夜行于阴，三阴之脉布腹中，阳气与湿热相合，故身热。便溏者，湿也，发于夏者，湿热之令助本病也。白术散和中利湿，加芍补脾阴。

《医学举要·卷四·治法合论》：脾胃同处中州，亦宜分别治之。滑伯仁曰：刘河间谓补泻脾胃之本者，盖以脾胃中和之气也。燥其湿则为泻，润其燥则为补。喻嘉言曰：补虚有二法，一补脾，一补胃。如疟痢后脾气衰弱，饮食不运，宜补其脾。如伤寒后胃中津液久耗，宜补其胃。叶天士曰：纳食主胃，运化主脾，脾宜升则健，胃宜降则和。又曰：太阴湿土，得阳始运。阳明阳土，得阴自安。仲景急下存阴，其治在胃。东垣大升阳气，其治在脾。肝为刚脏，有泻无补，然四时之所化始于木，究十二经之所养始于肝，肝尤不可不养。肝之治有数种，水虚而木无以生，地黄丸乙癸同源是也。土虚而木无以植，参苓白术散缓肝培土是也。《本经》血虚有火，用逍遥散清火。血虚无水，用归脾汤养阴。泻火之治，上类乎心。补火之法，下同乎肾。其腑为胆，泻腑之法，则柴胡温胆为要方矣。

（八）论四君子汤

《太平惠民和剂局方·卷之三·新添诸局经验秘方·四君子汤》：治荣卫气虚，脏腑怯弱，心腹胀满，全不思食，肠鸣泄泻，呕哕吐逆，大宜服之。人参（去芦）、甘草（炙）、茯苓（去皮）、白术各等分，上为细末。每服二钱，水一盏，煎至七分，通口服，不拘时，入盐少许，白汤点亦得。常服温和脾胃，进益饮食，辟寒邪瘴雾气。

《医方考·卷三·气门第二十·四君子汤》：人参、白术、白茯苓、炙甘草各二钱。面色萎白，言语轻微，四肢无力，脉来虚弱者，此方主之。夫面色萎白，则望之而知其气虚矣。言语轻微，则闻之而知其气虚矣。四肢无力，则问之而知其气虚矣。脉来虚弱，则切之而知其气虚矣。如是则宜补气。是方也，人参甘温质润，能补五脏之元气。白术甘温健脾，能补五脏之母气。茯苓甘温而洁，能致五脏之清气。甘草甘温而平，能调五脏愆和之气。四药皆甘温，甘得中之味，温得中之气，犹之不偏不倚之君子也，故曰四君子。

《祖剂·卷之三·四君子汤》：治营卫气虚，脏腑怯弱，心腹胀满，全不思食，肠鸣泄泻，呕哕吐逆，大人小儿脾胃不和，中脘停饮，大病之后，尤宜服之。人参一两，茯苓一两，白术一两，甘草五钱，上㕮咀，水一盏姜七片，枣一枚，煎至七分，去滓服。按本草，人参甘温，安精神，能补五脏之元气。白术甘温，理脾胃，能补五脏之母气。茯苓甘平，能致五脏之清气。甘草甘平，能调五脏愆和之气。甘得中之味，温得中之气，诚无愧之衷之君子也。

《成方切用·卷一上·治气门·四君子汤》：治一切阳虚气弱。脉来虚软，脾衰肺损，饮食少思，体瘦而黄（或萎白无采），皮聚毛落，言语轻微，四肢无力及脾胃不和，泄痢虚饱。人参、白术（土炒）、茯苓各二钱，甘草一钱，加姜枣。人参甘温，大补元气为君。白术苦温，燥脾补气为臣。茯苓甘淡，渗湿泻热为佐。甘草甘平，和中益土为使。气足脾运，饮食倍进，则余脏受荫而色泽身强矣。

二、治泄通用方

（一）丁香平胃散（《杨氏家藏方·卷第六·脾胃方六十一道》）

止腹痛，疗泄泻。

厚朴（去粗皮，生姜汁制，称六两） 白术（六两） 甘草（炙，二两半） 陈橘皮（去白，二两半） 缩砂仁（二两） 丁香（二两）

上件为细末。每服三大钱，水一盏，生姜七片，枣三枚，同煎至八分温服，食前。

（二）调脏丸（《杨氏家藏方·卷第十八·小儿中·泄泻方一十二道》）

治脏腑不调，泄泻频并，精神昏困，全不入食。

木香 人参（去芦头） 白术 干姜 肉豆蔻（面裹煨熟） 白芍药（六味各等分）

上件为细末，煮面糊为丸，如黍米大。每服三十丸，温米饮送下，乳食前。

（三）荜茇丸（《是斋百一选方·卷之六·第八门》）

治滑泄甚妙。

荜茇 川姜（炮） 丁香（不见火） 附子（炮，去皮脐） 吴茱萸 良姜 胡椒（以上各一

泄泻

两）　山茱萸　草豆蔻（去皮。以上各半两）

上为细末，枣肉丸如梧桐子大。食前陈米饮下五十丸，日进三服。

（四）乳豆丸（《瑞竹堂经验方·卷八·泻痢门》）

治脏腑泄泻不调。

乳香（二两，另研）　肉豆蔻（二两，面裹煨熟，取豆蔻，切碎为末）

上为细末，相和，用陈米粉糊为丸，如梧桐子大。每服五七十丸，空心，米饮汤送下。

（五）九宝饮子（《普济方·卷二百八七·泄痢门·诸泻》引《医方集成》）

治分利水谷，止泄泻。

罂粟壳（蜜炙）　青皮　陈皮　木通（各一两二钱）　赤茯苓（去皮）　黄芪（微炒）　厚朴（姜制）　粉草　车前子（略炒。各三钱半）

上㕮咀。每服三钱，水一盏，煎至七分温服。

（六）升阳汤（《奇效良方·卷之十四·泄泻门·泄泻通治方》）

治一日大便三四次，溏而不多，有时泄泻，腹中鸣，小便黄。

黄芪（三钱）　甘草（二钱）　橘皮（一钱）　升麻（七分）　柴胡　当归身　益智（各五分）红花（少许）

上作一服，水二盅，煎至一盅，食前温服。

（七）苍术防风汤（《医学正传》卷二引《机要》）

治泄泻，脉弦头痛。

苍术　防风　麻黄（各一钱）　白术（二钱）

上㕮咀。作一服，水盏半、生姜五片，煎八分，食前服。

（八）肉豆蔻验方（《扶寿精方·小儿门》）

治小儿泄泻。

肉豆蔻切去顶，剜空其中，入丁香末三分，仍盖之，面包煨熟，去面为末，米汤调服。

（九）五倍子验方（《急救良方·卷之二·痢泻第二十七》）

治泄泻。

用五倍子为末，白汤调服。又方：生姜二块，艾叶一把，水煎服。

（十）术茯车前子汤（《古今医统大全·卷之三十五·泄泻门·治泻通用剂》）

治一切泄泻，用此为主。

白术　茯苓　车前子　泽泻　芍药　陈皮　炙甘草（各等分）

上㕮咀，每服七钱，水盏半加姜三片、枣一枚，灯心煎七分服。伤食泄黄或食积，加神曲、麦芽、山楂子各八分，黄连七分以消之。腹中窄狭饱闷，再加厚朴、枳实、木香各五分。小便赤涩短少，加猪苓、木通、山栀各五钱。湿泻者，加茵陈、苍术各一钱。若夏秋之间，湿热大行，暴注水泻，加炒黄连、苍术、升麻、木通各五分。发热燥渴，加干葛、石膏各一钱。口渴引饮，加葛根、人参、麦门冬各一钱、升麻、乌梅肉各一分。暑月泄泻，加香薷、厚朴。寒月溏泻清冷，腹痛或伤冷食，加神曲、麦芽、干姜（煨）各一钱，砂仁、木香、益智各五分。胜湿须加防风、羌活、白芷、苍术、半夏。胃气下陷，加人参、黄芪、升麻、柴胡，以升清气。久泻肠胃虚滑不禁，加肉蔻（煨）、石脂（煅）、诃子（煨）、木香、炒干姜各五分。清晨溏泄，加破故纸（炒）、茴香（炒）、肉蔻（煨）。

（十一）既济丸（《古今医统大全·卷之三十五·泄泻门·治泻通用剂》）

治一切泄泻不止。

黄连（切如豆大，四两）　生姜（二两，切成粗丝，同黄连炒黄燥）

上二味为细末，醋打硬糊丸，梧桐子大。每服五十丸，白汤下。

（十二）人参升胃汤（《证治准绳·类方·第六册·泄泻》）

治一日大便三四次，溏而不多，有时泄泻，腹鸣，小便黄。

黄芪（二钱）　人参　陈皮　炙甘草（各一钱）　升麻（七分）　柴胡　当归身　益智（各五分）　红花（少许）

水二盏，煎至一盏，去滓，稍热，食前服。

（十三）温六丸（《证治汇补·卷之八·下窍门·泄泻》引丹溪）

治泄泻而呕吐者。

六一散（七两）　干姜（一两）

末之，粥丸。一方，去干姜，加吴萸二两，名参萸丸。

六一散用生姜汤调服，或以末和入七分之一汤调。

（十四）小建中汤（《成方切用·卷六下·祛寒门》）

治肠鸣泄泻而痛者。

桂枝　生姜（三两）　芍药（六两）　甘草（一两炙）　大枣（十二枚）

水三杯，煎一杯去滓，入饴糖四钱，烊温服。

泄
泻

三、治中焦脾虚泄泻方

（一）丁香散（《博济方·卷三·大便证》）

治脾泄泻。

厚朴（半两，去皮，用生姜汁涂，炙令香黄） 槟榔（一个，火煨过） 肉豆蔻（二个，去皮，面裹煨） 丁香（二钱，焙干）

上四味，同杵为末。每服二钱，用米饮煎三二沸，温汤服，以少许清粥饮冲下。

（二）香姜散（一名委姜散，一名姜黄散）（《博济方·卷三·大便证》）

治久患脾泄泻。

宣连（一两，匀锉如豆大） 生姜（四两，匀锉如黑豆大）

上二味一处，以慢火炒令干，姜脆、深赤色即止，去姜取出，只要黄连，研为细末。每服二钱，空心腊茶清下。

（三）草豆蔻散（《博济方·卷三·大便证》）

治胃口冷，吃食无味及脾泄泻不止。

草豆蔻（半两，每个面裹煨，候面焦黄，去面用） 甘草（一两，炙） 肉桂（去皮，一两） 陈皮 （去白，一两） 蛮姜（一两）

上五味，同为细末。每服一钱半，更入陈米末一钱，水一盏，枣二枚，同煎七分，温服，其滓，再煎服之。

（四）诃黎勒散（《圣济总录·卷第四十四·脾脏门·脾脏虚冷泄痢》）

治脾脏泄滑不止。

诃黎勒皮 白豆蔻 陈橘皮（去白，焙） 干姜（炮。各半两） 丁香（半分） 木香 缩砂仁（各一分）

上七味，捣罗为散。用猪肝一叶，去脂膜细切后，入药末两匙头，分作四处，用面裹作馂子四个，每日将一个以文武火煨令黄熟，空心细嚼，盐汤或米饮下。

（五）建脾汤（《圣济总录·卷第四十四·脾脏门·脾脏虚冷泄痢》）

治脾虚泄滑不止，腹内虚鸣。

诃黎勒（煨，去核） 附子（炮裂，去皮脐。各一两） 陈橘皮（去白，焙） 白术（锉，炒） 干姜（炮） 陈曲（炒） 吴茱萸（汤洗，焙干，炒。各半两） 肉豆蔻（去壳，三分）

上八味，锉如麻豆大。每服三钱匕，用水一盏，生姜三片，盐少许，煎取六分，去滓，温服不拘时。

（六）人参豆蔻煮散（《圣济总录·卷第四十四·脾脏门·脾脏虚冷泄痢》）

治脾胃虚冷，呕逆不思食，脐腹疼痛，大便滑泄。

人参　黄芪（锉。各一两）　干木瓜（锉，焙）　诃黎勒皮（各三两）　肉豆蔻（煨，去壳，一枚）　陈橘皮（汤浸去白，焙）　白术　高良姜　木香　甘草（炙，锉。各半两）　白茯苓（去黑皮，一两半）

上一十一味，捣罗为散。每服三盏匕，水一盏，煎至七分，去滓，温服，空腹午时，日二。

（七）肉豆蔻散（一名肉蔻散）（《圣济总录·卷第四十四·脾脏门·脾脏虚冷泄痢》）

治脾胃虚冷，泄利水谷，两胁气胀，饮食无味，稍食即壅。

肉豆蔻（去壳，面裹煨令黄）　附子（炮裂，去皮脐。各一两）

上二味，捣罗为散。空心陈米饮调下三钱匕。

（八）厚朴汤

泄
泻

1.《圣济总录·卷第四十五·脾脏冷气腹内虚鸣》

治脾脏虚冷，腹胀肠鸣，疼痛泄泻，饮食不化。

厚朴（去粗皮，生姜汁炙）　白茯苓（去黑皮）　人参　草豆蔻（去皮）　陈橘皮（汤浸去瓤，焙炒。各三分）　半夏（汤洗去滑，生姜汁制）　桂（去粗皮）　木香　白术（炒）　枳壳（去瓤，麸炒。各半两）

上一十味，粗捣筛。每服四钱匕，水一盏半，生姜三片，枣一枚，擘，煎至七分，去滓，食前温服。

2.《太平惠民和剂局方·卷之十·诸汤》

治脾胃虚冷，腹痛泄泻，胸膈痞闷，胁肋胀满，呕逆恶心，不思饮食。

厚朴（去粗皮，用生姜二斤，制十斤）　枣（一斗六升）　丁香皮（八两）　甘草（炒，十一斤）　丁香枝杖（十二两）　盐（炒，十五斤）

上为末。每服二钱，水一盏，入生姜三片，枣二个，擘破，同煎至七分，热服。每服一钱，沸汤点服，食前。

（九）吴茱萸丸（《圣济总录·卷第四十六·脾气虚腹胀满》）

治脾虚吞酸呕逆，腹痛泄泻，不思饮食，腹胁膨胀。

吴茱萸（汤洗，焙干，炒，六两）　附子（炮裂，去皮脐，二两半）　桂（去粗皮，四两）　荜茇　厚朴（去粗皮，生姜汁炙）　干姜（炮）　荜澄茄　胡椒（炒。各二两）

上八味，捣罗为末，炼蜜和丸如梧桐子大。每服二十丸至三十丸，米饮下。

（十）健脾汤（《圣济总录·卷第七十四·泄痢门·濡泻》）

治胃虚泄泻，老人冷泻。

乌头（炮裂，去皮脐，三分）　厚朴（去粗皮，生姜汁炙）　甘草（炙，锉）　干姜（炮。各一分）

上四味锉如麻豆。每服三钱匕，水一盏，生姜二片，煎至七分，去滓热服。

（十一）姜连散（《圣济总录·卷第七十四·泄痢门·濡泻》）

治久患脾泄泻。

生姜（四两）　黄连（去须，一两）

上二味，叹咀如麻豆，一处慢火炒令姜赤色，去姜取黄连为细散。每服二钱匕，空腹腊茶清调下，不过二服瘥。

（十二）参苓白术散（《鸡峰普济方·卷第八·脾胃肝肾》）

治脾胃虚弱，饮食不进，呕吐泄泻。

人参　白茯苓　白术　甘草　山药（各二斤）　白扁豆　缩砂仁　桔梗　莲子肉　薏苡仁（各一斤）

上为细末。每服二钱，煎枣汤下。小儿量岁数与之。

（十三）沉香神曲煎（《鸡峰普济方·卷第八·脾胃肝肾》）

治脾虚食少迟化，饮食减少，大便泄泻。

沉香（二分）　神曲（十六分）　干姜　桂心（各六分）　吴茱萸　椒（各四分）　白术（十分）

上为细末，酒煮，面糊为丸如梧子大。每服三十粒，米饮下，空心。

（十四）助脾煎（《鸡峰普济方·卷第八·脾胃肝肾》）

治脾胃虚寒，腹痛，泄泻，饮食无味。

人参　荜茇　胡椒　荜澄茄　桂（各一两）　白术　干姜　良姜　附子（各一两半）

上为细末，水煮，面糊为丸如梧子大。米饮下二十丸，食前服。

（十五）乌头健脾散（《鸡峰普济方·卷第八·脾胃肝肾》）

治脾胃虚弱，泄泻，老人脏泄。

乌头　厚朴　甘草　干姜（各一两）

上为细末。每服二钱，水三合，生姜二片，煎至二合，热服。

（十六）丁香健脾散（《鸡峰普济方·卷第八·脾胃肝肾》）

治脾元气弱，食少，腹胀，泄泻，肠鸣。

草果（炮，一个） 肉豆蔻（二个） 丁香（一分） 舶上丁香皮（四两） 舶上茴香 白干姜 桂 甘草（各半两） 郁李仁（一分）

上为细末，白汤点之。早晨或腹冷痛服之尤效。如渴，不得饮水。

（十七）二神丸（《普济本事方·卷二·心小肠脾胃病》）

治脾胃虚弱，不思饮食，泄泻不止。

肉豆蔻（生用，二两） 破故纸（炒，四两）

上为末，以大肥枣四十九枚、生姜四两切同煮，枣烂去姜，取枣肉研膏入药和丸梧桐子大。每服五十丸，盐汤下。

（十八）霹雳汤（《扁鹊心书·神方》）

泄
泻

治脾胃虚弱，因伤生冷成泄泻，米谷不化。

川附（泡去皮脐，五两） 桂心（去皮尽，二两） 当归（二两） 甘草（一两）

共为细末。每服五钱，水一大盏，生姜七片，煎至六分，和渣通口服。小儿止一钱。

（十九）八仙丸（《扁鹊心书·神方》）

治脾胃久冷，大便泄泻，肠中疠痛，米谷不化，饮食不进等证。

附子（炮） 高良姜 荜茇 砂仁 肉豆蔻（各一两）生姜（三两）厚朴（姜汁制，四两）

为末，醋糊丸梧子大。米饮下五十丸。

（二十）养脾丸（《太平惠民和剂局方·卷之三·治一切气》）

治脾胃虚冷，心腹绞痛，胸膈满闷，胁肋虚胀，呕逆恶心，噫气吞酸，泄泻肠鸣，米谷不化，肢体倦怠，不思饮食。

大麦蘖（炒） 白茯苓（去皮） 人参（去芦。各一斤） 干姜（炮） 缩砂（去皮。各二斤）白术（半斤） 甘草（锉，爁，一斤半）

上为细末，炼蜜和丸，每两作八丸。每服一丸，细嚼，生姜汤送下，食前服。

（二十一）大七香丸（《太平惠民和剂局方·卷之三·治一切气》）

治男子、妇人脾元气冷，胃气虚乏，不思饮食，心膈噎塞，渐成膈气，脾泄泻利。

香附子（炒，一百九十二两） 麦蘖（炒，一百两） 丁香皮（三百三十两） 缩砂仁 藿香（叶。各二百五十两） 甘松 乌药（各六十四两） 肉桂（去粗皮） 甘草（炒） 陈皮（去白，洗。各二百五十两）

上为末，炼蜜为丸如弹子大。每服一粒，盐酒、盐汤嚼下。

（二十二）铁刷汤（《太平惠民和剂局方·卷之三·治一切气》）

治滑肠泄泻。

良姜（油炒，六两） 茴香（炒，二两） 甘草（炙，八两半） 苍术（米泔浸一宿，八两）

上为细末。每服二钱，姜三片，盐一捻，水一盏，煎至七分，温服，或热酒调下亦得。

（二十三）盐煎散（《太平惠民和剂局方·卷之三·治一切气》）

治脾胃虚冷，不思饮食，时发呕吐，霍乱转筋，脐腹冷疼，泄泻不止。

草果仁（去皮，煨） 缩砂（去壳取仁） 槟榔（炮，锉） 厚朴（去粗皮） 肉豆蔻（煨）
羌活（去芦） 苍术（米泔浸二宿） 陈皮（去白） 荜澄茄 枳壳（去瓤，麸炒） 良姜（油炒）
茯苓（去皮） 大麦芽（炒） 茴香（炒） 川芎（洗，锉） 甘草（各二两）

上件碾为细末。每服二钱，水一盏半，入盐一字，同煎至八分，空心，食前服之。

（二十四）姜合丸（《太平惠民和剂局方·卷之三·治一切气》）

治脾胃久虚，内伤冷物，泄泻注下，腹痛肠鸣；或久痢纯白，时下青黑，肠滑不禁。

丁香（不见火） 木香（不见火） 人参（各一两） 白术（焙） 青皮（去白） 陈皮（去
白。各二两） 附子（炮，去皮、脐，二两半） 厚朴（去粗皮，姜汁炙） 肉豆蔻（炮。各二两）
干姜（炮，三两）

上件为细末，入硇砂八钱，姜汁、面打糊为丸，每一两作二十丸。每服一丸，用老姜一块，
如拇指头大，切开作合子，安药于内，用湿纸裹，慢火煨一顿饭久，取出去纸，和姜细嚼，白汤
送下。孕妇不得服。小儿一粒分四服。

（二十五）蟠葱散（《太平惠民和剂局方·卷之三·治一切气》）

治男子、妇人脾胃虚冷，攻筑心腹，连胁肋刺痛……时或呕逆，霍乱转筋，腹冷泄泻。

延胡索（三两） 苍术（米泔浸一宿，去皮） 甘草（各半斤） 茯苓（白者，去皮） 蓬莪
术 三棱（煨） 青皮（去白。各六两） 丁皮 缩砂（去皮） 槟榔（各四两） 肉桂（去粗皮）
干姜（炮。各二两）

上捣，罗为末。每服二钱，水一盏，连根葱白一茎，煎七分，空心，食前，稍热服。

（二十六）千金大养脾丸（《太平惠民和剂局方·卷之三·治一切气》）

治脾胃虚弱，停寒留饮……久病泄泻，肠胃虚滑。

枳壳 神曲 陈皮（去白） 麦蘖（炒） 茴香 白姜（炮） 缩砂（去皮） 肉豆蔻 三
棱（炮） 茯苓（去皮） 良姜 薏苡仁 益智（去壳） 胡椒 木香 白扁豆（炒） 丁香 白术
红豆 藿香（去梗） 山药 苦梗（炒） 人参 甘草（炙） 蓬莪术（炮）

上各等分为末，炼蜜为丸如弹子大。每服一粒，细嚼，白汤送下，温酒亦得，空心，食前。

（二十七）四君子汤（《太平惠民和剂局方·卷之三·治一切气》）

治荣卫气虚，脏腑怯弱，心腹胀满，全不思食，肠鸣泄泻，呕哕吐逆。

人参（去芦）　甘草（炙）　茯苓（去皮）　白术（各等分）

上为细末。每服二钱，水一盏，煎至七分，通口服，不拘时。入盐少许，白汤点亦得。

（二十八）朝真丹（《太平惠民和剂局方·卷之六·治泻痢》）

治肠胃虚弱，内受风冷，或饮食生冷，内伤脾胃，泄泻暴下，日夜无度，肠鸣腹痛，手足厥寒。

硫黄（生，研细，三十两）　朱砂（研，为衣，三两一钱）　白矾（煅，七两半）

上令研匀，用水浸，蒸饼为丸如梧桐子大，以前朱砂为衣。每服三十丸，温米饮下，不计时候，夏月宜备急。

（二十九）诃黎勒丸

1.《太平惠民和剂局方·卷之六·治泻痢》

治肠胃虚弱，内受风冷，水谷不化，泄泻注下，腹痛肠鸣，胸满短气。又治肠胃积寒，久利纯白，或有青黑，日夜无度，及脾胃伤冷，暴泻不止，手足逆冷，脉微欲绝。

诃黎勒皮　川乌头（炮，去皮、脐）　缩砂仁　白矾（煅。各四十两）　肉豆蔻（去皮，炮）木香　干姜（炮。各二十两）　龙骨（洗）　赤石脂（各八十两）

上为末，用粟米饭为丸如梧桐子大。每服二十九至三十丸，温粟米饮下，食前服。甚者可倍加丸数。

2.《杨氏家藏方·卷第七·泄泻方二十道》

治脾胃虚损，泄泻不止，脐腹疼痛。

肉豆蔻（面裹煨香）　草豆蔻（去壳）　诃黎勒（煨去核。各二两）　高良姜（三两）　干姜（三两，以上二姜用好醋一升同煮，醋尽晒干入余药）　赤石脂（二两）

上件为细末，粳米饭丸如梧桐子大。每服五十丸，米饮送下，食前。

（三十）木香散

1.《太平惠民和剂局方·卷之六·治泻痢》

治脾胃虚弱，内夹风冷，泄泻注下，水谷不化，脐下疼痛，腹中雷鸣，胸膈痞闷，胁肋虚胀，及积寒久利，肠滑不禁，肢体羸困，不进饮食。

丁香　木香　当归（去芦，洗，焙）　肉豆蔻仁（炮）　甘草（爁。各二十两）　附子（去皮、脐，醋煮，切片，焙干）　赤石脂（各十两）　藿香叶（洗，焙，四十两）　诃子皮（十五两）

上为末。每服一大钱，水一盏半，入生姜二片，枣一个，同煎至六分，温服，空心，食前。

2.《杨氏家藏方·卷第七·泄泻方二十道》

治脾胃久虚，泄泻不止，全不思食，脐腹作痛，虚阳上冲，口中生疮，及妇人产后虚冷，下泄冷痢。

木香（一两） 破故纸（炒，一两） 高良姜 缩砂仁 厚朴（生姜汁制炒。各七钱半） 赤芍药 陈橘皮（去白） 肉桂（去粗皮） 白术（各半两） 胡椒（一分） 吴茱萸（汤洗七次，一分） 肉豆蔻（面裹煨香，四枚） 槟榔（一枚）

上件为细末。每服三钱，用猪肝四两去筋膜，批为薄片，重重掺药，银、石器内入浆水一碗，醋一茶脚，盖覆煮肝熟，入盐一钱，葱白三茎，细切生姜一弹子大，同煮水欲尽，放温空心为一服。初服微泻不妨，此是逐下冷气，少时自止。

（三十一）赤石脂散（《太平惠民和剂局方·卷之六·治泻痢》）

治肠胃虚弱，水谷不化，泄泻注下，腹中雷鸣及冷热不调，下痢赤白，肠滑腹痛，遍数频多。

赤石脂（煅） 甘草（燂。各五两） 缩砂仁（二十两） 肉豆蔻（面裹，煨熟，四十两）

上为末。每服二钱，温粟米饮调下，食前，空心服。

（三十二）七枣汤（《太平惠民和剂局方·卷之六·治泻痢》）

治脾胃虚弱，内受寒气，泄泻注下，水谷不分。

茴香（去土，炒） 川乌（炮，去皮、脐） 缩砂（取仁。各八两） 厚朴（去粗皮，姜制，一斤） 益智（去皮，半斤） 干姜（炮，四两） 甘草（六两）

上件为粗末。每服二钱，水一盏，入大枣七个，擘破，同煎至七分，去滓，温服，食前，空心服。

（三十三）地榆散（《太平惠民和剂局方·卷之六·治泻痢》）

治肠胃气虚，冷热不调，泄泻不止。

石榴皮 莲蓬（去茎） 甘草（炒） 罂粟壳（去瓤，蜜涂炙。各等分）

上为细末。每服二大钱，水一盏半，生姜三片，煎至一盏，通口服，不拘时候。

（三十四）育肠丸（《太平惠民和剂局方·卷之六·治泻痢》）

治肠胃虚弱，内夹生冷，腹胀泄泻，时时刺痛，里急后重，下痢赤白，或变脓血，昼夜频并，经久不瘥。

乌梅肉 黄连（去须。各一分） 诃子皮 罂粟壳（去盖、筋，蜜炙） 肉豆蔻（包湿纸裹煨。各半两） 当归（去芦，酒浸一宿，焙，一两）

上为细末，炼蜜丸如梧桐子大。每服三十丸至五十丸，空心，食前饭饮下。如小儿，作小丸，煎甘草姜汤下。

（三十五）大断下丸（《太平惠民和剂局方·卷之六·治泻痢》）

治脏腑停寒，肠胃虚弱，腹痛泄泻，全不思食。

高良姜（去芦）　赤石脂（研）　干姜（炮）　龙骨（研。各一两半）　肉豆蔻（面裹，煨）牡蛎（火煅）　附子（炮，去皮、脐）　白矾（枯）　诃子（煨，去核。各一两）　细辛（去土、叶，七钱半）　酸石榴皮（去瓤，米醋浸一宿，取出，炙令焦黄色，一两）

上为末，醋煮面糊丸，如梧桐子大。每五十丸，空心温米饮下。

（三十六）大香连丸（《太平惠民和剂局方·卷之六·治泻痢》）

治丈夫、妇人肠胃虚弱，冷热不调，泄泻烦渴，米谷不化，腹胀肠鸣，胸膈痞闷，胁肋胀满，或下痢脓血，里急后重，夜起频并，不思饮食。

黄连（去芦、须，用茱萸十两同炒令赤，去茱萸不用，二十两）　木香（不见火，四两八钱八分）

上件为细末，醋糊为丸如梧桐子大。每服二十丸，饭饮吞下。

泄泻

（三十七）豆附丸（《太平惠民和剂局方·卷之六·治泻痢》）

治丈夫、妇人肠胃虚弱，内受风冷，水谷不化，泄泻注下，腹痛肠鸣，手足逆冷。

肉豆蔻（炮）　白茯苓（焙）　附子（炮，去脐。各四两）　木香（不见火）　干姜（炮）　肉桂（去粗皮。各二两）　丁香（不见火，一两）

上为细末，姜汁面糊为丸如梧桐子大。每服五十丸至一百丸，用生姜汤吞下，粥饮亦得，空心，食前进。

（三十八）罂粟汤（《太平惠民和剂局方·卷之六·治泻痢》）

治肠胃气虚，冷热不调，或饮食生冷，内伤脾胃，或饮酒过度，脐腹疗痛，泄泻肠鸣，下痢或赤或白，里急后重，日夜频并，饮食减少，及肠胃受湿，膨胀虚鸣，下如豆汁，或下鲜血，并治之。

艾叶（去梗）　黑豆（炒，去皮）　陈皮（去白）　干姜（炮）　甘草（炙。各二两）　罂粟壳（去蒂，蜜炙，四两）

上件锉为粗散。每服三钱，水一盏半，煎至一盏，去渣，温服，食前。忌生冷、油腻，毒物。小儿量岁数，加减与之。

（三十九）固肠散（《太平惠民和剂局方·卷之六·治泻痢》）

治脾胃虚弱，内受寒气，泄泻注下，水谷不分，冷热不调，下痢脓血，赤少白多。

陈皮（炒，二十两）　木香（不见火，一两）　肉豆蔻（生用）　罂粟壳（去蒂、盖，蜜炙。各三两）　干姜（炮）　甘草（炙。各二两半）

上件为细末。每服二钱，酒一盏，生姜二片，枣一枚，同煎至七分，温服，不计时候。如不饮酒，水煎亦得。忌酒、面、鱼腥等物。

（四十）丁香豆蔻散（《太平惠民和剂局方·卷之六·治泻痢》）

治脾胃虚弱，宿寒停积，或饮食生冷，内伤脾胃，泄泻注下，水谷不化，胸满短气，呕逆恶心，脐腹疞痛，胁肋胀满，腹内虚鸣，饮食减少，及积寒久痢，纯白或白多赤少，日夜无度，或脾胃虚寒，泄泻日久，愈而复发者。

京三棱（炮）　木香（不见火）　厚朴（去粗皮，姜汁制）　芍药　肉豆蔻（炮）　人参　干姜（炮）　茯苓（白者，去皮。各五两）　吴茱萸（汤洗七次，焙）　甘草（炙）　丁香（各三两半）　苍术（去皮，七两）

上为细末。每服三钱，水一盏，生姜三片，枣一个，擘破，同煎至八分，空心，食前温服。如不及煎，入盐少许，汤点服亦得。

（四十一）万金饮（《太平惠民和剂局方·卷之六·治泻痢》）

治脾胃虚弱，内受风寒，或饮食生冷，伤于脾胃，呕吐泄泻，脐腹疞痛，胁肋胀满，肠内虚鸣；及肠胃受湿，脓血相杂，下如豆汁，或下瘀血，里急后重，日夜无度，饮食减少，渐至瘦弱，并能治之。

陈皮（去白）　甘草（半生、半炙）　罂粟壳（去蒂、盖，半生、半蜜炙。各等分）

上为粗末。每服四钱，先用沸汤泡盅热，又于碗内盛重汤，坐盅在内，却抄药末在盅内，用沸汤泡盏至七分，盏上用盏盖之，良久，纱绵滤去渣，空心，食前温服。

（四十二）四君子丸（《洪氏集验方·卷第五·四君子丸》）

治脾虚，受食不克化，停积中脘，吐逆恶心，脏腑泄泻。

缩砂仁　乌梅肉（焙干秤）　陈橘皮（去穰，取仁）　诃子（纸裹，煨，去核，取皮用。各一两）

为末，煮好大枣，取肉为丸，如麻子大。每服三十丸至五十丸，枣汤熟水任下，无时。

（四十三）象骨散（《黄帝素问宣明论方·卷十·痢门·泄痢总论》）

治脾胃虚弱，心腹胀满，水谷不消，噫气吞酸，食辄呕吐，霍乱，泄泻脓血。

象骨（炒，四两）　诃子（取肉，二两）　肉豆蔻（一两）　甘草（二两）　干姜（半两）

上为末。每服三钱，水一盏半，煎至八分，和滓热服，食前，日三服。

（四十四）白术厚朴汤（《三因极一病证方论·卷之五·五运时气民病证治》）

治脾虚风冷所伤，心腹胀满疼痛，四肢筋骨重弱，霍乱吐泻。

白术　厚朴（姜炒）　半夏（汤洗）　桂心　藿香　青皮（各三两）　干姜（炮）　甘草（炙。

各半两）

上锉散。每服四钱，水盏半，姜三片，枣一枚，煎七分，去滓，食前服之。

（四十五）养胃汤（《三因极一病证方论·卷之八·脾胃经虚实寒热证治》

治胃虚寒，胫寒不得卧，淅淅恶风，洒洒恶寒，腹中痛，虚鸣，寒热如疟，唇口干，面目虚浮，呕哕吐泻，四肢疼痛，不思饮食，或伤寒湿，骨节皆痛。

厚朴（姜制炒）　藿香（去梗）　半夏（汤洗七次）　茯苓（各一两）　人参　甘草（炙）　附子（炮，去皮脐）　橘皮（各三分）　草果（去皮）　白术（各半两）

上锉散。每服四钱，水盏半，姜五片，枣一枚，乌梅半个，煎七分，去滓，空心服。常服温胃消痰，进食下气，辟寒疫。

（四十六）补脾汤（《三因极一病证方论·卷之八·脾胃经虚实寒热证治》

治脾虚寒病，泄泻腹满，气逆呕吐，心烦不得卧，肠鸣虚胀，饮食不消，劳倦虚羸，喜噫，四肢逆冷，多卧少起，情意不乐。

人参　茯苓　草果（去皮）　干姜（炮。各一两）　麦蘖（炒）　甘草（炙。各一两半）　厚朴（去皮，姜制炒）　橘皮　白术（各三分）

上为锉散。每服四钱，水一盏半，煎七分，去滓，食前服。

（四十七）高良姜丸（《杨氏家藏方·卷第六·脾胃方六十一道》）

治脾胃虚弱，中脘停寒，心腹作痛，泄泻不止，不思饮食。

高良姜（二两）　干姜（炮）　肉桂（去粗皮）　人参（去芦头）　白术　甘草（炒。各一两）　丁香（一分）　荜澄茄（一分）　肉豆蔻（面裹煨，七枚）　缩砂仁（半两）

上件为细末，炼蜜为丸，每一两作一十丸。每服一丸，生姜汤化下，食前。

（四十八）木香橘皮丸（《杨氏家藏方·卷第六·脾胃方六十一道》）

治脾胃虚弱，饮食所伤，久不消化，或成泄泻及气不升降。

木香（一分）　丁香（一分）　陈橘皮（去白）　青橘皮（去白）　京三棱（炮切）　蓬莪术（炮切）　乌梅（连核。各一两）　肉桂（去粗皮，半两）　缩砂仁（半两）　黑牵牛（微炒，一两）

上件为细末，醋煮面糊为丸如梧桐子大。每服一十五丸至二十丸，食后、临卧，熟水、米饮任下。

（四十九）四倍丸（《杨氏家藏方·卷第六·脾胃方六十一道》）

壮脾胃，去寒湿，治泄泻，疗吐逆。

人参（去芦头，一两）　甘草（炙，二两）　干姜（炮，四两）　白术（八两）

上件为细末，炼蜜为丸如梧桐子大。每服一百丸，温米饮下，空心、食前。

泄
泻

（五十）实肠丸（《杨氏家藏方·卷第七·泄泻方二十道》）

治肠胃虚弱，腹胀泄泻，时时刺痛。

黄连（去须，一两） 肉豆蔻（面裹煨香） 丁香 干姜（炮） 白茯苓（去皮） 当归（洗，焙） 诃子（煨，去核。各半两） 木香（一分）

上件同为细末，用猪胆汁煮面糊为丸如梧桐子大。每服五十丸，米饮下，食空。

（五十一）养脏丸（《杨氏家藏方·卷第七·泄泻方二十道》）

治肠胃虚寒，泄泻无度，不进饮食。

生硫黄（一两） 干姜（炮） 肉豆蔻（面裹煨香） 附子（炮，去皮脐） 山药 鹿角霜（各三两）

上件为细末，以面糊为丸如梧桐子大。每服三十丸，渐加至五十丸，温米饮下，空心、食前。

（五十二）枣附丸（《杨氏家藏方·卷第七·泄泻方二十道》）

治胃气虚弱，大肠冷滑，脏腑泄泻，米谷不化，饮食无味，乏力短气。

附子（七钱以上者，不去皮，一十两），同大枣二升于银、石器内，用水慢火同煮，药上常令有两指许水面，水耗则旋添热汤，煮一日取出。附子每个切作三片，再同枣一处又煮半日，取附子削去皮，薄切片，焙干为末，别煮枣肉，烂研和丸如梧桐子大。

每服五十丸，渐加至一百丸，空心、米饮下。

（五十三）抵圣散（《杨氏家藏方·卷第七·泄泻方二十道》）

治脾胃虚弱，泄泻不止，腹痛肠鸣，水谷不化，不思饮食。

肉豆蔻（面裹煨香，八枚） 人参（去芦头） 陈橘皮（去白） 木香 白茯苓（去皮。各半两） 肉桂（去粗皮，一两） 附子（炮，去皮脐，一两） 甘草（炙，七钱半） 诃子（煨，去核，一十六枚）

上件为细末。每服三钱，水一盏半，生姜三片，枣子一枚，煎至一盏温服。空心、食前。

（五十四）茱萸汤（《杨氏家藏方·卷第七·泄泻方二十道》）

治肠胃虚寒，泄泻不止。

当归（洗焙，三钱） 干姜（炮，三钱） 肉桂（去粗皮，二两） 附子（炮，去皮脐，二两） 吴茱萸（汤洗七次，一两）

上件为粗末。每服四钱，水一盏煎至七分，去滓温服，食前。

（五十五）启脾丸（《是斋百一选方·卷之二·第三门》）

治脾胃虚弱，气不升降，中满痞塞，心腹膨胀，肠鸣泄泻。

人参　白术　青皮（汤洗，去瓤）　神曲（炒）　麦蘖（炒）　陈皮（汤洗，去瓤）　厚朴（去粗皮，锉，姜制一宿，炒）　缩砂仁　干姜（炮。各一两）　甘草（炒，一两半）

上为细末，炼蜜为丸如弹子大。每服一丸，细嚼，米饮汤送下，空心食前服。

（五十六）附子仓米汤（《是斋百一选方·卷之二·第三门》）

补虚，生胃气，逐冷痰，和五脏，快胸膈，进饮食，止泄泻。

附子（炮，去皮脐，八钱重者一只）　人参（去芦头）　甘草（微炒）　半夏（汤泡七次，切作片，焙干，姜汁制）　黄芪　白术（各半两）　川姜（微炒，二钱）　南木香（一钱半）

上为㕮咀。每服二大钱，水一大盏半，入炒陈仓米半合，同煎至八分，去滓，空心食前温服。

（五十七）八味理中丸（《是斋百一选方·卷之二·第三门》）

治脾胃虚弱，胸膈痞闷，心腹疼痛，腹满身重，四肢不举，肠鸣泄泻，饮食不化。

川姜　缩砂仁　麦蘖（各二两）　神曲炒　白茯苓　人参（各一两）　甘草（一两半，炙）白术（四两）

上为细末，炼蜜为丸，每两分作十丸，姜汤空心嚼下，或加半夏曲一两，入盐点服亦可。

（五十八）养婆汤（《是斋百一选方·卷之六·第八门》）

治脾胃虚损，脏腑泄泻，不进饮食。

川乌（炮，去皮脐）　梓朴（去粗皮，姜汁制）　干姜（炮。各等分）　甘草（炙，减半之）

上为粗末。每服四大钱，水一盏半，生姜五片，枣二枚，煎至八分，食空服，看病证紧慢增减药味。

（五十九）桂香散（《是斋百一选方·卷之十八·第二十六门》）

治脾胃虚弱，并妇人脾血久冷。

草豆蔻（去壳，炒）　甘草　高良姜（锉，炒香熟）　白术　缩砂仁（各一两）　青皮（去瓤，炒黄）　诃子肉（各半两）　肉桂（一分）　生姜（切）　厚朴（去皮）　枣肉（切，水一碗，煮以上三味令干，同杵为团，焙干。各一两）

上同为细末。每服二钱，入盐少许，沸汤点，空心服。

（六十）白术汤（《严氏济生方·诸虚门·五劳六极论治》）

治脾劳虚寒，呕吐不食，腹痛泄泻，胸满喜噫，多卧少起，情思不乐，肠鸣体倦。

泄
泻

白术　人参　草果仁　干姜（炮）　厚朴（姜制，炒）　肉豆蔻（面裹煨）　橘皮（去白）木香（不见火）　麦蘖（炒。各一两）　甘草（炙，半两）

上咬咀。每服四钱，水一盏半，姜五片，枣一枚，煎至七分，去滓，食前温服。

（六十一）加味五苓汤（《严氏济生方·大便门·泄泻论治》）

治伏暑热二气及冒湿泄泻注下，或烦，或渴，或小便不利。

赤茯苓（去皮）　泽泻木　猪苓（去皮）　肉桂（不见火）　白术（各一两）　车前子（半两）

上咬咀。每服四钱，水一盏半，生姜五片，煎至八分，去滓，温服，不拘时候。

（六十二）加味治中汤（《严氏济生方·大便门·泄泻论治》）

治脾胃不足，饮食不节，过食生冷，肠鸣腹痛，泄泻注下。

干姜（炮）　白术　青皮（去白）　陈皮（去白）　缩砂仁（各一两）　人参（去芦）　甘草（炙。各半两）

上咬咀。每服四钱，水一盏半，生姜五片，枣子一枚，煎至七分，去滓，温服，不拘时候，或兼进感应丸。

（六十三）白术附子汤（《严氏济生方·大便门·泄泻论治》）

治肠胃虚湿，肠鸣泄泻，或多自汗。

白术（二两）　附子（炮）　茯苓（去皮。各一两）

上咬咀。每服四钱，水一盏半，生姜七片，枣子一枚，煎至七分，去滓，温服，不拘时候。

（六十四）升阳除湿汤（《仁斋直指方论·卷之十三·泄泻·附诸方》引《拔粹》方）

治脾胃虚弱，不思饮食，肠鸣腹痛，泄泻无度，小便黄色，四肢困弱。

升麻　柴胡　防风　神曲　泽泻　猪苓（各半两）　苍术（一两）　陈皮　甘草（炙）　大麦芽（各三钱）

上咬咀。水煎，食后热服。

（六十五）调中散（《仁斋直指方论·卷之十三·泄泻·泄泻证治》）

治肠虚泄泻，止呕进食。

藿香叶　缩砂　莪术（炮）　干姜（炮）　肉桂　茴香（炒）　草果（各半两）　麦芽（炒）益智仁　橘红（各三分）　苍术（炒）　神曲（炒）　甜梗（各一两）　甘草（炙，三钱）

上末。每服三钱，姜枣并少盐煎服。

（六十六）崇土散（《类编朱氏集验医方·卷之四·脾胃门·治方》）

治脾土虚弱，肾水无畔岸，易致腹满、腹痛，时有泄泻之证。

白术（切大片，以黄土半两，水一碗，煮一晌，须洗去泥，焙，一两） 丁香（生用，三钱） 干姜（黄泥裹煨十分干，一两） 草果（黄泥裹煨干，去皮，半两） 人参（黄泥裹煨，半两） 缩砂（连皮，黄土炒少时，去皮，二两） 粉草（黄泥裹煨干，去土，锉，半两）

上为末。每服二钱，沸汤调服，日空心三服，或用伏龙肝煎汤尤妙。

（六十七）青枣散（《类编朱氏集验医方·卷之四·脾胃门·治方》）

治脾胃泄泻，心腹膨胀疼痛，不纳饮食。

陈皮　甘草　干姜　良姜（各炒）

上等分，细末。每服一钱，盐汤空心点服，姜枣煎亦得。忌生冷、鱼腥、酒、猪肉动气物。只可吃鸠子、雀儿、猪肝、肺等物。

（六十八）煮朴丸（《类编朱氏集验医方·卷之四·脾胃门·治方》）

治脾胃不足，停寒留饮，泄泻无时。

厚朴（制，一斤） 天南星（去皮，四两） 肉枣（去核，五十个） 生姜（和皮洗，切作片，入大蒜十杖同煮，一斤半）

用水五升同煮。上四味于银器中煮，令干，略炒，去姜不用，却入后药。

干姜（炮） 茴香（炒。各四两） 青盐（煅，一两） 甘草（炙，同前药煮干，去草不用，一两半） 附子（炮） 川椒（择口闭者，去目，炒） 白茯苓（各二两）

上件细末，神曲糊为丸如梧桐子大。每服五十丸，加至七十丸，空心，米饮下。

（六十九）炙肝散（《御药院方·卷七·治泄痢门》）

治脾胃虚弱，五劳七伤，肌体羸瘦，全不思食，久患泄泻，肠滑不止，心胸满闷，脐腹疼痛。

木香　白术　生犀末　山茵陈（去枝梗）　红豆　蔻缩　砂仁　桂（去粗皮）　人参（去芦头）　黑附子（炮制，去皮脐）　石斛（锉，炒）　狗参（去皮）　川芎　良姜　柴胡（去苗）　诃子（炮，去核）　草豆蔻（炮，去皮。各一两半）　陈皮（去白）　白芍药　白芜荑（炒，去皮）　干姜（炮）　桔梗　吴茱萸（洗，焙干）　防风　紫菀（去土）　紫参（去皮。各半两）

上二十五味各修制毕，捣罗为细末。每服二钱，羊肝二两，去筋膜，薄批，掺药，入葱白、生姜丝、盐各少许，拌匀，用纸裹水湿，文武火煨熟，却用生姜粥送下，食前，日进二服。

（七十）健脾散（《苏沈良方·卷第四·健脾散》）

治胃虚泄泻，老人脏泄尤效。

乌头（炮，三分） 厚朴（姜炙） 甘草（炙） 干姜（炮。各一分）

上服一钱，水三合，生姜二片，煎至二合，热服，并二服止。

泄
泻

（七十一）建中丸（《瑞竹堂经验方·卷七·羡补门》）

治脾胃气弱，冒犯风冷，腹痛肠鸣泄泻。

大附子（炮，去皮脐）　大川乌（炮，去皮脐）　桂心　胡椒　荜茇　干姜　良姜（炒）　吴茱萸（去枝，汤泡。各等分）为细末，醋糊为丸如梧桐子大。

每服五七十丸，空心食前，米饮汤送下。

（七十二）火锨丸（《世医得效方·卷第五·大方脉杂医科·泄泻·风证》）

治风气行于肠胃，泄泻。

火锨草为末，醋糊丸梧子大。每服三十丸，白汤下。

（七十三）济生归脾汤（《玉机微义·卷十六·气证治法·理血之剂》）

治脾胃衰弱，饮食少思，大便泄泻。

茯神（一钱）　远志（一钱）　枣仁（一钱）　当归（钱半）　煨姜（一钱）　人参（一钱）　黄芪（二钱半）　冬术（钱半）　龙圆（去壳，五枚）　丹皮（钱半）　麦冬（一钱）　甘草（一钱）　大枣（五个）

水煎服，温服。

（七十四）参连丸（《普济方·卷二百八七·泄痢门·诸泻》）

治肠胃虚弱，冷热不调，泄泻肠鸣，日夜无度。

艾叶（用糯米糊拌匀，焙取细末，二两半）　干姜（炮，取末二两，用艾末米醋一升，半慢火熬成膏，二两）　诃子（煨，去核，一两）　宣连（锉如麻豆大，用吴茱萸一两半，同黄连炒，色紫，拣去茱萸不用，一两半）　人参（去芦）　白术　木香（用黄连一两，为粗末，将木香浸水一升，慢火煮尽水，去黄连不用，切焙干，一两半）　乌梅（去核，焙干秤）　百草霜（别研）　白茯苓（去皮）　酸石榴皮（炒）　当归（洗，焙。各一两半）　赤石脂（一两三分）　龙骨（炙煅，一两三分）　地榆（一两半）　阿胶（拌粉炒，二两）　罂粟（蜜炙，二两）

上为末，将前项艾膏和为丸如梧桐子大。每五六十丸，陈米饮下。

（七十五）朴附丸（《普济方·卷二百八七·泄痢门·诸泻》）

治脾胃久虚，鼓肠滑泄，脐腹绞痛，肠鸣泄泻，肢体无力。

厚朴（去粗皮，锉块子，五两）　附子（锉大块，去皮脐，一两半）　生姜（不去皮，净洗，切片子，五两）　青州枣（一百枚）

先将上四味用水五升一处煮，候水尽，拣出枣子外，将其余三味焙干，与后药同末。

干姜（炮，去皮，一两）　诃子（炮，一两）　肉豆蔻（一两）　人参（一两）

上为末，将枣去皮核，和药为丸如梧桐子大。每服三十丸，早晚食前用陈米饮下。

（七十六）烧胃丸（《奇效良方·卷之十四·泄泻门·泄泻通治方》）

治脾胃虚冷，疼痛泄泻。

干姜　厚朴（二味同捣炒）　附子（炮，去皮脐）　茯苓（去皮）　陈皮　桂心（不见火）　诃子皮　甘草（炙。各等分）

上为细末，醋煮糊为丸如梧桐子大。每服三十丸，食前用米饮送下。

（七十七）橘皮散（《奇效良方·卷之十四·泄泻门·泄泻通治方》）

治脾胃虚寒，洞泻不止，肠内雷鸣，气胀膨满，冷气痛。

陈皮　白术（炒。各二两）　诃黎勒（煨）　干姜（炮）　枳壳　官桂（去皮）　木香　甘草（炙）　人参（各一两）　槟榔（炮，一枚）　草豆蔻（煨，五枚）　半夏（制，三分）　厚朴（姜制。各两半）

上为细末。每服二钱，食前姜枣汤调下。

（七十八）参苓莲子饮（《绛雪丹书·产后上卷·产后诸症总论·泄泻论》）

治脾虚泻年久不止者，杂症脾泻不止，产后泄泻。

人参（二钱）　白术（二钱）　茯苓（一钱）　山药（一钱）　当归（钱半）　白芍（一钱）　炙草（四分）　陈皮（三分）　升麻（三分）　莲子（十二粒）

姜水煎服，次煎即取莲子细嚼，药汤送下。大忌房事，倘遇房劳，则火动而腹复痛矣，加炮姜五分。

（七十九）瑞莲丸（《鲁府禁方·卷二·寿集·臌胀》）

补元气，健脾胃，进饮食，止泄泻。

人参（二两）　白术（土炒，三两）　白茯苓（去皮，二两）　山药（炒，二两）　莲肉（炒，二两）　芡实（去壳，二两）　白芍药（酒炒，一两）　陈皮（一两）　甘草（炙，五钱）

上为细末。用猵猪肚洗令净，水煮烂，杵千余下入药，再捣和为丸如梧子大。每服三钱，米汤送下。

（八十）香砂理中汤（《医灯续焰·卷三·弦脉主病第二十二·附方》）

治脾虚气滞，或受外寒，泄泻腹痛喜温。

干姜（炮）　白术（炒）　甘草（炙）　人参　木香　砂仁（各等分）

水煎服，空腹时温服。

（八十一）黄芽丸（《成方切用·卷六下·祛寒门》）

治脾胃虚寒，或饮食不化，或时多胀满，泄泻，吞酸，呕吐等证。

人参（二两）　焦干姜（二钱）

蜜丸芡实大。常嚼服，甚妙。

（八十二）五君子煎（《成方切用·卷六下·祛寒门》）

治脾胃虚寒，呕吐泄泻，而兼湿者。

人参（二三钱）　干姜（炒黄，一二钱）　白术　茯苓（二钱）　甘草（炙，一钱）

水煎服。加陈皮一钱，名六味异功煎，证治同前，而兼微滞者。

（八十三）附子养荣汤（《临症验舌法·下卷·方略》）

治劳役过度，饥饱失时，脾肺气虚，荣血不足，或呕吐泄泻。

附子（钱半）　远志（一钱）　白芍（酒炒，三钱）　归身（二钱）　五味（钱半）　熟地（六钱）　肉桂（五分）　茯苓（钱半）　人参（钱半或二三钱）　炙芪（无参倍用，五钱）　白术（三钱）　陈皮（钱半）　炙草（钱半）　煨姜（二钱）　大枣（五枚）

水煎服，温服。

（八十四）七味白术散（《临症验舌法·下卷·方略》）

治脾虚，肌热泄泻，虚热作渴。

干葛（二钱）　木香（五分）　藿香（一钱）　人参（钱半）　白术（二钱半）　茯苓（钱半）　甘草（炙，一钱）　半夏（一钱半）　大枣（三枚）　煨姜（一钱）

上为细末。每服二钱。

四、治伤湿泄泻方

（一）白豆蔻汤（《圣济总录·卷第七十四·泄痢门·濡泻》）

治肠胃受湿，濡泻无度，腹痛饮食不化。

白豆蔻（去皮）　诃黎勒（炮，去核）　陈橘皮（汤浸去白，焙炒）　干姜（炮。各半两）厚朴（去粗皮，生姜汁炙，三分）

上五味，粗捣筛。每服五钱匕，切薤白三寸，水一盏半，煎至七分，去滓空心温服，日再。

（二）厚朴汤（《圣济总录·卷第七十四·泄痢门·濡泻》）

治伤湿濡泻不定。

厚朴（去粗皮，生姜汁炙，一两半）　黄连（去须，炒，一两）

上二味，粗捣筛。每服五钱匕，水一盏半，大枣二枚擘破，煎至一盏，去滓空心温服，日再。如腹痛加当归三分。

（三）人参煮散（《太平惠民和剂局方·卷之三·治一切气》）

治肠胃冷湿，泄泻注下，水谷不分，腹中雷鸣，胁肋虚满。

人参（四两）　青皮（去白，十二两）　甘草（炙，十两）　干姜（炮，六两）　三棱（煨，捣碎，十二两）　芍药（一斤）　丁皮（六两）　茯苓（去皮）　苍术（去皮。各半斤）

上为末。每服二钱，水一盏，生姜五片，枣三个，同煎至七分，食前，空心温服。

（四）戊己丸（《太平惠民和剂局方·卷之六·治泻痢》）

治脾受湿气，泄利不止，米谷迟化，脐腹刺痛。小儿有疳气下痢，亦能治之。

黄连（去须）　吴茱萸（去梗，炒）　白芍药（各五两）

上为细末，面糊为丸，如梧桐子大。每服二十丸，浓煎米饮下，空心日三服。

（五）如神止泻丸（《太平惠民和剂局方·卷之六·治泻痢》）

治脏腑虚寒，脾胃受湿，泄泻无度，肠鸣腹痛，不进饮食，渐致羸瘦。

半夏（汤泡七次去滑）　苍术（米泔浸去黑皮，焙干。各半斤）　川乌（米泔浸软去皮，切作片，焙干，用盐四两同炒，黄色为度，去盐不用，净称四两）

上为细末，姜汁糊为丸如梧桐子大。每服五十丸，空心、食前，饭饮吞下。

泄
泻

（六）葶苈木香散（《黄帝素问宣明论方·卷八·水湿门·水湿总论》）

治湿热内外甚，水肿腹胀，小便赤涩，大便滑泄。

葶苈　茯苓（去皮）　猪苓（去皮）　白术（各一分）　木香（半钱）　泽泻　木通　甘草（各半两）　辣桂（一分）　滑石（三两）

上为末。每服三钱，白汤调下，食前。

（七）姜附丸（《杨氏家藏方·卷第六·脾胃方六十一道》）

逐寒去湿，温脾胃，止泄泻。

附子（七钱重者，炮，去皮脐，三枚）　白术（四两）　干姜（炮，二两）

上件为细末，面糊为丸如梧桐子大。每服三十丸，温米饮下，食前。

（八）苍术芍药汤（《素问病机气宜保命集·卷中·泻痢论第十九》）

治湿泻，又治食积，湿热作泻。

苍术　芍药（各二钱半）　淡桂（五分）

水煎服。

（九）车前子验方（《仁斋直指方论·卷之十三·泄泻·泄泻证治》）

治洞泄。

车前子末，米饮下。

（十）治要除湿汤（《仁斋直指方论·卷之十三·泄泻·泄泻证治》）

治吐泻。

半夏曲　川厚朴（制）　苍术（炒。各二两）　藿香叶　陈皮　茯苓（各一两）　甘草（炙，七钱）

上锉散。每服四钱，姜七片，枣一枚，煎服。霍乱泻而不吐者，加桂；吐而不泻者，去苍术，加桂、丁香；吐泻俱作，兼腹痛者，只加桂。

（十一）平胃散（《仁斋直指方论·卷之十三·泄泻·泄泻证治》）

治伤湿泄泻，暑泻，湿泻。

橘红　厚朴（制。各三两半）　苍术（炒，五两半）　甘草（炙，一两）

上锉细。每服三钱，姜枣煎服。

（十二）白术芍药汤（《仁斋直指方论·卷之十三·泄泻·附诸方》引《机要》）

治太阴脾经受湿，水泄注下，体重微满，困弱无力，不欲饮食，暴泄无数，水谷不化。

白术　芍药（各一两）　甘草（五钱）

上㕮咀，每服一两，水煎。

（十三）曲苄丸（《世医得效方·卷第五·大方脉杂医科·泄泻》）

治脏腑受风湿，泄泻不止。

苄劳　神曲　白术　附子（各等分）

上为末，糊丸如梧子大。每服五十丸，米饮下。

（十四）清六丸（《丹溪心法·卷二·泄泻十》）

去三焦湿热，治泄泻，多与清化丸同用，并不单用，兼治产后腹痛或自利，能补脾补血，亦治血痢。

六一散（一料）　红曲（炒，半两，活血。又云二两半）

上为末，饭丸梧桐子大。每服七五十丸，白汤下。

（十五）倍术二陈汤（《古今医统大全·卷之三十五·泄泻门》引《辨疑》）

治湿痰泄泻。

白术（加倍）　陈皮　半夏（制）　白茯苓（各等分）　甘草（减半）

上咬咀。水盏半加姜三片，煎服。

（十六）白术茯苓汤（《古今医统大全·卷之三十五·泄泻门》引《机要》）

治湿泻，又治食积，湿热作泻。

白术　茯苓（各五钱）

上作一服，水煎食前服。一方有芍药，三味各等分，名白术散。为末，米汤调下。

（十七）苍术丸（《成方切用·卷七下·燥湿门》）

治寒湿在脾，泄泻久不能愈者。

真茅山苍术（米泔浸一宿，切炒；如无，即以好白术代之，八两）　破故纸（酒浸晒干，炒）　白芍（炒黄，四两）　厚朴（姜汁炒）　云苓（各二两）　甘草（炙）　川椒（去闭口者，炒出汗）　小茴香（炒。各一两）

为末，糯米糊为丸桐子大。每服食远，清汤下七八十丸。

五、治脏寒泄泻方

（一）白术散（《圣济总录·卷第四十四·脾脏门·脾脏虚冷泄痢》）

治脏腑寒，泄泻不思食。

白术（锉，炒）　缩砂仁　诃黎勒皮（各三分）　肉豆蔻（去壳，三枚）　甘草（炙，锉，半分）　木香（一分）　人参　丁香　干姜（炮。各半两）

上九味，捣罗为散。每服三钱匕，米饮调下。

（二）石榴皮汤（《圣济总录·卷第九十六·大便不禁》）

治虚寒客于下焦，肠滑洞泄，困极欲死。

酸石榴皮（微炒）　干姜（炮。各一两）　黄柏（去粗皮，炙）　阿胶（炙令燥。各三分）

上四味，粗捣筛。每服四钱匕，用水一盏，煎至四分，去滓空心温服，或无黄柏，用黄连亦得。

（三）小安肾丸（《太平惠民和剂局方·卷之五·治诸虚》）

治肾气虚乏，下元冷惫，泄泻肠鸣。

香附子　川乌　川楝子（各一斤，上三味用盐四两，水四升同煮，候干锉，焙）

熟、干地黄（各八两）　茴香（十二两）　川椒（去目及闭口者，微炒出汗，四两）

上六味为细末，酒糊为丸如梧桐子大。每服二十九至三十丸，空心卧服，盐汤、盐酒任下。

泄
泻

（四）如神止泻丸（《太平惠民和剂局方·卷之六·治泻痢》）

治脏腑虚寒，脾胃受湿，泄泻无度，肠鸣腹痛，不进饮食，渐致羸瘦。

半夏（汤泡七次，去滑）　苍术（米泔浸，去黑皮，焙干。各半斤）　川乌（米泔浸软，去皮，切作片，焙干，用盐四两同炒，黄色为度，去盐不用，净称四两）

上为细末，姜汁糊为丸如梧桐子大。每服五十丸，空心，食前饭饮吞下。

（五）豆蔻分清饮（《三因极一病证方论·卷之十一·虚寒泄泻治法》）

治脏腑虚寒，泄泻瘦极，及妇人产后洞泄危笃者。

藿香叶　草豆蔻仁　青皮（各四两）　甘草（炙）　丁香（各半两）　肉豆蔻（炮，十两）　乌梅（五十个，去仁）

上锉散。每服四钱，水二盏，糯米一撮，煎七分，去滓，空腹服。

（六）十补丸（《杨氏家藏方·卷第九·补益方三十六道》）

治元脏虚冷，脐腹刺痛，胁肋胀满，泄泻肠鸣，困倦少力，及小肠气痛等疾。

延胡索（炒）　胡芦巴（炒）　荜澄茄　茴香（炒）　木香　补骨脂（炒）　巴戟（去心）　肉苁蓉（酒浸一宿，切焙）　川楝子肉（炒。各一两）　附子（炮，去皮脐，半两）

上件并为细末，面糊为丸如梧桐子大，以朱砂为衣。每服五十丸，温酒或盐汤任下，空心、食前。

（七）茱萸断下丸（《是斋百一选方·卷之六·第八门》）

治脏寒腹痛，泄泻不止。

艾叶（炒，半两）　缩砂仁　附子（炮，去皮脐）　肉豆蔻（各一分）　吴茱萸（炒，二两半）　赤石脂　川姜（各半两）

上为细末，面糊为丸如梧桐子大。每服五七十丸，米饮下，食前。

（八）香朴丸（《妇人大全良方·卷之八·妇人泄泻方论第八》）

治肠胃虚冷，泄泻，注下无度。

大厚朴（五两）　北茴香　白术　陈皮（各三两）　诃子　赤石脂（各一两半）

上为细末，面糊丸如梧桐子大。空心，米饮下五十丸。

（九）豆附丸（《严氏济生方·瘤冷积热门·瘤冷积热论治》）

治久虚下寒，泄泻不止，肠滑不禁，日夜无度，全不进食，一切虚实泄泻困乏，并皆治之。

肉豆蔻（面裹煨）　附子（炮，去皮脐）　良姜（锉，炒）　诃子（面裹煨）　干姜（炮）　赤石脂（火煅）　阳起石（火煅）　龙骨（生用）　白矾（枯。各二两）　白茯苓（去皮）　桂心（不

见火）细辛（洗。各一两）

上为细末，酒煮面糊为丸如梧桐子大。每服七十丸，空心食前，米饮送下。

（十）枣肉丸（《严氏济生方·大便门·泄泻论治》）

治脾肾虚寒，或肠鸣泄泻，腹胁虚胀，或胸膈不快，饮食不化。

破故纸（炒，四两）　木香（不见火，一两）　肉豆蔻（面裹煨香，去面不用，二两）

上为细末，灯心煮枣肉为丸如梧桐子大。每服七十丸，用姜盐汤送下，空心食前。

（十一）火轮丸（《严氏济生方·大便门·泄泻论治》）

治肠胃虚寒，心腹冷痛，泄泻不止。

干姜（炮）　附子（炮，去皮脐）　肉豆蔻（面裹煨。各等分）

为细末，米糊为丸如梧桐子大。每服五十丸，空心，米饮送下。

（十二）顺气木香散（《仁斋直指方论·卷之五·诸气·诸气证治》）

治冷证，肿胀，泄泻。

良姜　干姜（炮）　茴香（炒）　缩砂仁　辣桂　橘红　厚朴（姜汁炙，焙）　甘草（爁）
苍术（炒）　丁皮　桔梗（各等分）

上末。每二钱半，姜、枣煎，食前服。

（十三）安肾丸（《仁斋直指方论·卷之十三·泄泻·泄泻证治》）

治肾泄，腹痛无定处，似痢非痢，骨痛面黧，腰脚时冷。

炒故纸　生姜　干姜　官桂　木香　当归（各等分）

上药为末，炼蜜为丸。用《和剂》七气汤送下。

（十四）二神丸（《仁斋直指方论·卷之十三·泄泻·泄泻证治》）

治脾肾俱虚，泄泻不食，或饭食后常泄。

破故纸（炒，四两）　肉豆蔻（生，二两）

上末，用肥枣蒸烂，取肉研膏，夹和，杵丸桐子大。每服四十丸，清米汤下。

（十五）木香散（《仁斋直指方论·卷之十三·泄泻·泄泻证治》）

治脾肾俱虚泄泻。

肉豆蔻（面裹纸煨）　故纸（炒）　白术　白茯苓（各半两）　木香　甘草（炙。各一分）

上锉细。每三钱，食前姜枣煎，温服。

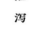

泄
泻

（十六）震灵丹（《仁斋直指方论·卷之十三·泄泻·泄泻证治》）

治肾泄。

禹余粮（火煅，醋淬，不计遍次，手捻得碎为度） 丁香 代赭石（如上修制） 赤石脂紫石英（杵碎）

以上各四两。入坩埚内，以瓦盖口，盐泥固济，候干用硬炭一十斤煅通红，火尽为度，入地坑埋，出火毒二宿，研末。

干乳香（另研） 没药 五灵脂（并去砂石，研。各二两） 朱砂（研，一两）

上并为细末，糯米粉糊丸小鸡头大，风干。每服三丸，用炒故纸入枣煎汤，调钟乳粉少许，空心送下。小儿肾泄白脓褐汁，面黯齿脱，畏人怯寒，震灵丹末，入些钟乳粉，以枣煎炒故纸，取热汁调下。

（十七）大已寒丸（《仁斋直指方论·卷之十三·泄泻·泄泻证治》）

治虚冷肠鸣滑泄。

良姜 干姜（炮。各六两） 肉桂 荜茇（各四两）

上末，面糊丸桐子大。每五十丸，米饮下。

（十八）猪肚丸（《类编朱氏集验医方·卷之六·积聚门·治诸色泻痢方》）

治脏寒泄泻。

川乌（炮） 附子（炮。各四两） 干姜（炮） 白术 厚朴（各一两半） 良姜（炒） 肉豆蔻（煨） 禹余粮（火煅，醋淬） 缩砂仁 丁香 桂心（各一两）

上为细末，用犍猪肚一只净洗，以川椒一两，去目，茴香一两，大曲二两，入猪肚内，用线缝定，酒醋煮烂，取出川椒、茴香、大曲，焙干为末。均和前药，以猪肚子杵和，得所为丸，如梧桐子大。每服五六十丸，空心，米饮下。

先用厚朴、附子二味，姜、枣煎，早晨服此猪肚丸。

（十九）木香三神丸（《瑞竹堂经验方·卷八·泻痢门》）

治脾肾泄泻不止。

破故纸（炒，半斤） 肉豆蔻（生，四两） 木香（二两）

上为细末，用肥枣取肉研膏，和药杵，丸如梧桐子大。每服五七十丸，空心，用米饮汤送下。二神丸论加木香二两，名木香三神丸。

（二十）金锁正元丹（《普济方·卷二百八七·泄痢门·诸泻》引《医方集成》）

治肾虚泄泻，小便频数，盗汗遗精，一切虚冷之证。

五倍子 茯苓（各八两） 龙骨（煅，别研） 朱砂（别研。各三两） 紫巴戟（去心，十六

第五章　方药纵横

·183·

齿）补骨脂（酒浸，炒，十两）肉苁蓉（洗，焙）胡芦巴（炒，研。各一升）

上为末，入研细令匀，酒糊丸如桐子大。每服三十丸，空心温酒、盐汤任下。

（二十一）豆蔻燥肠丸（《普济方·卷二百八七·泄痢门·诸泻》）

治沉寒痼冷，泄泻冷痢，腹疼后重。

附子（炮，去皮）赤石脂（各一两）肉豆蔻（面裹煨）良姜（炮）舶上硫黄（各半两）

上为细末，醋糊为丸如梧桐子大。每服三十丸，米饮下。

（二十二）玉粉散（《证治准绳·类方·第六册·泄泻》）

治冷极泄泻，久作滑肠不禁，不思饮食。

红豆（拣净）大附子（炮，去皮脐）干姜（炮。各半两）舶上硫黄（另研，二钱半）

上四味，为末，入研药匀。每服二钱，空心，半稀半稠，粟米饮下，至晚又一服。

（二十三）四神丸（《本草备要·草部·破故纸》）

治五更泄泻。

破故纸（四两）五味（三两）肉蔻（二两）吴茱（一两）

姜煮，枣丸。

泄泻

六、寒邪直中泄泻方

（一）人参诃子散（《博济方·卷一·伤寒》）

治伤寒气不顺，食呕，胸膈不利，有时泄泻。

人参　干葛　厚朴（去皮）地黄（各二分）丁香（一分）诃子（七枚）豆蔻（去皮，一个）

上七味，同为末，水一盏，末二钱，入生姜枣同煎。热服。

（二）乌头丸（《圣济总录·卷第四十四·脾脏门·脾脏虚冷泄痢》）

治腹中诸冷疾，消食化气止泄泻。

乌头（炮裂，去皮脐）桂（去粗皮）莎草根（去毛，微炒）干姜（炮）陈橘皮（去白，微炒。各等分）

上五味，捣罗为细末。先用巴豆取肉，麻油内慢火煎，自旦及午后，巴豆如皂子色即止净拭，冷水中浸两日，再换水，又拭干，研一日令如油，新瓦上铺摊出油，再研极细。每巴豆霜一两，入诸药末五两，同研千万匝，再罗过令匀，用陈米一升半为细末，水调成膏，直候微酸气，即煮为硬糊和为丸如绿豆大。每服五七丸，随汤使下。

（三）草豆蔻散（《圣济总录·卷第四十四·脾脏门·脾脏虚冷泄痢》）

治脾胃寒腹中虚鸣，泄泻不止。

草豆蔻（去皮，一两）　高良姜（三分）　桂（去粗皮）　丁香　木香　五味子　白豆蔻（去皮）　陈橘皮（去白，焙）　肉豆蔻（去壳。各半两）　白术（一两）

上一十味，捣罗为散，研匀。每服二钱匕，煨生姜木瓜汤调下。

（四）厚朴煮散（《圣济总录·卷第四十四·脾脏门·脾脏虚冷泄痢》）

治脾胃虚冷肠滑泄利，腹多胀满，呕逆不思食，羸瘦。

厚朴（去粗皮，生姜汁炙）　高良姜　白术　干木瓜（锉。各一两）　人参　白茯苓（去黑皮。各一两半）　肉豆蔻（煨，去壳，二枚）　甘草（炙，锉）　干姜（炮。各半两）　草豆蔻（煨，去皮，三枚）

上一十味，捣罗为散。每服三钱匕，水一盏，煎至七分，去滓，温服空腹，日二。

（五）益黄散（一名补脾散）（《圣济总录·卷第四十五·脾脏冷气腹内虚鸣》）

治脾脏冷气，腹内虚鸣泄泻。

木香（半两）　草豆蔻（白面裹，慢火煨令焦，去皮并面）　陈橘皮（汤浸去白，焙）　厚朴（去粗皮，生姜汁炙）　蘹香子（炒）　干姜（炮）　京三棱（炮。各一两）　陈曲（炒）　大麦蘖（炒。各二两）

上九味，捣罗为散。食前炒生姜盐汤调下二钱匕。

（六）人参散（《圣济总录·卷第四十五·脾脏冷气腹内虚鸣》）

治脾脏冷气，腹胀虚鸣，饮食不化，泄泻不止。

人参　诃黎勒皮（各三分）　枳壳（去瓤，麸炒）　槟榔（锉。各四钱）　陈橘皮（汤浸去白，焙）　丁香（各半两）　木香（一分）

上七味，捣罗为散。每服二钱匕，用姜米饮调下，空心、食前服。

（七）木香宽中散（《圣济总录·卷第五十五·心痛门·脾心痛》）

治脾心痛，或泄泻不止，虚冷膈气。

木香　肉豆蔻仁　白茯苓（去黑皮）　甘草（炙）　陈曲（炒黄）　诃黎勒皮（炮）　人参（各一两）　麦蘖（炒，一两半）　草豆蔻（去皮）　白豆蔻（去皮）　附子（炮，去皮、脐。各半两）

上一十一味，捣罗为散。每服一钱匕，入盐、生姜各少许，空心沸汤点服。

（八）乌头汤（《圣济总录·卷第六十七·诸气门·冷气》）

治冷气心腹满胀，脐腹撮痛，吐逆泄泻。

乌头（生用，一两） 苍术（二两）

上二味，水浸七日，刮去皮焙干，粗捣筛。每服二钱匕，水一盏，生姜三片，枣二枚擘，煎至七分，去滓热服。

（九）温脾汤（《普济本事方·卷第四·脏腑泄滑及诸痢》）

治痼冷在肠胃间，连年腹痛泄泻，休作无时，服诸热药不效。

厚朴（去粗皮，姜制） 干姜（炮） 甘草 桂心（去皮，不见火） 附子（生，去皮脐。各半两） 大黄（生，四钱，碎切，汤一盏渍半日，搦去滓，煎汤时，和滓下）

上细锉。水二升半，煎八合后，下大黄汁再煎六合，去滓澄去脚。不要晚食，分三服温服，自夜至晓令尽，不快，食前更以干姜丸佐之。

（十）圣泽汤（一名圣散子）（《鸡峰普济方·卷第三·伤寒中暑附》）

治手足逆冷，肠鸣泄泻，水谷不消，时自汗出，小便不利。

草豆蔻（十个） 猪苓 菖蒲 良姜 羌活 附子 麻黄 厚朴 藁本 白芍药 枳壳 柴胡 泽泻 细辛 防风 白术 藿香 半夏（各半两） 甘草（一两）

上为粗末。每服四钱，水一盏，半煎至一盏，去滓，热服不以时。一方加术、吴茱萸。

（十一）理中汤（《太平惠民和剂局方·卷之三·治一切气》）

治肠胃冷湿，泄泻注下，水谷不分，腹中雷鸣，伤寒时气，里寒外热，霍乱吐利。

人参 甘草（炒） 白术 干姜（炮。各三两）

上粗末。每三钱，以水一盏半，煎取中盏，去滓，稍热服，空心、食前。

（十二）半硫丸（《太平惠民和剂局方·卷之六·治泻痢》）

治心腹一切痃癖冷气及年高风秘、冷秘或泄泻。

半夏（汤浸七次，焙干，为细末） 硫黄（明净好者，研令极细，用柳木槌子杀过。各等分）

以生姜自然汁同熬，入干蒸饼末搅和匀，入白内杵数百下，丸如梧桐子大。每服空心，温酒或生姜汤下十五丸至二十丸，妇人醋汤下。

（十三）大断下丸（《太平惠民和剂局方·卷之六·治泻痢》）

治脏腑停寒，肠胃虚弱，腹痛泄泻，全不思食。

高良姜（去芦） 赤石脂（研） 干姜（炮） 龙骨（研。各一两半） 肉豆蔻（面裹，煨）

泄泻

牡蛎（火煅） 附子（炮，去皮、脐） 白矾（枯） 诃子（煨，去核。各一两） 细辛（去土、叶，七钱半） 酸石榴皮（去瓤，米醋浸一宿，取出，炙令焦黄色，一两）

上为末，醋煮面糊丸如梧桐子大。每五十丸，空心温米饮下。

（十四）小理中汤（《太平惠民和剂局方·卷之十·诸汤》）

治肠胃冷湿，泄泻注下，水谷不分，腹中雷鸣，霍乱吐利。

苍术（米泔浸，焙，五两） 生姜（五斤） 甘草（生用，十两） 盐（炒，十五两）

上锉碎同碾，淹一宿，焙干，碾为细末。每一钱，沸汤点，空心服。

（十五）人参大温中丸（《洪氏集验方·卷第三·人参大温中丸》）

治三焦不顺，脾胃积冷，心腹大痛，呕逆恶心，两胁刺痛，胸膈满闷，腹胀肠鸣，泄泻频并。

人参（去芦头，一两） 白术（锉，一两） 陈橘皮（去白，一两） 紫苏子（拣净，一两） 高良姜（锉，一两） 官桂（去粗皮，一两） 川干姜（炮，五钱）

上件七味，为细末，炼蜜为丸，每一两作十丸。每服一丸，煎生姜汤嚼下，不拘时。

（十六）姜附丸（《杨氏家藏方·卷第六·脾胃方六十一道》）

逐寒去湿，温脾胃，止泄泻。

附子（七钱重者，炮，去皮脐，三枚） 白术（四两） 干姜（炮，二两）

上件为细末，面糊为丸如梧桐子大。每服三十丸，温米饮下，食前。

（十七）姜附汤（《仁斋直指方论·卷之十三·泄泻·泄泻证治》）

治冷证泄泻。

干姜（一两） 附子（生，去皮、脐，细切，一枚）

上合匀。每服三钱，水一盏半，煎至一盏，去滓，温服，食前。

（十八）大圣散（《御药院方·卷七·治泄痢门》）

治脾胃积寒，心腹疼闷，脏腑泄泻，肠鸣绞痛。

益智（连皮，炒，二两） 川乌头（炮裂，去皮脐） 陈皮（汤浸去白。各一两） 干姜（炮裂，半两） 茴香（炒，七钱半） 甘草（炒，二钱半）

上为末，纱罗子罗。每服二分，水一盏，入盐一捻，同煎至七分，去滓，食前热服。

七、治胃寒肠热泄泻方

（一）诃黎勒汤（《圣济总录·卷第四十七·胃门·胃寒肠热》）

治胃寒肠热，腹胀满闷，泄泻不止。

诃黎勒（去核，一两半） 大黄（锉，炒，半两） 青橘皮（汤浸去白，焙，半两） 干姜（炮，一分） 厚朴（去粗皮，姜汁炙，半两） 陈橘皮（汤浸去白，焙，半两） 高良姜（半两） 甘草（炮，一分） 防风（去叉，一分） 枳壳（去瓤，麸炒，半两）

上一十味，粗捣筛。每服三钱匕，水一盏，入生姜、枣煎至七分，去滓温服，不计时候。

（二）大腹木香汤（《圣济总录·卷第四十七·胃门·胃寒肠热》）

治胃寒肠热，腹胀泄利。

大腹（锉） 木香（锉） 半夏（汤洗七遍，焙。各二两） 枳壳（去瓤，麸炒） 白术（锉） 前胡（去芦头） 白芷（锉） 桂（去粗皮） 陈橘皮（汤浸去白，焙。各一两） 延胡索 当归（切，焙） 甘草（炙，锉） 旋覆花 柴胡（去苗） 芍药（各半两） 干姜（炮） 人参（各三分）

上一十七味，粗捣筛。每服三钱匕，水一盏，入生姜三片、枣三枚擘破，同煎至六分，去滓，稍热、食前服。

（三）和胃丸（《圣济总录·卷第四十七·胃门·胃寒肠热》）

治胃寒肠热，腹胀泄利。

半夏（汤洗十遍，切作片子） 牵牛子（炒。各半分） 生姜（切作片子，一两） 人参 矾蝴蝶 藿香叶（各半两） 丁香（一钱）

上七味，先将半夏、牵牛、生姜，于银石器内慢火煮，候水尽焙干，与人参等药同杵为末，用生姜汁煮面糊和丸，如梧桐子大。每服二十丸，生姜米饮下，空心、食前。

（四）调气温胃丸（《圣济总录·卷第四十七·胃门·胃寒肠热》）

治胃寒肠热，腹胀泄利。

半夏（汤洗七遍，焙干，二两） 肉豆蔻（去壳） 桂（去粗皮） 人参（各半两） 诃黎勒皮 高良姜（各一分） 木香 陈橘皮（汤浸去白，焙） 蜜枣肉（各一两） 生姜（自然汁一盏，入蜜、枣熬为膏）

上一十一味，将八味捣罗为末，用姜、蜜、枣膏和丸如梧桐子大。每服十丸，米饮下，生姜汤亦得。

泄泻

（五）妙应丸（《圣济总录·卷第四十七·胃门·胃寒肠热》）

治胃寒肠热，腹胀泄利。

乌头（去皮脐，生用，半两） 栀子（去皮，一分） 干姜（生用，一分）

上三味，捣罗为末，用生姜自然汁和丸如梧桐子大。每服七丸，温酒下，食前，日二。

（六）香橘丸（《圣济总录·卷第四十七·胃门·胃寒肠热》）

治胃寒肠热，腹胀泄利。

丁香皮（六钱） 青橘皮（去白焙，半两） 硇砂（研细，水飞，一分） 木香 京三棱（炮，锉） 蓬莪术（炮，锉） 缩砂仁 桂（去粗皮） 陈橘皮（去白，焙。各半两） 巴豆（和皮同乌梅一处捣，令匀烂，二十二枚） 乌梅（和核用，二两）

上一十一味，捣罗为末，面糊和丸如绿豆大。每服十五丸，温生姜橘皮汤下，食后服。

（七）当归黄连丸（《圣济总录·卷第四十七·胃门·胃寒肠热》）

治胃寒肠热，腹胀泄利。

当归（锉，焙） 黄连（去须。各二两） 木香 吴茱萸（汤洗，焙干炒） 赤茯苓（去黑皮） 厚朴（去粗皮，生姜汁炙） 诃黎勒（炮去核。各一两）

上七味，捣罗为末，炼蜜和丸如梧桐子大。每服三十丸，食前米饮下，日三。

（八）厚朴丸（《圣济总录·卷第四十七·胃门·胃寒肠热》）

治胃寒肠热，腹胀泄利。

厚朴（去粗皮，姜汁炙，一两半） 龙骨 诃黎勒（去核） 干姜（炮） 附子（炮裂，去皮脐） 黄连（去须） 白石脂 吴茱萸（汤洗，焙干炒。各一两）

上八味，捣罗为末，醋浸炊饼和丸如梧桐子大。每服三十丸，空心煎茱萸汤下，米饮亦得，日三。

八、治濡泻不止方

（一）枳壳汤（《圣济总录·卷第七十四·泄痢门·濡泻》）

治濡泻暴下不止。

枳壳（去瓤，麸炒，三分） 黄连（去须，炒） 厚朴（去粗皮，生姜汁炙。各一两） 甘草（炙，锉） 阿胶（炙燥。各半两）

上五味，粗捣筛。每服五钱匕，水一盏半，煎至一盏，去滓，空心温服，日再。

（二）附子汤（《圣济总录·卷第七十四·泄痢门·濡泻》）

治肠胃寒湿，濡泻不止及冷痢色白，食不消化。

附子（炮裂，去皮脐）　甘草（炙，锉）　阿胶（炙燥。各半两）　黄连（去须，炒，一两）

上四味，锉如麻豆。每服五钱匕，水一盏半，煎至一盏，去滓，空心温服，日再。

（三）桂附丸（《圣济总录·卷第七十四·泄痢门·濡泻》）

治濡泻、水痢，久不止。

桂（去粗皮）　附子（炮裂，去皮脐）　干姜（炮）　赤石脂（各一两）

上四味，捣罗为末，炼蜜丸如梧桐子大。每服二十丸，空心、食前米饮下，日三。

（四）白术丸（《圣济总录·卷第七十四·泄痢门·濡泻》）

治脾胃受湿，濡泻不止。

白术　干姜（炮。各三分）　厚朴（去粗皮，生姜汁炙，一两）　人参（三分）

上四味，捣罗为末，炼蜜丸如梧桐子大。每服三十丸，空心米饮下，日再。

泄
泻

（五）猪苓丸（《圣济总录·卷第七十四·泄痢门·濡泻》）

治肠胃寒湿，濡泻无度，嗜卧不食。

猪苓（去黑皮，半两）　肉豆蔻（去壳，炮，二枚）　黄柏（去粗皮，炙，一分）

上三味，捣罗为末，米饮和丸如绿豆大。每服十丸，食前熟水下。

（六）附子丸（《圣济总录·卷第七十四·泄痢门·濡泻》）

治寒湿濡泻久不瘥。

附子（炮裂，去皮脐，一两）　甘草（炙，锉，二两）

上二味，捣罗为末，炼蜜丸如梧桐子大。每服二十丸，空心生姜汤下，日再。

（七）肉豆蔻散（《圣济总录·卷第七十四·泄痢门·濡泻》）

治肠胃受湿，濡泻不止。

肉豆蔻（去壳，炮）　黄连（去须，炒）　诃黎勒（炮，去核。各三分）　甘草（炙，锉）
白术　干姜（炮）　赤茯苓（去黑皮。各半两）　厚朴（去粗皮，生姜汁炙，一两）

上八味，捣罗为散。每服二钱匕，空心、食前米饮调下，日三。

（八）当归散（《圣济总录·卷第七十四·泄痢门·濡泻》）

治肠胃寒湿濡泻，腹内疞刺疼痛。

当归（切，焙）　木香　干姜（炮）　肉豆蔻（去壳，炮。各半两）　诃黎勒（炮，去核）

黄连（去须，炒。各三分）

上六味，捣罗为散。先用水四盏，入甘草、生姜各一分，黑豆一合，并半生半炒，同煎至二盏，去滓分作二服，每服用调散三钱匕，空心日午服。

（九）樗根散（《圣济总录·卷第七十四·泄痢门·濡泻》）

治濡泻里急后重，数至圊。

樗根皮（锉，一两） 枳壳（去瓤，麸炒，半两） 甘草（炙，锉，一分）

上三味，捣罗为散。每服二钱匕，粥饮调下，食前，一服止。

（十）诃黎勒散（《圣济总录·卷第七十四·泄痢门·濡泻》）

治寒湿伤脾，濡泻。

诃黎勒（炮，去核） 吴茱萸（汤浸，焙炒） 木香 芜荑（炒。各半两） 黄连（去须，炒，一两）

上五味，捣罗为细散。每服二钱匕，空腹陈米饮调服，日再。

九、治气机不和泄泻方

（一）松脂丸（《太平圣惠方·卷第二十六·治脾劳诸方》）

治脾劳，胃气不和，时有泄泻，食少无力。

松脂（一两） 肉豆蔻（去壳，一两） 诃黎勒〔煨，用皮，三（二）两〕 荜茇（一两） 缩砂（去皮，一两） 人参（去芦头，一两） 干姜（炮裂，锉，一两） 白茯苓（一两） 木香（一两） 白术（一两） 麦蘖（炒令微黄，一两） 陈橘皮（汤浸去白瓤，微炒，半两）

上为末，用白蜡熔和丸梧桐子大。每服食前粥饮下三十丸。

（二）白豆蔻散（《博济方·卷三·大便证》）

治脾胃气不和，止脾泄泻痢。

白豆蔻（用仁，一半生，一半熟，二两） 枳壳（去瓤，以浆水煮软，麸炒令香止，半斤） 肉桂（去皮橘皮二两，去瓤，炒，切细，二两） 诃子（去核，半生半熟，二两） 当归（洗，二两）

上六味，杵为末。每服一钱，水一中盏，姜、枣同煎至七分，稍温服。如要丸，用好枣浆水煮，去皮核，细研，为丸如桐子大，以姜擘破，炒令黑色，入水，煎汤下十五丸。

（三）龙骨厚朴汤（《鸡峰普济方·卷第八·脾胃肝肾》）

治诸肠胃阴阳二气不和，水谷气冷口干，肚痛或则泄泻。

厚朴 当归 龙骨 白术（各半两） 熟艾（一分）

上为细末。每服二钱，水一盏，煎至七分，去滓，温服不以时候。

（四）诃子丸（《普济本事方·卷第四·脏腑泄滑及诸痢》）

治脾胃不和，泄泻不止。

诃子（去核）　川姜（炮）　肉豆蔻　龙骨　木香　赤石脂　附子（炮，去皮脐。各等分）

为细末，糊丸如梧子大。每服四十丸，米饮下。

（五）六和汤（《太平惠民和剂局方·卷之二·治伤寒》）

治心脾不调，气不升降，霍乱转筋，呕吐泄泻，寒热交作。

缩砂仁　半夏（汤炮七次）　杏仁（去皮、尖）　人参　甘草（炙。各一两）　赤茯苓（去皮）　藿香叶（拂去尘）　白扁豆（姜汁略炒）　木瓜（各二两）　香薷　厚朴（姜汁制。各四两）

上锉。每服四钱，水一盏半，生姜三片、枣子一枚煎至八分，去滓，不拘时候服。

（六）和气散（《太平惠民和剂局方·卷之三·治一切气》）

治脾胃不和，中脘气滞，宿寒留饮，停积不消，心腹胀满，呕吐酸水，脾疼泄泻，脏腑不调，饮食减少。

香附子（炒去毛）　陈皮（去白）　肉桂（去粗皮）　良姜（去芦）　青皮（去白）　甘草（燔）　茴香（炒）　苍术（米泔浸。各一两）　桔梗（去芦，三两）

上件捣为细末。每服二钱，入盐少许，沸汤点服，或盐酒调下，不拘时候。

（七）挝脾汤（《太平惠民和剂局方·卷之十·诸汤》）

治脾胃不快，宿醒留滞，呕吐酸水，心腹胀痛，不思饮食，伤冷泄泻。

麻油（四两）　良姜（十五两）　茴香（炒，七两半）　甘草（十一两七钱半）

上炒盐一斤同药炒，为细末。每服一钱，白汤点下。

（八）铁刷汤（《太平惠民和剂局方·卷之十·诸汤》）

治胃气不和，心腹疼痛，饮酒过度，呕哕恶心，脾痛翻胃，内感风冷，肠鸣泄泻。

香附子（六两）　桔梗（一斤半）　甘草（一斤）　干姜（半斤）　肉桂（去粗皮，四两）　茴香（半斤）　良姜　陈皮（各十二两）

上除肉桂外同炒，为细末。每服一钱，入盐少许，沸汤点下，常服快气，不拘时候。

（九）神曲丸（《杨氏家藏方·卷第六·脾胃方六十一道》）

治阴阳不和，脾胃虚弱，气不升降，呕吐泄泻，胁肋刺痛，心腹胀满。

神曲（炒）　荜茇　白豆蔻仁　白术　人参（去芦头。各一两）　附子（炮，去皮脐）　诃子（煨，去核）　厚朴（姜制炙。各二两）　丁香　沉香　荜澄茄（各半两）　陈橘皮（去白，三分）

上件为细末，煮枣肉为丸如梧桐子大。每服五十丸，空心，米饮送下。

（十）白术茯苓丸（《杨氏家藏方·卷第六·脾胃方六十一道》）

治脾胃不和，胸膈痞闷，心腹胀满，干哕噫酸，饮食不化，肠鸣泄泻。

白术（六两）　赤茯苓（去皮）　干姜（炮）　肉桂（去粗皮）　半夏（汤洗七次）　人参（去芦头）　枳实（去穰，麸炒）　肉豆蔻（面裹煨香。各二两）

上为细末，用神曲碾细，煮糊和丸如梧桐子大。每服五十丸，生姜汤下，不拘时候。

（十一）白术丸（《杨氏家藏方·卷第七·泄泻方二十道》）

治泄泻呕吐，脾胃不和，疾多气逆。

白术　半夏　干姜（炮）　人参（去芦头。各二两）　丁香（半两）　高良姜（油炒，半两）　木香（一两）

上件为细末，生姜汁煮面糊丸如梧桐子大。每服五十丸，温米饮下，食前。

（十二）治中汤（《仁斋直指方论·卷之六·调理脾胃·调理脾胃方论》）

治脾胃不和，呕逆霍乱，中满虚痞，或泄泻。

人参　甘草（炒）　干姜（炮）　白术（锉）　青皮（炒）　陈皮（洗，去白。各一两）

上为粗末。每服三钱，水一盏半，煎至一中盏，去滓，稍热服，空心，食前。或霍乱后气虚，未禁热药者，尤宜服之。

（十三）流气饮子（《类编朱氏集验医方·卷之三·诸气门·治方》）

治诸般气疾并泄泻。

黄芪　桂心　苦梗　白芍药　甘草　当归　陈皮　大腹皮　桑白皮　紫苏叶　紫苏梗（各一两）　大黄　木通（各三钱）

上咬咀。每服三大钱，水一盏，生姜三片，枣一枚，煎至八分，空心服。

十、治暑湿泄泻方

（一）茯苓黄连丸（《鸡峰普济方·卷第十五·消渴》）

治渴人引饮既久，夏秋之交，湿气过多，脾胃又弱，时或泄泻。

黄连末（八分）　茯苓（六分）　木香（二分）　诃子皮（一分）

上为细末，水煮面糊为丸梧桐子大。每服三十丸，空心，泻止勿服。

（二）来复丹（《太平惠民和剂局方·卷之五·治痼冷》）

治上盛下虚，里寒外热，伏暑泄泻，下注如水。

玄精石（研细）　硝石　硫黄（二味入铁盏内，以米醋拌湿，微火炒，以竹箸不住手拌搅，火不可大过，研极细。各一两）　五灵脂（水飞去沙石，晒干）　青皮　陈皮（俱微炒。各二两）

三味共为末，次入玄精石末及前硝硫末，拌匀，好米醋打大麦面糊为丸梧子大。每服三十丸，温米汤下。

（三）二宜汤（《太平惠民和剂局方·卷之十·诸汤》）

治冒暑引饮，冷热不调，泄泻多渴，心腹烦闷，痢下赤白，腹痛后重。

桂心（四斤四两）　干姜（砂炒，四斤）　甘草（用砂炒，三十斤）　杏仁（去皮、尖，砂炒，别研，四斤四两）

上为末。每服一钱，沸汤点服；如伤暑烦渴，新水调下，不计时。

（四）加味五苓散（《仁斋直指方论·卷之三·暑·附诸方》引《济生方》）

治伏暑、热二气及冒湿泄泻注下，或烦，或小便不利。

赤茯苓（去皮）　泽泻　猪苓（去皮）　白术（各一两）　官桂（不见火）　车前子（各半两）

上作一服，水二盏，不拘时服。

（五）阿胶丸（《仁斋直指方论·卷之十三·泄泻·泄泻证治》）

治暑泻，热泻。

阿胶（碎炒，一两）　黄连（去毛，三两）　茯苓（去皮，二两）

上黄连、茯苓同为细末，水调阿胶末搜和丸如梧桐子大。每服二十丸，温米饮下，食前服。用五苓散送下。

（六）香薷锉散（《仁斋直指方论·卷之十三·泄泻·泄泻证治》）

治伤暑泄泻。

香薷　厚朴（姜制。各二钱）　茯苓（一钱半）　甘草（半钱）　陈皮　良姜（各一钱）

上作一服，水二盏，入盐些少，煎至一盏，不拘时服。

（七）平胃散（《仁斋直指方论·卷之十三·泄泻·泄泻证治》）

治伤湿泄泻，暑泻，湿泻。

橘红　厚朴（制。各三两半）　苍术（炒，五两半）　甘草（炙，一两）

上锉细。每服三钱，姜、枣煎服。

（八）胃苓汤（《仁斋直指方论·卷之十三·泄泻·附诸方》）

治感暑夹食，泄泻烦渴。

苍术　陈皮　厚朴（姜制）　甘草　白术　茯苓　猪苓　泽泻　桂（各等分）

泄
泻

上咬咀。水煎，入盐少许服；如作末药，汤服亦可。

（九）濯热散（《世医得效方·卷第二·大方脉杂医科·伤暑》）

治伤暑迷闷及泄泻霍乱作渴。

白矾　五倍子　乌梅（去核）　甘草（各一两）

上为末，入飞罗面四两拌匀。每服二钱，新汲水调下。

（十）通苓散（《世医得效方·卷第五·大方脉杂医科·泄泻·暑证》）

分利水谷，解烦热，止泄泻。

猪苓（去皮）　白术（去芦）　泽泻（去毛）　赤茯苓（去皮）　车前子　木通　茵陈　瞿麦
（各等分）

上锉散。每服四钱，水一盏半，灯心、麦门冬煎服。

（十一）薷苓汤（《古今医统大全·卷之三十五·泄泻门》引《太平惠民和剂局方》）

治夏月暑泻，欲成痢疾。

香薷　黄连（姜汁炒）　厚朴（姜炒）　扁豆（炒）　猪苓　泽泻　白术　茯苓（各等分）

上咬咀，每服五六钱，水盏半，姜三片，煎七分服。

（十二）黄连丸（《本草纲目·草部第十三卷·草之二》引《和剂局方》）

治伏暑发热，作渴呕恶及赤白痢，消渴，肠风酒毒，泄泻诸病。

川黄连（切，一斤）

以好酒二升半，煮干焙研，糊丸梧子大。每服五十丸，熟水下，日三服。

十一、治协热泄泻方

（一）益元散（一名天水散，一名太白散，一名六一散）（《黄帝素问宣明论方·卷十·痢门·泄痢总论》）

治身热吐痢，泄泻肠癖，下痢赤白，癃闭淋痛。

滑石（六两）　甘草（一两）

上为细末，凉水调服。

（二）柏皮汤（《仁斋直指方论·卷之十三·泄泻·泄泻证治》）

治协热泄泻，亦治血痢。

柏皮（三两）　黄芩（二两）　黄连（一两）

上锉。每服四钱，水大盏，煎七分，入阿胶末半钱，再煎少顷，温服。

（三）柴苓汤（《扶寿精方·伤寒》）

治伤寒七八日，发热泄泻，作渴引饮，烦躁不宁。

柴胡（二钱） 黄芩（炒，一钱） 猪苓（八分） 泽泻（八分） 茯苓（一钱半） 白术（一钱） 官桂（三分） 半夏（一钱） 甘草（二分）

上咬咀。水二钟，姜三片，煎一钟，不拘时服。

（四）半夏汤（《证治准绳·类方·第五册·善太息》）

治胆腑实热，精神恍惚，寒湿泄泻。

半夏（一钱五分） 黄芩 远志（各一钱） 生地黄（二钱） 秫米（一合） 酸枣仁（炒，三钱） 宿姜（一钱五分）

上长流水煎服。

十二、治肝经受寒泄泻方

当归厚朴汤（《仁斋直指方论·卷之十三·泄泻·泄泻证治》）

治肝经受寒，面色青惨，厥而泄利。

当归（炒） 厚朴（制。各二两） 官桂（三两） 良姜（五两）

上锉散。每三钱，食前服。

十三、治冷热不调泄泻方

（一）大香连丸（《太平惠民和剂局方·卷之六·治泻痢》）

治丈夫、妇人肠胃虚弱，冷热不调，泄泻烦渴，米谷不化，腹胀肠鸣，胸膈痞闷，胁肋胀满，或下痢脓血，里急后重，夜起频并，不思饮食。

黄连（去芦、须，用茱萸十两同炒令赤，去茱萸不用，二十两） 木香（不见火，四两八钱八分）

上件为细末，醋糊为丸如梧桐子大。每服二十丸，饭饮吞下。

（二）地榆散（《太平惠民和剂局方·卷之六·治泻痢》）

治肠胃气虚，冷热不调，泄泻不止。

石榴皮 莲蓬（去茎） 甘草（炒） 罂粟壳（去瓤，蜜涂炙。各等分）

上为细末。每服二大钱，水一盏半，生姜三片，煎至一盏，通口服，不拘时候。

（三）真人养脏汤（《仁斋直指方论·卷之十三·泄泻·泄泻证治》）

治冷热不调，泄泻，里急后重。

罂粟壳（去筋萼，蜜炙，一两八钱）　木香　白芍药（各八钱）　诃子肉（六钱）　人参　白术　当归（各三钱）　甘草（炙）　肉桂（各四钱）

上粗末。每服二钱，姜、枣煎，食前服。先用缩砂煎汤，下感应丸，俟其积消，然后服此。

十四、治伤食泄泻方

（一）姜合丸（《太平惠民和剂局方·卷之三·治一切气》）

治脾胃久虚，内伤冷物，泄泻注下，腹痛肠鸣；或久痢纯白，时下青黑，肠滑不禁。

丁香（不见火）　木香（不见火）　人参（各一两）　白术（焙）　青皮（去白）　陈皮（去白。各二两）　附子（炮，去皮、脐，二两半）　厚朴（去粗皮，姜汁炙）　肉豆蔻（炮。各二两）　干姜（炮，三两）

上件为细末，入硇砂八钱，姜汁、面打糊为丸，每一两作二十丸。每服一丸，用老姜一块，如拇指头大，切开作合子，安药于内，用湿纸裹，慢火煨一顿饭久，取出去纸，和姜细嚼，白汤送下。孕妇不得服。小儿一粒分四服。

（二）育肠丸（《太平惠民和剂局方·卷之六·治泻痢》）

治肠胃虚弱，内夹生冷，腹胀泄泻，时时刺痛，里急后重，下痢赤白，或变脓血，昼夜频并，经久不瘥。

乌梅肉　黄连（去须。各一分）　诃子皮　罂粟壳（去盖、筋，蜜炙）　肉豆蔻（包湿纸裹煨。各半两）　当归（去芦，酒浸一宿，焙，一两）

上为细末，炼蜜丸如梧桐子大。每服三十丸至五十丸，空心、食前饭饮下；如小儿，作小丸，煎甘草姜汤下。

（三）金粟汤（《太平惠民和剂局方·卷之六·治泻痢》）

治伤生冷，脾胃怯弱，饮食不消，腹胀雷鸣，泄泻不止，连月不瘥。

陈皮（去白，一两一分）　车前子（炒，四两）　干姜（炮，二两）　甘草（炒）　罂粟壳（去瓤、蒂，蜜炒。各半斤）

上为末。每服二大钱，水一盏，枣一个，生姜二片，煎至七分，空心、食前稍热服，或饭饮调下亦得。忌生冷、油腻、鱼腥、鲊酱等。

（四）黄连乌梅丸（《杨氏家藏方·卷第七·泄泻方二十道》）

治饮食不节，荣卫不和，风邪进袭脏腑之间，致肠胃虚弱，泄泻肠鸣，腹胁膨胀，里急后重，日夜频并，不思饮食。

黄连（去须） 阿胶（蛤粉炒成珠子） 当归（洗净。各二两） 人参（去芦头） 龙骨（煅红） 赤石脂 干姜（炮） 白茯苓（去皮） 乌梅肉（焙干） 陈橘皮（去白） 诃子（煨，去核） 肉豆蔻（面裹煨香） 木香 罂粟壳（蜜炙。各一两） 白矾（枯，半两）

上件为细末，醋煮面糊为丸如梧桐子大。每服五十丸，米饮下；如腹痛，煎当归汤下；下血，煎地榆汤下，食前。

（五）五香散（《妇人大全良方·卷之八·妇人泄泻方论第八》）

治食鱼伤，泄泻不止，气刺奔冲。

乌药 白芷（炒） 枳壳 白术（炒） 良姜（炒） 甘草 莪术（有孕减半。各等分）

为细末。每服二钱，温酒调下；孕妇脾泄泻痢，煎陈米饮调下，食前。

（六）治伤食泄泻丹溪方（《仁斋直指方论·卷之十三·泄泻·附诸方》）

治一老人，奉养太过，饮食伤脾，常常泄泻，亦是脾泄。

黄芩（炒，半两） 白术（炒，二两） 白芍药（酒拌，炒） 半夏（泡。各半两） 神曲（炒） 山楂（炒。各一两半） 藿香（一两）

上为末，青荷叶包饭烧熟，研丸如梧子大。食前白汤下。

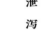

泄
泻

（七）鸡舌香散（《仁斋直指方论·卷之十三·泄泻·泄泻证治》）

治飧食生冷，久为冷积。

良姜 辣桂 香附（净，炒） 益智仁 天台乌药（各一两） 甘草（炙，半两）

上末。每二钱，入少盐沸汤点，吞感应丸。

（八）木香调中丸（《御药院方·卷三·治一切气门上》）

治因饮食不调，肠胃致伤，心腹疼痛，两胁胀闷，脏腑泄泻，米谷不化，腹中雷鸣，不思饮食。

木香 青皮（去白） 陈皮（去白） 槟榔肉 豆蔻（面裹，煨熟去） 京三棱（炮，锉）诃子皮 草豆蔻仁（各一两）

为细末，水面糊和丸如梧桐子大。每服六十丸，食前热米饮送下。

（九）红豆丸（《瑞竹堂经验方·卷八·泻痢门》）

治脏腑泄泻，名为飧泄。

麦蘖（炒） 半夏（汤泡七次） 砂仁 神曲（炒。各一两半） 硇砂（醋化） 甘草 青皮（去穰） 陈皮（去白） 郁金 红豆 藿香 棠球 蓬术（煨。各一两） 良姜 荜茇（各二两）丁香（不见火，半两）

上为细末，水煮面糊为丸如梧桐子大。每服一百丸，米饮或随物空心送下，病甚者日进三服。

（十）橘饼汤（《本草纲目拾遗·卷七·果部上·橘饼》）

治伤食生冷瓜果，泄泻不休。

橘饼一个，切薄片，放碗内，以沸汤泼盖住，泡汁出，即饮汤，连饼食，一饼可作数次服。

十五、治脾劳滑泄方

（一）荜茇丸（《圣济总录·卷第四十四·脾脏门·脾脏虚冷泄痢》）

治脾脏虚冷，大便滑泄及白痢，脐腹多疼。

荜茇　高良姜　肉豆蔻（去壳）　桂（去粗皮）　缩砂蜜（去皮）　附子（炮裂，去皮、脐）
白术　胡椒　诃黎勒（炮，去核。各一两）

上九味，捣罗为末，炼蜜和丸如梧桐子大。每服二十丸，粟米饮下，空心、食前服。

（二）石亭脂丸（《圣济总录·卷第四十四·脾脏门·脾脏虚冷泄痢》）

治脾胃一切虚冷，大肠滑泄，下利青白，呕逆翻胃，面色萎黄。

石亭脂（细研，二两）　蚌粉（五两）

上二味，于铫子内，先以蚌粉铺作坑子，投入石亭脂末，以慢火烧，勿令大焰，待药熔及微焰断，取出研细，于地上出火毒一夜，即和蚌粉，以粟米烂饭为丸如绿豆大。每日空心米饮下十丸，疾愈住药。

（三）煮黄丸（《圣济总录·卷第八十六·虚劳门·脾劳》）

治脾劳腹痛滑泄，肌肉瘦瘁，困乏减食。

硫黄（二两）　牛膝（一两）　诃黎勒皮（一两）　附子（生，去皮、脐，一分）　甘草（一两）　干姜（二两）　椒红（二两）

上七味，除硫黄外，各锉碎，入在一生绢袋子盛，硫黄别用小袋子盛，安在大药袋中心，用水一斗煎至一升，分为三服，每日早晨服；其药滓除甘草不用外，将余药焙干，捣罗为末，硫黄别研如粉，后合和令匀，炼蜜和丸如梧桐子大。每服二十丸，空心食前陈米饮下。

（四）羊肾丸（《圣济总录·卷第八十六·虚劳门·脾劳》）

治脾劳脏腑滑泄，夜多盗汗，腹中虚鸣，困倦少力，不美饮食。

羊肾（切作片子，放新瓦上焙干，一对）　艾叶（糯米粥拌匀焙干，为细末，五两）　肉苁蓉（酒浸一宿，焙干，一两）　木香　肉豆蔻（去壳。各一两）　丁香（半两）

上六味，除艾叶外，捣罗为细末，入艾叶末拌匀，煮枣肉和丸如梧桐子大。每服十五丸，温酒下，空心、食前服。

（五）五香丸（《圣济总录·卷第八十六·虚劳门·脾劳》）

治脾劳虚冷，腹胀肠鸣，泄泻黄水。

木香　丁香　鸡舌香　乳香（研）　沉香（锉）　肉豆蔻（去壳）　甘草（炙令赤色）　厚朴（去粗皮，涂生姜汁炙）　诃黎勒（煨令黄，去核。各半两）　芎劳（一分）　干姜（炮裂，三分）

上一十一味，除乳香外，捣罗为末，与乳香相和匀，炼蜜为丸如梧桐子大。每日空心及食后，用陈米饮下二十丸。

（六）七伤散（《圣济总录·卷第八十六·虚劳门·脾劳》）

治脾劳腹胀，忧患不乐，大便滑泄，不思饮食，肌肉羸瘦。

香子（炒）　白术　人参　白茯苓（去黑皮）　陈橘皮（汤浸去白）　芍药　桔梗（炒）　紫菀（去苗土）　白芷（各一两）　苍术（去黑皮，米泔浸，切，焙，五两）　柴胡（去苗，一两半）　干姜（炮，二两）

上一十二味，捣罗为散。每服三钱匕，用獖猪肾一对，去皮膜，批作片子，入盐一钱，与药拌匀，掺在猪肾内，湿纸裹，灰火内煨令香熟为度。细嚼米饮下。

（七）烧脾散（《普济方·卷二十一·脾脏门·脾劳》）

治脾劳虚损，年深泄泻，久作滑肠。

芍药　桔梗　缩砂仁　附子（炮，去皮）　茴香（炒）　干姜（炮）　苍术（炒）　良姜　桂（各一两）　红豆蔻　川椒（炒）　白术　肉豆蔻　橘皮　干山药（各五钱）

上为细末，每用三钱，猪肝三两，薄批作三片掺药，上铺生姜、葱丝一重，并卷定，麻扎了，湿纸数十重裹，慢火烧熟。分三四次细嚼，米饮下，日均一剂；或细切肝拌药末作馅法，面包作角子五六个烧熟，日均一剂亦佳。

十六、治痞积泄泻方

（一）矾石丸（《圣济总录·卷第七十一·积聚门·痞气》）

治脾积痞气，泄泻，日夜下痢白脓。

矾石（烧令汁枯）　诃黎勒（煨，去核。各二两）　黄连（去须，三两）　木香（一两）

上四味，捣罗为末，水浸蒸饼滤如糊，为丸如梧桐子大。空心、食前，陈米饮下三十丸，以泄止为度。

（二）芜荑丸（《圣济总录·卷第七十一·积聚门·痞气》）

治脾积痞气，微有滑泄，不思饮食。

芫荑（四两） 陈橘皮（汤浸去白，焙干，四两为末，米醋一升，煎如糊，四两） 附子（炮裂，去皮脐，二两） 莎草根（去毛，三两） 木香 白术（各一两）

上六味，除橘皮外，捣罗为末，入橘皮煎搜和，更入炼蜜为丸如梧桐子大。空心、日午，陈米饮下三十丸。

（三）养脾丸（《鸡峰普济方·卷第八·脾胃肝肾》）

治腹、心、肋胁痞塞，刺痛，呕逆，恶心，吞酸，食气止，腹鸣，洞泄，泻下，痢频滑，后重里急。

黄橘皮（四两） 诃子（三两） 茯苓 白术 荜茇 胡椒 红豆（各三两三钱一字） 大麦蘖 神曲 厚朴（各二两半） 附子（一两半） 干姜（一两二分） 桂（四两一分）

上为细末，炼蜜和丸弹子大。每服一丸，空心白汤化下。

十七、治积滞泄泻方

（一）积气丸（《圣济总录·卷第七十一·积聚门·积聚》）

治一切积滞，痰逆恶心，吐泻霍乱，膈气痞满，胁肋积块，胸膈膨闷，呕哕心疼，泄泻下痢。

大戟 龙胆 木香（各半两） 杏仁（去皮尖、双仁，炒研） 代赭（煅，醋淬） 赤石脂（水飞，研。各一两） 巴豆（去皮心膜，研出油，一钱一字）

上七味，捣研为末，合研极细，以面糊丸如梧桐子大，阴干经十日方可服。每服三丸至五丸，木香汤下，温汤熟水亦得。

（二）面棋子（《圣济总录·卷第一百九十·食治妇人血气》）

治妇人血气，癖积脏腑，疼痛泄泻。

小麦面（四两） 肉豆蔻（去壳为末） 荜茇（为末） 胡椒（末） 蜀椒（去目并闭口，炒出汗。各一钱末）

上五味拌匀，以水和作棋子，用精羊肉四两，细切炒令干，下水五升，入葱、薤白各五茎细切，以常法煮肉，以盐醋调和，候熟滤去肉，将汁煮棋子，空腹热食之。

十八、治虚损泄泻方

（一）烧肝散（《圣济总录·卷第四十一·肝脏门·肝虚》）

治肝元虚损，脏腑不调，泄泻不止，口内生疮，饮食进退。

茵陈蒿 犀角（镑屑） 石斛（去根） 白术 柴胡（去苗） 紫参 芍药（各三分） 人参 桔梗（炒） 防风（去叉） 桂（去粗皮） 吴茱萸（洗，焙炒） 芫荑（炒。各半两）

上一十三味，捣罗为细末。每用白羊肝一具，分作二分，将一分去筋膜，细切如竹叶，入药末十钱匕，葱白一握细切，与肝调和令匀，以湿纸裹七八重煨熟，空心服之。

（二）金花散（《圣济总录·卷第九十·虚劳心腹痛》）

治虚劳心腹疼痛，泄泻肠鸣，面黄肌瘦，胁肋胀满，不思饮食。

半夏（汤洗七遍，切焙） 乌头（炮裂，去皮脐） 郁金（用浆水、生姜、皂荚三味煮半日，令软切作片子，焙干，麸炒） 木香 马兰花（酒浸炒。各一两） 胡椒 楝实（取肉炒） 当归（生切） 京三棱 蓬莪术（二味椎碎，用巴豆半两去壳同炒褐色为度，不用巴豆） 大腹（湿纸裹煨过） 芜荑（炒） 白术 黄连（去须，炒。各半两）

上一十四味，捣罗为散。每服三钱匕，用羖羊肝一具，去筋膜批作片子，匀渗药末在内，更入盐三钱、干姜末二钱、芜荑末二钱匕、葱白一寸细切搅拌匀，和白面作角子，慢火烧令香熟，空心吃，温米饮下。

（三）益气散（《圣济总录·卷第九十一·虚劳兼痢》）

治脾肾虚劳滑泄不止，饮食不进，肌体羸瘦。

附子（大者炮裂，去皮脐，片切如纸厚，用生姜四两取汁，以慢火煮附子，令汁尽，焙干，二两） 缩砂（去皮，微炒，半两） 肉豆蔻（去皮，一分） 蜀椒（去目并闭口，炒去汗，一分） 香子（微炒，半钱）

上五味为散。每服三钱匕，用羖羊子肝二枚，去筋膜，切作片，入葱白、盐、醋各少许，拌药令匀，用竹杖子串于猛火上炙令香熟，就热吃，以温酒一盏送下，空心服。

（四）附子散（《圣济总录·卷第九十一·虚劳兼痢》）

治虚劳大便泄泻。

附子（炮裂，去皮脐，半两） 木香（一分）

上二味为细散。每服四钱匕，用猪肾一对，去筋膜批开渗药，并葱白、盐各少许在内，湿纸裹，慢火煨熟，细嚼米饮下，空心服。

（五）朝真丸（《圣济总录·卷第九十六·大便不禁》）

治虚损泄泻，大便失禁。

硫黄（研飞，一两） 晋矾（熬令汁枯，研，一两） 青盐（研，一钱）

上三味合研匀，水浸炊饼丸如绿豆大。每服十五丸至二十丸，温酒下，空心、食前，或用丹砂为衣亦得。

（六）四柱散（《太平惠民和剂局方·卷之三·治一切气》）

治丈夫元脏气虚，真阳耗败，两耳常鸣，脐腹冷痛，头旋目晕，四肢怠倦，小便滑数，泄

泄
泻

泻不止。

木香（湿纸裹煨）　茯苓　人参　附子（炮，去皮脐。各一两）

上为细末。每服二钱，水一大盏，生姜二片，枣子一个，盐少许，煎七分，空心、食前服。

（七）鹿茸世宝丸（《洪氏集验方·卷第三·鹿茸世宝丸》）

治诸虚不足，心脾气弱，腹胁胀急，肠鸣泄泻，腹疼，手足厥逆。

鹿茸（酥涂，炙）　附子（炮，去脐）　白术（炒）　阳起石（烧赤）　椒红（炒出汗）　成炼钟乳粉　苁蓉（酒浸，炙）　人参（去芦）　肉豆蔻（面裹煨）　川当归（炒）　牛膝（去芦，酒浸一宿）　白茯苓　沉香　巴戟（去心。各一两）

上件十三味，依法修制，并为细末，次入钟乳粉拌匀，炼蜜为丸如梧桐子大。每服四十粒，盐饭饮或盐汤送下，食前，一日三服。

（八）茱萸已寒丸（《杨氏家藏方·卷第七·泄泻方二十道》）

治脏腑久弱，肠胃宿寒，泄泻频并。

青橘皮（去白，二两）　陈橘皮（去白，二两）　附子（炮，去皮脐）　川乌头（炮，去皮脐、尖）　干姜（炮）　高良姜　吴茱萸（炒黄）　肉桂（去粗皮。各一两）

上件为细末，醋煮面糊为丸如梧桐子大。每服三十丸至五十丸，温米饮下，食前。

（九）豆附丸（《严氏济生方·瘕冷积热门·瘕冷积热论治》）

治久虚下寒，泄泻不止，肠滑不禁，日夜无度，全不进食，一切虚实泄泻困乏，并皆治之。

肉豆蔻（面裹煨）　附子（炮，去皮脐）　良姜（锉，炒）　诃子（面裹煨）　干姜（炮）　赤石脂（火煅）　阳起石（火煅）　龙骨（生用）　白矾（枯。各二两）　白茯苓（去皮）　桂心（不见火）　细辛（洗。各一两）

上为细末，酒煮面糊为丸如梧桐子大。每服七十丸，空心、食前，米饮送下。

（十）瑞莲丸（《鲁府禁方·卷二·寿集·臌胀》）

补元气，健脾胃，进饮食，止泄泻。

人参（二两）　白术（土炒，三两）　白茯苓（去皮，二两）　山药（炒，二两）　莲肉（炒，二两）　芡实（去壳，二两）　白芍药（酒炒，一两）　陈皮（一两）　甘草（炙，五钱）

上为细末，用獖猪肚洗令净，水煮烂，杵千余下入药，再捣和为丸如梧子大。每服三钱，米汤送下。

（十一）钟乳健脾丸（《本草汇言·卷之六·草部·五味子》）

治男子、妇人虚损羸瘦，身体沉重，脾胃冷弱，饮食不消，腹胀雷鸣，泄泻不止。又治肠虚积冷，下利清谷，或下纯白，腹中疼痛，及久痢赤白，肠滑不禁，少气羸困，不思饮食。

肉桂（去粗皮） 人参 黄连（去须） 干姜（炮） 龙骨 当归（去芦） 石斛（去根） 大麦蘖（炒） 茯苓（去皮） 细辛（去苗土） 神曲（碎，炒） 赤石脂（煅。各二两） 蜀椒（去目及闭口者，微炒出汗，六两） 附子（炮，去皮脐，一两） 钟乳粉（三两）

上为细末，入钟乳粉匀，炼蜜和丸如梧桐子大。每服三十丸，温米饮下，食前，日三服。

十九、治酒泄方

（一）小黄龙丸（《世医得效方·卷第二·大方脉杂医科·伤暑》）

治伤酒过度，脏毒下血或泄泻。

黄连（去须，一斤） 酒（二升半）

上将黄连以酒煮干为度，焙为末，用面糊丸如梧子大。每服三十丸，熟水吞下，日二服。

（二）香茸丸（《世医得效方·卷第五·大方脉杂医科·泄泻·酒泄》）

治饮酒多，遂成酒泄，骨立不能食，但再饮一二盏泄作，几年矣。

嫩鹿茸（草火燎去毛，酥炙黄） 肉豆蔻（火煨） 生麝香（另研）

上为末，白陈米饭为丸如梧子大。每服五十丸，空腹米饮下。

（三）脾泄丸（《脉因证治·卷上》引《医方集成》）

治食积酒湿等泻。

白术（土炒，二两） 苍术（炒） 半夏（制。各两半） 山楂 神曲（炒） 芍药（炒） 黄芩（炒。各一两）

上为末，荷叶煨饭为丸。后重者，加木香、槟榔。

（四）治酒泄验方（《救生集·卷一·泄泻门》）

治饮酒过多泄泻。

花粉一味，捣烂，用袋盛洗出浆来晒干。每服用白糖调数钱，加蜜少许最妙。兼治吐血之症。

二十、治泄泻兼赤白痢方

（一）小七香丸（《太平惠民和剂局方·卷之三·治一切气》）

治赤白痢疾，脾毒泄泻。

甘松（炒，八十两） 益智仁（炒，六十两） 香附子（炒，去毛） 丁香皮 甘草（炒。各一百二十两） 蓬莪术（煨，乘热碎） 缩砂仁（各二十两）

上为末，水浸蒸饼为丸如绿豆大。每服二十丸，温酒、姜汤、熟水任下。

（二）三神丸（《太平惠民和剂局方·卷之六·治泻痢》）

治清浊不分，泄泻注下，或赤或白，脐腹疼痛，里急后重。

草乌（各去皮、尖，一生、一炮、一烧作灰用，三枚）

上为细末，醋糊丸如萝卜子大。大人五七丸，小儿三丸，水泻倒流水下，赤痢甘草汤下，白痢干姜汤下。

（三）茱连丸（《杨氏家藏方·卷第七·泄泻方五道》）

治泄泻及赤白痢。

黄连　吴茱萸　罂粟壳（蜜炙，去顶。各等分）

上件为细末，醋煮面糊为丸如梧桐子大。每服三十丸至五十丸，泄泻米饮下，赤痢甘草汤下，白痢干姜汤下，赤白痢甘草干姜汤下，食前。

（四）渗肠丸（《杨氏家藏方·卷第七·痢疾方一十九道·渗肠丸道》）

治泄泻不止，久痢不瘥，不问赤白脓血，并皆治之。

附子（炮，去皮脐）　阿胶（蛤粉炒）　白术　诃子（煨，去核）　白龙骨　赤石脂　干姜（炮。各等分）

上件为细末，煮面糊为丸如梧桐子大。每服五七十丸，温米饮下，空心、食前。

（五）借气散（一名神圣香姜散）（《奇效良方·卷之十三·痢门·痢疾通治方》）

治脓血痢，久患脾泄泻。

黄连（去须）　生姜（并细锉。各一两）

上二味，同入银石器内，炒焦赤色，去生姜，取黄连为细末。每服二钱匕，食前陈米饮调下。一方用腊茶清下。

二十一、治产后泄泻方

（一）的奇散（《世医得效方·卷第十四·产科兼妇人杂病科·产后》）

治产后泄泻，恶露不行，洞泄不禁。

大荆芥四五穗，于盏内燃火烧成灰，不得犯油火，入麝香少许研，沸汤一二呷调下。

（二）阿胶丸（《普济方·卷三百五十五·产后诸疾门·泄泻》）

治产后泄泻，肠滑不止。

阿胶（炒）　黄柏（去粗皮）　人参　干姜　当归　酸石榴皮（各一两）

上为末，麸糊和丸梧桐子大。每服三十丸，食前，米饮下。

（三）白垩丸（《普济方·卷三百五十五·产后诸疾门·泄泻》）

治产后冷滑泄泻不止。

白垩（火烧，一两）　赤茯苓（去黑皮）　生地黄（焙）　干姜（炮）　陈皮（去白。各半两）

上为末，薄面糊和丸梧桐子大。每服五十丸，食前，米饮下。

二十二、治久泄不止方

（一）木香宽中散（《圣济总录·卷第五十五·心痛门·脾心痛》）

治脾心痛，或泄泻不止，虚冷膈气。

木香　肉豆蔻仁　白茯苓（去黑皮）　甘草（炙）　陈曲（炒黄）　诃黎勒皮（炮）　人参（各一两）　麦蘖（炒，一两半）　草豆蔻（去皮）　白豆蔻（去皮）　附子（炮，去皮脐。各半两）

上一十一味，捣罗为散。每服一钱匕，入盐、生姜各少许，空心沸汤点服。

（二）实肠散（《仁斋直指方论·卷之十三·泄泻·泄泻证治》）

治泄泻不止。

川厚朴（制，一两半）　肉豆蔻　诃子（炮）　缩砂　橘红　苍术（炒）　茯苓（各一两）　木香（半两）　甘草（炒，四钱）

上粗末。每三钱，姜、枣煎服。手足冷加炒干姜。

泄
泻

（三）温脐止泻散（《仁斋直指方论·卷之十三·泄泻·附诸方》）

治大人小儿久泻，滑脱不止。

干姜（微炒）　白芷　附子（生。各一钱）

上为细末。用生白蜜丸如弹子大，按入内一二日，即止。

（四）换肠丸（《御药院方·卷七·治泄痢门》）

治泄泻不止及诸下痢之疾。

御米壳（去鬲蒂，碎，微炒，净秤，一两）　木香　诃子皮　白芍药　甘草（炒）　当归（去芦头，炒）　人参（各一两）　白术　白茯苓（去皮。各一两半）

上件为细末，炼蜜和丸如弹子大。每服一丸，水一盏煎化，稍热食前服。

（五）敛肠丸（《普济方·卷二百八七·泄痢门·诸泻》）

治久泻。

木香　丁香　附子（炮，去皮脐）　缩砂仁　诃子皮　罂粟壳（炒，去顶瓤）　川姜（炮）　没石子　梓州厚朴（姜制）　白龙骨　赤石脂　肉豆蔻（面包煨）　禹余粮（醋淬七次以上。各

一两）

上为细末，面糊丸如桐子大。每服七十丸，米饮下，空心、食前。

（六）参术健脾丸（《本草汇言·卷之六·草部·五味子》）

治脐腹冷痛，泄泻年久不止。

北五味子　川椒　小茴香　木香　白术　茯苓　人参　山药（各二两）　补骨脂　枸杞子　菟丝子　莲子肉　川楝子　川牛膝（各四两）

俱用酒拌炒，苍术切片，米泔水浸一日，再换，食盐二钱，醋、酒、童便各一盏，调和，再浸一日，取起晒干，与前药总和，微炒磨为末，饴糖和为丸梧子大。每早服五钱，晚服三钱，俱食前酒送宁心定志汤。

二十三、治水泄方

（一）桂苓甘露散（《御药院方·卷二·治伤寒门》）

流湿润燥，宣通气液。治饮水不消，呕吐泻利，水肿、腹胀，泄泻不能止者。

白茯苓（去皮）　白术　猪苓（去皮）　寒水石（另研细）　甘草（炙）　泽泻（各一两）　滑石（另研，二两）　桂（去粗皮，半两）

为细末。或煎或水调三二钱，任意，或入蜜少许亦得。

（二）肚蒜丸（《类编朱氏集验医方·卷之六·积聚门·治诸色泻痢方》）

治水泄。

猯猪肚一枚，净洗，去脂膜，入大蒜在内，以肚子满为度，煮之，自晨至晚，以肚蒜糜烂为度，杵成膏子，入平胃散同杵，丸如梧桐子大。每服三五十丸，盐汤或米饮空心下。

二十四、治痛泄方

白术芍药散（《鸡峰普济方·卷第十八·疮肿》）

治痛泻。

白术（炒）　芍药（炒。各二两）　陈皮（两半）　防风（一两）

上㕮咀，或煎或散或丸，皆可服。久泻者加升麻六钱。

二十五、治远近泄泻方

百粒丸（《奇效良方·卷之十四·泄泻门·泄泻通治方》）

治远近泄泻，大肠滑。

红椒 胡椒 附子（炮） 丁香 干姜（炮） 麦蘗（各等分）

上为细末，酸醋煮大蒜为丸如梧桐子大。每服百粒，食前用米饮送下。

二十六、治霍乱泄泻方

五苓散（《太平惠民和剂局方·卷之二·治伤寒》）

治霍乱吐利，躁渴引饮。

泽泻（二十五两） 白术 猪苓（去皮） 赤茯苓（去皮。各十五两） 肉桂（去粗皮，十两）

上为细末。每服二钱，热汤调下，不计时候，服讫多饮热汤，有汗出即愈。

【评述】

泄泻

本书共收集治疗泄泻药物122味，其中植物药89味，动物药17味，矿物药16味。方剂共266首，其中有三首同名异方。所有方剂分为治泄通用方、治中焦脾虚泄泻方、治伤湿泄泻方、治脏寒泄泻方、寒邪直中泄泻方、治胃寒肠热泄泻方、治濡泻不止方、治气机不和泄泻方、治暑湿泄泻方等26类，其中，治中焦脾虚泄泻方有87首（三首同名异方在此列），数量最多。

中医所指"泄泻"，包含了现代医学"腹泻"相关的胃肠疾病。中药在治疗腹泻领域有着独特优势，研究显示，中药通过抑制胃肠道运动、调节电解质平衡、抗炎、干预胃肠激素的分泌、保护肠黏膜等多环节、多角度、多途径地发挥抗腹泻作用。

近年来，围绕中药抗腹泻开展的实验与临床研究众多，旨在揭示中药抗腹泻作用、物质基础及作用机制。如马瑜璐等对不同矿物成因禹余粮止泻药效及对胃肠运动的影响进行研究，得出结论，矿物药禹余粮对由蓖麻油引起的小鼠腹泻具有一定的治疗作用，淋滤浸染型禹余粮的止泻作用最佳。章津铭等通过小鼠抗麻油所致小肠性腹泻实验，探讨川木香煨制前后止泻作用，研究认为川木香煨制后具有抗腹泻的作用，煨品石油醚部位为川木香的止泻作用相对较强的部位。任晨晨等以免疫器官重量、单核细胞吞噬碳粒能力、血清溶菌酶含量及血浆环磷酸腺苷/环磷酸鸟苷（cAMP/cGMP）比值为指标，评价药物对阴虚小鼠免疫功能的作用，结论认为五味子醋蒸后，免疫功能保护和涩肠止泻的作用增强，但止咳与解痉的作用略弱。

需要注意到，虽然众多研究验证了中药制剂、中药以及中药有效成分都具有抗腹泻效果，但在现实世界里，中医处方往往以方剂，也就是中药复方形式出现，它较单一中药及其有效成分更加复杂，因此对相关方剂抗腹泻有效性研究的重要性不言而喻，学界基于此也展开了众多研究。谢果珍等通过探讨不同剂量的七味白术散总苷对菌群失调腹泻小鼠肠道微生态的影响，揭示了七味白术散总苷是七味白术散治疗菌群失调腹泻的重要药效成分。邵好青等采用自食高蛋白高热量饲料联合灌胃植物油模拟饮食不节病因，成功建立泄泻食滞胃肠证小鼠模型，并通过此模型研究发现，保和丸能上调血清胃泌素和胆囊收缩素水平，调节消化酶活性，改善泄泻食滞胃肠证小鼠消化机能。陈青垚等基于数据库挖掘，分析以丁香为核心治疗腹泻的高频配伍规律，并利用网络药理学阐释含丁香核心药物组治疗腹泻的作用机制。研究结果认为，丁香与木香、甘草、肉豆蔻、白术具有强关联性，并推测其可能通过修复肠道屏障完整性、调节神经递质水平来治疗腹泻。

　　就目前研究而言，对抗腹泻中药的研究尚不够全面，除了常见中药，需要扩大中药筛查范围，本书收纳了绝大多数历代中医古籍中治疗泄泻药物，以示参考。另外，中药抗腹泻研究仅停留在药效层面，抗腹泻药效机理尚不清晰，中药复方研究覆盖面不广，需进一步研究探索。

第六章

外治集萃

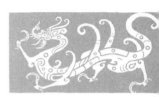

药物疗法

一、敷法

《仁斋直指方论（附补遗）·卷之十三·霍乱吐泻·吐泻证治》：霍乱吐泻，临时无药，以生蒜头研细，涂心下及两脚心即止。

《医学正传·卷之二·泄泻》：一人泄泻，日夜无度，诸药不效。偶得一方，用针沙、地龙、猪苓三味，共为细末，生葱捣汁，调方寸匕，贴脐上，小便长而泻止。

《本草纲目·主治第三卷·百病主治药·泄泻》：外治：田螺（敷脐） 木鳖子（同丁香、麝香贴脐上，虚泄）……蓖麻仁（七个，同熟艾半两，硫黄二钱，如上法用） 猪苓（同地龙、针砂末，葱汁和，贴脐） 椒红（小儿泄，酥和贴囟） 蓖麻（九个贴囟亦可） 巴豆纸（小儿泄，剪作花，贴眉心） 大蒜（贴两足心，亦可贴脐） 赤小豆（酒调，贴足心）

《急救广生集·卷二·杂症·泻痢》：水泻不止 木鳖仁 母丁香（各五个） 麝香（一分）研末，米汤调作膏。纳脐中贴之，外以膏药护住。（《吴旻扶寿精方》）

《急救广生集·卷二·杂症·泻痢》：久泻不痊，生葱捣烂，入黄丹为丸，如豆大。填脐中，外用膏药贴之，立止。（《十便良方》）

《急救广生集·卷二·杂症·泻痢》：泄泻暴痢 大蒜捣，贴两足心，亦可贴脐中，即愈。（《千金翼》）

《验方新编·卷四·饮食积滞·食积外治法》：凡饮食停滞，胸膈胀满，或大便不通，或大便泄泻，或年老，或体虚，难以攻击内消者，用乱发一团（剪断），酒曲一个（小者二三个亦可），葱白七个，老姜三钱，胡椒七粒，以鸡蛋一个破壳，倾入碗中，将各药捣融和入调匀，用隔夜灯油煎成一饼，贴病人心坎下胃脘处（先用灯油于胃脘处顺擦七次再贴。如嫌太热，用纸隔贴亦可），用布带束住，冷则煎热再贴，约一二时，似觉松动，即便取出，其病立愈。此法极稳而效，屡试如神。若治小儿，药料可以稍减。

《验方新编·卷七·泄泻·久泄不止》：又方：大蒜捣贴足心，或贴脐中，此《千金方》也。

《验方新编·卷七·泄泻·久泄不止》：又方：大蒜须加银朱，捣融敷脐眼内，立止如神。

《验方新编·卷七·泄泻·久泄不止》：又方：木鳖丸，并治痢疾。土木鳖半个，母丁香四粒，麝香一分，共为细末，口水调为丸，如黄豆大，纳脐中，外用不拘小膏药贴之立止。

《外治寿世方·卷一·泻痢·气虚暴泄》：硫黄　枯矾　朱砂（各等分）研细末，丸纳脐。泻不止，用艾一斤坐身下，以火烘脚。

《外治寿世方·卷一·泻痢·久泄不止》：大蒜捣贴足心，或贴脐中。又大蒜须加银朱捣融，敷脐眼内，立止如神。又土木鳖（半个）母丁香（四粒）麝香（一分）共为细末，口水调为丸，如黄豆大，纳脐中，外用不拘，小膏药贴之立止（并治痢疾）。

《外治寿世方·卷一·泻痢·久泄不止》：小儿水泻，不能服药。巴豆（三粒）黄蜡（三钱）共捣烂成膏贴脐上，用绢帕缚住，半日即愈。如噤口不食者，加麝香（三厘）同贴。（并治痢疾）

《外治寿世方·卷一·泻痢·宁和堂暖脐膏》：治水泻白痢神效，孕妇忌贴。香油（一斤一方用麻油）生姜（切片一斤）黄丹（飞过八两）熬膏摊布，再加红药丸贴脐上。红药丸方：硫黄（三钱）母丁香（一钱）麝香（三分）加独蒜（数枚一方不用）捣如泥，入前三味，研匀为丸，如桐子大，飞过朱砂为衣。

二、熨法

《千金翼方·卷第十·伤寒下·伤寒宜忌第四·宜火第九》：凡下利，谷道中痛，宜炙枳实若熬盐等熨之。

《本草纲目·主治第三卷·百病主治药·泄泻》：外治：蛇床子（同熟艾各一两，木鳖子四个，研匀，绵包，安脐上，熨斗熨之）

《急救广生集·卷二·杂症·泻痢》：腹中绞痛，痢下窘，炒盐（二包），互相熨之。（《世效单方》）

《外治寿世方·卷一·泻痢·久泄不止》：又香白芷、干姜（各一钱）共研细末，以蜜为膏。先用酒洗脐温，微热后贴膏，用鞋底烘热，熨膏上，气通即愈。

泄
泻

非药物疗法

一、针刺

《针灸甲乙经·卷八·经络受病入肠胃五脏积发伏梁息贲肥气痞气奔豚第二》：奔豚寒气入小腹，时欲呕，伤中溺血，小便数，背脐痛引阴，腹中窘急欲凑，后泄不止，关元主之。

《针灸甲乙经·卷九·脾胃大肠受病发腹胀满肠中鸣短气第七》：头痛食不下，肠鸣胪胀，欲呕时泄，三焦俞主之。腹满胪胀，大便泄，意舍主之。肠中寒，胀满善噫，闻食臭，胃气不足，肠鸣腹痛泄，食不化，心下胀，三里主之。

《针灸甲乙经·卷十·水浆不消发饮第六》：溺黄，小腹痛里急肿，洞泄，体痛引骨，京门主之。

《针灸甲乙经·卷十一·阳厥大惊发狂痫第二》：癫疾发如狂走者，面赤厚敦敦不治，虚则头重，洞泄淋癃，大小便难，腰尻重，难起居，长强主之。

《针灸甲乙经·卷十一·足太阴厥脉病发溏泄下痢第五》：飧泄，补三阴交，上补阴陵泉，皆久留之，热行乃止。

病注下血，取曲泉、五里。肠中有寒热，泄注肠澼便血，会阳主之。肠鸣澼泄，下窌主之。肠澼泄切痛，四满主之。

飧泄，太冲主之。溏不化食，寒热不节，阴陵泉主之。肠澼，中郄主之。飧泄大肠痛，巨虚、上廉主之。

《备急千金要方·卷三十·针灸下·心腹第二·泄痢病》：京门、然谷、阴陵泉，主洞泄不化。

交信，主泄痢赤白漏血。

丹田，主泄痢不禁，小腹绞痛。

复溜，主肠澼便脓血，泄痢后重，腹痛如痉状。

脾俞，主泄痢不食，食不生肌肤。

小肠俞，主泄痢脓血五色，重下肿痛。

关元、太溪，主泄痢不止。

京门、昆仑，主洞泄体痛。

天枢，主冬月重感于寒则泄，当脐痛，肠胃间游气切痛。

腹哀，主便脓血，寒中食不化，腹中痛。

尺泽，主呕泄上下出，两胁下痛。

束骨，主肠澼泄。

长强，主头重洞泄。

太白，主腹胀，食不化喜呕，泄有脓血。

地机，主溏瘕、腹中痛、脏痹。

阴陵泉、隐白，主胸中热，暴泄。

太冲、曲泉，主溏泄，痢注下血。

肾俞、章门，主寒中洞泄不化。

会阳，主腹中有寒，泄注、肠澼、便血。

三焦俞、小肠俞、下髎、意舍、章门，主肠鸣颇胀，欲泄注。

中髎，主腹胀飧泄。

大肠俞主肠鸣，腹膜肿，暴泄。

《千金翼方·卷第十·伤寒下·伤寒宜忌第四·宜火第九》：凡下利，谷道中痛，宜灸枳实若熬盐等熨之。

《千金翼方·卷第二十六·针灸上·诸风第七》：大肠俞主风，腹中雷鸣，大肠灌沸，肠澼泄痢，食不消化。

《圣济总录·卷第一百九十二·督脉》：脊中一穴，在第十一椎节下间，俯而取之，督脉气所发，治风痫癫邪，温病积聚下利，禁不可灸，灸则令人腰背伛偻，针入五分，得气即泻。

《圣济总录·卷第一百九十三·治水饮不消灸刺法》：溢饮水道不通，溺黄，少腹痛，里急，肿，洞泄体痛，京门主之（一云髀痛引背）。饮渴，身体痛，多唾，隐白主之。

寒中伤饱，食饮不化，五脏膜胀，心腹胸胁支满，脉虚则生百病，上脘主之。

腹胀肠鸣，气上冲胸，不能久立，腹中痛濯濯，冬日重感于寒则泄，当脐而痛，肠胃间游气切痛，食不化，不嗜食，身肿（一作重）夹脐急，天枢主之。

《圣济总录·卷第一百九十四·治妇人诸疾灸刺法》：女子疝，及少腹肿，溏泄遗溺，阴痛面尘，目下眦痛，太冲主之。

《针灸资生经·针灸资生经第三·诸疝气》：太冲，主女子疝，及小腹肿，溏泄，癃，遗尿，阴痛，面黑，目眦痛，漏血。

《针灸资生经·针灸资生经第三·诸疝气》：会阳，主腹中有寒泄注，肠澼便血。束骨，主肠澼泄。膺窗，主肠鸣泄注。阳纲，主大便不节，小便赤黄，肠鸣泄注。三焦俞、小肠俞、下髎、意舍、章门，主肠鸣腹胀欲泄注。

《针灸资生经·针灸资生经第三·大便不禁》：大肠俞、次髎，主大小便利。阳纲，主大便不节（明同），肠鸣泄注，小便赤黄。承扶，主尻中肿，大便直出，阴胞有寒，小便不利，屈骨端，主大便泄数，小便不利，并灸天枢。丹田，主泄利不禁，小腹绞痛。关元，疗泄痢虚胀，小便难（《明》）。魂门，治大便不节（《铜》），老小大便失禁，灸两足大指去甲一寸三壮，又灸大指歧间各三壮（《千》），三里，主霍乱遗失。

大便不禁，病亦惙矣，神阙、石门、丹田、屈骨端等，皆是穴处，宜速灸之。予顷患脾泄，医谓有积，以冷药利之，大便不禁，服镇灵丹十余丸，午夜各数丸而愈。今人服此丹三五丸不效，则不服，是以一勺水救舆薪火也，可乎哉！

《针灸资生经·针灸资生经第三·劳瘵》：中髎，治丈夫五劳七伤六极，腰痛，大便难，小便淋沥，腹胀，下利，食泄。

《针灸资生经·针灸资生经第三·飧泄》：中髎，主腹胀飧泄。下廉，治小腹痛飧泄，次指间痛，唇干，涎出不觉，不得汗出，毛发焦，脱肉少气，胃中热，不嗜食。上廉（见胁痛），治飧泄。阴陵泉，主妇人飧泄（见疝瘕）。

《仁斋直指方论（附补遗）·卷之十三·泄泻·泄泻治例》：脾俞二穴（在十一椎下两旁，各开寸半，主泄泻），中脘一穴（在脐上四寸，主腹痛，泄泻），关元一穴（在脐下三寸，疗腹泄不止），天枢二穴（在脐旁各开三寸，治腹满，脾泄，泻痢），大肠俞二穴（在十六椎下，各开寸半，灸三壮，治肠鸣，腹胀，暴泻）。

《针灸大全·卷之一·马丹阳天星十二穴并治杂病歌》：三里足膝下，三寸两筋间。能除心腹痛，善治胃中寒。肠鸣并泄泻，肿满脚胫酸。

《针灸大全·卷之四·窦文真公八法流注·八法主治病证》：泄泻不止，里急后重。下脘一穴，天枢二穴，照海二穴。

《针灸大全·卷之四·窦文真公八法流注·八法主治病证》：腹中寒痛，泄泻不止。天枢二穴，中脘一穴，关元一穴，三阴交二穴。

《针灸大全·卷之四·窦文真公八法流注·八法主治病证》：腹中肠痛，下利不已。内庭二穴，天枢二穴，三阴交二穴。

《针灸大成·卷八·肠痔大便门》：泄泻：曲泉、阴陵、然谷、束骨、隐白、三焦俞、中脘、天枢、脾俞、肾俞、大肠俞。肠鸣而泻：神阙、水分、三间。

《针灸大成·卷八·续增治法》：实痛宜泻：太冲、太白、太渊、大陵、三阴交。泻痢：气虚兼寒热食积，风邪，惊邪，热湿，阳气下陷，痰积，当分治，泻轻痢重。

《刺灸心法要诀·卷一·八脉交会八穴歌·阴维内关穴主治歌》：中满心胸多痞胀，肠鸣泄泻及脱肛，食难下膈伤于酒，积块坚硬横胁旁，妇女胁疼并心痛，里急腹痛势难当，伤寒不解结胸病，疟疾内关可独当。

注：中满心胸痞胀，谓腹满心胸痞胀不通快也。肠鸣泄泻，谓暴泻脱肛也。食难下膈伤于酒者，谓呕吐食不能下，或因酒伤也。积块坚硬，横冲于胁，妇女心胁疼痛，里急胀痛，伤寒结胸硬痛，疟疾，里实等病，皆刺内关，无不愈矣。

二、灸法

《肘后备急方·卷二·治卒霍乱诸急方第十二》：下利不止者，灸足大趾本节内侧，寸白肉际，左右各七壮，名大都。

吐且下利者，灸两乳。

《小品方·卷第十二·灸法要穴》：泄利食不消，不作肌肤，灸脾俞，随年壮。

泄注便脓血，五色重下，灸小肠俞百壮。

泄利不禁，少腹绞痛，灸丹田穴百壮。在脐下二寸。

《小品方·卷第十二·灸法要穴》：吐且下利者，灸两乳连黑外近腹白肉际各七壮，亦可至二七壮。

《备急千金要方·卷十一·肝脏·坚癥积聚第五·大黄汤方》：久冷，及妇人癥瘕，肠鸣泄利，绕脐绞痛，灸天枢百壮，三报之，万勿针。穴在夹脐两边各二寸。

《备急千金要方·卷十五·脾脏方·热痢第七·灸法》：泄痢食不消不作肌肤，灸脾俞，随年壮。

泄注五痢便脓血重下腹痛，灸小肠俞百壮。

泄痢久下失气劳冷，灸下腰百壮，三报穴在八魁正中央脊骨上，灸数多尤佳。三宗骨是忌针。

泄痢不禁小腹绞痛，灸丹田百壮，三报穴在脐下二寸，针入五分。泄痢不嗜食，虽食不消，灸长谷五十壮，三报穴在夹脐相去五寸，一名循际。

泄痢赤白漏，灸足太阴五十壮，三报。

久泄痢百治不瘥，灸足阳明下一寸高骨上陷中，去大趾歧三寸，随年壮。

又屈竹量正当两胯脊上点讫，下量一寸点两旁各一寸，复下量一寸，当脊上合三处，一灸三十壮，灸百壮以上。

《备急千金要方·卷十六·胃腑方·胀满第七·灸法》：心腹诸病，坚满烦痛，忧思结气，寒冷霍乱，心痛吐下，食不消，肠鸣泄利，灸太仓百壮（太仓穴，一名胃募，在心下四寸，乃胃脘下一寸是）。

《备急千金要方·卷二十·膀胱腑方·三焦虚实第五·香豉汤》：治膀胱三焦津液下大小肠中寒热，赤白泄痢，及腰脊痛，小便不利，妇人带下方：灸小肠俞五十壮。

《备急千金要方·卷三十·针灸下·妇人病第八》：疝瘕按之如以汤沃股内至膝，飧泄，阴中痛，少腹痛坚，急重下湿，不嗜食，刺阴陵泉，入二分，灸三壮，在膝下内侧辅骨下陷中，伸足乃得之。

泄泻

肠鸣泄注，刺下髎，入二寸，留七呼，灸三壮，在第四空夹脊陷中。

女人疝及小腹肿，溏泄，癃，遗尿，阴痛，面尘黑，目下眦痛，漏血，刺太冲，入三分，灸三壮，在足大趾本节后二寸中动脉。

《千金翼方·卷第二十六·针灸上·妇人第二》：水泄痢，灸气海百壮，三报之。

《千金翼方·卷第二十七·针灸中·小肠病第四》：侠脐两边相去一寸，名魂舍，灸一百壮，主小肠泄利脓血，小儿减之。又，灸小肠俞七壮。

《千金翼方·卷第二十七·针灸中·脾病第五》：小便不利，大便数泄注，灸屈骨端五十壮。

食不消化，泄痢，不作肌肤，灸脾俞随年壮。泄注五痢便脓血，重下腹痛，灸小肠俞百壮。泄痢久下，失气劳冷，灸下腰百壮，三报之。在八魁正中脊骨上。灸多益佳，三宗骨是。忌针。少腹绞痛泄痢不止，灸丹田百壮三报之。在脐下二寸，针入五分。

《千金翼方·卷第二十七·针灸中·胃病第六》：胀满肾冷，瘕聚泄痢，灸天枢百壮。

《千金翼方·卷第二十七·针灸中·肺病第七》：太仓一穴，一名胃募，心下四寸，主心腹诸病，坚满烦痛，忧思结气，寒冷霍乱，心痛吐下，食饮不消，肠鸣泄痢，灸百壮。

《千金翼方·卷第二十七·针灸中·大肠病第八》：肾俞，主五脏虚劳，少腹弦急胀热，灸五十壮，老小损之。若虚冷，可至百壮，横三间寸灸之，腰痛不得动者，令病人正立，以竹杖柱地度至脐，取杖度背脊。灸杖头处，随年壮，良。灸讫，藏竹杖，勿令人得之。丈夫痔下血脱肛，不食，常泄痢，妇人崩中去血，带下淋露，去赤白杂汁，皆灸之。此侠两旁各一寸横三间寸灸之。

《千金翼方·卷第二十七·针灸中·膀胱病第十》：小肠俞，主膀胱三焦津液下，大小肠寒热，赤白泄洞痢，腰脊痛。又主小便不利，妇人带下，灸之各五十壮。

《圣济总录·卷第一百九十一·针灸门·足太阳膀胱经》：中髎二穴，在第三空夹脊陷中，厥阴少阳所结。治丈夫五劳七伤六极，腰痛大便难，腹胀下利，小便淋涩，飧泄，妇人绝子带下，月事不调，针入二分，留十呼，可灸三壮。

《圣济总录·卷第一百九十二·治胀满灸刺法》：腹满瘕聚泄利，灸天枢百壮。

《圣济总录·卷第一百九十三·治咳嗽灸刺法》：逆气虚劳寒损，忧恚，筋骨挛痛，咳逆泄注，腹满喉痹，颈项强，肠痔逆气，痔血阴急，鼻衄骨痛，大小便涩，鼻中干，烦满狂走，凡此诸病，皆灸绝骨五十壮，穴在内踝上三寸宛宛中。

《圣济总录·卷第一百九十四·治泄痢灸刺法》：泄痢不禁，食不化，小腹疞痛者，灸丹田，穴在脐下二寸，日灸七壮至百壮止。

泄痢食不消，不作肌肤，灸脾俞，随年壮。

泄注五痢，大便脓血重下腹痛，灸小肠俞百壮，泄痢久下失气劳冷，灸下腰百壮，三报，穴在八魁正中央脊骨上，灸多益善，忌针，又灸脐中，稍稍二三百壮，又灸关元三百壮，十日灸，并治冷痢腹痛，穴在脐下三寸。

久泄痢不瘥，灸足阳明下一寸高骨之上陷中，去大趾歧三寸，随年壮，又屈竹，量正当两胯脊上，点讫，下量一寸，点两旁各一寸，复下量一寸，当脊上，合三处，一日灸三十壮，灸百壮以上，一切痢皆断，亦治湿蛊。

泄痢不嗜食，食不消，灸长谷五十壮，三报，穴在夹脐相去五寸。

四肢不可举动，多汗洞痢，灸大横，随年壮，脓血痢不止，灸幽门，二穴在巨关旁各半寸，各灸三壮，兼主小腹坚逆。

泄痢赤白，灸足太阴五十壮，三报。

小肠泄痢脓血，灸魂舍百壮，小儿减之，穴在夹脐两边，相去各一寸。

肠中有寒，泄注肠澼便血，会阳主之。

便脓血，寒中食不化，腹中痛，腹哀主之。

《普济本事方·卷第八·伤寒时疫（上）·小柴胡加地黄汤》：期门二穴，直两乳第二肋间，是穴肝经脾经阴维之会。……治胸中烦热，奔豚上下，霍乱泄利，腹坚硬，喘不得卧，胁下积气，产后余疾，饮食不下，胸胁支满，心中切痛，可灸五壮。

《扁鹊心书·卷上·附窦材灸法》：泄注下，乃脾肾气损，二三日能损人性命，亦灸命关、关元各二百壮。

《幼幼新书·卷第二十八·利久不止第十一》：《庄氏集》俞穴：秋深冷利不止，灸脐下二寸、三寸间动脉中三壮。

《针灸资生经·针灸资生经第三·溏泄》：三阴交，治溏泄食不化（《铜》见腹胀）。地机（见水肿），治溏泄。地机，主溏瘕腹痛脏痹。太冲等，主溏泄（见痢）。予尝患痹疼，既愈而溏利者久之，因灸脐中，遂不登溷，连三日灸之，三夕不登溷，若灸溏泄，脐中第一，三阴交等穴，乃其次也。

《针灸资生经·针灸资生经第三·泄泻》：曲泉，治泄利，四肢不举（《铜》见疝）。腹结，治腹寒泄利（见脐痛）。神阙，治泄利不止，小儿奶利不绝，腹大，绕脐痛。气穴，治妇人泄利不止（见月事）。阳纲，治大便泄利。意舍，治大便滑泄（并见腹胀）。梁门，治大肠滑泄，谷不化（见积气）。关门，治泄利不欲食（见积气）。天枢，治泄利食不化。三焦俞，治水谷不化。欲泄注（见腹胀）。悬枢，治水谷不化。下利（见积聚）。脊中，治温病积聚下利。中髎，治腹胀下利食泄。脾俞，治泄利（见腹胀）。膀胱俞，治泄利腹痛。大肠俞、肾俞，治洞泄食不化（见劳瘵）。会阳，治腹中冷气，泄利不止。京门，治小腹急肿，肠鸣洞泄，髎枢引痛。三间，治腹满肠鸣洞泄。然谷，治儿洞泄（见口噤）。关元，疗腹泄不止。（《明下》见贲豚）京门、然谷、阴陵泉，主洞泄不化。（《千》）肾俞、章门，主寒中洞泄不化。京门、昆仑，主洞泄体痛。长强，主头重洞泄，《明下》云：洞泄不禁。阴陵泉、隐白，主胸中热，暴泄。大肠俞，主肠鸣，腹膜肿，暴泄。三焦俞、小肠俞、下髎、意舍、章门，主肠鸣腹胀欲泄注。会阳，主腹中有寒泄注，肠澼便血。束骨，主肠澼泄。天枢，主冬月重感于寒则泄，当脐痛，肠胃间游气切痛，若心腹痛而后泄，此寒气客于肠间云云，灸关元百壮。服当归缩砂汤。（《指》）泄泻宜先灸脐中，次灸关元等穴。

泄泻

《针灸资生经·针灸资生经第三·虚损》：久冷伤惫脏腑，泄利不止，中风不省人事等疾，宜灸神阙。

旧传有人年老而颜如童子者，盖每岁以鼠粪灸脐中一壮故也。予尝久患溏利，一夕灸三七壮，则次日不如厕，连数夕灸，则数日不如厕，足见经言主泄利不止之验也。又予年逾壮，觉左手足无力，偶灸此而愈，后见同官说中风人多灸此，或百壮或三五百壮皆愈，而经不言主中风，何也。

《针灸资生经·针灸资生经第三·虚损》：三里，治胃寒，心腹胀满，胃气不足，恶闻食臭，肠鸣腹痛，食不化。(《铜》)秦承祖云：诸病皆治。华佗云：疗五劳羸瘦，七伤虚乏，胸中瘀血。乳痈。(《外台》)《明堂》云：人年三十以上，若不灸三里，令气上冲目。(《明下》云眼暗)《千》云：主阴气不足，小腹坚，热病汗不出，口苦壮热，身反折，口噤，腰痛不可顾，胃气不足，久泄利，食不化，胁下注满，不能久立，狂言狂歌妄笑，恐怒大骂，霍乱，遗尿失气，阳厥凄凄恶寒云云。凡此等疾，皆刺灸之，多至五百壮，少至二三百壮。

《世医得效方·卷第五·大方脉杂医科·泄泻·暴泻》：泄利不止，灸脐中名神阙穴五壮或七壮，艾柱如小箸头大。及关元穴三十壮，其穴在脐下三寸。

《世医得效方·卷第六·大方脉杂医科·下痢·通治》：泄痢食不消，不作肌肤，灸脾俞随年壮，其穴在第十一椎下两旁各去一寸半。泄痢不禁，小腹绞痛，灸丹田百壮，其穴在脐下一寸。又灸脐中一二十壮，灸关元穴百壮。泄痢不嗜食，虽食不消，灸三报，穴在侠脐相去五寸，一名循际。

《医学正传·卷之二·泄泻》：一人吐泻三日，垂死嘱付后事。予为灸天枢、气海三穴，立止。

《丹溪心法·卷二·泄泻十》：久病大肠气泄……仍用艾炷如麦粒，于百会穴灸三壮。

《古今医统大全·卷之三十五·泄泻门》：百会一穴，在前顶心上中央旋毛中，治久泻下陷脱滑者，灸三壮。脾俞二穴，在十二椎下两旁各开寸半，治泄泻，灸三壮。中脘一穴，在上脘下一寸，灸七壮。关元一穴，在脐下三寸，治泄不止可灸七壮。肾俞二穴，在十四椎下两旁各开一寸半，与脐平，可灸五壮，治洞泻不止。大肠俞一穴，在十六椎两旁各寸半，可灸三壮，治肠鸣腹胀暴泻。

《古今医统大全·卷之十三·伤寒门（上）》：下利不止，脉微，手足厥，灸气海。少阴吐利，手足不冷，反发热，脉不至，灸少阴太溪穴。

《医学纲目·卷之二十三·脾胃部·泄泻滞下》：暴泄非阴，久泄非阳……寒者，脉沉而细，身困……渴引饮者，是热在膈上，水多入则自胸膈入胃中。胃本无热，因不胜其水，胃受水攻，故水谷一时下。此症当灸大椎三五壮，立愈。

《医学纲目·卷之二十三·脾胃部·泄泻》：【子和】昔闻山东杨先生者，治府主洞泄不止。杨初未对病人，与众人谈日月星辰缠度及风雷云雨之变，自辰至未，而病者听之忘其圊。杨尝曰：治洞泄不已之人，先问其所爱之事，好棋者与之棋，好乐者与笙笛勿辍。

针灸泄泻，独取大肠一经。经云：大肠病者，肠中攻痛而鸣濯濯。冬日中于寒即泄，当脐而痛，取巨虚上廉。

【罗】治水渍入胃为溢饮滑泄，渴能饮水，水下复泄，泄而大渴，此无药症，当灸大椎。

【《脉》】诸下痢，皆可灸足大都五壮，商丘、阴陵泉皆三壮。

【《甲》】溏泄不化食，寒热不节，阴陵泉主之。

【《玉》】治久泄泻（内天枢穴，《撮要》《摘英》同）：天枢（二寸半，灸。《摘英》：五分，留十呼，灸百壮）。

【《集》】自痢不止：天极、中极。

【世】又法：合谷、三里、阴陵泉。不应，取下穴：中脘、关元、天枢、神阙。

【东】泄痢不禁，小腹绞痛：丹田（灸百壮，三报之）。泄痢不嗜食：长谷（五十壮，三报之，在胁脐旁相去五寸，一名循元穴）。

【《衍》】石硫黄，今人用治下元虚冷，元气将绝，久患寒泄，胃脾虚弱，垂命欲尽，服之无不效。中病当便已，不可尽剂。世人盖知用而为福，不知用而已祸。此物损益兼行，若俱弃而不用，当仓卒之间，又可阙乎。

《针灸大成·卷五·八脉图并治症穴》：冲脉治病，泄泻不止，里急后重：下脘、天枢、照海。

《针灸大成·卷五·八脉图并治症穴》：腹中寒痛，泄泻不止：天枢、中脘、关元、三阴交。

《古今医案按·卷二·泄泻》：《内经》云：感于寒而受病，微则为咳，盛则为泻为痛，此寒湿相合而为病也。法当急退寒湿之邪，峻补其阳，非灸不能已其病。先以大艾炷于气海，灸百壮，补下焦阳虚，次灸三里二穴，各三七壮，治形寒而逆，且接引阳气下行，又灸三阴交二穴，以散足受寒湿之邪……震按：用苦甘辛温热燥药，乃治泻正法，而辅以灸法尤妙。

《验方新编·卷七·泄泻·久泄不止》：烧天枢二穴（离脐边左右各二寸是），气海穴（离脐下寸半是），虽泄久垂危不止亦效。烧法：大蒜瓣，切片，安穴上，用艾叶一小团（如豆大）在蒜上烧之。或用灯草一根，蘸油点燃烧之，亦可。不如艾火之妙。艾火每穴可烧三次，灯火只烧一次。

《灸法秘传·应灸七十症·泄泻》：泄泻有五，乃脾虚、肾虚、湿寒、湿热、食积也。脾虚则食少便频，肾虚则五更作泻，湿寒则便溏溺白，湿热则下利肠垢，食泻则吞酸嗳腐。在医家当分而治，在灸家先取天枢，其次会阳之穴。

三、针灸并用法

《圣济总录·卷第一百九十二·督脉》：悬枢一穴，在第十三椎节下间，伏而取之，督脉气所发，治积气上下行，水谷不化下利，腰脊强不得屈伸，腹中留积，针入三分，可灸三壮。

《普济本事方·卷第二·肺肾经病·麋茸丸》：肾俞二穴，在第十四椎下两旁相去各一寸五分，与脐平。治虚劳羸瘦，耳聋，肾虚，水脏久冷，心腹膨胀，两胁满引，少腹急痛，目视晄

泄
泻

眩，少气溺血，小便浊出精，阴中疼，五劳七伤虚惫，脚膝拘急，足寒如冰，头重身热振栗，腰中四肢淫泺，洞泄食不化，身肿如水，灸以年为壮（《针灸经》云：针入三分，留七呼，灸三壮）。

《医学纲目·卷之二十三·脾胃部·飧泄》：刺灸飧泄有三法：其一取脾。经云：脾虚则腹满肠鸣，泄食不化，取其经足太阴、阳明。又云：飧泄，取三阴之上，补阴陵泉，皆久留之，热行乃止。又云：飧泄，取三阴者是也。三阴者，太阴也。其二取肾。经云：肾藏志，志有余，腹胀，飧泄泻，然筋血者是也。然筋，谓然骨，视血络盛则泄之。其三取肝。经云：肝足厥阴之脉，所生病者，胸满、呕逆、飧泄是也，视盛虚寒热陷下施法也。渴饮水多，水谷一时下者，灸大椎三五壮，立已。

《针灸大成·卷六·足阳明经穴主治》：天枢一名长溪，一名谷门：去肓俞一寸，侠脐中两旁各二寸陷中。乃大肠之募。《铜人》灸百壮，针五分，留七呼。《千金》云：魂魄之舍不可针。《素注》针五分，留一呼。主贲豚，泄泻，胀疝，赤白痢、水痢不止，食不下，水肿腹胀肠鸣，上气冲胸，不能久立，久积冷气，绕脐切痛，时上冲心，烦满呕吐，霍乱，冬月感寒泄利，疟寒热狂言，伤寒饮水过多，腹胀气喘，妇人女子癥瘕，血结成块，漏下赤白，月事不时。

《针灸大成·卷六·足太阴经穴主治》：太白：足大趾内侧，内踝前核骨下陷中。脾脉所注为俞土。《铜人》针三分，灸三壮。主身热烦满，腹胀食不化，呕吐，泄泻脓血，腰痛大便难，气逆，霍乱腹中切痛，肠鸣，膝股胻酸转筋，身重骨痛，胃心痛，腹胀胸满，心痛脉缓。

《针灸大成·卷六·足太阳经穴主治》：次髎：第二空侠脊陷中。《铜人》针三分，灸七壮。主小便赤淋，腰痛不得转摇，急引阴器痛不可忍，腰以下至足不仁，背腠寒，小便赤，心下坚胀，疝气下坠，足清气痛，肠鸣注泻，偏风，妇人赤白带下。下髎：四空侠脊陷中。《铜人》针二分，留十呼，灸三壮。主大小便不利，肠鸣注泻，寒湿内伤，大便下血，腰不得转，痛引卵。女子下苍汁不禁，中痛引小腹急痛。会阳（一名利机）：阴尾尻骨两旁。《铜人》针八分，灸五壮。主腹寒，热气冷气，泄泻，肠癖下血，阳气虚乏，阴汗湿，久痔。

《针灸大成·卷七·治病要穴》：神阙：主百病及老人、虚人泄泻如神。又治水肿臌胀，肠鸣卒死，产后腹胀，小便不通，小儿脱肛。丹溪治痢，昏仆上视，溲注汗泄，脉大，得之酒色，灸此后，服人参膏而愈。关元：主诸虚肾积及虚，老人泄泻，遗精白浊，令人生子。

《刺灸心法要诀·卷七·胸腹部主病针灸要穴歌》：水分胀满脐突硬，水道不利灸之良，神阙百病老虚泻，产胀溲难儿脱肛。

注：水分穴，主治臌胀坚硬，肚脐突出，小便不利。灸五壮，禁针。孕妇不可灸。神阙穴，主治百病及老人虚人泄泻，又治产后腹胀，小便不通，小儿脱肛等证。灸三壮，禁针。一法：纳炒干净盐填满脐上，加厚姜一片盖定，上加艾炷，灸百壮，或以川椒代盐亦妙。

气海主治脐下气，关元诸虚泻浊遗，中极下元虚寒病，一切痼冷总皆宜。

注：气海穴，主治一切气疾，阴证痼冷及风寒暑温，水肿，心腹臌胀，诸虚，癥瘕等证。针八分，灸五壮。关元穴，主治诸虚肾积，及虚老人泄泻，遗精，白浊等证。针八分，留七呼，

灸七壮。

《刺灸心法要诀·卷七·背部主病针灸要穴歌》：肾俞主灸下元虚，令人有子效多奇，兼灸吐血聋腰痛，女疸妇带不能遗。

注：肾俞穴，主治下元诸虚，精冷无子，及耳聋，吐血，腰痛，女劳疸，妇人赤、白带下等证。灸三壮，禁针。

大肠俞治腰脊疼，大小便难此可通，兼治泄泻痢疾病，先补后泻要分明。

注：大肠俞穴，主治腰脊疼痛，大小便不通，及泄泻，痢疾等证。针三分，灸三壮。

《刺灸心法要诀·卷八·足三里穴歌》：里膝眼下，三寸两筋间，能除胸胁痛，腹胀胃中寒，肠鸣并泄泻，眼肿膝胫酸，伤寒羸瘦损，气蛊证诸般，气过三旬后，针灸眼光全。

注：三里，足三里穴也。其穴在膝眼下三寸，胻骨外廉，大筋内宛宛中，针五分，留七呼，灸三壮。主治胸胁疼痛，腹胀，胃寒，肠中雷鸣，脾寒泄泻，眼目红肿，膝胫酸痛，伤寒热不已，瘦弱虚损，小肠气痛，与水气，蛊毒，鬼击诸证，悉宜针灸，但小儿忌灸，恐眼目不明，惟三十以外方可灸之，令眼目光明也。

泄
泻

四、烙法

《太平圣惠方·卷第五十五·胃黄证候》：胃黄者，吐逆下利，心腹气胀，或时烦闷，不能饮食，四肢无力。若唇、口、面、目、舌根黑者，难治。烙胃俞二穴、上管、太冲二穴。

五、按摩法

《小儿推拿广意·卷上·阳掌十八穴疗病诀》：肝木推侧虎口，止赤白痢水泄，退肝胆之火。运五经，运动五脏之气，开咽喉，治肚响气吼，泄泻之症。

《小儿推拿广意·卷上·附臂上五穴疗病诀》：分阴阳，除寒热泄泻。

《小儿推拿广意·卷上·足部十三穴疗病诀》：龟尾，揉之止赤白痢泄泻之症。

《小儿推拿广意·卷中·水里捞明月》：泄泻惊，面青唇白，肚响作泻，眼翻作渴，人事昏迷，四肢六腑有寒，乳食所伤，名曰泄泻惊。治法：推三关（一百），分阴阳（一百），大肠（一百二十），脾土（二百），二扇门（一十），黄蜂入洞，揉脐及龟尾。

《小儿推拿广意·卷中·杂症门》：一泄。龟尾骨上一燋，大便多而秽者不可止。

《小儿推拿广意·卷中·泄泻门》：霍乱者，挥霍撩乱也，外有所感，内有所伤，阴阳乖隔，上吐下利，肠扰闷痛是也。

治法：三关、肺经、八卦、补脾土、大肠、四横纹、阴阳、二人上马、清苍龙摆尾。

又将独蒜一个，捣碎。将烧纸隔七层敷脐，若起疱用鸡蛋清涂之。即愈。

《厘正按摩要术·卷四·列证·泄泻》：泄泻者，胃中水谷不分，并入大肠，多因脾湿不运。《内经》所谓湿多成五泄也。小儿致病之原，或内由生冷乳食所伤，或外因风寒暑湿所感，抑或饥饱失时，脾不能运，冷热相干，遂成泄泻。甚至久泻不止，元气渐衰，必成慢惊重症。内治宜分消，宜温补。

分阴阳（二百遍），推三关（一百遍），退六腑（一百遍）。推补脾土（二百遍），推心经（八十遍），推清肾水（一百遍），掐左端正（二十四遍），侧推大肠（八十遍），揉外劳宫（四十九遍），运八卦（一百遍），揉脐及龟尾（二百遍），掐承山（三十遍），打马过天河（八十遍），摇斗肘（八十遍）。属寒者，加黄蜂入洞（二十四遍），属热者，加捞明月（二十四遍）。

按：泄泻证皆兼湿，初宜分理中焦，渗利下焦，久则升举，必至脱滑不禁，方以涩药固之。李士材治泻有九法：淡渗、升提、清凉、疏利、甘缓、酸收、燥脾、温肾、固涩，然有因痰而泄者，又宜以痰泄之法治之，若仅以按摩施之，则拘矣。（惕厉子）

【评述】

中医在泄泻方面有着丰富的治疗理论，在外治治疗中亦不乏精要的见解。泄泻的外治法包括敷法、熨法等药物疗法，以及针刺、灸法、烙法、按摩等非药物疗法。泄泻的药物外用法，以敷法、熨法为主要治疗方法。同内治法相比，外治法副作用相对较少，具有确切疗效，在临床上应用广泛。

敷法中，主要使用大蒜、丁香、麝香、硫黄、枯矾、朱砂等辛温药物敷贴涌泉、神阙诸穴以助阳止泻。如《验方新编》所载木鳖丸治久泻不止，以土木鳖半个，母丁香四粒，麝香一分，共为细末，口水调为丸，如黄豆大，纳脐中，外用不拘小膏药贴之，立止。药物外用治疗泄泻不仅具有方便迅捷的特点，且收效益佳。例如《仁斋直指方论》若临时无药，以生蒜头研细，涂心下及两脚心即可止泻的记载，充分体现了中药外用治疗泄泻的简便廉验。除药物敷法以外，中医尚有药物熨法治疗泄泻的记载。熨法治疗泄泻是以诸如干姜、蛇床子等温性药物，借助熨斗或酒洗等温热之法以温阳止泻的方法。

针灸治疗泄泻的方法于历代医书中记载丰详，并对寒中泄泻、气陷泄泻、脓血泄泻、脾虚泄泻、肾虚泄泻、热病泄泻等诸多不同病机均有详细的选穴、取穴方法以及刺穴、灸穴具体操作。针刺法治疗泄泻，穴位丰富，例如寒气入腹可针关元，气滞腹中可针三焦俞，内热体痛者可针京门，癫疾发狂，腰尻沉重者可针长强，等等。洞泄不化者，可选京门、然谷、阴陵泉诸穴。飧泄肠澼者，可取下窌、四满、中郄、巨虚、上廉诸穴。病注下血，可取会阳、曲泉、五里诸穴。《备急千金要方》将治疗各证泄泻的腧穴进行了归纳整理，如交信、丹田、复溜、脾俞、小肠俞、关元、太溪、京门、昆仑、天枢、腹哀、尺泽、束骨、长强、太白、地机、阴陵泉、隐白、太冲、曲泉、肾俞、章门、会阳、三焦俞、小肠俞、下髎、意舍、章门、中髎、大肠俞等穴位对泄泻各证均有治疗作用。在灸法治疗中也有丰富的记载，如灸大都穴主下利不止；小肠俞主便脓血，五色重下泄注；丹田穴主泄利不禁，少腹绞痛；天枢穴主妇人癥瘕，绕脐绞痛泄泻；太仓穴主心腹诸病所致肠鸣泄利；脾俞主食不消泄痢；等等。且有如天枢、三宗骨等腧穴可灸不可针的记载。《太平圣惠方》有胃俞、太冲行烙法治疗胃黄所致泄泻的记载。

　　小儿泄泻按摩法治疗记载丰富，总之以调和阴阳，运动五脏为主要的治疗大法，例如推侧虎口，止赤白痢水泄，退肝胆之火，揉龟尾通督脉阳气以止赤白痢泄泻之症。并有分阴阳，推三关，退六腑，推补脾土，推心经，推清肾水，掐左端正，侧推大肠，揉外劳宫，运八卦，揉脐及龟尾，掐承山，打马过天河，摇斗肘等诸多按摩方法。

泄
泻

第七章

预防调护

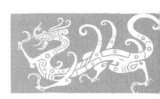

第一节

治法调护

《太平圣惠方·卷第八·辨可吐形证》：夫胸心满实，胸中郁郁而痛，不能食，多涎唾，下利，其脉迟反逆，寸口脉数，此可吐也。

《太平圣惠方·卷第八·辨可温形证》：凡病发热头痛，脉浮数，身有疼痛，宜温其表。

太阳病下利不渴，其脏有寒，当宜温之，其人欲食，入则吐，手足寒，脉弦迟，此为中寒，不可吐下也，当宜温之。

少阴病其脉沉者，急当温之，下利不食者，当宜温之。下利脉迟紧，为痛未止，下利脉浮大者，此皆为虚，宜温之。

凡脉浮革者自腹鸣，若渴之与水者，必哕，宜温之。

夫病下之后，续得下利，水谷不止，身体疼痛，急当救里，宜温之，与治中四逆附子汤，诸温药之辈。

《幼幼新书·卷第八·惊积第四》：渐热多因积在脾，泻如白土又如脂。朝来发内频生汗，次后多烦渴水啼。若取转虚其热盛，凉心此患始相宜。更看耳畔为形候，赤者为风黑热随。因积聚致深，故使腹肚热，手足心亦热。又发惊候：饮冷水，又多烦躁渴饮，至夜则多啼叫，其泻有如豆沙之状。若失治，则睡重仍加手足发搐搦也。治须分水谷调气，旋旋去其积，次止渴，发汗即愈。

《扁鹊心书·卷中·暴注》：凡人腹下有水声，当即服丹药，不然变脾泄，害人最速。暴注之病，由暑月食生冷太过，损其脾气，故暴注下泄，不早治，三五日泻脱元气。方书多作寻常治之，河间又以为火，用凉药，每害人性命。

治法，当服金液丹、草神丹、霹雳汤、姜附汤皆可，若危笃者，灸命关二百壮可保，若灸迟则肠开洞泄而死（脾泄之病世人轻忽，时医亦邈视之，而不知伤人最速。盐商薛汝良，午间注泄，晡时即厥冷不禁，及余诊示已黄昏矣，两手脉皆绝，予曰病已失守，不可为矣。速灸关元，重投参附，竟不能救，先生之论，诚非谬也）。

第二节

药物调护

泄泻

《太平圣惠方·卷第八·伤寒叙论》：凡病发热恶寒脉洪者，便宜发汗，后以粉粉之，勿令着风，若当发汗而其人适已失血，及大下利者，虽不可汗，如此者数与桂枝汤，使体中絷絷汗出，连日如此，自当解也。

《幼幼新书·卷第三·治病要法第十》：若麻痘已出，不可冷药过多，或成泻痢，或使毒气不出，杀人。若麻痘未出，则宜解之。若霍乱，皆因胃气不顺。若三岁，目忽然而闭，乃成肝疳，煮肝散子服之。

《儒门事亲·卷七·寒形·泻利恶寒九十九》：东门一男子，病泻利不止，腹鸣如雷，不敢冷坐，坐则下注如倾。诸医例断为寒证。干姜、官桂、丁香、豆蔻之属；枯矾、龙骨，皆服之矣。何针不爇！何艾不炷！迁延将二十载矣。一日，问于戴人。戴人曰：两手寸脉皆滑，余不以为寒。然其所以寒者，水也。以茶调散，涌寒水五七升；无忧散，泻积水数十行。乃通因通用之法也。次以五苓散淡剂，渗泻利之道；又以甘露散止渴。不数日而冷食寒饮皆如故。此法王启玄稔言之矣，奈何无人用之哉？

《儒门事亲·卷十·大暑未上四之气》：四之气为病，多发暑气、头痛、身热、发渴。不宜作热病治，宜以白虎汤。得此病不传染，次发脾泄、胃泄、大肠泄、小肠泄、大瘕泄、霍乱吐泻、下痢及赤白相杂、水谷不分消、肠鸣切痛、面浮足肿、目黄口干、胀满气痞、手足无力，小儿亦如此。四之气病，宜渗泄，五苓散之类也。

《太平惠民和剂局方·卷之三·新添诸局经验秘方·卢氏异方感应丸》：与和剂方大不同，但用，修制须如法，分两最要匀停，只是暖化，不可偏胜。此药积滞不动脏腑，其功用妙处在用蜡之多，切不可减。常服健脾进食，永无寒热泻痢之疾。盖消磨积滞以渐，自然无疾，遇酒食醉饱，尤宜多服，神效不可述。

黄蜡（真者十两）巴豆（百粒，去皮，研为粉，用纸数重裹捶，油透再易纸，至油尽成白霜为妙）乳香（锉，研，三钱）杏仁（七十枚，去皮、尖，研细，依巴豆法去油）丁香（怀干）　木香（湿纸裹，煨）　干姜（炮）　肉豆蔻（面裹，煨）　荜澄茄　槟榔　青皮（汤洗，去瓤，炒）　百草霜（筛细）　片子姜黄（各一两）

上除巴豆粉、百草霜、杏仁、乳香外，余并为细末，却同前四味拌和研匀。先将上项黄蜡十两，于银、石器内熔化作汁，用重绵滤去滓，以无灰好酒一升，于银、石器内煮蜡熔，数滚取起，候冷，其蜡自浮于酒上，去酒不用。春夏修，合用清麻油一两，秋冬用油一两半，于大银器内熬，令香熟；次下酒煮蜡，同化作汁，乘热拌和前项药末十分均匀了，候稍凝，分作剂子，用罐子盛之，半月后方可服。如服，旋丸如萝卜子大，任意服之，二三十丸加至五十丸无碍。此药以蜡多，虽难丸，然丸子愈细，其功愈博，临睡须常服之。若欲治病，不拘时候。

《立斋外科发挥·卷七·痔漏（附便血脱肛）》：参苓白术散，治脾胃不和，饮食不进，或呕吐泄泻。凡大病后，皆宜服此药，以调理脾胃。

人参　茯苓　白扁豆（去皮姜汁拌炒）　白术（炒）　莲肉（去心皮）　砂仁（炒）　薏苡仁（炒）　桔梗（炒）　山药　甘草（炙。各二两）

为细末，每服三钱，用石菖蒲煎汤下。

第三节
饮食调护

《圣济总录·卷第三·叙例·禁忌》：凡吐逆下利等，忌生冷酢滑腻物。

《儒门事亲·卷十一·湿门》：凡男子、妇人，病水湿泻注不止，因服豆蔻、乌梅、姜、附酸热之剂，经曰：阳气耗减于内，阴精损削于外，三焦闭塞，水道不行。水满皮肤，身体痟肿，面黄腹大，小便赤色，两足按之，陷而不起。《内经》曰：诸湿肿满，皆属脾土。可用独圣散吐之。如时月凉寒，宜于燠室不透风处，用火一盆，借火力出汗；次以导水、禹功，量病人虚实，泻十余行，湿去肿减则愈矣。是汗、下、吐三法俱行。三法行毕，脏腑空虚，先宜以淡浆粥，养胃肠三两日；次服五苓、益元同煎，或灯心汤调下亦可。如大势未尽，更服神功散，可以流湿润燥，分阴阳，利水道。既平之后，宜大将息。慎忌油、盐、酒、果、房室等事三年，则不复作矣。

泄
泻

《古今医统大全·卷之八十六·老老余编（上）·饮食编》：养老之道，食必忌杂，杂则五味相挠，食之作患，是以食取鲜之，务令简少。饮食当今节俭，若贪味伤多，老人肠胃皮薄，多则不消，膨胀短气必致霍乱。夏至以后，秋分以前勿进肥浓羹臛酥油酪等，则无他矣。夫老人所以多疾者，皆因少时春夏取凉过多，饮食太冷，故其鱼鲙、生菜、生肉腥冷物，多损于人，宜当断之。惟乳酪酥蜜，常宜温而食之，此大利益老年。虽然，卒多食之，亦令人腹胀泄痢。人年五十始衰，脾胃虚薄，食饮不多，易饥易饱，不得日限三餐，察其情而渐加之。

《寿世青编·病后调理服食法·调理脾胃门》：理脾糕：治老人小儿脾泄水泻。用松花一升，百合、莲肉、山药、薏米、芡实、白蒺藜各末一升，粳米粉一斗二升，糯米粉三升，沙糖一斤，拌匀蒸熟，炙干食之。一方加砂仁末一两。

莲子粥：治同上（益精气，强智力，聪耳目），健脾胃，止泄痢。莲肉一两，去衣煮烂，研细入糯米三合，煮粥食。

鹿豆粥：益精补脾，又治霍乱吐泻。白扁豆半斤，先煮豆烂去皮，入人参二钱，下米煮粥。

山药粥：补下元，固肠止泻。怀庆山药为末四分，配六分米煮食。

茯苓粥：治脾虚泄泻，又治不寐。粳米二合，茯苓末一两，煮好，再下苓末一两，再煮烂食。

清米汤：治泄泻。用蚤米半升，东壁土一两，吴萸三钱，同炒香熟，去土、萸，取米煎汤饮。

《寿世青编·病后调理服食法·寒门》：肉桂酒：治感寒身体疼痛。用辣桂末二钱，温酒调服。腹痛泄泻，俗以生姜、吴萸、擂酒俱效，如跌仆伤坠疼痛，瘀血为患，宜用桂枝。

豆蔻汤：治一切冷气，心腹胀满，胸膈痞滞，哕逆呕吐，泄泻虚滑，水谷不消，困倦少力，不思饮食。

用肉豆蔻仁四两，面裹煨，甘草炒一两，白面炒四两，丁香五分，盐炒五钱，共为末，每服二钱，沸汤点服，空腹妙。

第四节
导引调护

泄泻

《保生心鉴·太清二十四气水火聚散图序》：每日丑寅时，双拳踞地。返首肩引作虎视，左右各三五度，叩齿，吐纳，咽液。每日丑寅时，正坐，扬颈左右顾，两手左右托，各三五度，吐纳，叩齿，咽液。每日丑寅时，正坐，一手按膝，一手挽肘，左右争力，各三五度，吐纳，叩齿，咽液。每日子丑时，平坐，伸两足，拳两手，按两膝，左右极力三五度，吐纳，叩齿，咽液。每日子丑时，正坐，一手按足，一手上托，挽手互换，极力三五度，吐纳，叩齿，漱咽。每日子丑时，两手踞床跪坐，一足直伸，一足用力，左右三五度，叩齿，漱咽，吐纳。

【评述】

中医学历来重视疾病的预防，早在《黄帝内经》就提出"治未病"的预防思想。《素问·四气调神大论》指出："圣人不治已病治未病，不治已乱治未乱……夫病已成而后药之，乱已成而后治之，譬犹渴而穿井，斗而铸锥，不亦晚乎。"为后世医家对中医预防理论研究奠定了基础。唐代孙思邈《备急千金要方·论诊候》提出："古人善为医者，上医医未病之病，中医医欲病之病，下医医已病之病。"将疾病分为未病、欲病、已病三类。"医未病之病"，体现了防病重于治病，以预防为主的思想。在中医治未病的范畴里，包含未病先防、既病防变、愈后防复等方面。历代医籍中载有关于泄泻病种的预防调护方法多样，具体包括治法调护、药物调护、饮食调护以及导引调护等。

治法调护是指运用汗、吐、下、和、温、清、消、补八法，或调摄于病生之前，或调护于泄泻之初，以达到防止疾病传变的预防作用。夫泄泻者，或湿邪困脾，湿热下注；或寒中脾胃，暴注下泄；或胸中满实，郁郁不畅，而致下利；当明辨其因，施法治之。临证中，病情复杂多端，常需数法合用，是以《医学心悟》曰："一法之中，八法备焉；八法之中，百法备焉。"

药物调护包括利用汤剂以及丸、散、丹、膏等不同剂型的药物，以达到强身却病的功效。究泄泻一病，病变脏腑主要为脾，又其他脏腑影响到脾胃健运，均可导致泄泻。是以湿邪为主要的病理因素，脾虚湿盛为其病机关键。故在药物调护上，以温补中焦、健运脾胃、清热利湿等药为常见。

饮食调护是指运用药食同源之品，以顾护脾胃为要，脾胃得健，则泄泻自止。脾胃为后天之本，气血生化之源。脾居中焦，主升清运化，为人体气机升降之枢纽，在人体水液代谢及水谷运化过程中起着重要作用。饮食调护多用健脾利湿、养护中焦之品，脾运得健，运化复职，则泄泻可除。

导引、吐纳是有效的养生方式之一，不仅具有治病之功，更有防病之效，应予以重视。在传统医学中，气是生命的本源，是人生命活动的物质基础。气聚则生，气散则死，人的生命过程即是气的运动及其所产生的各种变化的过程。吐纳之术，即是通过调节人体自身的呼吸，或辅以导引等手段的中国传统养生术。"导"气令和，"引"体令柔。气机调畅，内至脏腑，外达皮毛，则邪无所至，安康无恙。

第八章

医话医案

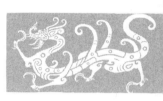

第一节

医　话

一、概论泄泻

《医镜·卷之二·泄泻》

泄者如水之泄也，势犹纾徐；泻者如水之泻也，势已直下，微有不同，而为病则一，故总名之曰泄泻。要其致病之由，皆因内伤饮食，外感寒湿，脾土受伤，不能运化，以致阴阳不分，偏渗大肠，而病斯作矣。然亦有先感怒气，而后伤饮食者，有先伤饮食，而后感怒气者，有适值饮食之时，而忽暴怒者，有忧郁内结，而含悲以食者，有饮食后即入水洗浴者，有饮食未久复饮食者，凡此皆足以成此病。善调摄者，不饥不食，不渴不饮，喜怒有节，不使太过，何致有泄泻之患哉！大抵泄泻与下利，皆脾家之疾，而受病之新久不同，故势有轻重，而治之亦有难易也。然果何以知之，盖宿食停于中，得湿热而始变，则有赤白诸般之色，而为下利，此受病已久，故有积而无粪也。饮食过饱，夹寒湿而不尽化，则大便通利，无里急后重之苦，而为泄泻。此受病未久，故有粪而无积也，此泻与痢之别也。如是，用药者，其可以概施乎？然诸痢多热，而寒者少，诸泻多寒，而热者少，或有之，惟完谷不化，属于客热在脾，火性急速，不及传化，而自出也。然亦有脾寒不能运，而完谷不化者，此其尝也。治此病者，当视小便之赤白，察其脉之洪数沉迟而已。小便赤，脉洪数，则为热，小便清，脉沉迟，则为寒，医者不可以不辨也。

《临证指南医案·卷六·泄泻》

泄泻，注下症也。经云：湿多成五泄。曰飧，曰溏，曰鹜，曰濡，曰滑。飧泄之完谷不化，湿兼风也；溏泄之肠垢污积，湿兼热也；鹜溏之澄清溺白，湿兼寒也；濡泄之身重软弱，湿自胜也；滑泄之久下不能禁固，湿胜气脱也。是以胃风汤治有血之飧泄，清六丸疗肠垢之热溏。鹜溏便清溺白，中有硬物，选用理中治中。滑泄脉微气脱，洞下不禁，急投四柱六柱饮。惟濡泄有虚有实，或以胃苓，或以术附。至于脾泄、胃泄、肾泄、大肠泄、小肠泄、大瘕泄、痰泄、郁泄、伤酒伤、食泄，古方古法，条载甚详。其急则治标，必使因时随症，理固然也，及其缓则治本。

第八章　医话医案

·239·

惟知燥脾渗湿，义有未尽者乎？盖脾同坤土，本至静之体，而有干健之用，生万物而役于万物，从水从火，为寒为热。历观协热下利者，十不得一二。从水之寒泄者，十常八九焉。言当然者，主治在脾。推所以然者，必求之水火。因思人身水火，犹权衡也，一胜则一负，火胜则水负，水胜则火负。五泄多湿，湿水同气，水之盛，则火之衰也。于是推少阳为三阳之枢，相火寄焉，风火扇胃，而熟腐五谷。少阴为三阴之枢，龙火寓焉，熏蒸脏腑，而转输糟粕。胃之纳，脾之输，皆火之运也。然非雷藏龙驯，何能无燥无湿，势有冒明燎上之。如果土奠水安，从此不泛不滥，定无清气在下之患矣。吾故曰：五泄之治，平水火者清其源，崇堤土者塞其流耳，令观叶氏诊记，配合气味，妙在清新。纵横治术，不离规矩，依然下者升。滑者固，寒者温，热者清，脉弦治风，脉濡渗湿，总之长于辨症立方，因而投剂自能辄效。所谓读古而不泥于古，采方而不执于方，化裁之妙。人所难能者，余友吴子翼文，昔在叶氏门墙。

《友渔斋医话·第五种·证治指要一卷·泄泻》

泄泻，湿热居多。洞泄者，如沟渠决水，一往无留，湿兼热也；火泻腹痛，即欲如厕，或完谷不化，（所谓邪火不杀谷）热兼湿也。多由夹暑伤食，夜卧大腹受寒，火郁于内成者。治法须清热利水消导，芳香开脾药，如黄芩、黑栀、焦白芍、茯苓、泽泻、猪苓、楂肉、神曲、陈皮、谷芽、厚朴、砂仁壳之类，随症选用。如热甚完谷不化，当重用黄连，治湿而不利小便，非其治也。然有春伤于风，夏生飧泄。盖谓风主木，木克土也，宜加散风之药，防风、葛根、羌活、柴胡、薄荷之类。惟湿热已靖，久而不愈者，当补脾胃，参苓白术散。更如五更作泻者，为肾虚，四神丸治之。

《研经言·卷三·下利解》

古书多言下利。下即泄字；利言其快，加疒旁即为痢字。下利与吐利文同，吐利为快吐，则下利即为快泄已。两经或称其甚者为洞泄，又为肠澼。王注谓肠门开辟，知本作辟，读为澼，其病即下利也。所云肠澼下白沫，即今之白积；肠澼下脓血，即今之红白积；肠澼下血，即今之赤痢、肠红等。近世分下为泄泻，利为痢疾，于是今之痢，异于古之利矣。岂知今之痢，即《难经》五泄中之大瘕泄。《难经》与余四泄同称泄，是古之下，赅今之痢。仲景书亦止加下重二字以别之，不另立一名。隋唐时或称滞下，或称重下，皆不脱下字，存古义也。徐氏《轨范》泛指肠澼为肠红，而以《难经》五泄概入泄，仲景下利概入痢。于此叹论古之难！

《叶选医衡·卷上·泄泻九法论》

《内经》之言泄泻，或言风，或言湿，或言热，或言寒，此明四气皆能泄也。又云清气在下，则生飧泄，此明脾虚下陷之泄也。统而论之，脾土强者，自能胜湿，无湿则不泻，故曰湿多成五泄。若土虚不能胜湿，则风寒与热皆得干之而为病。其治法有九，一曰淡渗，使湿从小便而出。如农人治潦，导其下流，虽处卑湿，不忧巨浸。经云：治湿不利小便，非其治也。又云：在下者，引而竭之是也。一曰升提，气属于阳，性本上升。胃气迫注，辄尔下陷，升柴羌葛之类，鼓舞胃气上腾，则注下自止。又如地下淖泽，风之即干，故风药多燥，且湿为土病，风为木药，木可胜土，风亦胜湿。所谓下者举之是也。一曰清凉，热淫所致，暴注下迫，苦寒之剂，用涤烦

泄泻

蒸，犹溽暑伊郁之时，而商飚飒然倏动，则炎燠如失矣。所谓热者清之是也。一曰疏利，痰凝气滞，食积所停，皆令人泄。随证祛逐，勿使逗留。经云：热者泄之。又云：通因通用也。一曰甘温、泄利不已，急而下趋，愈趋愈下，泄何由止？夫甘能缓急，善禁急速，且稼穑作甘，甘为土味，所谓甘以缓之是也。一曰酸收，泻下有日，则气散不收，无能统摄，则注下何时而已。酸之一味，能助收摄之权，经云：散者收之是也。一曰燥脾，土德无惭，水邪不溢，故泻者，皆成于土湿，湿皆本于脾虚。仓廪得职，水谷善分，虚而不培，湿淫转甚。经云：虚者补之是也。一曰温肾，肾主二便，封藏之本，位虽属水，真阳之火寓焉。少火生气，火为土母，此火一衰，何以运行三焦，熟腐水谷乎？故积虚必夹寒，脾虚者必补母。经云：寒者温之是也。一曰固涩，注泻日久，幽门道滑，虽投温补，未克奏功，须以涩剂，久则变化不愆，揆度合节，所谓滑者涩之是也。夫是九者，治泄之大法。业无遗蕴，至于先后缓急之权，岂能预拟，临证之顷，圆机灵变，可以胥天下并登于寿域矣。

《先醒斋医学广笔记·卷之一·泄泻》

　　天地之间，动静云为者，无非气也。人身之内，转运升降者，亦气也。天地之气不和，则山川为之崩竭。人身之气不调，则肠胃失其转输。外则风寒暑湿之交侵，内则饮食劳倦之不节，肠胃因之而变，此泄泻之由也。致疾之端匪一，治疗之法自殊。经云：春伤于风，夏生飧泄。春者木令，风为木气，其伤人也，必土脏受之。又风为阳邪，其性急速，故其泄必完谷不化，洞注而有声，风之化也，古之所谓洞风是也。宜先以风药发散升举之；次用参、芪、白术、茯苓、大枣、甘草、肉桂等药，以制肝实脾。芍药、甘草乃始终必用之剂。伤暑作泻，必暴注、大孔作痛，火性急速，失于传送也；口多渴，小便多赤或不利，身多发热；泻后则无气以动，热伤气也。清暑，用十味香薷饮、清暑益气汤。内虚之人，中气不足，用六和汤；不止，用黄连理中汤，或加桂苓甘露饮。肾泄者，《难经》所谓大瘕泄也。好色而加之饮食不节者多能致此。其泄多于五更或天明，上午溏而弗甚，累年弗瘳，服补脾胃药多不应，此其候也。夫脾胃受纳水谷，必藉肾间真阳之气熏蒸鼓动，然后能腐熟而消化之。肾脏一虚，阳火不应。此火乃先天之真气，丹溪所谓人非此火不能有生者也。治宜益火之原，当以四神丸加人参、沉香，甚者加熟附、茴香、川椒。

《医辨·卷之中·泄泻》

　　赵以德云：昔闻先生言泄泻之病，其类多端，得于六淫、五邪、饮食所伤之外，复有杂合之邪，似难执法而治。乃见先生治气暴脱而虚，顿泻，不知人，口眼俱闭，呼吸微甚，殆欲绝者，急灸气海，饮人参膏十余斤而愈。治阴虚而肾不能司禁固之权者，峻补其肾。治积痰在肺，致其所合大肠之气不固者，涌出上焦之痰，则肺气下降，而大肠之虚自复矣。治忧思太过，脾气结而不能升举，陷入下焦而成泄泻者，开其郁结，补其脾胃，使谷气升发也。凡此之类，不可枚举。因问：先生治病何其神也？先生曰：无他，圆机活法，具在《内经》，熟之自得矣。

二、论风泄

《医验大成·泄泻章》

一人病泄，脉浮而缓，恶风自汗，痛引腰背，泻多白沫，有声，便时又闭而不下，或沫中带血。此为风泄，乃风邪乘虚入客肠胃。经云：久风入中，则为肠风飧泄。郝允治所谓藁本汤症也。藁本是治头风之药，以之治泄，何哉？盖风药性升，升其阳气而下泄自止。下者抑之，非此之谓软？方：白术、茯苓、猪苓、泽泻、肉桂、升麻、防风、藁本、白芍。

三、论（中）寒泄

《医验大成·泄泻章》

一人六脉沉迟，水泻澄澈清冷，糟粕不化，腹痛肠鸣，小便清白。此中气虚寒，不能防水，泻则脾虚，痛责肝实，此贼邪之症也。理宜疏泄肝气，湿补传化为主，则水谷腐熟，大便如常矣。方：白术、茯苓、陈皮、厚朴、猪苓、泽泻、吴茱萸、肉桂、砂仁。

《种福堂公选良方·卷一·温热论·续医案》

刘（山西），泄泻二年，食物不减，胃气未损，脾阳已弱，水湿阴浊，不易输运。必须慎口，勿用寒滑厚味，议用暖中佐运法。生茅术、生於术、炒香苡丝子、茯苓。

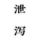

泄泻

四、论热泄

《先醒斋医学广笔记·卷之一·泄泻》

庄敛之平日素壮，食善啖。丁巳四月，忽患泄泻，凡一应药粥蔬菜，入喉觉如针刺，下咽即辣，因而满腹绞辣，随觉腹中有气，先从左升，次即右升，氤氲遍腹，即欲如厕，弹响大泄，粪门恍如火灼，一阵甫毕，一阵继之，更番转厕，逾时方得，离厕谛视，所泄俱清水，盈器白脂上浮，药粥及蔬菜俱不化而出，甚至梦中大遗，了不收摄。诸医或云停滞，或云受暑，或云中寒，百药杂投，竟如沃石。约月余，大肉尽脱，束手待毙。敛之有孀母，朝夕相视，哀号呼天，恨不以身代也。余于仲夏末，偶过金坛，诊其脉洪大而数，知其为火热所生病，为疏一方，用川黄连三钱，白芍药五钱，橘红二钱，车前子三钱，白扁豆三钱，白茯苓三钱，石斛三钱，炙甘草一钱。嘱其煎成将井水澄冷，加童便一杯始服。临别再三叮咛云：此方勿出以示人，恐时师见之，大笑不已也。若为躯命计，须坚信服之耳！敛之却众医，下键煎服。药方入喉，恍如饮薄荷汁，隐隐沁入心脾，腹中似别成一清凉世界。甫一剂，夜卧达旦，洞泻顿止；连服三剂，大便已实。前泄时药粥等物，凡温者下咽，腹中遂觉气升，即欲大解，一切俱以冷进方快，家人日以为常；至是啖之，觉恶心畏冷，旋易以温，始相安。余曰：此火退之征也。前方加人参二钱半，莲肉四十粒，红曲一钱五分，黄芪三钱，升麻五分，黄连减半。五六剂后，余将返长兴，敛之持方求余加减。余曰：此已试效，方宜固守多服，但去升麻可耳！越月余，余再过金坛，敛之频蹙向余曰：自先生去后，守方煎服，几三十余剂矣。今泻久止而脾气困顿，不知饥饱，且稍饮茶汤，觉肠满急胀，如欲寸裂，奈何？余曰：大泻之后，是下多亡阴也，法宜用补。倘此时轻听盲师，妄用香燥诸药，取快暂时，元气受伤，必变成蛊胀，即不救矣。复为疏一丸方：人参五两，白芍药六两，炙甘草一两，五味子六两，绵黄芪五两，山茱萸肉五两，怀山药五两，熟地黄八两，牛膝六两，紫河车二具，蜜丸。空心饥时各一服，而日令进前汤液方。敛之相信甚力，坚守二方，服几三年，脾胃始知饥而嗜食，四体亦渐丰矣。敛之恒对余言，每遇脾胃不和时，或作泻，觉腹中有火，则用黄连，否则去之，一照余方修治煎服，泄遂止而脾顿醒。迄今以余所疏方，俨如重宝，十袭珍藏，谓余不啻起死而生之也。其病初平后，余劝其绝欲年余。敛之因出妾，得尽发家人私谋，乃知向之暴泄，由中巴豆毒。本草中巴豆毒用黄连、冷水解之。余用大剂黄连澄冷方服，正为对治。向使如俗医所疑停滞、受寒、中暑法治之，何啻千里？即信为是火，而时师所投黄连，不过七八分至钱许止矣。况一月之泻，未有不疑为虚寒者，用黄连至四钱，此俗医所必不解也。向余嘱其勿出以示人，为是故耳！始知察脉施治，贵在合法，神而明之，存乎其人耳！

五、论暑泻

《儒门事亲·卷六·湿形·暑泄八十七》

殷辅之父，年六十余，暑月病泄泻，日五六十行，自建碓镇来请戴人于陈州。其父喜饮，二家人辈争止之。戴人曰：夫暑月年老，津液衰少，岂可禁水？但劝之少饮。比及用药，先令速归，以绿豆、鸡卵十余枚，同煮，卵熟取出，令豆软，下陈粳米作稀粥，搅令寒，食鸡卵以下之，一二顿，病减大半。盖粳米、鸡卵，皆能断痢。然后制抑火流湿之药，调顺而方愈。

《周慎斋遗书·卷六·热暑燥》

一人年十七，初秋病身热如火，至六日郑语不止，寻衣撮空，昏不识人，泻利日三四十次，目开不眠。用甘草四钱，归身三钱，麦冬五钱饮之，目稍合，脉之豁大者稍敛，重用生地黄、白芍、归身、麦冬、五味子、甘草，然后神清泻止，调理而愈。此真象白虎汤之燥病也。其泄泻者，肾燥也。故以生地黄涩之。

《医验大成·泄泻章》

一人时值夏月，过食瓜果，大泻不止，中脘大痛，烦渴引饮，右寸关俱沉伏。此阳气下陷，抑郁之故，宜升阳益胃之剂。方：半夏、茯苓、甘草、橘红、白术、炮姜、厚朴、白芍、防风、柴胡、木香、砂仁。一妇长夏患泄泻，身凉四末厥冷，昼夜数次，皆完谷不化，清水如注，饮食下咽即泄出不变，已经六七日矣。予诊之：六脉沉伏无力而涩，脾虚受湿，为肝木所侮。此五泄之一，非怪症也。宜健脾疏风燥湿，升提下陷之气。方：白术、茯苓、猪苓、泽泻、肉桂、苍术、羌活、防风、炮姜、半夏、厚朴、白芍、砂仁。一瘦人暑月，右手脉阳虚阴微。《脉经》曰：阳虚为中暑，阴微则下利，所以身热烦渴，腹痛泄泻，自汗溲赤，四肢疲困也。正东垣所谓夏月中暑，饮食劳倦之症。当服清暑益气之剂。方：人参、白术、神曲、广皮、泽泻、黄芪、苍术、升麻、甘草、干葛、五味。

《类证治裁·卷之四·泄泻脉案》

汤氏，冒暑重感新凉，寒热头晕，口干舌燥，呕泻不已，头汗剂颈而还。医用消导，转益烦渴，脉不数而滑大，此邪郁蒸痰。先挑姜汁止呕，用正气散加减。藿香、薄荷以辟恶，丹皮、栀、芩以解热，夏、曲、煨姜以除痰，赤茯、猪苓、薏仁以利湿，花粉、麦冬以生津，一服汗凉、脉和、舌润矣。因有年体弱，明晨怯寒，手足微凉，此脾阳虚也。用理中汤，炮姜改煨姜，加砂仁。芩、薏、炙草，一剂呕泻止，手足和。但气微坠，宵分少寐，原方去煨姜，加茯神、炙芪、枣仁、白芍、升麻，一服而安。

六、论湿泄

《医验大成·泄泻章》

一老宦夏月泄泻，日数行，口渴便赤，众以为暑，用香薷饮不效。余曰：此湿气也。须用五苓散，行湿利小便。先生曰：散中用桂，得无热乎？余曰：非桂不能致津液通气也。先生曰：盍少用之？余曰：用一二分足矣。先生复减其半，服至三剂而痊。一人丁丑年，脉息沉细，濡溺而缓，泻水肠鸣，虚浮困倦，头痛腹胀，此湿上太过之年，民病湿泻，太阳受病也。脾主四末，脾病不能为胃行其津液，四末不能禀水谷之气，气日以衰，脉道不利，筋骨肌肉皆无气以生矣。土虚则不能四布津液，水谷常流于胃而生湿，湿胜则濡泄也。

经云：诸湿肿满，皆属于脾，脾气虚而停滞上焦，壅塞而为肿、为胀、为头痛也。宜用胜湿渗湿之剂，湿去土旺，泻自止矣。方：陈皮、防风、泽泻、白术、茯苓、白芍、苍术、厚朴、肉桂。

七、论伤食泄泻

《扁鹊心书·卷中·暑月伤食泄泻》

一女人因泄泻发狂言，六脉紧数，乃胃中积热也。询其丈夫，因吃胡椒、生姜太多，以致泄泻，五日后发狂言，令服黄芩知母汤而愈。平日恣啖炙爆，喜食椒姜，胃中积热者，有此一证，临证自明，然亦希遇。更有泻脱津液，致舌苔干燥，发热神昏，谵妄不宁者，此脾胃大虚，法当温补，若用寒凉，虚脱立见。

《明医杂著·卷之一·枳术丸论》

金宪高如斋，饮食难化，腹痛，泄泻，用六君子加砂仁、木香治之而痊，后复作完谷不化，腹痛，头疼，体重困倦。余以为脾虚受湿，用芍药防风汤而愈。太仆杨举元，先为饮食停滞，小腹重坠，用六君子加升麻、柴胡渐愈，后饮食难化，大便不实，里急后重，数至圊而不得，用升阳除湿防风汤而痊，后心腹作痛，饮食不甘，用和中丸倍加益智仁而寻愈。光禄杨立之，元气素弱，饮食难化，泄泻不已，小便短少，洒淅恶寒，体重节痛。余以为脾肺虚，用升阳益胃汤而痊。大凡泄泻服分利调补等剂不应者，此肝木郁于脾土，必用升阳益胃之剂，庶能保生。

《寿世保元·卷三·泄泻》

一泄泻因内伤劳倦，饮食化迟而泻，及脾胃素蕴湿热，但遇饮食劳倦即发，而肢体酸软沉困泄泻者。以益气汤去当归，加炒芍、茯苓、苍术、猪苓、泽泻、姜、枣煎服。

《医验大成·泄泻章》

一人右寸脉滑而数，患泻痛甚欲便，使后痛减，粪如败卵。此系食积伤脾，湿热相搏之病也。先宜消其食积，而后补其脾土。方：苍术、厚朴、广皮、甘草、神曲、麦芽、山楂、草果。后用参苓白术散调理而愈。一人饮食不调，致伤脾胃，气口脉弦。浊气在上，则生腹胀；清气在下，则生飧泄。盖飧胀，即是倒饱；飧泄，乃为饮食而泻也。《素问》云：饮食有节，起居有常，不妄作劳，则形与神俱可以却疾矣。方：米仁、车前子、石斛、茯苓、山药、泽泻、扁豆、白豆蔻、白术、山楂。

《脉诀汇辨·卷九》

闽中太学张仲辉，纵饮无度，兼嗜瓜果，忽患泄泻，自中夜至黎明，洞下二十余次。先与分利，不应；继与燥剂，转见沉剧。余以其六脉俱浮，因思经云：春伤于风，夏生飧泄。非大汗之，不能解也。麻黄、升麻、干葛、甘草、生姜煎服。原医者笑云：书生好奇妄行险峻。麻黄为重剂，虽在伤寒，且勿轻用，斯何证也，而以杀之耶！仲辉惑之。已而困甚，叹曰：吾命将尽，姑服此剂，以冀万一。遂服而取汗，泄泻顿止。

《客窗偶谈·正文·辨天地六气标本》

客曰：东垣《脾胃论》云：饮食不节则胃病，形体劳役则脾病。胃病短气精神少怯，而生大热，显火上行，独燎其面；脾病则四肢怠惰，嗜卧不收，大便泄泻，据此则当补脾胃，是无疑乎？曰：东垣因虚立论，果当补之，但脾虚补脾，胃虚补胃，人咸知之，然脾胃既虚，必因母气失阴，又当补其母。盖因脾土相火生之，胃土心火生之，故胃虚则当补心，而生戊土。若脾虚，当补肾中真阳，而生己土，所以有补脾不如补肾之说。若肾水不足，又当补后天脾胃营血，有形之质，以济肾水，故有补肾不如补脾之说。后人不解，内有土生水，水生土，互济之妙，但说补脾不如补肾，补肾不如补脾，徒读其书，泛然用药，故不效也，东垣但以虚言，不可概论，倘遇小邪入里，邪气壅逆为病，又当泻之，慎毋胶柱鼓瑟。

《临证指南医案·卷十·幼科要略·食瓜果泄泻》

稚年夏月，食瓜果水寒之湿，着于脾胃，令人泄泻。其寒湿积聚，未能遽化热气，必用辛温香窜之气。古方中消瓜果之积，以丁香肉桂，或用麝香，今七香饼治泻，亦祖此意。其平胃散、胃苓汤亦可用。

《回春录·内科·泄泻》

继有高小垞孝廉令弟雨生，因食蟹患泻，黄某用大剂温补药，泻果止，而颈筋酸痛，舌绛呕渴，口气甚臭。孟英持脉，沉数。曰：食蟹而后泻，会逢其适耳。脉证如斯，理应清润。奈人自畏凉药，复质于吴某，亦主温补。服及旬日，昏痉舌黑而毙。

八、论药后泄泻

《儒门事亲·卷二·凡在表者皆可汗式十五》

又贫家一男子，年二十余，病破伤风，搐，牙关紧急，角弓反张。弃之空室，无人问者，时时呻呼。余怜其苦，以风药投之。口噤不能下，乃从两鼻窍中灌入咽喉，约一中碗，死中求生。其药皆大黄、甘遂、牵牛、硝石之类。良久，上涌下泄，吐且三四升，下一二十行，风搐立止，肢体柔和，且已自能起。口虽开，尚未能言。予又以桂枝麻黄汤三两，作一服，使啜之。汗出周匝如洗，不三日而痊。

《顾松园医镜·卷九·御集·泄泻》

一人平素壮实善啖，四月间，忽患泄泻，凡一切药食，温者到喉，觉如针刺，下咽即辣。因而满腹绞辣，随觉腹中有气，先从左升，次即右升，氤氲遍腹，即欲入厕，弹响大泄，肛门恍如火灼，一阵甫毕，一阵继之，更番转厕，逾时方可得离。所泄俱清水盈器，白脂上浮，药食俱不化而出。甚至梦中大遗，了不收摄。月余大肉尽脱，束手待毙，仲淳诊之曰：脉大而数，此症浑是火热所致，遂用白芍五钱，炙甘草一钱，黄连、扁豆、石斛、橘红、茯苓、车前各三钱，加童便一杯，冰冷与服。药入腹中，似别成一清凉世界。甫一剂，夜卧达旦，洞泄顿止。连服三剂，大便已实，药粥等物，温进始安，此火退之征也。前方加参、芪、莲肉，减黄连，服三十余剂。泻虽止，久而脾气困顿，不知饥饱，稍饮茶汤，觉肠满急胀，如欲寸裂。此因下多亡阴，若用香燥诸药，致变臌胀，遂成不救，法宜脾肾兼补，丸药用参、芪、芍、甘、山药补脾，熟地、萸肉、五味、河车补肾，服几三年，脾胃始知饥而嗜食，四肢渐丰。此三年内，每遇脾胃不和，时作或泻，即用前方。觉腹中有火，则加黄连，否则去之（此由暗中巴豆毒，仲淳亦不知，而用大剂黄连，攻解其毒，故神效）。

《先醒斋医学广笔记·卷之一·泄泻》

余治敛之泻止后，恐其元气下陷，急宜升举，用升麻以提之。初不知其为中毒也，乃因用升麻太早，致浊气混于上焦，胸中时觉似辣非辣，似嘈非嘈，迷闷之状，不可名状。有时滴酒入腹，或啖一切果物稍辛温者，更冤苦不胜。庄一生知其故，曰：此病在上焦，汤液入口即下注，恐未易奏功，宜以嚼化丸治之。用贝母五钱，苦参一两，真龙脑薄荷叶二钱，沉香四钱，人参五钱。为极细末，蜜丸如弹子大。午食后临卧时各嚼化一丸。甫四丸，胸中恍如有物推下，三年所苦，一朝若失。

九、论七情泄

《医验大成·泄泻章》

一人忧思太过，六脉沉结而病泄。盖忧思过度则伤脾，致气结而不升举，陷入下焦也。宜开郁健脾，使谷气升发，泻当自止。方：柴胡，升麻，人参，白术，茯苓，甘草，黄芪，白芍，广皮，木香。

《种福堂公选良方·卷一·温热论·续医案》

程（二八），摞梅逾期，病由情志郁伤。庸医不究病因，朝暮更方，病延日久。《内经》谓二阳之病发心脾，盖思伤心，郁伤脾，二脏有病，不司统血。笄年莫重于经水通调，今经闭半载，呕吐清涎，腹痛泄泻，心热皮寒，显是木郁乘土。胃口渐败，生气曷振，病成干血劳怯。考古通经等丸，难施于胃急乏谷之体，姑议安胃和肝，俟秋深时再议。人参、白芍、川楝子、生淡干姜、川连、乌梅、粗桂枝、炒焦归身。

十、论惊泄

《医验大成·泄泻章》

一儿因惊，面带青色，泻多青沫。夫青者，肝之色也。肝主惊，故虚风自甚，因乘脾而成泄。法当平木之太过，扶土之不及。方：青皮，肉桂，白术，茯苓，猪苓，柴胡，白芍，泽泻。

《奇方类编·奇疾方·溺油异疾》

广陵有田妇患泄泻，下恶如油。邻童以纸捻蘸，然与油无异，医不能疗。孙滋九先生闻而往视，令买补中益气汤十剂，天生补心丹四两，以煎剂下丸，服讫而愈。众医问之，曰：人惊恐则气下，大肠胀损所致，此妇必受惊后得此疾也，问之果力作于场，见幼子匍匐赴火，惊而急救得免，遂得此疾。此方书所未载。

十一、论痰泻

《医验大成·泄泻章》

一人脉沉弦而滑，或泻或止，或多或少，或下白物，胸中懊憹不舒。此太阴经有积痰，肺气壅遏，不能下降，脏病则传腑，是以作泻，当澄其源而流自清。方：陈皮、半夏、茯苓、甘草、白术、黄芩、苍术、厚朴。

十二、论酒泻

《医验大成·泄泻章》

一儒沉湎于酒，便滑溺涩。食减胸满，腿足渐肿，六脉沉迟。属脾肾虚寒，少火无焰，中黄不蒸，则阴阳不得分理，清浊安能泌别。惟宜滋坎中之戊，益离中之己，坎离交媾，诸症自退避三舍，服金匮肾气丸而果愈。

《本草汇言·卷之六·草部·天花粉》

倪朱谟曰：先君在粤，饮酒多日忽患泄泻，粤人丘杏山名医也，屡用健脾燥湿之剂，泄泻愈甚，更用止涩之药，其病照常不减，偶过友人薛东轩寓中有天花粉散子，彼因吐血，一医用天花粉一味捣烂，用布袋盛取浆沥干，晒成白粉，用白汤调数钱，和白蜜少许，日服二次，先君过彼，口渴索茶，彼亦调一碗劝服，勉应彼意，即觉腹中爽快，是日晚不泄泻，次早恳彼一包，计十两余，如彼法服之，七日泄泻竟止。余细思此系酒热伤脏气，故泄泻也，服健脾香燥药，故转剧耳，宜乎甘寒天花粉之与蜂蜜也。

十三、论久泻（不止）

《儒门事亲·卷六·湿形·泄泻八十四》

古郾一讲僧，病泄泻数年，丁香、豆蔻、干姜、附子、官桂、乌梅等燥药，燔针、烧脐、炳腕，无有阙者。一日，发昏不省，檀那赠纸者盈门。戴人诊其两手脉，沉而有力。《脉诀》云：下利，脉微小者生，洪浮大者无瘥。以瓜蒂散涌之，出寒痰数升；又以无忧散，泄其虚中之积及燥粪，仅盈斗；次以白术调中汤、五苓散、益元散，调理数日，僧已起矣。非术精识明，谁敢负荷如此？

《普济方·卷二百七·泄痢门·总论》

《儒门事亲》书云：东门一男子，病泄痢不止，腹鸣如雷，不敢令坐，坐则下注如倾，诸医例断为寒症。干姜、官桂、丁香、豆蔻之属，枯矾、龙骨皆服之矣，何针不燔，何艾不灸，迁延将二十载矣。一日问于戴人，戴人曰：两手寸脉皆滑，余不以为寒，然其所以寒者，水也。以茶调散涌寒水五七升，无忧散泄积，水数十行，乃通因通用之法也。决以五苓散淡剂，渗泄通利之，又以甘露散止渴，不数日，冷食寒饮皆如故。此法王启玄稔言之，奈无人用之哉。而又云，凡大人小儿暴注水痢不止，《内经》曰此名曰暴注速泻，久而不愈者，为洞泻注下，此乃火运太过之病也。火星暴注故也，急宜用新汲水调下甘露饮子，五苓散，天水散，或用井花水煎此药于冷服之，病即瘥矣。不可用御米壳、干姜、豆蔻、圣散子之类，纵然泄止，肠胃气滞不通，变为腹胀，此法宜分阴阳，利水道，乃为治法之妙也。

《医学纲目·卷之二十三·脾胃部·久泄久痢》

朱仲符，年近七十，右手风挛多年。七月患泄泻，百药不愈。诊其脉右手浮滑而洪数。予曰：此必太阴分有积痰，肺气壅郁，不能下降，大肠虚而作泄，当治上焦。遂用萝卜子加浆水蜜探之而吐，得痰一块大如碗，色如琥珀，稠黏如胶，痢遂止，不服他药。

《周慎斋遗书·卷八·自下》

一人春日患泄泻霍乱三年，每发服理中汤病愈。药止后，胸中痛若刀割，略吃一味，不谨即泻，喉中常若飞丝入喉，喉碎出血。用四圣丸，临卧清米汤下，其病不除，或发疟疾，丹田下一点疼痛三四日，泄泻如红曲肉汤，用养血药，半年后腹痛六日，用四君子加附子、炮姜、白芍，兼灸气海穴而愈。

《寿世保元·卷三·泄泻》

一论肾虚久泻不止，用六味地黄丸。加五味子、破故纸、肉豆蔻、吴茱萸。大抵久泻，多由泛用消食利水之剂，损其真阴，元气不能自持，遂成久泻。若非补中益气汤、四神丸。滋其本源，后必胸痞腹胀，小便淋涩，多致不起。一人患泄泻，日久不止，以致元气下陷，饮食入胃不住，完谷不化，肌肉消削，肢体沉困，面目两足肿满，上气喘急，此元气脾胃虚之甚也。宜补中益气汤。依本方减当归，加酒炒白芍、茯苓、泽泻、山药、莲肉、木香、干姜炒黑，止泄泻之良方也。一治久泻，大肠滑泄。五倍子炒五两为末，面糊为丸。如梧子大，每服五丸，米饮下，日

泄
泻

三服。一治许州黄太守患泄泻，二三年不愈，每饮烧酒三盅则止二三日以为常。畏药不治，召余诊之。六脉弦数，先服此药，以解酒毒。后服理气健脾丸，加泽泻而愈。宣黄连一两，生姜四两，为一处。以慢火炒令干姜脆色，去姜取连，捣末，每服二钱，空心，腊茶清下。甚者不过二服。专治久患脾泄。

《医验大成·泄泻章》

一儿久泻不止，肛门脱出，此脾土衰弱，真元下陷也。经云：实热则大便秘结，虚寒则肛门脱出。法当补脾，兼带升提，则泻自止矣。方：山药，甘草，人参，白术，茯苓，升麻，广皮，柴胡，白芍。如小便不利加车前草，虚汗加黄芪。一儿四岁，泻久不止，每日夜必数次，间发潮热，作渴唇红，而貌羸瘦，其腹如鼓，喜其善饮，故可治耳。若竟投诃果，必致不救。丹溪云：善食而瘦者，此胃中有伏火，易于消化也。此儿平日善饭，且系疳火作泻，如用木香、肉果等类，反助其火，则清纯中和之气，变为燥热燔燎之症，火愈甚，则泻愈迫矣。予先用化食消积药，次投以平胃散，加黄芩、黄连、白术、神曲、麦芽，二剂而泻减，后以五疳丸调理而愈。此乃实症似虚之候，切勿防其慢惊而投温补之剂也。一人久患泄泻，以暖药补脾，及分利小水，升提下陷，俱罔效。予诊之，心脉独弱，正经所谓：独弱者，病也。盖心火也，脾土也，火生土，脾之旺，赖火燥之。心气不足，则火不燥，脾土受湿，故令泄泻。法当益火以消阴翳，比如诸太阳中天而阴湿自干矣。方：人参、白术、茯苓、甘草、益智仁、广皮、山药、泽泻、诃子、肉果。

《临证指南医案·卷六·泄泻》

黄（九岁），久泻兼发疮痍，是湿胜热郁，苦寒必佐风药，合乎东垣脾宜升，胃宜降之旨。人参、川连、黄柏、广皮、炙草、生於术、羌活、防风、升麻、柴胡、神曲、麦芽。朱（三四），形瘦尖长，木火体质，自上年泄泻。累用脾胃药不效，此阴水素亏，酒食水谷之湿下坠，阴弱不能包涵所致。宜苦味坚阴，淡渗胜湿。炒川连、炒黄柏、厚朴、广皮白、茯苓、猪苓、泽泻、炒楂肉。

《续名医类案·卷七·泄泻》

一僧病泄泻数年，丁香、豆蔻、干姜、附子、官桂、乌梅等燥药，燔针、烧脐、炳脘，无有缺者。一日发昏不省，张诊两手脉沉而有力。《脉诀》云：下利微小者生，脉浮大者无瘥。以瓜蒂散涌之，出寒痰数升。又以无忧散泄其虚中之积，及燥粪盈斗。次日，以白术调中汤、五苓散、益元散，调理数日而起。刘仓使大便少而频，日七八十次，常于两股间，悬半枚瓠芦，如此十余年。张见而笑曰：病既频，欲通而不得通也，何不大下之？此通因通用也，此一服药之力耳。乃与药大下之，三十余行，顿止。

《续名医类案·卷七·泄泻》

一男子病泄十余年，豆蔻、阿胶、诃子、龙骨、乌梅、枯矾，皆用之矣，中脘、脐下、三里，岁岁灸之，皮肉绉槁，神昏足肿，泄如泔水，日夜无度。张诊其两手脉沉微，曰：生也。病人忽曰：羊肝生可食乎？曰：羊肝止泄，尤宜食。病人悦，食一小盏许，以浆粥送之，几半升，续又食羊肝生，一盏许，次日泄减七分，如此月余而安。夫胃为水谷之海，不可虚怯，虚怯则百邪皆入矣。或思荤蔬，虽与病相反，亦令少食，图引浆粥，此权变之道也。若专以淡粥责之，则病人不悦而食减，久则增损命，世俗误甚矣。

《续名医类案·卷七·泄泻》

李时珍治魏刺史子，久泄，诸医不效，垂殆。李用骨碎补为末，入猪腰中，煨熟与食，顿愈。盖肾主大小便，久泄属肾虚，不可专从脾胃也。（《本草纲目》）

一妇年七十余，病泻五年，百药不效。李以感应丸五十丸投之，大便二日不行。再以平胃散加椒红、茴香、枣肉为丸与服，遂瘳。每因怒食举发，服之即止。（《本草纲目》）

《友渔斋医话·第四种·肘后偶钞下卷·泄》

陈（二一），久泄不止，纳食作胀，失聪雀目，唇燥腿软，脉左细弱右弦，属木旺土虚。经营劳力，是为重伤，宜补脾胜湿和肝。党参，蒸冬术，茯苓，焦白芍，猪苓，泽泻，橘皮，厚朴，钩藤，炙草。

《先醒斋医学广笔记·卷之一·泄泻》

肾司二便，久泄不止，下多亡阴，当求责肾，破故纸、肉豆蔻、茴香、五味子之属不可废也。白术、陈皮，虽云健胃除湿，救标则可，多服反能泻脾，以其燥能损津液故耳！

《回春录·内科·泄泻》

泄泻

姚树庭，以古稀之年而患久泻，群医杂治不效。金以为不起矣。延至季秋，邀孟英决行期（行期二字，此处作死亡解）之早晚，非敢望愈也。孟英曰：弦象独见于右关，按之极弱，乃土虚木贼也。调治得法，犹可引年，何以遽尔束手乎？乃出从前诸方阅之，皆主温补升阳。曰：理原不背，义则未尽耳！如姜、附、肉蔻、骨脂之类，气热味辣，虽能温脏，反助肝阳，肝愈强，则脾愈受戕，且辛走气而性能通泄，与脱者收之之义大相刺谬，而鹿茸、升麻可治气陷之泄，而非斡旋枢机之品，至熟地味厚滋阴，更非土受木克，脾失健行之所宜。纵加砂仁酒炒，终不能革其腻滑之性，方方用之，无怪乎愈服愈泄。徒藉景岳穷必及肾为口实也。予异功散加山药、扁豆、莲子、乌梅、木瓜、芍药、蒺藜、石脂、余粮，服之果效，恪守百日，竟得康强，越三载，以他疾终。杨氏妇，孀居患泻，久治不瘥。孟英曰：风木行（刑）胃也。彼不之信，另招张某大进温补，乃至腹胀不食，夜热不眠，吐酸经秘，头痛如劈。复乞孟英视之。先投苦泄佐辛通以治其药，嗣以酸苦息风安胃。匝月乃瘳，续与调补，汛至而康。方氏女，久患泄泻脘痛，间兼齿痛，汛事不调，极其畏热，治不能愈。上年初夏，所亲崔映溪为延孟英诊之，体丰，脉不甚显，而隐隐然弦且滑焉。曰：此肝强痰盛耳。然病根深锢，不可再行妄补。渠母云：溏泻十余年，本元虚极，广服培补，尚无寸效，再攻其病，岂不可虞？孟英曰：非然也。今之医者，每以漫无着落之虚字，括尽天下一切之病。动手辄补，举国如狂。目击心伤，可胜浩叹。且所谓虚者，不外乎阴与阳也。今肌肉不瘦，冬不知寒，是阴虚乎？抑阳虚乎？只因久泻，遂不察其脉证，而金疑为虚寒之病矣。须知痰之为病，最顽且幻，益以风阳，性尤善变。治必先去其病，而后补其虚，不为晚也。否则养痈为患，不但徒弗参药耳。母不之信，遍访医疗，千方一律，无非补药。至今秋颈下起一痰核，黄某敷之始平，更以大剂温补，连投百日，忽吐泄胶痰斗余而亡。予按：此痰饮滋蔓，木土相仇，久则我不敌彼，而溃败决裂，设早从孟英之言，断不遽死于今日也。康侯司马之夫人，泄泻频年，纳食甚少，稍投燥烈，咽喉即痛，经治多手，不能获效。孟英诊曰：脾虚饮滞，肝盛风生之候也。用：（人）参、（白）术、橘（皮）、半（夏）、桂（木）、茯（苓）、楝（实）、（白）芍、木瓜、蒺藜，投之渐愈。今冬又患眩晕，头汗、面热、肢冷、心头似绞、呻吟欲绝。孟英以石英、苁蓉、牡蛎、（绿萼）梅、（茯）苓、蒺（藜）、楝（实）、（白）芍、旋覆为方，竟剂而康。

《类证治裁·卷之四·泄泻脉案》

五泄无不由湿，寓居斥卤，水味咸浊，便泻三年不止。凡运脾利湿、温肾补土，及升提疏利固涩诸法，毫不一效。今夏诊右脉寸微关滑，乃湿中伏热，大小腑清浊不分，火性急速，水谷倾注无余，脾失输精，肺苦燥渴，气不化液，肾不司关，所下污液，自觉热甚，或痛泄，或不痛亦泄，日夕数行，口干溺少，时想凉润。略用守补，即嫌胀满，可知气坠全是腑症。若清浊分，则泄泻渐已。煎方：茯苓、猪苓、车前、山栀、神曲、薏苡、大腹皮、乌梅、黄连，午前服。丸方：益智仁（煨）、补骨脂、南烛子、诃子、茴香、茯苓、山药、广皮、砂仁、半夏曲、杜仲、首乌、莲子，蒸饼为丸，晚服，至秋渐愈。

《寿世保元·卷三·泄泻》

一人病泄，每至五更辄即利，此肾泄也，用五味子散数服而愈。因起居不慎，泄复作，年余不瘥。此命门火虚，不能生脾土，法当补其母，火者土之母也，遂用八味丸补其母。泻即止，食渐进。东垣云：脾胃之气盛，则能食而肥，虚则不能食而瘦，全赖命门火为生化之源，滋养之根也。故用八味丸奏效，只用六味丸亦可。

《医验大成·泄泻章》

一人两尺沉虚，每每五更初晓必洞泻一次，名曰肾泄。肾主二便，开窍于二阴，受时于亥子，命门火衰，而水独治，故令此时作泄也。《内经》又云：肾为胃之关。关门不利，则聚水而生病也。不可概用参、木补脾胃中阳气。盖脾属土，肾属水，补脾则土愈胜，而水愈亏。宜补阴药中稍兼健脾。方：小茴香、山药、芡实、茯苓、白术、甘草、莲肉、肉果、补骨脂、陈皮、升麻。为末，每服二钱，莲肉汤下。

十四、论脾泄

《周慎斋遗书·卷八·自下》

一人久患脾泄，热在肾故也。用白术八两，茯苓五两，元米五合，同入猪肚内，煮熟捣成饼，晒干为末，米糊丸，沉香三钱为衣服。

《寿世保元·卷三·泄泻》

一治许州黄太守患泄泻，二三年不愈，每饮烧酒三盅则止二三日以为常。畏药不治，召余诊之。六脉弦数，先服此药，以解酒毒。后服理气健脾丸，加泽泻而愈。宜黄连一两，生姜四两，为一处。以慢火炒令干姜脆色，去姜取连，捣末，每服二钱，空心，腊茶清下。甚者不过二服。专治久患脾泄。

《医验大成·泄泻章》

一人患脾泄数年，每自黎明始，至旁午前，腹痛而泻七八度，日以为常，食少倦怠，脉得右关滑数，左关微弦，此肾虚而脾中有积热也。宜先投黄连枳术丸以去其积热，继以八味丸以滋其化源。

十五、论肝泄

《医验大成·泄泻章》

一人左关沉弦，右关沉濡，胁痛腹泻，此肝泄也。因暴怒伤肝，甚则乘脾虚下溜之，故宜伐肝和脾之剂主之。方：白术、苍术、白芍、甘草、茯苓、厚朴、青皮。

十六、论肾燥不合泄泻

《周慎斋遗书·卷八·自下》

一妇泄泻，两尺无神，此肾燥不合也。一医用茯苓、益智即发晕，因用肉苁蓉三钱以润之，北五味八分以固之，人参一钱以益气，归身八分以养其血，白芍、甘草以和其中，炮姜二分以安其肾。二帖效，十帖愈。丸即前方加倍蜜丸。张东扶曰：肾燥不合四字妙极。凡物润则坚密无缝，燥则破绽有痕。肾开窍于二阴，肾耗而燥，其窍开而不合，真至理也。

十七、论脾肾两虚泄泻

《类经·序》

余以苦心诵著，耗脾家之思虑，兼耗肾家之伎巧，于是病泄泻者二十年，医家咸以为火盛，而景岳独以为火衰，遂用参术桂附之剂，培命门之火，而吠者竞起，余独坚信不回，服之五年而不辍，竟使前病全瘳而脾肾还元。

《医验大成·泄泻章》

一人患泻，时作时止，面带红色，吐痰口干。诊之左关弦紧，肾水不能生肝木也；右关弦大，肝木乘脾土也。此乃脾肾两亏，不能生克制化，内真寒而外假热之症。法当温补以滋化源。方：人参、白术、吴茱萸、山药、黄芪、肉果、干姜、补骨脂、五味、茯苓、甘草。

十八、论脾胃两虚泄泻

《张氏医通·卷七·大小腑门·泄泻》

滑伯仁治一人年老色苍，夏月与人争辩，冒雨劳役受饥，且犯房事。夜半忽病发热恶寒，上吐下泻，昏闷烦躁，头身俱痛。因自发汗，汗遂不止，脉皆洪数。盖吐泻内虚，汗多表虚，兼之脉不为汗衰泻减，法在不治。姑以大剂参、芪，兼白术、干姜、甘草、茯苓、陈皮，水煎不时

泄泻

服，至七剂见面赤、四肢发出红斑，凡斑证自吐泻者吉，谓邪从上下出也。但伤寒发斑，胃热所致。今之发斑，由胃虚而无根之火游行于外，可补不可泄，可温不可凉，若用化斑、升麻、黑参之类，则死生反掌矣，仍服前方十余剂而愈。又治一人，每日早起大泻，或时腹痛，或不痛，空心服热药不效，令至晚食前服即效。以暖药一夜在腹，可胜阴气也，与酒客湿泄，服汤药不效，服丸散即效同意。石顽治总戎陈孟庸，泻利腹胀作病，服黄芩、白芍之类，胀急愈甚。其脉洪盛而数，按之则濡，气口大三倍于人迎，此湿热伤脾胃之气也。与厚朴、生姜、甘草、半夏、人参汤二剂。痛止胀减，而泻利未已，与干姜、黄芩、黄连、人参汤二剂，泻利止而饮食不思，与半夏泻心汤二剂而安。

《金匮翼·卷七·泄泻诸症统论·湿泻》

升阳除湿汤。东垣云：予病脾胃久衰，视听半失，气短精神不足，此由阳气衰弱，不得舒伸，伏匿于阴中耳。癸卯岁六七月间，淫雨阴寒，逾月不止，时人多病泄利。一日予体重肢节疼痛，大便泄下，而小便闭塞。治法诸泄利，小便不利，先分利之。又云：治湿不利小便，非其治也。噫！圣人之法，布在方策，其不尽者，可以意求耳。今客邪寒湿之淫，从外而入里，若用淡渗之剂以除之，是降之又降，复益其阴，而重竭其阳，则阳气愈削而精神愈短矣。故必用升阳风药，羌活、独活、柴胡、升麻各一钱，防风、葛根半钱，炙甘草半钱，同㕮咀，水二盏，煎至一盏，去滓稍热服。大法云：湿寒之胜，助风以平之。又曰：下者举之，得阳气升腾而去矣。又云：客者除之，是因曲而为之直也。医不达升降浮沉之理，而一概施治，其愈者幸也。

《古今医案按选·卷一·泄泻》

黄子厚治一富翁案。俞按：《医说会编》注云：百会属督脉，居颠顶，为天之中，是主一身之气者。元气下脱，脾胃无凭，所以泄泻，是谓阁不得地。经云下者上之，所以灸百会穴愈者，使天之气复健行，而脾土得以凭之耳，《铜人经》谓百会灸脱肛，其义一也。余谓仲景《伤寒论》已言之矣。其曰：少阴病下痢，脉微涩，呕而汗出，必数更衣，反少者，当温其上灸之。上字即指百会穴，何待子厚始悟出耶！及读《资生经》云：旧传有人年老而颜如童子者，盖每岁以鼠粪灸脐中神阙穴一壮故也。余尝久患溏利，一夕灸三七壮，则次日不如厕，连数夕灸，则数日不如厕，足见经言主泄利不止之验，是又与灸百会穴同一捷法。雄按：陷者举之，不过治泄泻之一法耳。有某妇者，年三十余，嫠居数载，体素羸弱，月事按年一行，仲夏偶患泻，医知其虚也，即进六君子加味，反腹痛而下白垢，以为寒甚也，因灸之，痛利加剧，改用升阳法，遂呕吐痰嗽，不寐不饥，且利时觉腰内有冷风飒飒，于是理中、肾气、四神、乌梅等丸，及余粮、石脂，遍试不效。至季秋，乃父金某浼许某延余诊。脉甚弦涩，暮热晡寒，舌色鲜红，苔白口苦，小溲短少，吐水极酸。此由情志不舒，木乘土位，治不中窾，煽动内风。予橘、半、苓、茹、芩、连、柏、苡、木瓜、芍药为方，服后二便如火，呕嗽腹痛，腰风皆止。三剂后复诊：弦涩渐退，苔化知饥，大便犹溏，日仅一二行。病者以为遇仙，乃以养胃和肝善其后。又治高又苏令姊，年十六岁，经甫行一次，遂患泻而月事不至，形日瘦，愈疑成损，妄通其血，而痛泻益剧，饮食不思，改用滋填亦无效。余诊脉微弱略弦，曰此歇经也，泄泻乃脾弱耳。予参、芪、甘、芍、桂枝、山药而愈。

十九、论肝乘脾胃泄泻

《友渔斋医话·第四种·肘后偶钞下卷·泄》

盛（六一），便泄，盗汗，腿软，纳少而胀，脉弦涩，属木侮脾土。蒸於术，白芍，茯苓，橘皮，丹皮，砂仁壳，党参，桑叶，炙草，淮麦，大枣。四帖痊愈。曹氏（三四）。胸闷便泄，纳少而胀，脉左弦右软，木来乘胃，泄肝通腑治法。金铃子散加云苓、白芍、瓜蒌皮、老姜。

《续名医类案·卷七·泄泻》

一人脾胃素弱，少有伤即泄泻，此肝气乘脾，且久泻湿热在肾故也。用白术八两，红枣去核四两，二物间衬，煮至焦色，捣饼烘干，入松花七钱，白豆蔻五钱，新米糊为丸，午前服，愈。沈少西女年二十，自小脾胃受伤，不时作泄作呕，近则寒热不时，手足厥冷，胸膈不舒，胁胀嗳气。左眠则气不通畅，左胁胃脘时疼时止，渴而不欲饮，小便短，大便日二三行，腹中雷鸣，弹之如鼓，揉之如水。大约气上塞则胀而痛，气下坠则泄而痛。幸饮食不甚减。常服胃苓、白术、黄连及消导之药，或调气补血之品，不应。谓此证非参、术不能取效，但今微有表邪，先与小柴胡加桔梗二三帖。寒热稍和（近时庸师专得此诀），易以调中益气汤去黄柏，加青皮以伐肝，神曲以助脾，炮姜以温中。四帖，胀痛俱减，大便稍实，但微有寒热，中宫不实不坚，且聚且散，无积可攻，法当补益脏气。用人参、黄芪、白术、茯苓、枣仁、柴胡、远志、炙草、炮姜、龙眼肉，大益元气以退虚热。数剂后，夜来略胀，更以六君子料加枳实、黄连、神曲、木香、砂仁为丸，与煎剂间服，月余而安。黄履素曰：乙巳之夏，余患中脘痛，既而泄泻。偶遇姑苏一名医，令诊之。惊曰：脾胃久伤，不治将滞下。予体素弱，惮服攻克之药，因此医有盛名，一时惑之，遂服枳、术、黄连、厚朴、山楂、木通等药数剂，又服枳术丸一月，以致脾胃大伤。是秋，遂溏泄不止，渐觉饮食难化，痞闷胀饱，深自悔恨。乃服参、芪等药，及八味丸十余年，始得愈。然中气不能如故，苦不耐饥，稍饥则中气大虚，惫不可状。凡山楂消导之物，入口即虚，脾胃之不可妄攻如此。方书极言枳术丸之妙，孰知白术虽多，不能胜枳实之迅利。予友胡孝辕刺史，亦误服枳术丸而大病，可见此丸断非健脾之药。或饮食停滞，偶一二服则可耳。又曰：脾胃喜暖而恶寒，脾虚必宜温暖之药。或饮食停滞，偶一二服，患呕吐不止，服聂溯源五苓丹数丸，遂不复发。予近患脾不和，不时溏泄，服参、术三日不效，服胡与辰金铅一丸，脾气顿佳，得两三月安妥。家庵中一比邱尼，患脾疾甚殆，肛门不收，秽水任出，服金铅一丸，肛门顿敛，渐调而愈。其神效有如此者，故知脾病之宜于温暖也。

《先醒斋医学广笔记·卷之一·泄泻》

无锡秦公安患中气虚不能食，食亦难化，时作泄，胸膈不宽，一医误投枳壳、青皮等破气药，下利完谷不化。面色黯白。仲淳用人参四钱，白术二钱，橘红钱许，干姜（泡）七分，甘草（炙）一钱，大枣，肉豆蔻，四五剂渐愈。后加参至两许全愈。三年后，病寒热不思食，他医以前病因参得愈，仍投以参，病转剧。仲淳至曰：此阴虚也，不宜参。乃用麦门冬、五味子、牛膝、枸杞、芍药、茯苓、石斛、酸枣仁、鳖甲等十余剂愈。从妹患泄后虚弱，腹胀不食，季父延诸医疗之。予偶问疾，见其用二陈汤及枳壳、山楂等味。予曰：请一看病者。见其向内卧眠，两手置一处，不复动。曰：元气虚甚矣，法宜用理中汤。恐食积未尽，进以人参三钱，橘红二钱，加姜汁竹沥数匙。夜半思粥，神思顿活。季父大喜，尽谢诸医。再以六君子汤加山楂肉、砂仁、麦门冬调理之，数剂立起。

《吴鞠通医案·卷三·泄泻》

陆，二十七岁。乙酉年五月十九日，六脉弦细，面色淡黄，泄则脾虚，少食则胃虚，中焦不能建立，安望行经，议先与强土。藿香梗二钱，广皮炭钱半，广木香钱半，白蔻仁一钱，云苓块三钱，苏梗钱半，苡仁二钱，姜半夏三钱，益智仁一钱。煮三杯，分三次服，七帖。二十八日，右脉宽泛，缓也。胃口稍开，泄则加添，小便不通，加实脾利水。猪苓三钱，泽泻三钱，茯苓五钱，苡仁五钱。六月十八日，前方服十四帖，泄止，胃稍醒，脘中闷，舌苔滑，周身痹痛，六脉弦细而沉，先与和中，治痹在后。桂枝三钱，防己三钱，益智仁钱半，藿香梗三钱，杏仁三钱，苡仁五钱，姜半夏五钱，白蔻仁二钱，广皮三钱。煮三杯，分三次服。

二十、论肝肾俱虚泄泻

《周慎斋遗书·卷八·自下》

一人泄泻，心脉微洪，肝肾脉俱虚，单治泄泻，恐土来克水。用白芷三钱，升动胃气；五味、人参各五钱，补肺而生肾；白术三两，山药一两，甘草七钱，莲肉、白芍各一两半，健脾止泄而平水土，米糊丸，午前清米汤下五十丸。

二十一、论暴注下泄

《医验大成·泄泻章》

一人腹痛肠鸣，烦渴，前溲赤涩，暴注下泄，粪色黄褐，食不及化，肛门焦痛，六脉沉濡，有关带数。濡者，湿也；数者，脾有伏火也。此太阴经伏火邪，湿热下流为病。

《原病式》曰：热郁于内，则腹满而痛，所以痛一阵、泻一阵也。叔和云：湿多成五泄，阳走若雷鸣，火击其水，所以肠鸣一阵而痛一阵也。烦渴者，胃中之津液少也；食不及化者，火性急速，传失其常。仲景所谓邪热不杀谷也。前溲赤涩者，湿热怫郁而气不能化也。法当升阳散火，佐以利水道药。方：泽泻、苍术、厚朴、广皮、甘草、白术、茯苓、猪苓、黄连、干葛、防风、白芍。

二十二、论洞泄

《济阳纲目·卷二十二·泄泻·论治泻用吐汗下三法》

又一僧，初闻家遭兵革，心气不足，又为寇贼所惊，脏腑不调，后入京不伏水土，以至危笃。前后三年，八仙丸、鹿茸丸、烧肝散皆服之，不效，乃求药于戴人。戴人曰：此洞泄也，以谋虑久不决而成。肝主谋虑，甚则乘脾，久思则脾湿下流。乃上涌痰半盆，末后有血数点，肝藏血故也。又以舟车丸、浚川散下数行，仍使澡浴出汗，自尔日胜一日，常以胃风汤、白术散调养之，一月而强食复故。又李德卿妻，因产后病泄一年余，四肢瘦乏，诸医皆断为死证。戴人曰：两手脉皆微小，乃痫病之生脉。况洞泄属肝经，肝木克土而成，此疾亦是肠澼。澼者，胃中有积水也。先以舟车丸四五十粒，又以无忧散三四钱，下四五行。人皆骇之，病羸如此，尚可过耶。复以导饮丸又导之，渴则调以五苓散，向晚使人伺之，已起而绁床。前后约三四十行，以胃风汤调之，半月而能行，一月而安健。又刘德源，病洞泄逾年，食不化，肌瘦力乏，行步欹倾，面色黧黑，举世治痢之药皆用之，无效。戴人往问之，乃出《内经》洞泄之说，虽不已疑，然畏其攻剂，夜焚香祷神。戴人先以舟车丸、无忧散下十余行，殊不困，已颇喜食。后以槟榔丸磨化其滞，待数日，病已大减。戴人以为去之不尽，当再服前药，德源亦欣然请下之，又下五行。次后数日，更以苦剂越之。往问其家，彼云：已下村中收索去也。

《古今医案按选·卷一·泄泻》

庞从善治著作王公萃泄利，诊之曰：两手三部中得脾脉，浮而弦，浮主风，弦主湿（杨曰：湿不能弦），又弦为肝脉，病因风湿外伤，致肝木刑于脾土，而为洞泄，又名飧泄也。《内经》云：春伤于风，邪气留连，乃为洞泄。又云：春伤于风，夏生飧泄。其利下物主浑白而完出是也。遂以五泄丸煎服之，数服而瘥。王公曰：从善年未四十，亦医之妙选。曾撰《脉法锁源论》一部，共二十篇，示愚观之，诚得叔和未尽之趣者也。俞按：庞公此条，已为张戴人导其先路矣。然余所阅历，凡直肠泻者多死，不可概许以风药能治也。读太仓公治赵章一案可知矣。

二十三、论濡泄

泄
泻

《医验大成·泄泻章》

一人泄泻，右三部脉紧而沉，由脾土不能制湿，湿胜则濡泻也。兼之喉膈稍觉有痰，盖痰之本源于肾，痰之动主于脾，宜健脾土、和胃气、利湿邪，则津液流通，阴阳泌别，恙斯安矣。方：山药、白扁豆、藿香、茯苓、白术、木香、白蔻、橘红、砂仁。

《类证治裁·卷之四·泄泻脉案》

汤氏，初秋寒热吐泻，或以为感暑，用香薷饮；或以为霍乱，用藿香正气散；其家两置之。诊其脉濡而弱，烦热无汗，自利呕渴。予谓湿甚则濡泻，今湿郁生热，热蒸更为湿，故烦而呕渴也，宜猪苓汤去阿胶主之。猪苓二钱，茯苓三钱，泽泻八分，滑石六分，加半夏钱半，薄荷梗八分，薏苡、煨姜各三钱，灯心六分。一服呕止泄稀，去滑石、煨姜、半夏，再加麦冬、山栀、车前。二剂而安。潘，色苍嗜饮，助湿酿热，濡泻经年，脉寸关实大，岂温补升提所得效。细询平昔吞酸，去秋连发腿疡，明系湿邪蕴热，流注经络所致。治者不察，当夏令主火，仍以四神丸加炮姜、乌梅，补中汤加吴萸、肉果，愈服愈剧，致头晕口燥，气坠里迫，溺涩肛痛，皆火性急速征据，必清理湿热之邪，乃为按脉切理，仍当戒饮，毋谓六旬外久泻延虚也。四苓散加薏仁、车前子、麦冬、山栀、灯心，二服已效。加神曲、砂仁壳、枳椇子以理酒伤而泻稀，加黄芩、白芍而脉敛，后用参苓白术散加减而痊。

二十四、论痛泻

《周慎斋遗书·卷八·自下》

一人六脉沉阴，重按又无力不清，肾虚也。胃脘痛即泻，痛一阵，泻一阵，肾之脾胃虚火浮于上也。补脾则肾水亏，滋阴则水来侮土，治法惟温肾即可温脾。三十年来未生子，肾寒可知。肾主骨，骨胫痛，肾虚之验也。用地黄汤、补中益气汤加减；丸方用山药、茯苓各二两，补骨脂、小茴香、熟地、杜仲、北五味各一两，人参七钱，陈火肉骨灰一两，吴萸五分，共末，米糊丸。一人当脐痛，痛则大便泄，此是脾虚，肾水犯上，寒在肾也。宜温肾则水安，升胃气则土旺，而痛不作，泻从何来？用白芷七钱，北五味、鹿茸、人参、炮姜各一两，元米糊丸，白汤下。

《类证治裁·卷之四·泄泻脉案》

曹，脉左濡，右关尺弦大，腹鸣则痛坠泄泻。前因怫悒，木制脾土，为中焦痞痛。服破气燥剂，再伤中气，每日晡少腹痛泄，下焦阴气又伤，急须甘缓和中，佐以温摄。潞参、炙草、白芍、茯苓、小茴、橘核（俱酒焙）、益智、木香（俱煨）、饴糖、红枣，十数剂，痛泻止。

二十五、论晨泻

《回春录·内科·泄泻》

某人，患晨泻有年，累治不效，春间尤甚。孟英按其脉，曰：汝虽苦于泻，而泻后腹中反觉舒畅乎？曰：诚然。苟不泄泻，又胀闷减食矣。而服四神附、桂之药，其泻必加。此曷故也？曰：此非温升补涩之证。乃肝强脾弱，木土相凌。处一方令其常服，数帖即安。复竟无此恙也。方用：白术、苡仁、黄连、楝实、桂枝、茯苓、木瓜、芍药、蒺藜、橘皮而已。

《类证治裁·卷之四·泄泻脉案》

予馆新洲（江水泛潮，地最卑湿），长夏晨泄，每阴雨前尤验。痰多不渴，或吐白沫，清晨左胁气响，必阵泻稀水，此湿多成五泄也。胃苓汤加神曲（炒）、半夏（制）、干姜（少许）。一则劫阳明之停饮以燥湿，一则开太阳之里气以导湿，故一啜辄止。良由长夏湿淫，水谷停湿，脾阳少运故也。嗣后去桂，加砂仁、小茴、二术生用，或苍术、姜、曲煎服，亦止。

二十六、论溏泻

《回春录·内科·泄泻》

孔广愚司马，久患溏泻，而舌黑气短。自春徂（作往字解）冬，治而不愈。孟英视之，曰：劳心太过，阳烁其阴。人见其溏泻，辄与温中，不知肺受火型，气失清肃而短促于上，则水源不生，自然溺少而便泻矣。投以肃肺清心，凉肝滋肾之法，果得渐瘳。陈某，偶患溏泻。所亲鲍继仲云：余往岁患泻，治不中肯，延逾半载，几为所困，今秋患此，服孟英方，数剂霍然，故服药不可不慎也。盍延孟英视之。陈因中表二人皆知医，招而视之，以为省便。辄投以温补健脾之药。数日后，泻果减。而发热昏痉，咽喉黑腐。其居停瞿颖山，疑病变太速，嘱其请援于孟英。孟英诊曰：迟矣。病起泄泻，何必为寒。正是伏邪自寻出路，而温补以固留之。自然内陷厥阴，不可救药。果即殒焉。

二十七、论滑泻

《医辨·卷之中·泄泻》

滑泻，东垣云：中焦气弱，脾胃受寒冷，大便滑泄，腹中雷鸣，或因误下，末传寒中，复遇时寒，四肢厥逆，心胃绞痛，冷汗不止，此肾之脾胃虚也，沉香温胃丸治之。薛氏曰：前证若脾胃虚寒下陷者，用补中益气汤加木香、肉豆蔻、补骨脂。若脾气虚寒不禁者，用六君子汤加炮姜、肉桂。若命门火衰，脾土虚寒者，用八味丸。若脾肾气血俱虚者，用十全大补汤送四神丸。若大便滑利，小便闭涩，或肢体渐肿，喘嗽唾痰，为脾肾亏损，宜《金匮》加减肾气丸。

泄
泻

医　案

一、渗湿止泻

《吴鞠通医案·卷二·湿温》

陈，三十三岁，初八日。六脉弦细而劲，阴寒脉也；咳嗽稀痰，阴湿咳也；舌苔刮白而滑，阴舌苔也；呕吐泄泻，阴湿证也。虽发热汗出而解，乃湿中兼风，病名湿温，天下有如是之阴虚证乎？茯苓（四钱）、泽泻（四钱）、桂枝（三钱）、於术（三钱）、炒白芍（二钱）、生苡仁（五钱）、半夏（五钱）、广皮炭（二钱）、生姜汁（三匙冲）。

初十日，痰饮兼风，误治成坏证。前用温平逐湿除风，诸恶证俱成，惟寒少热多，热后汗出未除，现在面赤口渴，暮夜谵语，有风化热之象，但六脉尚弦，未尽转阳也。再咳嗽则胸胁小腹俱微痛，又有金克木之象。桂枝（三钱）、茯苓（四钱）、杏仁（三钱）、青蒿（三钱）、炙甘草（三钱）、半夏（二钱）、炒白芍（二钱）、生姜（三片）、猪苓（五钱）、石膏（六钱）、大枣（二个）。

十四日，脉弦数，午后潮热，前有白苔，复变黄苔，呕恶口渴，颇有湿疟之象；但咳嗽便溏，又有湿温之形。伏邪内陷，所致最难清理。桂枝（四钱）、茯苓皮（五钱）、生石膏（八钱）、青蒿（二钱）、知母（三钱）、杏仁泥（三钱）、炙甘草（二钱）、苡仁（五钱）、滑石（六钱）。

《吴鞠通医案·卷三·泄泻》

陶，四十五岁，乙酉年四月十五日。久泄脉弦，自春令而来，古谓之木泄，侮其所胜也。柴胡（三钱）、猪苓（三钱）、生姜（五钱）、姜半夏（五钱）、炙甘草（二钱）、大枣（三枚，去核）、泽泻（三钱）、广陈皮（三钱）、茯苓块（五钱）、桂枝（三钱）。

十九日，泄泻已减前数，加苍术（三钱），前后共计服十三帖全愈。

五月初六日，前曾木泄，与小柴胡汤十三帖而愈。向有粪后便红，乃小肠寒湿之症，现在脉虽弦而不劲，且兼缓象，大便复溏，不必用柴胡汤矣，转用黄土汤法。灶中黄土（四两）、黄苓炭（二钱）、熟附子（三钱）、茯苓块（五钱，连皮）、炒苍术（五钱）、广皮炭（二钱）　煮三杯，分三次服。

十二日，湿温成五泄，先与行湿止泄，其粪后便红，少停再拟。猪苓（五钱）、苍术（四钱）、泽泻（五钱）、茯苓（六钱连皮）、桂枝（五钱）、苡仁（五钱）、广皮（四钱）、广木香（二钱）煮三杯，分三次服，以泄止为度。

八月初六日，胃不开，大便溏，小便不畅，脉弦。猪苓（三钱）、白蔻仁（二钱）、泽泻（三钱）、生苡仁（五钱）、茯苓皮（五钱）、广皮（二钱）、姜半夏（三钱）、柴胡（一钱）煮三杯，分三次服。

陆，二十七岁，乙酉年五月十九日。六脉弦细，面色淡黄，泄则脾虚，少食则胃虚，中焦不能建立，安望行经，议先与强土。藿香梗（二钱）、广皮炭（钱半）、广木香（钱半）、白蔻仁（一钱）、云苓块（三钱）、苏梗（钱半）、苡仁（二钱）、姜半夏（三钱）、益智仁（一钱）煮三杯，分三次服，七帖。

二十八日，右脉宽泛，缓也。胃口稍开，泄则加添，小便不通，加实脾利水。猪苓（三钱）、泽泻（三钱）、茯苓（五钱）、苡仁（五钱）。

泄
泻

六月十八日，前方服十四帖，泄止，胃稍醒，脘中闷，舌苔滑，周身痹痛，六脉弦细而沉，先与和中，治痹在后。桂枝（三钱）、防己（三钱）、益智仁（钱半）、藿香梗（三钱）、杏仁（三钱）、苡仁（五钱）、姜半夏（五钱）、白蔻仁（二钱）、广皮（三钱）煮三杯，分三次服。

王，三十五岁，渴而小便后淋浊，此湿家渴也，况舌苔黑滑乎，议《金匮》渴者猪苓汤法。但前医大剂地、萸、五味、麦冬、龟胶等，纯柔黏腻补阴封固日久，恐难速愈。戒猪肉介属滑腻。猪苓（六钱）、萆薢（六钱）、泽泻（五钱）。

初五日，渴而小便短，便后淋浊，与猪苓汤法，小便长而淋浊大减，渴止舌黑苔退，惟肩背微有麻木酸楚之象。是脏腑之湿热已行，而经络之邪未化也。与经腑同治法。生石膏（八钱）、云苓块（五钱，连皮）、晚蚕沙（三钱）、杏仁（四钱）、广皮（钱半）、通草（一钱）、防己（二钱）、萆薢（四钱）、生苡仁（四钱）、桂枝（三钱）、黄柏炭（钱半）。

《吴鞠通医案·卷五·飧泄》

张男，八个月，泄泻四五日，暑邪深入下焦，头热如火，手冷如冰，谓之暑厥。羸瘦难堪，脉迟紧，未必得愈，姑立方以救之。先与紫雪丹五分，三次服。猪苓（二钱）、制苍术（一钱）、泽泻（一钱）、茯苓（二钱）、桂枝木（一钱）、广皮炭（七分）、白扁豆（一钱）、木香（七分）。

略有转机，然终可畏也。猪苓（二钱）、白扁豆（钱半，炒）、泽泻（钱半）、半夏（钱半）、生苡仁（三钱）、广木香（八分）、茅术炭（一钱）、厚朴（六分）、广皮炭（五分）。

《邵兰荪医案·卷三·泄泻》

遗风王，舌厚黄滑，便泻不化，脉弦濡，小便不利，此属湿热。脘闷，宜和中清利。（六月初八日）藿香梗（二钱）、焦六曲（四钱）、蜜银花（二钱）、猪苓（钱半）、原滑石（四钱）、炒川连（七分）、扁豆衣（三钱）、通草（钱半）、川朴（一钱）、省头草（三钱）、新会皮（钱半）、

（引）荷叶（一角）二帖。介按：湿胜便泻而小便不利，治以清利湿热。又佐消食扶脾，确是双方兼顾之疗法。

安昌夏，舌滑白，脉弦细，便溏，患小便不多，脘闷，气冲欲呕，藉猪苓汤加减。（三月十三日）猪苓（钱半）、广藿香（二钱）、仙半夏（钱半）、大腹皮（三钱）、泽泻（二钱）、滑石（四钱）、左金丸（八分）、玫瑰花（五朵）、茯苓（四钱）、厚朴（一钱）、香附（三钱）清煎四帖。

又，湿热未清，腹中胀闷，脉涩滞，便泻，仍宜猪苓汤加减。猪苓（钱半）、藿香梗（二钱）、大腹皮（三钱）、左金丸（八分）、泽泻（三钱）、滑石（四钱）、制香附（三钱）、佛手花（八分）、茯苓（四钱）、厚朴（钱半）、佩兰叶（钱半）清煎四帖。介按：《内经》曰：湿胜则濡泄。《难经》曰：湿多成五泄。兹以湿胜而脾胃失于健运，不能渗化，方从猪苓汤加减，以藿、朴、香附，玫瑰等味，芳香燥湿，二苓、泽泻健脾佐运，半夏、左金和胃宽胸，腹皮、滑石泄湿利溲。前后二方，大旨相同，即古人所谓利小便即是实大便之意。

某，据述胃纳稍增，便泻稀水，缘水湿并归阳明，宜分利为稳。茯苓（三钱）、大腹皮（三钱）、原砂仁（七分）、石莲子（三钱）、泽泻（三钱）、猪苓（钱半）、绿萼梅（钱半）、通草（钱半）、江西术（一钱）、新会皮（钱半）、生白芍（钱半）清煎四帖。介按：湿归阳明而为泄泻，治以五苓散加减，洵是对症之妙剂。

遗风庞，舌黄滑，脉弦濡，便利腹痛，此属湿热，宜治防痢。（六月初九日）广藿香（二钱）、焦六曲（四钱）、青木香（七分）、大腹皮（三钱）、六一散（三钱）、炒川连（五分）、炒枳壳（钱半）、新会皮（钱半）、川朴（一钱）、猪苓（钱半）、通草（钱半）清煎三帖。介按：湿热薄于肠胃，阻遏气机，而致太阴失健运，厥阴失疏泄，湿蒸热郁，传导失其常度，而便利腹痛。清热导气以渗湿，则诸恙自愈。

朱墅杨（妇），木克土便泻腹满，脉沉涩，舌黄，心泛欲呕，癸涩，宜防腹胀。（六月二十日）藿香（二钱）、大腹皮（三钱）、新会皮（钱半）、川楝子（三钱）、左金丸（八分）、茯苓（四钱）、扁豆衣（三钱）、玫瑰花（五朵）、佩兰（钱半）、通草（钱半）、香附（钱半）清煎三帖。介按：冲隶阳明，厥阴对峙，今因肝病犯胃，则心泛欲呕，乘脾则便泻腹满，冲脉既被肝逆犯胃而受影响，则癸水难以应期而至。故治以苦辛泄降，俾肝逆稍平，胃气渐和，则诸恙自退。

《丛桂草堂医案·卷一》

王姓妇年五十余，夏间陡患泄泻，暴注下迫，一日夜二十余次，发热口渴，胸闷腹痛，舌苔黄腻，脉数溲热，盖暑湿蕴伏，肠胃中兼有宿滞，火性急速，故暴注下迫也，病者闻之叹曰：真名医也。今年家中因财政困难，故将楼下房屋，赁租与人，自居楼上，讵知亢热非常。自知受暑云云，遂用黄芩汤加连翘、苡仁、六一散、佩兰、枳壳。一剂热退利减，二剂全愈。

《丛桂草堂医案·卷四》

赵姓妇年近四旬，禀质素弱。春间患怔忡不寐，自服人乳二十日始愈。夏间复病，每日午后发热，身困胸闷作恶，不思饮食，泄泻。自用元参、麦冬、山栀、桔梗、薄荷、甘草等药，热愈甚。延予诊治，右脉弦数，舌苔白腻，小便热。予谓此湿温病，最忌滋腻之药，虽体质素衰，亦不宜用补药，当先治病。特方法宜和平，而不可用重剂耳。遂拟方用黄芩一钱五分，苡仁、滑石、青蒿各三钱，佩兰一钱，蔻仁、通草各六分，橘皮五分，接服两剂。热退泻减，但胸次作痛，怔忡复作，手麻不寐，脉转缓小，咳嗽，舌尖红，中苔薄腻。遂改用蔻仁六分，木香、佛手各八分，枣仁、柏子仁、茯神、茯苓各三钱，佩兰一钱，枇杷叶一片，两剂诸恙全退，能进饮食矣。

《临证指南医案·卷六·泄泻》

周，因长夏湿热，食物失调。所谓湿多成五泄也。先用胃苓汤分利阴阳。（暑湿热）胃苓汤去甘草。

温，长夏湿胜为泻，腹鸣溺少，腑阳不司分利，先宜导湿和中，胃苓汤。

又，向年阴分伤及阳位，每有腹满便溏，长夏入秋，常有滞下。此中焦气分积弱，水谷之气易于聚湿，或口鼻触入秽邪，遂令脾胃不和。是夏秋调摄最宜加意，拟夏秋应用方备采。天暖气蒸，南方最有中痧痞胀诸恙，未受病前，心怀疑虑。即饮芳香正气之属，毋令邪入为第一义。藿香梗、白蔻仁、橘红、桔梗、杏仁、郁金、降香、厚朴。夏至后，热胜湿蒸，气伤神倦，用东垣益气汤。若汗出口渴，兼生脉散敛液。

**泄
泻**

某，秋暑秽浊，气从吸入，寒热如疟。上咳痰，下洞泄，三焦蔓延，小水短赤。议芳香辟秽，分利渗湿。藿香、厚朴、广皮、茯苓块、甘草、猪苓、泽泻、木瓜、滑石、檀香汁。

又，进药稍缓，所言秽浊，非臆说矣。其阴茎囊肿，是湿热甚而下坠入腑，与方书茎款症有间。议河间法。厚朴、杏仁、滑石、寒水石、石膏、猪苓、泽泻、丝瓜叶。

某，阴疟久伤成损，俯不能卧，脊强，脉垂，足跗浮肿，乃督脉不用，渐至伛偻废疾。近日暑湿内侵泄泻，先宜分利和中。厚朴、藿香、广皮、茯苓、泽泻、木瓜、炒扁豆、炒楂肉、炒砂仁。

蔡（二一），气短少续为虚，近日腹中不和，泄泻暑伤，先以清暑和脾，预防滞下。厚朴、广皮、炙草、茯苓、泽泻、炒扁豆、麦芽、木瓜、炒楂肉、砂仁。

又，香砂异功散。

叶（五七），平素操持积劳，五志之火易燃，上则鼻窍堵塞，下有肛痔肠红，冬春温邪，是阳气发越，邪气乘虚内伏。夫所伏之邪，非比暴感发散可解。况兼劳倦内伤之体，病经九十日来，足跗日肿，大便日行五六次，其形黏腻，其色黄赤紫滞，小便不利，必随大便而稍通。此肾关枢机已废，二肠阴阳失司。所进水谷，脾胃不主运行，酿湿坠下，转为瘀腐之形。正当土旺入夏，脾胃主气。此湿热内淫，由乎脾肾日伤，不得明理之医，一误再误，必致变现腹满矣。夫左脉之缓涩，是久病阴阳之损，是合理也。而右脉弦大，岂是有余形质之滞。即仲景所云，弦为胃减，大则病进。亦由阳明脉络渐弛，肿自下日上之义，守中治中，有妨食滋满之弊。大旨中宜运通，下宜分利，必得小溲自利，腑气开阖，始有转机。若再延绵月余，夏至阴生，便难力挽矣。四苓加椒目、厚朴、益智、广皮白。

又，服分消方法五日，泻减溺通，足跗浮肿未消。要知脾胃久困，湿热滞浊，无以运行，所进水谷，其气蒸变为湿，湿胜多成五泻。欲使湿去，必利小便。然渗利太过，望六年岁之人，又当虑及下焦。久病入夏，正脾胃司令时候，脾脏宜补则健，胃腑宜疏自清。扶正气，驱湿热，乃消补兼施治去。晚服资生丸炒米汤送下。（早服）人参、广皮、防己、厚朴、茯苓、生术、泽泻、神曲、黄连、吴萸。

朱，口腹不慎，湿热内起，泄泻复至。此湿多成五泄，气泻则腹胀矣。（湿热）人参、茅术、川连、黄芩、白芍、广皮、茯苓、泽泻、楂肉。

陈，脉缓大，腹痛泄泻，小溲不利。此水谷内因之湿，郁蒸肠胃，致清浊不分，若不清理分消，延为积聚黏腻滞下。议用芩芍汤。淡黄芩、生白芍、广皮、厚朴、藿香、茯苓、猪苓、泽泻。

张，脉缓涩，腹满，痛泻不爽。气郁滞久，湿凝在肠。用丹溪小温中丸。针砂、小川连、苍术、白术、香附、半夏、广皮、青皮、神曲浆丸。

程，诊脉肝部独大，脾胃缓弱，平昔纳谷甚少，而精神颇好，其先天充旺不待言矣。目今水泻，少腹满胀。少腹为厥阴肝位，由阴阳不分，浊踞于下，致肝失疏泄。当以五苓散导水利湿，仿古急开支河之法。

黄（九岁），久泻兼发疮痍，是湿胜热郁。苦寒必佐风药，合乎东垣脾宜升、胃宜降之旨。人参、川连、黄柏、广皮、炙草、生於术、羌活、防风、升麻、柴胡、神曲、麦芽。

朱（三四），形瘦尖长，木火体质。自上年泄泻，累用脾胃药不效，此阴水素亏，酒食水谷之湿下坠，阴弱不能包涵所致。宜苦味坚阴，淡渗胜湿。炒川连、炒黄柏、厚朴、广皮白、茯苓、猪苓、泽泻、炒楂肉。

陈，寒湿已变热郁，六腑为窒为泻。生台术、厚朴、广皮、白茯苓、益智仁、木瓜、茵陈、泽泻。

某（三三），酒湿内聚痰饮。余湿下注五泄。常用一味茅术丸。炒半夏、茯苓、苡仁、刺蒺藜、新会皮。

王（氏），头胀，喜冷饮，咳呕心中胀，泄泻不爽，此为中暑。故止涩血药更甚，舌色白。议清上焦气分。（中暑）石膏、淡黄芩、炒半夏、橘红、厚朴、杏仁。

王（二七），自春徂冬，泻白积。至今腹痛，小水不利。想食物非宜，脾胃水寒偏注大肠，当分其势以导太阳，胃苓汤主之（中阳湿滞）。

胡（二三），三疟劫截不效，必是阴脏受病。衄血热渴，食入不化痛泻，二者相反。思病延已久，食物无忌，病中勉强进食，不能充长精神，即为滞浊阻痹。先以胀泻调理，不必以疟相混。草果、厚朴、陈皮、木香、茯苓皮、腹皮、猪苓、泽泻。

郁（四八），经营劳心，纳食违时，饥饱劳伤，脾胃受病，脾失运化。夜属阴晦，至天明洞泻黏腻，食物不喜。脾弱，恶食柔浊之味。五苓通膀胱分泄，湿气已走前阴之窍，用之小效。东垣谓中气不足，溲便乃变，阳不运行，湿多成五泄矣。人参、生白术、茯苓、炙草、炮姜、肉桂。

某（五八），形寒便泻，舌白。厚朴、广皮、半夏、茯苓皮、桂枝木、生姜。

程（氏），寒湿腹痛，恶心泄泻。（寒湿）厚朴、藿香梗、益智仁、广皮、炒茅术、煨木香、茯苓、泽泻。

吴（氏），寒凝胃阳，腹痛泄泻。草果、厚朴、茅术、广皮、吴萸、炒楂肉。

程（氏），泻后腹膨。人参、生益智、炮姜、茯苓、厚朴、广皮、砂仁。

陆（妪），气滞为胀，湿郁为泻，主以分消。炒厚朴、大腹皮、茯苓、泽泻、煨益智、广皮、炒楂肉。

某（氏），雨湿凉气，乘于脾胃，泄泻之后。腹膨减食，宜健中运湿。焦白术炭、厚朴、广皮、生谷芽、炒扁豆、木瓜、茯苓、泽泻。

程（女），湿郁脾阳，腹满，肢冷泄泻。四苓散加厚朴广皮。

邹（妪），湿伤泄泻，小便全少。腹满欲胀，舌白不饥。病在足太阴脾，宜温中佐以分利。生茅术、厚朴、草果、广皮、茯苓、猪苓、泽泻、炒砂仁。

又，早服真武丸，姜汤送二钱五分，一两。夜服针砂丸，开水送一钱五分，六钱。

又，人参、附子、枳实、茯苓、干姜、生白芍。

某（氏），脉沉缓，肌肉丰盛，是水土禀质。阳气少于运行，水谷聚湿，布及经络，下焦每有重着筋痛。食稍不运，便易泄泻，经水色淡，水湿交混，总以太阴脾脏调理。若不中窾，恐防胀病。人参、茯苓、白术、炙草、广皮、羌活、独活、防风、泽泻。

倪（六七），阳伤湿聚，便溏足肿。粗桂枝、生白术、木防己、茯苓、泽泻。

又，脉紧，足肿便溏，阳微湿聚，气不流畅，怕成单胀。照前方加茵陈。

又，晨泄肢肿。生白术、桂枝木、淡附子、茯苓、泽泻。

《临证指南医案·卷十·吐泻》

吴，身热。吐乳自利。温邪内扰脾胃。稚年防惊。（温邪）藿香叶、飞滑石。

王，未到周岁，热犯脾胃，呕逆下利，壮热不已。最多慢惊之变。人参、川连、黄芩、藿香梗、广皮、生白芍、乌梅。

某，暑邪犯肺，交土王用事，脾胃素弱不运。暑湿，腹鸣，泄泻，恶心，露睛。怕成慢惊。（暑湿）人参、藿香、炒厚朴、木瓜、川连、茯苓、炒扁豆、泽泻。

《王旭高临证医案·卷之二·臌胀水肿门》

沈，先泄泻而后目盲。服单方，目明而渐腹满，是脾虚木横。又服草药，寒性伤中，病成臌胀。其根已久，恐难骤效。焦白术、冬瓜皮、川朴、茯苓、陈皮、焦六曲、大腹皮、泽泻、砂仁、苡仁、陈香橼皮。

《续名医类案·卷二十七·泄泻》

一痘溺赤，溏泄如糜。肠中热则泻黄如糜，此煎爆积热也。以五苓散加车前、黄连、神曲、麦芽、山楂而愈。

萧别驾女，七岁出痘，连服保元汤，痘甚密。曰：表里俱实，虽密，顺症也，不必药。萧江西永丰人，彼处出痘，专食鸡。戒以不可食，不听，日食鸡汁，至脓将成，忽大泻，日夜五六次，所下皆清水，欲止之。曰：里气太实，正须泻耳。次日，泻益盛，视其痘饱满红润，不与药，乃怒甚。曰：保无他。或欲进肉豆蔻丸，力止之。至第三日，大泻水一行。曰：泻止矣。问故，曰：此泻饮鸡汁大多，水留薄肠胃之间，今泻者，名蓄水泻也，水尽泻自止。与四君子汤加陈皮，调理而愈。

一痘将靥，忽作泄泻，口渴饮水，小便短少，其痘胖壮红润，此内热也。用五苓散加黄芩、白芍，煎调益元散而愈。

《丁甘仁医案·卷二·泄泻案》

邬左，受寒夹湿停滞，脾胃两病，清不升而浊不降，胸闷泛恶，腹痛泄泻，苔腻脉迟。拟正气饮加减，芳香化浊，分利阴阳。藿苏梗（各一钱五分）、陈皮（一钱）、仙半夏（二钱）、制川朴（一钱）、赤苓（四钱）、大腹皮（二钱）、白蔻壳（八分）、大砂仁（八分）、六神曲（三钱）、焦楂炭（二钱）、生姜（二片）、干荷叶（一角），另纯阳正气丸（五分，吞服）。

宋右，暑湿夹滞交阻，肠胃为病，腹痛泄泻黄水，日十余次，胸闷不能纳谷，小溲短赤，口干欲饮，舌质红、苔黄，脉濡数。治宜和中分利，利小便正所以实大便也。煨葛根（二钱）、赤猪苓（各三钱）、生白术（一钱五分）、炒扁豆衣（三钱）、陈皮（一钱）、大腹皮（三钱）、六神曲（三钱）、炒车前子（三钱）、春砂壳（八分）、六一散（包，三钱）、香连丸（吞服，一钱）、干荷叶（一角）、银花炭（三钱）。

《也是山人医案·泄泻》

朱（三二），暑湿内踞。脘闷泄泻。议通三焦。藿香叶（一钱）、制半夏（一钱五分）、赤苓（三钱）、飞滑石（三钱）、木瓜（一钱）、南楂炭（一钱五分）、炒厚朴（二钱）。

姚（三五）暑邪内郁，脾胃不和，泄泻。藿香（一钱）、炒扁豆（三钱）、茯苓（三钱）、南楂炭（一钱五分）、木瓜（一钱）、泽泻（一钱）、厚朴（一钱）、广皮（一钱）、炒砂仁（五分）。

《幼科医验·卷上·泄泻》

案六：一儿，水泻不止。用五苓散加芍药、木通、广皮。

案九：一儿，水泻，身热。四苓散加木通、山楂肉、软柴胡、葛根。

案十六：一儿，水泻不止，手足冷，作泻。此暴泻损阴，防变慢惊，因尚有热伏于内，故未可骤用止泻之剂。辰砂六一散、茯苓、猪苓、焦白术、建泽泻、川连、防风、木通。

案二十一：一儿，水泻作渴，此因冷热相抟，脾胃不和，致阴阳不分。四苓散加味治之。白术、茯苓、猪苓、建泽泻、川黄连、木通、防风。

《幼科医验·卷下·腹痛》

案十七：一儿，四肢作痛，继而腹痛泄泻，而四肢痛因之以减。此湿热之邪下行矣。当以泄泻治。厚朴、陈皮、甘草、建泽泻、山楂肉、川连、白芍、槟榔、江枳实、小青皮、木通。

《徐养恬方案·卷中·一、痢疾、泄泻》

案二十八：曹，右，二十。泄泻，脉微。势防厥变。甜桂心、茯苓、福泽泻、猪苓、法半夏、冬白术、木瓜、广藿、佩兰。

《慎五堂治验录·卷四》

案一百四十八：张，左，七月初三，蓬莱镇。泄泻，脉右大左细。近日天多阴雨，《医和》云：雨淫腹疾。此之谓也。拟白沙许氏法治之。川芎（三分）、神曲（一钱半）、车前子（三钱）、豆豉（四钱）、防风根（一钱半）、茯苓（三钱）、生白术（一钱）、藿香（一钱半）、鲜荷梗（二尺，去刺）、谷芽（一两）。

《王九峰医案·中卷·泄泻》

淫雨两旬，时湿暴甚，脾肾受伤。脾属土，肾属水，水土相乱，清浊不分，大便泻，小便少。经言：谷气通于脾，雨气通于肾，湿则泄泻。拟胃苓加减，通调水道，以澄其源。枳实、川朴、山楂、陈皮、砂仁、木香、泽泻、藿香。

《王孟英医案·卷一·泻》

盛墨庄，冬患间疟。因腹胀畏寒，自服神曲姜汤，势益甚。延孟英视之曰：暑湿内伏也。以黄连、枳、朴、栀、芩、杏、贝、知、斛、旋、橘、兰草等为剂（清暑渗湿，而无燥烈之弊，洵妙方也）。芦菔煮汤煎药，三啜而瘳。

又其大令郎子槎之室，体素怯，夏间曾患久泻，多剂温补始瘳。忽发寒热，肢麻头痛，彻夜不眠，嘈杂如饥，咽喉似阻，食饮难下，汗仅出于上焦。金以为虚损将成。孟英持其脉，弦弱而数；视苔，微黄满腻。曰：暑湿时疟也，补药乌可投耶？以茹、滑、苓、连、桑叶、紫菀、银花、橘皮、冬瓜子、枇杷叶、丝瓜络等药，芦根汤煎。服数剂而痊，嗣与滋养善其后。既而子槎自上海归，亦患疟。孟英视之，暑湿夹痰也。予温胆汤数服而愈。次年春杪，厚栽竟逝。

《医验大成·泄泻章》

一人泄泻，右三部脉紧而沉，由脾土不能制湿，湿胜则濡泻也。兼之喉膈稍觉有痰，盖痰之本源于肾，痰之动主于脾，宜健脾土、和胃气、利湿邪，则津液流通，阴阳泌别，恙斯安矣。方：山药、白扁豆、藿香、茯苓、白术、木香、白蔻、桔红、砂仁。

一人饮食不调，致伤脾胃，气口脉弦。浊气在上，则生腹胀；清气在下，则生飧泄。盖飧胀，即是倒饱；飧泄，乃为饮食而泻也。《素问》云：饮食有节，起居有常，不妄作劳，则形与神俱可以却疾矣。方：米仁、车前子、石斛、茯苓、山药、泽泻、扁豆、白豆蔻、白术、山楂。

一儿久泻不止，肛门脱出，此脾土衰弱，真元下陷也。经云：实热则大便秘结，虚寒则肛门脱出。法当补脾，兼带升提，则泻自止矣。方：山药、甘草、人参、白术、茯苓、升麻、广皮、柴胡、白芍。如小便不利加车前草，虚汗加黄芪。

一老宦夏月泄泻，日数行，口渴便赤，众以为暑，用香薷饮不效。余曰：此湿气也。须用五苓散，行湿利小便。先生曰：散中用桂，得无热乎？余曰：非桂不能致津液通气也。先生曰：盍少用之？余曰：用一二分足矣。先生复减其半，服至三剂而痊。

《王乐亭指要·卷三·泄泻》

王，湿积交滞。以四苓散。泽泻、白术、茯苓、猪苓。

二、固肾止泻

《邵兰荪医案·卷三·泄泻》

某，便泻较减，脉虚，气机不和，舌滑，宜固肾止泻，理气和中。（三月十七日）熟地（三钱）、骨碎补（三钱）、炒杜仲（三钱）、炒米仁（四钱）、怀药（三钱）、茯苓（四钱）、新会皮（钱半）、玫瑰花（五朵）、芡实（三钱）、原蚕沙（一钱）、甘松（四分）清煎十帖。介按：此是脾肾兼虚为泻，故君以地黄、杜仲、骨碎补，大滋肾阴，填精补髓，臣以芡实、山药之健脾，又佐泽泻、米仁以疏水道之滞，使以芳香诸味之理气，适气机转动，则湿走而肾强脾健矣。

渔庄沈，中虚气馁，水谷酿湿，成痰作泻，左脉虚细，右弦濡，舌微黄，心肾不交，寝不成寐。宜治脾肾为主。（五月十三日）骨碎补（三钱）、夜交藤（三钱）、炒枣仁（三钱）、炒川连（五分）、炒杜仲（三钱）、怀山药（三钱）、辰砂拌茯神（四钱）、粟壳（一钱）、炒江西术（一钱）、阳春砂（一钱）、百药煎（三钱）清煎五帖。介按：雷少逸曰：昔贤云，脾为生痰之源，肺为贮痰之器。夫痰乃湿气而生，湿由脾弱而起。盖为太阳湿土，得湿则健，一被寒湿所侵，遂困顿矣。脾既困顿，焉能掌运用之权衡，则水谷之精微，悉变为痰。痰气上袭于肺，肺与大肠相为表里，其大肠固者，肺经自病而为痰嗽，其不固者，则肺病移于大肠而为痰泻矣。雷氏此言，发明痰泻之病源，已无余蕴，深堪钦佩，惟此症系是脾肾兼虚，以致水泛为痰，因大肠不固，遂移病于大肠而作泻。且以心不藏神，阳不交阴而不寐，故其治法，于固肾健脾之中，参用安神涩肠之品。

《丛桂草堂医案·卷一》

卢谷山年近六旬，患泄泻，由夏炳如先生介绍邀诊。脉息小弱，两手俱冷，精神疲倦。此脾胃气虚，阳气衰弱之病，乃用理中汤加山药、木香。接服两剂，精神较好，能进饮食，原方加肉桂四分，枸杞子二钱。又服二剂，手稍转温，泄泻已止。但头眩殊甚。原方去姜、桂，加熟地，接服三日，头眩较减，而手仍冷。复于原方中加鹿角胶、黄芪，服两剂后，精神殊觉爽健，惟手终不暖。盖高年真火已衰，非旦夕所能奏功，乃嘱购鹿茸半具，研末，每日服五厘，用高鹿参三钱煎汤和服。卢君遂托友在泸购办参茸，如法服之，半月后返闽，今年春间。卢君复来镇江，言鹿茸甚有效，现在精神甚好，而手亦转温，今担任赖大有皮丝烟号经理云云。大凡积虚之病，皆须悠久成功，而尤必藉血肉有情之品，始易奏效。鹿性纯阳，能补人身阳气，茸生于首，兼能补脑，故有此特效也。

《临证指南医案·卷六·泄泻》

马（四一），饮酒少谷，中气久虚，晨泄，下部冷。肾阳脾阳两惫，知饥少纳，法当理阳。酒客性不喜甘腻滋柔之药。（脾肾阳虚）茯苓、覆盆子、生益智、炒菟丝饼、补骨脂、芡实。

朱（四十），酒湿内困，脾肾阳虚。用黑地黄丸蒸饼水煮和丸。

徐（五九），晨泄病在肾，少腹有瘕，亦是阴邪。若食荤腥厚味，病即顿发，乃阳气积衰。

议用四神丸。

席（五四），阴疟初愈，不慎食物，清阳既微，健运失司，肠胃气滞，遂为洞泄。且足跗微肿，虑其腹笥欲满。夏季脾胃主令，尤宜淡薄，药以通阳为先，平时脾肾两治。胃苓汤去白术、甘草，接服黑地黄丸去五味。

朱（四一），久泻无有不伤肾者。食减不化，阳不用事。八味肾气。乃从阴引阳，宜乎少效，议与升阳。鹿茸、人参、阳起石、茯苓、炮附子、淡干姜。

又，久泻必从脾肾主治。但痛利必有黏积，小溲短缩不爽，温补不应。议通腑气。厚朴、广皮、茯苓、猪苓、泽泻、川连、煨木香、炒山楂、炒神曲。

僧（五五），瘕泄一年，食减腹鸣属脾肾阳衰，近腹中微痛，兼理气滞。用陈无择三神丸。

某，背部牵掣入胁，晨泻。苓桂术甘去甘加鹿角姜枣。

龚（五二），诊脉两关缓弱，尺动下垂，早晨未食，心下懊憹，纳谷仍不易化，盖脾阳微。中焦聚湿则少运，肾阴衰，固摄失司为瘕泄。是中宜旋则运，下宜封乃藏。是医药至理。议早进治中法，夕用四神丸。

高（氏），经来腹膨，脐脊酸垂，自秋季泄泻不已，脘痞妨食。用济生丸不应。鹿角霜、炒菟丝饼、生杜仲、淡苁蓉、茯苓、沙苑、焦归身、炒黑小茴。

泄
泻

陈（氏），产育十五胎，下元气少固摄，晨泄。自古治肾阳自下涵蒸，脾阳始得运变，王氏以食下不化为无阳，凡腥腻沉着之物当忌。早用四神丸，晚服理中去术、草，加益智、木瓜、砂仁。

张（妪），泄泻，脾肾虚，得食胀。人参、炒菟丝子、炒黄干姜、茯苓、煨益智、木瓜。

某，泻五十日，腹鸣渴饮，溲溺不利，畏寒形倦，寐醒汗出。用温中平木法。人参、胡芦巴、炮姜、茯苓、诃子皮、附子、粟壳。

某，脾肾不摄，五更泻。巴戟、菟丝子、五味、补骨脂、芡实、建莲、山药、炙草。

某，久泻，脉虚。人参、五味、禹余粮石。

张（氏），产后不复，腹疼瘕泻。炒菟丝饼、鹿角霜、生杜仲、淡补骨脂、炒黑小茴、炒杞子、茯苓。

顾（氏），阅病原，是劳损。自三阴及于奇经，第腹中气升胃痛。暨有形动触，冲任脉乏，守补则滞，凉润则滑，漏疡久泻寒热，最为吃紧。先固摄下焦为治。人参、炒菟丝饼、芡实、湖莲、茯神、赤石脂。

某，肾虚瘕泄。炒香菟丝子、生杜仲、炒焦补骨脂、茴香、云茯苓。

又，阳微，子后腹鸣，前方瘕泄已止。人参、炒菟丝子、炒补骨脂、湖莲肉、芡实、茯苓。

顾，脾肾瘕泄，腹膨肢肿，久病大虚。议通补中下之阳。人参、川熟附、茯苓、泽泻、炒黄干姜。

某，肾虚瘕泄，乃下焦不摄，纯刚恐伤阴液，以肾恶燥也。早服震灵丹二十丸，晚间米饮汤调服参苓白术散二钱，二药服十二日。

《续名医类案·卷二十五·产后·泄泻》

陆养愚治臧舜田内人，脾胃素常不实，产后因怒，大便泄泻。或以胃苓汤加归、芍投之，势日甚，且汗出气喘，脉气散大。或谓此非产后泄泻所宜，宜勿药。陆曰：脉虽大，而按之不甚空，尚有一二分生意。用人参理中汤加诃子、肉果。已煎矣，忽传人事已不省，再诊之，浮按虚数，沉按如丝，手足逆厥。或谓今夜决不能延，乃辞去。陆令前药急以加附子一钱，一剂汗止泻减，再剂病减七分。去附子加归、芍，数剂起。

王儋如治一产妇，弥月泻，年余不愈，六脉沉迟，此元气下陷，寒湿太甚症也。然汤药犹湿也，以湿治湿可乎？遂用参、芪、苓、术、肉蔻、升麻、防风、甘草，用猪肚一枚，入莲肉一斤，好酒煮烂，捣和为丸，日进而安。

陈三农治一妇，产后滑泄，勺水粒米不容，即时泻下，半月余矣，六脉濡而弱，此产时劳力伤脾也。若用汤药，恐滋胃湿，遂以参苓白术散加肉桂、生姜、枣肉为丸，服愈。（雄按：今秋石北涯仲媳，胎前患泄泻，娩后泻如漏水，不分遍数，恶露不行，专科束手。余视其脉，左弦数，右大而不空，口苦不饥，小溲全无，以白头翁汤合伏龙肝丸治之，一剂而减，三啜而瘳。）

薛立斋治一产妇，大便不实，饮食少思，五更或清晨遗屎，此中气虚寒，脾肾不足，用补中益气送四神丸而痊。

张子和治李德卿妻，因产后病泄年余，四肢瘦乏，皆断为死症。张曰：两手脉皆微小，乃利病之生脉，况洞泄属肝经，肝木克土而成。此病亦是肠澼，澼者，肠中有积水也。先以舟车丸四十五粒，又以无忧散三四钱，下四五行。又进导饮丸，渴则调以五苓散，再与胃风汤调之，半月而能行，一月而安健。

《古今医案按·卷二·泄泻》

又治一人泻利不止，腹鸣如雷，不敢冷坐，坐则下注如倾。诸医例断为寒证，姜、桂、丁香、豆蔻；及枯矾、龙骨之类，靡不遍服。兼以燔针灼艾，迁延将二十载。戴人诊之，曰：两寸脉皆滑，余不以为寒。然其所以寒者水也，以茶调散涌寒水五七升，无忧散泄积水数十行，乃通因通用之法也。次以五苓散淡剂渗利之，又以甘露散止渴，不数日而全愈。震按：久泻治以吐法尚可学，吐后复用大下，不敢学。及观项彦章治南台治书郭公，久患泄泻，恶寒，日卧密室，以毡蒙首，炽炭助之，皆作沉寒痼冷治，不效。项曰：公之六脉，浮濡且微数。濡者湿也，数者脾有伏火也。病由湿热，而且加之以热剂，非苦寒逐之不可。乃先用羌活、升、柴、泽泻以升阳散火，继以神芎丸下之。即去毡及炭而愈，此正善学子和者。

《白云集》曰：黄子厚者，江西人也，精医术。邻郡一富翁，病泄泻弥年，礼致子厚诊疗，浃旬莫效。子厚曰：予未得其说。求归。一日读《易》至乾卦天行健。朱子有曰：天之气运转不息，故阁得地在中间，如人弄碗珠，只运动不住，故在空中不坠，少有息则坠矣。因悟向者富翁之病，乃气不能举，为下脱也，又作字持水滴吸水。初以大指按滴上窍，则水满筒，放其按则水下溜无余。乃豁悟曰：吾可治翁证矣。即治装往。以艾灸百会穴三四十壮，泄泻止矣。《医说会编》注曰：百会属督脉，居顶颠，为天之中，是主一身之气者，元气下脱，脾胃无凭，所以泄泻，是谓阁不得地。经云：下者上之。所以灸百会愈者，使天之气复健行，而脾土得以凭之耳，《铜人经》谓百会灸脱肛，其义一也。震按：仲景《伤寒论》曰：少阴病，下利，脉微涩，呕而汗出，必数更衣，反少者，当温其上，灸之。上字即指百会穴也，何待黄子厚始悟耶。及读《资生经》曰：旧传有人年老而颜如童子者，盖每岁以鼠粪灸脐中神阙穴一壮故也。予尝久患溏利，一夕灸三七壮，则次日不如厕。连数夕灸，则数日不如厕，足见经言主泄利不止之验，是又与灸百会穴同一捷法。又张子和，山东杨先生者，治府主洞泄不已，杨虽对病人，却与众人谈日月星辰缠度，及风云雷雨之变，自辰至未，病者听之而忘其圊。杨尝曰：治洞泄不已之人，先问其所慧之事，好棋者与之棋，好乐者与之笙笛，勿辍。是又于服药灸火之外，添一巧法。盖脾主信，泻久则以泻为信。使忘其圊，则失其泻之信而泻可止矣。

丹溪云：叔祖年七十，禀甚壮，形甚瘦。夏末患泻利，至秋深，百方不效，病虽久而神不悴，小便涩少而不赤，两手脉俱涩而颇弦，自言膈微闷，食亦减。此必多年沉积，僻在肠胃。询其平生喜食何物，曰：我喜食鲤鱼，三年无一日缺。予曰：积痰在肺，肺为大肠之藏，宜大肠之不固也，当与澄其源则流自清，以茱萸、青葱、陈皮、苜蓿根、生姜煎浓汤，和以沙糖，饮一碗许，自以指探喉中，至半时，吐痰半升许如胶，是夜减半，次早又饮，又吐痰半升而利止，又与平胃散加白术、黄连，旬日十余帖而安。

又治一老人，右手风挛多年，九月内泄泻，百药不效，右手脉浮大洪数，此太阴经有积痰，肺气壅遏，不能下降，则大肠虚而作泻，当治上焦，用萝卜子擂和为浆水探之，吐大块胶痰碗许，随安。

一富儿面黄，善哎易饥，非肉不食，泄泻一月，脉大，以为湿热，当困而食少，今反形健而食多，不渴，此必疳虫也。验其大便果有蛔，治虫而愈，次年夏初，复泻，不痛而口干，朱曰：昔治虫而不治甜故也，以去疳热之药，白术汤下，三日而愈，后用白术为君，芍药为臣，川芎、陈皮、黄连、胡黄连，佐芦荟为丸，白术汤下，禁肉与甜，防其再举。

一人性狡躁，素患下疳疮，或作或止，夏初患自利，膈微闷，医与理中汤，闷厥而苏，脉涩，重取略弦数，朱曰：此下疳之深重者。与当归龙荟丸去麝，四帖而利减，又与小柴胡去半夏，加黄连、白芍、川芎、生姜，数帖而愈。震按：丹溪四案，其吐法犹为子和所常用，而一究其嗜食之何物，一凭其右脉之洪数，灼见为积痰在肺，然后用吐，吐药亦复不同，较之子和不辨寒热虚实，总与吐下者，谁圣谁狂，至于治虫疳，治下疳，其巧更难及，吕沧洲治帅府从事帖木失尔，病下利完谷，众医咸谓洞泄寒中，日服四逆理中辈，弥剧。吕诊其脉，两尺寸俱弦大，右关浮于左关一倍，其目外眦如草滋，盖知肝风传脾，因成飧泄，非脏寒所致，饮以小续命汤，损麻黄加术三五升，利止，续命非止利药，饮不终剂而利止者，以从本治故也。震按：此条与张子和治赵明之条似同而不同，彼为外风所伤，此则内风相传，治虽仿佛，义有分别也。又沧洲治御史王彦芳内飧泄弥年，当秋半，脉双弦而浮，乃曰：夫人之病，盖由惊风，非饮食劳倦所致也。以肝主惊，故虚风自甚，因乘脾而成泻，当金气正隆尚尔，至明春则病将益加。夫人自述因失铜符而惊惧，由是疾作。乃用黄犍牛肝，和以攻风健脾之剂，逾月泻止，是又内风一种也。

滑伯仁治一人，暑月泄泻，小便赤，四肢疲困不欲举，自汗，微热口渴，且素羸瘠，医以虚劳，将峻补之，伯仁诊视六脉虚微。曰：此东垣所谓夏月中暑，饮食劳倦，法宜服清暑益气汤。投二剂而病如失。震按：自汗微热口渴溺赤，在暑月自属中暑形象，四肢困倦不欲举，固虚也，亦即暑伤气也，法本宜补而峻补，则暑不能清，仍未入彀，故清暑益气汤效最速。

汪石山治一人，于幼时误服毒药，泄痢，复伤食，大泻不止，后虽能食，不作肌肤，每至六七月，遇服毒之时，痛泻复作，善饥多食，胸膈似冷，夜间发热，嗜卧懒语，闻淫欲言，阳举心动，惊悸盗汗，喉中有痰，小便不利，大便或结或溏，过食则呕吐泄泻，脉皆濡弱而缓，右脉略大，犹觉弱也，次日左脉三五不调，或二三至缓，三五至快，右脉如旧缓弱，其左脉不调者，必动欲以摇其精也，其右脉缓弱者，由于毒药损其脾也，理宜固肾养脾，遂以参、术、茯苓、芍药、黄芪、麦冬各一钱，归身、泽泻各七分，知、柏、山楂各六分，煎服而安。震按：此条脉甚奇，论脉亦奇，可以广学者之见。

程明佑治一人，下泄，勺水粒米不纳，服汤药即呕，程诊之曰：病得之饮酒，脾恶湿，汤药滋湿矣。以参、苓、白术和粳米为糕食之，病旋已，所以知其病得之饮酒过多者，切其脉濡缓而弱，脾伤于湿也。震按：濡缓而弱是虚脉，亦是湿脉，参、苓、术作糕代汤，补虚不助湿，与后之晚食前进热药，同一巧思。

薛立斋治钱可久，善饮，面赤痰盛，大便不实，此肠胃湿痰壅滞，用二陈、芩、连、山栀、枳实、干葛、泽泻、升麻一剂，吐痰甚多，大便始实。此后，日以黄连三钱，泡汤饮之而安，但如此禀厚不多耳。震按：此条重在如此禀厚不多句，而日以黄连三钱泡汤饮，又当知如此治法亦殊少。

又一人年六十，面带赤色，吐痰口干，或时作泻，春谓立斋曰：仆之证或以为脾经湿热痰火作泻，率用二陈、黄连、枳实、神曲、麦芽、白术、柴胡之类不应，何也？薛诊之，左关弦紧，肾水不能生肝木也，右关弦大，肝木乘脾土也，此乃脾肾亏损，不能生克制化，当滋化源，不信，薛谓人曰：此翁不久，当损于痢矣。次年果患痢殁。震按：左关弦紧，右关弦大，浅见者不过平肝清湿热而已，服之不应，不能解其何以不应也。院使此案，可作暗室一灯。

江应宿治黄水部新阳公，患脾肾泄十余年，五鼓初，必腹痛，数如厕，至辰刻，共四度，巳午腹微痛而泄，凡七八度，日以为常，食少倦怠嗜卧，诊得右关滑数，左尺微弦无力，此肾虚而脾中有积热也，投黄连枳实丸，腹痛渐除，渐至天明而起，更与四神丸、八味丸，滋其化源，半年饮食倍进而泄愈。震按：此条本虚标实，又是一格局，先清后温，却是正法。

【附】有人每日早起，必大泻一行，或时腹痛，或不痛，空心服热药，亦无效，后一医令于晚食前，更进热药，遂安，盖热药服于清晨，至晚药力已过，一夜阴气，何以敌之，晚间再进热药，则一夜热药在腹，足以胜阴气矣，此可为用热药者又辟一法。

一人久患泄泻，以暖药补脾，及分利小水诸法，不应，一医诊之，心脉独弱，乃以益心气药，兼补脾药服之，遂愈，盖心火能生脾土，又于命门火生脾土之外，另伸一义也。

宋徽宗食冰太过，病脾疾，国医不效，召杨介，进大理中丸。上曰：服之屡矣。介曰：疾因食冰，臣请以冰煎此药，是治受病之源也。果愈。震按：此又于诸法之外，另伸一义，颖悟者可以触类旁通。

李士材治闽人张仲辉，素纵饮，又喜啖瓜果，忽患大泻，诸用分利燥湿者俱不效，李诊其六脉皆浮，乃引经言春伤于风，夏生飧泄，用麻黄三钱，参、术各二钱，甘草、升麻各一钱，取大汗而愈。震按：此即效戴人治赵明之之法，而加参、术，尤为稳当。

缪仲淳曰：金坛庄敛之，素壮实，善啖，仲夏忽患泄泻，一应药粥蔬菜入喉，觉如针刺，下咽即辣，因而满腹绞辣，随觉腹中有气，先从左升，次即右升，氤氲遍腹，即欲如厕，弹响大泄，肛门恍如火灼，一阵甫毕，一阵继之，更番转厕，逾时方得离厕，所泻俱清水盈器，白脂上浮，药粥及蔬菜俱不化而出，甚至梦中大遗，了不收摄。诸医或云停滞，或云受暑，或云中寒，百药杂投，竟如沃石，约月余，大肉尽脱，束手待毙。予往诊之，脉洪大且数，知其为火热所生病，用川黄连三钱，白芍五钱，茯苓、扁豆、石斛、车前各三钱，橘红二钱，炙甘草一钱，煎成，将井水澄冷，加童便一杯，药甫入喉，恍如饮薄荷汁，隐隐沁入心脾，腹中别成一清凉世界，遂卧达旦，洞泻顿止，连服三剂，大便已实，前泄时药粥等物，凡温者下咽，腹中遂觉气升，即欲大解，一切俱以冷进方快，至是觉恶心畏冷，旋易以温，始相安。余曰：此火退之征也，前方加人参二钱五分，黄芪三钱，莲肉四十粒，红曲一钱五分，升麻五分，黄连减半，五六剂后，去升麻，又服三十余剂，泻已久止，而脾气困顿，不知饥饱，且稍饮茶汤，觉肠满急胀，如欲寸裂。余曰：大泻之后，是下多亡阴也，法宜用补，倘此时轻听盲师，以香燥取快暂时，元气受伤，必致变成膨胀而不救矣，为定丸方，熟地黄八两，萸肉、山药、人参、黄芪各五两，牛膝、五味子、白芍各六两，炙甘草一两，紫河车二具，蜜丸，空心饥时各一服，而日令进前煎方，敛之相信甚力，坚守二方，服几三年，脾胃始知饥而嗜食，四体亦渐丰矣，其病初平后，予劝其绝欲年余，敛之因出妾，得尽发家人阴谋，乃知向之暴泻，由中巴豆毒，本草中巴豆毒者，黄连冷水解之，余方恰与暗合，向使如俗医所疑停滞受寒中暑法治之，何啻千里，即信为是火，而时师所投黄连，不过七八分至钱许止矣，况一月之泻，未有不疑为虚寒者，敢用黄连至四钱乎，始知察脉施治，贵在神而明之也。

【附】仲淳曰：余治敛之泻止后，恐其元气下陷，急宜升举，用升麻以提之，初不知其为中毒也，乃因用升麻太早，致浊气混于上焦，胸中时觉似辣非辣，似嘈非嘈，迷闷之状，不可名状，有时滴酒入腹，或啖一切果物稍辛温者，更冤苦不胜。庄一生曰：此病在上焦，汤液入口即下注，恐未易奏功，宜以噙化丸治之。用贝母五钱，苦参一两，真龙脑薄荷叶二钱，沉香四钱，人参五钱，为末，蜜丸如弹子大，午食后临卧时各噙化一丸，甫四丸，胸中恍如有物推下，三年所苦，一朝若失。震按：此条初时用冷药冷服，人犹可及，至不知饥饱胀满欲裂，不用六君五皮，竟以熟地、萸肉、参、芪、五味、河车填补，断不可及，庄一生之噙化丸，亦未易及也。

孙一奎治溧水令君吴涌澜夫人，每五更倒饱，必泻一次，腹常作胀，间亦痛，脉两手寸关洪滑，两尺沉伏，孙曰：此肠胃中有食积痰饮也。乃与总管丸三钱，生姜汤送下，大便虽行，不甚顺利，又以神授香连丸和之，外用滑石、甘草、木香、枳壳、山楂、陈皮、白芍、酒连，调理

泄泻

而安。

吴九宜每早晨腹痛泄泻者半年，粪色青，腹膨脝，人皆认为脾肾泄也，为灸关元三十壮，服补脾肾之药，皆不效，自亦知医，谓其尺寸俱无脉，惟两关沉滑，大以为忧，恐泻久而六脉将绝也，东宿诊之，曰君无忧，此中焦食积痰泄也，积胶于中，故尺寸脉隐伏不见，法当下去其积，诸公用补，谬矣，渠谓敢下耶。孙曰：何伤，《素问》云：有故无殒，亦无殒也。若不乘时，久则元气愈弱，再下难矣，以丹溪保和丸二钱，加备急丸三粒，五更服之，已刻下稠积半桶，胀痛随愈，次日六脉齐见，再以东垣木香化滞丸调理而安。震按：二条亦皆通因通用之法，但总管丸合神授香连丸为一路，保和丸加备急丸为一路，要看其对证投药处，又二证皆不以参、术调理，次案更以木香化滞丸调理，是即神明于规矩之外者。

喻嘉言治陈彦质下利证，因旧患肠风下血，近三十年，体肥身健，不以为意，一冬忽然下血数斗，盖谋虑忧郁，过伤肝脾耳，延至春月，血尽而下尘水，水尽而去肠垢，纳食不化，直出如箭，肛脱三五寸，昼夜下利二十余行，面色浮肿，唇焦口干鼻煤，咸云不治，喻独以为有五可治，乃曰：若果阴血脱尽，当目盲无所视，今双眸尚炯，是所脱者，下焦之阴，而上焦之阴犹存也，一也；若果阳气脱尽，当魄汗淋漓，目前无非鬼像，今汗出不过偶有，而见鬼亦止二次，是所脱者，脾中之阳，而他脏之阳犹存也，二也；胃中尚能容谷些少，未显呕吐哕逆之证，则相连脏腑，未至交绝，三也；夜间虽艰于睡，然交睫时亦多，更不见有发热之候，四也；脉已虚软无力，而激之间亦鼓指，是禀受原丰，不易摧朽，五也。但脾脏大伤，阳陷入阴，故大股热气从肛门泄出，如火之烙，则阳气去绝不远耳，生死大关，全于脾中之阳气复与不复定之，阳气渐复，则食可渐化，而肛亦渐收，泄亦渐止矣，用药惟参、术之无陂，复气即寓生血，祗嫌才入胃中，即从肠出。乃先以人参汤调赤石脂末服之，稍安，次以人参、白术、赤石脂、禹余粮为丸，服之全愈。

少司马李萍槎，食饮素约，三日始更一衣，偶因大便后，寒热发作有时，颇似外感，其实内伤，非感也。缘素艰大便，努挣伤气，故便出则阴乘于阳而寒。顷之少定，则阳复胜阴而热也，若果外感之寒热，何必大便后始然耶，医者先治外感不应，谓为湿热，而用滑利之药驱导之，致向来燥结者，转变肠澼，便出急如箭，肛门热如烙，又用滑石、木通、苓、泻等，冀分利小水以止泄，不知阴虚，自致泉竭，小便从何得来，于是食入不能停留，即从下注，将肠中之垢，暗行驱下，其臭甚腥，色白如脓，虽大服人参，而下空反致上壅，胸膈不舒，喉间顽痰窒塞，口燥咽干，彻夜不寐，一切食物，惟味薄质轻者，胃中始爱而受之，久久阴从泻伤，阳从汗伤，两寸脉浮而空，阳气越于上也，关尺脉微而细，阴气越于下也，阴阳不相维，附势趋不返矣，议用四君子汤为补脾胃之正药，去茯苓以其淡渗恐伤阴也，加山茱萸以收肝气之散，五味子以收肾气之散，宣木瓜以收胃气之散，白芍药以收脾气及脏气之散，合之参、术之补，甘草之缓，再佐升麻之升，俾元气下者上而上者下，团聚于中不散，斯脉不至上盛，腹不至雷鸣，污不至淋漓，肛不至火热，庶饮食可加，便泄渐止，是收气之散，为吃紧关头。故取四味重复，借其专力，又须大剂药料煎浓膏，调余粮、赤石脂二末频服，缓咽为佳。古云：下焦有病人难会。须用余粮、赤石脂。盖肠胃之空，非二味不填，肠垢已去，非二味不复其黏着之性。又况误以石之滑者伤之，必以石之涩者救之，尤有同气相求之义耶。震按：二条以补救虚，以涩固脱，乃治久利之旧法，次案大剂酸收，则新法也。

周慎斋治一人常脐痛，痛则大便泄，此脾虚肾水上泛，以下犯上，寒在肾也，宜温肾则水安不泛，升胃气则土旺而痛不作，泻从何来，用白芷七钱，北味、鹿茸、人参、炮姜各一两，元米糊丸，白汤下。震按：此条立言简括，立方精卓，近惟叶案有云，久泻无不伤肾，食减不化，阳不用事，八味肾气，乃从阴引阳，宜乎少效，用鹿茸、人参、阳起石、茯苓、炮附子、淡干姜，可与此方并峙。

《孤鹤医案·十九·杂证案例》

案十：泄泻，素无荤血脂膏之养，脾阴先亏，土不培木，肝邪亦亢，侮其所胜，土受木克，益形困之传化矣。宜先肿而胀，后遂便泄，甚则完谷，小肠为坎之阳火，火衰不化，营卫出于脾，营不能与卫和，时觉潮热，君火衰则相火亦弱，火不化土，故便泄。右脉略促，少冲和之象；左浮濡，沉部不摄。拟方培补，参以酸辛。砂仁炒熟地（五钱）、制於术（一钱半）、潞党参（三钱）、炒枣仁（三钱）、上肉桂（四分）、归身炭（一钱半）、蝉血炒柴胡（六分）、五味子（五分）、新会皮（一钱）、茯神（三钱）、炒扁豆（三钱）、荷蒂（三枚）。

泄
泻

《孤鹤医案·十九·杂证案例》

案一百九十七：产后泄泻、产后十朝，外感寒邪，腹痛便泄，色黄，脉略浮涩。拟温理下焦。炒冬术（一钱半）、煨木香（五分）、川芎（一钱）、荆芥（一钱半）、面炒枳壳（一钱半）、山楂炭（二钱）、干荷叶（一角）、炒小朴（一钱）、炙艾绒（一钱）、炮姜（五分）、独活（一钱）、苏梗（一钱半）、白茯苓（三钱）。

《遯园医案·卷下》

安徽桐城马君铁珊之女工，年方十二岁，患温热症，大热大渴，汗出，双目红肿，口舌亦肿裂流血，头痛如劈，腹痛泄泻，臭不可闻，脉洪大而数。与大剂清瘟败毒散加减，二剂，各症稍轻，忽遍体发现红斑，仍用原方日夜进服，又四剂，十愈七八，乃去苦寒，加入甘寒等品，又数剂而始瘥，愈后半月，发肤手足爪甲俱脱，久而复生。甚矣！瘟热之毒焰，洵非轻剂所能侥幸也。

袁君友松，宁乡人，性谨愿，生平笃于自信，尝以体素羸弱，非补品不敢沾唇。仲秋时节，陡患泄泻，日数十行，继以红白，腹胀痛不可忍。适余偶过访，即挽之主方。脉之弦紧，舌苔白而湿滑。即疏胃苓汤加味。嘱其连服两剂，如疾不减，当另易方，势虽剧，幸勿乱。袁君疑药之克伐，仅煎进一杯，即谋另医。值友人问候，为其谱医道，示以方，劝其当照服两剂，徐观后效，始再进一杯，见疾未减，即用他医方，药愈乱，疾益剧；乃延谷某治之，用大剂滋补品，三日势转危急，粒米不入，体亦疲困，卧床不起，谷辞不治，云已无脉。举家惊慌绝望，为具后事，病者亦自分死矣，遂不服药。又三日，疾如故，同事皆云病虽十分危急，不可坐视，日已晏，其侄祝候君至，云家叔病曾承费心，今若此，未审可以挽救？请往视之。余曰：令叔之恙，前此开方时，已剀切言之，若听余言，必不至此。今屡弱之躯，药误几遍，阅时又久，恐无及矣。袁君曰：奉叔母命而来，不论如何，当请枉顾。余以袁氏叔侄间交情素厚，不忍卒却。诊之，脉仍露弦紧状，舌苔湿暗，自言腹中胀痛，并述前药屡误，此后请用何药，但语言间不相接续。余一一佯诺，就榻前立方示之。退就他室谓其侄曰：脉有生气，前医谓无脉者，当系误用补药而伏也，但疾呈可治，奈令叔本不知医，而性颇执，榻前之方，乃一时权宜，不欲逆病者意耳。人心为君主之官，心之所至，药气每随之而行，一逆其意，药虽对症，必缘思想而弊端丛生，此事主权全在君身，余另有真方授服，但不可令病者知耳。袁君唯唯称善。即疏《本事方》温脾汤以祛积寒，三服，痛胀顿减，稍进糜粥。嗣后或用胃苓合左金加党参，或用补中益气合左金，渐次向愈，其中权宜迁就者又五方，最后以十全大补加味进，始告示以真方，时则已能于室内自由行动矣。计自病剧以至痊愈，又历半月之久，举家感激，至登报鸣谢。人或谓余何不惮烦？答曰：枉道徇利则不可，至枉道救人，即嫂溺援手之道，圣者不之非也，又何尤焉。

机械工某之父，年近六旬，初患外感夹积，医以发散消食之品与之，寻愈矣，已而腹胀痛，泄泻不止，更数医，率用破气消耗进，疾益剧。肌冷汗出，呼吸急促，不能接续，时时登厕而无便，饮食不入，已数日矣，自分不起。其子踵门求诊，脉之，浮大而虚，舌苔灰暗湿滑，检方盈寸，殊堪喷饭。曰：此虚寒而中气下陷，再投前方，命其休矣！即授补中益气汤加乌附、干姜大剂，嘱其不避晨夜，陆续进服，四剂而瘳。

工人某，患泄泻，日数十行，医以表散温燥药进，泻略减，而咽喉痛，杂见白点，咳嗽，痰中带鲜血，身大热，汗出，遍体红斑，口干，不甚喜饮，年未三十，两人掖而求诊。脉浮数而促，舌鲜红多刺，苔微黄，小溲短赤而数。余曰：此乃秋燥症，泄泻者，肺热移于大肠，脏邪传腑，自寻出路，正是佳兆，乃反其道以行之，幸泻未全止，治节之权，尚存一线，而喉关见白而痛，咳嗽带血，则肺金受伤，已非浅鲜，及今图治，或可挽救。与大剂养阴清肺汤加石膏、知母，三帖，症减大半，嗣就原方加减，又十余帖，始获全愈。

《王九峰医案·中卷·泄泻》

暴泻为实，久泻为虚。曾由饮食失调致泻，延今不已，泻色淡黄，完谷不化，火不生土，命门虚寒，脾胃俱亏，化机不振。经言肾者，胃之关也，开窍于二阴。拟景岳胃关煎，略为加减。熟地、山药、吴萸、炮姜、炙草、冬术、肉蔻、故纸、五味子。

少腹痛，寅泻完谷不化，此真阴不足，丹田不暖，尾闾不固，阴中火虚故也。熟地、山药、吴萸、附子、五味、茯苓、楂肉。

阳气者，若天与日，失其所则折寿而不彰。故天运当以日光明。人与天地相参，与日月相应。膻中为阳气之海，生化著于神明，命门为阳气之根，长养由于中土，故曰君火以明，相火以位。明即位之光，位即明之质。症本相火之亏，不能生土，土虚无以生金。肺司百脉之气，脾乃生化之本，肾开窍于二阴，相火不振，膻中阴曀，脾失斡旋，肺失治节，中土困于阴湿，乌能敷布诸经。湿甚则濡泄，注于二阴，是以大便溏薄，小水频数，虚症蜂起。譬如久雨淋漓，土为水浸，防堤溃决，庶物乖违。益火之本，以消阴翳，离照当空，化生万物，阴平阳秘，精神乃治。

熟地、洋参、冬术、鹿角胶、附子、肉豆蔻、补骨脂、白芍、吴萸、小茴香、白龙骨、诃子皮、蜜丸。

曾经洞泄，又值大产，脾肾双亏，经以肾乃胃之关，清气在下，则生飧泄。脾虚则清气不升，肾虚则胃关不固，是以洞泄日增，近复完谷不化。脾主运化属土，赖火以生，火虚不能生土，土虚不能运化精微，胃能容纳，脾不健运，肾火不足可知。脉来细弱无神，有血枯经闭之虑。治当益火之源，以消阴翳。熟地、山药、冬术、洋参、五味子、肉豆蔻、吴萸、升麻、附子、补骨脂、罂粟壳、石榴皮煎汁泛丸。

服固肾温脾之剂，洞泄已而复作。症本火亏于下，土困于中，不能运化精微，致令升降失司，胃关不固。益火之源，以消阴翳，古之良法。反复者，必有所因。自述多因怒发，怒为肝志，乙癸同源，肾主秘藏，肝主疏泄，怒则伤肝，木能克土，肾欲固而肝泄之，脾欲健而木克之，是以反复相因，绵延二载，非药不对症，盖草木功能，难与性情争胜。是宜澄心息怒，恬淡无为，辅以药饵，何忧不已。熟地、冬术、诃子肉、肉豆蔻、罂粟壳、赤石脂、木香、洋参、五味子、附子、干姜、吴萸、石榴皮煎水泛丸。

脾统诸经之血，肾司五内之精。曾经三次血崩，七胎半产，脾肾双亏。脾与胃脂膜相连，为中土之脏，仓廪之官，容受水谷，有坤顺之德，化生气血，有乾健之功。中土受亏，化机失职，清不能升，浊无由降，乃生呕吐吞酸，肠鸣飧泄等症。乘肾之虚，戊邪传癸，遂成肠澼，肾气不支，澼势危殆，昼夜无度，五色相兼，呕哕大汗，绝食神迷。自服热涩之剂，正合《局方》之理，是以获愈，未能如故。脾肾双亏，肾兼水火之司，火虚不能生土，水虚盗气于金，脾土乃肺金之母，大肠与肺相为表里，辛金上虚，庚金失摄，土虚不能胜湿，肾虚胃关不固，且南方卑湿，脾土常亏，既失所生，又素不足，土弱金残，湿胜泄泻，是以每至夏令，则必泄泻。经所谓长夏善病洞泄寒中是矣。经旨为常人立论，尚且洞泄，而况脾胃久亏者乎。是以泻后诸症蜂起，自与众殊。所幸年当少壮，能受峻补，病势一退，精神如故。然峻补之剂，仅可使愈，未能杜源。近复三月，或五志不和，饮食失宜，泄泻吞酸，不寐、怔忡、惊悸等症立起，即以峻补之剂，投之立愈，已而复发，反复相仍，于兹四载。今年六月间，因忧劳病发，仍以前法治之而已。第药入则减，药过依然，洞泄日加，虚症蜂起，怔忡惊悸，莫能自主，膜响腹胀，竟夜无眠，呕吐吞酸，时时欲便，非便即泻，泻则虚不能支，欲便能忍，忍则数日方解，精神日败。盖肾主藏精，开窍于二阴，泻则阴精不固，所以精不化气，气不归精，相火不振，君火失明，宗气上浮，心神昏愦，怔忡惊悸。阴阳不交则不寐，土不制水故肠鸣，吞酸乃西金化气太过，呕吐是东方犯土有余。此皆火不归窟，气不依精，不然何以卒然颓败，倏尔神清，使非气火为病，何能迅速如此。治病必求其本，病本火亏于下，气不归精，屡服益火之剂，病势未能尽却者，以火能生土，亦能伤金。肺司百脉之气，气与火不并立，壮火食气，热剂过当，肺金受伤，元气孤浮无主，以故卒然疲败，补火固是治本之法，所失在不兼济肺标之急。今拟晨服三才，养心清金育神，以济心肺之标。晚服八味，养脾益火生土，以治受病之本。申服归脾、六君，崇土生金，以杜致病之源。疗治标本虽殊，三法同归一体。冀具肾升肺降，中土畅和，二气两协其平，水火同归一窟，精神化气，气降归精，天地交通，何恙不已。晨服煎方：熟地、茯神、当归、柏子仁、枣仁、炙草、麦冬、天冬、洋参、五味子。申服煎方：洋参、炙芪、冬术、桂圆肉、茯苓、木香、远志、枣仁、当归、陈皮、半夏。晚服丸方：附桂八味加杞子、菟丝、鹿胶、杜仲、蜜水丸

经谓肾乃胃之关。清气在下，则生飧泄。宗气上浮，虚里穴动，胃关不固，泄泻数年不瘥，气不归宗，怔忡屡发不已。脉来虚数无神，久延有二阳之病发心脾，传为风消息贲之虑。服煎剂以来，诸恙减七八，当以丸剂缓图可也。熟地、东洋参、茯苓、煨肉果、於术、泽泻、升麻、枣仁、煨木香、炙草、车前、远志，水泛丸。

《医验大成·泄泻章》

一人两尺沉虚，每每五更初晓必洞泻一次，名曰肾泄。肾主二便，开窍于二阴，受时于亥子，命门火衰，而水独治，故令此时作泄也。《内经》又云：肾为胃之关。关门不利，则聚水而生病也。不可概用参、术补脾胃中阳气。盖脾属土，肾属水，补脾则土愈胜，而水愈亏。宜补阴药中稍兼健脾。方：小茴香、山药、芡实、茯苓、白术、甘草、莲肉、肉果、补骨脂、陈皮、升麻。为末，每服二钱，莲肉汤下。

一人病泄，脉浮而缓，恶风自汗，痛引腰背，泻多白沫，有声，便时又闭而不下，或沫中带血。此为风泄，乃风邪乘虚入客肠胃。经云：久风入中，则为肠风飧泄。郝允治所谓藁本汤症也。藁本是治头风之药，以之治泄，何哉？盖风药性升，升其阳气而下泄自止。下者抑之，非此之谓欤？方：白术、茯苓、猪苓、泽泻、肉桂、升麻、防风、藁本、白芍。

一人脉沉弦而滑，或泻或止，或多或少，或下白物，胸中懊憹不舒。此太阴经有积痰，肺气壅遏，不能下降，脏病则传腑，是以作泻，当澄其源而流自清。方：陈皮、半夏、茯苓、甘草、白术、黄芩、苍术、厚朴。

一人六脉沉迟，水泻澄澈清冷，糟粕不化，腹痛肠鸣，小便清白。此中气虚寒，不能防水，泻则脾虚，痛责肝实，此贼邪之症也。理宜疏泄肝气，湿补传化为主，则水谷腐熟，大便如常矣。方：白术、茯苓、陈皮、厚朴、猪苓、泽泻、吴茱萸、肉桂、砂仁。

一妇长夏患泄泻，身凉四末厥冷，昼夜数次，皆完谷不化，清水如注，饮食下咽即泄出不变，已经六七日矣。予诊之：六脉沉伏无力而涩，脾虚受湿，为肝木所侮。此五泄之一，非怪症也。宜健脾疏风燥湿，升提下陷之气。方：白术、茯苓、猪苓、泽泻、肉桂、苍术、羌活、防风、炮姜、半夏、厚朴、白芍、砂仁。

《医验大成·泄泻章》

一人久患泄泻，以暖药补脾，及分利小水，升提下陷，俱罔效。予诊之，心脉独弱，正经所谓：独弱者，病也。盖心火也，脾土也，火生土，脾之旺，赖火燥之。心气不足，则火不燥，脾土受湿，故令泄泻。法当益火以消阴翳，比如诸太阳中天而阴湿自干矣。方：人参、白术、茯苓、甘草、益智仁、广皮、山药、泽泻、诃子、肉果。

一人患泻，时作时止，面带红色，吐痰口干。诊之左关弦紧，肾水不能生肝木也；右关弦大，肝木乘脾土也。此乃脾肾两亏，不能生克制化，内真寒而外假热之症。法当温补以滋化源。

方：人参、白术、吴茱萸、山药、黄芪、肉果、干姜、补骨脂、五味、茯苓、甘草。

一人患脾泄数年，每自黎明始，至旁午前，腹痛而泻七八度，日以为常，食少倦怠，脉得右关滑数，左关微弦，此肾虚而脾中有积热也。宜先投黄连枳术丸以去其积热，继以八味丸以滋其化源。

一儒沉湎于酒，便滑溺涩。食减胸满，腿足渐肿，六脉沉迟。属脾肾虚寒，少火无焰，中黄不蒸，则阴阳不得分理，清浊安能泌别。惟宜滋坎中之戊，益离中之己，坎离交媾，诸症自退避三舍，服金匮肾气丸而果愈。

《友渔斋医话·第五种·证治指要一卷·泄泻》

泄泻，湿热居多。洞泄者，如沟渠决水，一往无留，湿兼热也；火泻腹痛，即欲如厕，或完谷不化，（所谓邪火不杀谷）热兼湿也。多由夹暑伤食，夜卧大腹受寒，火郁于内成者。治法须清热利水消导，芳香开脾药，如黄芩、黑栀、焦白芍、茯苓、泽泻、猪苓、楂肉、神曲、陈皮、谷芽、厚朴、砂仁壳之类，随症选用。如热甚完谷不化，当重用黄连，治湿而不利小便，非其治也。然有春伤于风，夏生飧泄。盖谓风主木，木克土也，宜加散风之药，防风、葛根、羌活、柴胡、薄荷之类。惟湿热已靖，久而不愈者，当补脾胃，参苓白术散。更如五更作泻者，为肾虚，四神丸治之。

泄
泻

《王乐亭指要·卷三·泄泻》

李左，泄泻有年，脉来右寸关豁大而浮，大为气血，浮为阴亏。兹补火生土为治。白术（三钱）、怀药（炒，八分）、肉果（二钱）、神曲（炒，一钱）、白芍（炒，三钱）、炙草（六分）、苍术（炒，一钱）、防风、五味（五分）、车前（二钱）、姜炭（二钱）、益智仁（煨，一钱）、菟丝子（三钱）。

三、健脾止泻

《吴鞠通医案·卷五·飧泄》

章男，十一个月，六月十三日。泄久伤脾，恐成柔痉，俗所谓慢脾风，议疏补中焦。茯苓块（三钱）、厚朴（一钱）、煨肉果（一钱）、苡仁（三钱，炒）、扁豆（二钱，炒）、莲子（三钱，连皮去心）、广皮炭（八分）、芡实（钱半，连皮）、木香（五分）。

十四日，仍用通补而进之。人参（五分）、厚朴（八分）、煨肉果（一钱）、茯苓块（二钱）、广皮炭（八分）、木香（七分）、苡仁（二钱，炒）、藿梗（八分）、焦神曲（八分）、白扁豆（三钱，炒）、半夏（二钱）、小茴香（一钱）。

十六日，疏补中焦，业已见效，仍不能外此法。人参（五分）、厚朴（八分）、半夏（二钱）、木香（八分）、茯苓（三钱）、煨肉果（钱半）、苡仁（三钱，炒）、扁豆（三钱，炒）、藿梗（八分）、广皮炭（八分）、焦於术（一钱）。

十七日，神气声音稍健，皮热亦觉平和，大有起色，但积虚旦晚可充。人参（五钱）、莲子（二钱）、肉果霜（钱半）、茯苓（三钱）、半夏（二钱）、木香（八分）、白扁豆（二钱，炒）、广皮（钱半）、山药（钱半）。

十八日，舌有黄苔，小便色黄，微有积，皆脾虚不运之故，且暂停参药，加宣络法。茯苓（三钱）、厚朴（一钱）、煨肉果（一钱）、半夏（二钱，炒）、鸡内金（一钱）、白蔻仁（二钱）、莲子（二钱，去心）、木香（七分）、生苡仁（三钱）、生於术（一钱）、广皮炭（八分）。

十九日，大便有不化形，思乳食，为血肉有情，应于疏补之中，加消血肉积者。鸡内金（一钱，炒）、楂炭（一钱）、广皮炭（一钱）、茯苓块（三钱）、煨肉果（一钱）、范曲炭（八分）、木香（七分）、川朴（钱半）、白蔻仁（三分）、生苡仁（三钱）。

二十日，脾虚火衰，则食物有不化之形，肝肾与冲脉伏寒，怒甚则疝痛。小茴香（二钱）、生苡米（三钱）、木香（一钱）、黑楂炭（钱半）、煨肉果（钱半）、制茅术（一钱）、茯苓（一钱）、广皮炭（八分）、白蔻仁（五分）、青皮（六分）、乌药（八分）。

二十二日，补下通中。小茴香（钱半，炒黑）、生苡仁（钱半）、人参（三分）、楂炭（八分）、煨肉果（一钱）、茯苓（三钱）、制茅术（八分）、白蔻仁（五分）、木香（六分）。

《邵兰荪医案·卷三·泄泻》

安昌马（妇），上咳下泻，形肉日削，脉弱细，经闭脘格，属棘手重症。宜法候政之。（又六月初五日）省头草（五钱）、诃子肉（三钱）、炒谷芽（四钱）、绿萼梅（钱半）、川贝（三钱）、扁豆衣（三钱）、石莲子（三钱）、桑白皮（钱半）、制香附（三钱）、新会皮（钱半）、赤苓（四钱）清煎二帖。介按：经闭脘格，咳泻形削，此是脾弱肝横，生化无权，中气久虚，血液渐涸，虽用扶脾抑肝之品，究属难愈之症。

《张聿青医案·卷十七·产后》

吴（右），半产之后，恰经二月，即食瓜果，脾阳损伤，致健运无权，大便泄泻，泻则脘腹稍舒。寒湿伤阳，治宜温化。焦白术（一钱五分）、川朴（一钱）、草果仁（四分）、连皮苓（四钱）、泽泻（一钱五分）、熟附片（三钱）、广皮（一钱）、炮姜（五分）、猪苓（二钱）、煨木香（五分）。

《丛桂草堂医案·卷三》

完某子三岁，病后泄泻汗多，口干不欲饮茶，体瘦神疲，咳嗽有痰，小便清，舌色淡，纯属虚象。用四君子汤合生脉散，加黄芪、花粉。服后汗止泻减，但咳嗽多痰，原方以花粉易贝母，接服两剂而安。

《临证指南医案·卷一·虚劳》

蔡，久嗽气浮，至于减食泄泻，显然元气损伤。若清降消痰，益损真气。大旨培脾胃以资运纳，暖肾脏以助冬藏，不失带病延年之算。异功散兼服。熟地炭、茯神、炒黑枸杞、五味、建莲肉、炒黑远志、山药粉丸，早上服。

华（二八）劳损，加以烦劳，肉消形脱，潮热不息，胃倒泄泻，冲气上攻则呕。当此发泄主令，难望久延。（胃虚呕泻）人参、诃子皮、赤石脂、蒸熟乌梅肉、新会皮、炒白粳米。

《临证指南医案·卷六·泄泻》

陆（五一），当脐动气，子夜瘕泄，昼午自止，是阳衰寒湿沍凝。腑阳不运，每泻则胀减，宜通不宜涩。制川乌、生茅术、茯苓、木香、厚朴、广皮。

吴，阳虚恶寒，恶心吞酸，泄泻。乃年力已衰，更饮酒中虚，治法必以脾胃扶阳。（脾胃阳虚）人参、茯苓、附子、白术、干姜、胡芦巴。

赵，晨泄难忍，临晚稍可宁耐。易饥善食，仍不易消磨，其故在乎脾胃阴阳不和也。读东垣脾胃论，谓脾宜升则健，胃宜降则和。援引升降为法。人参、生於术、炮附子、炙草、炒归身、炒白芍、地榆炭、炮姜灰、煨葛根、煨升麻。

又，肠风鸣震，泄利得缓，犹有微痛而下，都缘阳气受伤。垢滞永不清楚，必以温通之剂为法。生茅术（三钱）、炙草（五分）、生炮附子（一钱）、厚朴（一钱）、广皮（一钱）、制大黄（五分）。

金（五八），能食不化，腹痛泄泻。若风冷外乘，肌肉着冷，其病顷刻即至，上年用石刻安肾丸。初服相投，两旬不效，知是病在中焦，不必固下矣。自述行走数十里，未觉衰倦。痛处绕脐，议用治中法，足太阴阳明主治。生於术、生茅术、生益智、淡干姜、胡芦巴、茯苓、木瓜、荜茇。

王（三五），三年久损，气怯神夺。此温养补益，皆护元以冀却病，原不藉乎桂附辛热，以劫阴液。今胃减咽干，大便溏泄经月，夏三月脾胃主候，宜从中治。人参、炒白芍、炙草、煨益智、炒木瓜、茯苓、广皮。

金，冲年遗恙，先天最薄，夏秋疟伤。食少不运，痞胀溏泻，都是脾胃因病致虚，当薄味调和。进治中法。人参、益智、广皮、茯苓、木瓜、炒泽泻、谷芽、煨姜。

李（氏），脉沉，形寒，腰髀牵强，腹鸣。有形上下攻触，每晨必泻，经水百日一至。仿仲景意。茯苓、炮淡干姜、生於术、肉桂。

某（氏），阳微浊滞，吐泻心痛，当辛温开气，胃阳苏醒乃安。炒半夏、厚朴、广皮、益智仁、煨木香、乌药、香附汁、姜汁。

某（二十），色白，脉㺜。体质阳薄，入春汗泄。神力疲倦，大便溏泄不爽，皆脾阳困顿，不克胜举，无以鼓动生生阳气耳。刻下姑与和中为先。（脾阳虚）益智仁（八分）、广皮（一钱）、姜灰（七分）、茯苓（三钱）、生谷芽（三钱）。

杨，小便不利，大便溏泄，补脾法中，佐以淡渗，分其阴阳。人参、熟术、茯苓、象牙屑、泽泻、苡仁、广皮、白芍。

薛（十三），水谷湿邪内着，脾气不和，腹膨不饥，便溏，四肢酸痹。厚朴、茯苓皮、大腹皮、防己、广皮、泽泻、苡仁、桂枝木。

又，肢酸，腹膨便溏。木防己、生白术、苡仁、木瓜、桂枝木、泽泻。

《临证指南医案·卷十·吐泻》

章，伤食一症，考古用五积散之义，取暖胃使其腐熟也。既上涌频吐，大便溏泻，胃气益伤，阳气坐困日甚，清不升，浊不降，痰潮干呕，腹鸣便遗，睡则露睛，龈黑唇紫，小溲竟无，阳不流行，津液自耗，有慢惊昏厥之危。议通胃阳，读钱氏、薛氏之书，能知此意。（胃阳伤）人参、郁金、炒半夏、炒白附子、茯苓、菖蒲、炒广皮、炒粳米。

又，阳明胃阳受伤，腑病以通为补，若与守中，必致壅逆。昨日用方，通胜于补获安。幼稚非真虚寒之病。人参、茯苓、益智、广皮、炒荷叶、炒粳米。

又，鼻明汗出，龈血，阳明虚，胃气未和，不宜凉降。六神汤加炒广皮。

虞，面色痿黄，脉形弦迟，汤水食物，入咽吐出，神气恹恹，欲如昏寐。此胃阳大乏，风木来乘，渐延厥逆，俗称慢脾险症。幼稚弱质，病延半月有余，岂可再以疲药玩忽。宗仲景食谷欲呕者，吴茱萸汤主之。人参、吴萸、茯苓、半夏、姜汁。

又，昨用泄木救胃土法，安受不见呕吐，然中焦阳气大虚，浊气上僭，则为昏厥。津液不升，唇舌干燥，岂可苦寒再伐生气。今如寐神倦，阳陷于阴何疑。仲景通阳理虚，后贤钱氏、薛氏，皆宗其义。人参、炒半夏、茯苓、广皮、煨姜、南枣。

余，形神衰弱，瘕泄纯白，而痈疡疳蚀未罢，气喘痰升，总是损极。今胃虚纳减，倘内风掀动，惊厥立至，孰不知因虚变病也。（胃阳虚）人参、炒粳米、茯神、炒广皮、炒荷叶蒂。

某（九岁），久呕少食。（胃虚气逆）人参、半夏、茯苓、广皮、姜汁。

《续名医类案·卷七·泄泻》

崔万安分务广陵，苦脾泻，家人祷于后土祠。是夕，万安梦一妇人，珠耳珠履，衣五重，皆编贝珠为之，谓万安曰：此痰可治，今以一方相与，可取青木香，肉豆蔻等分，枣肉为丸，米饮服下二十九。此药太热，痰平即止。如其言愈。（《稽神录》）

宋高宗尝以泻疾召王继先。继先至即奏曰：臣渴甚，乞先宜赐瓜，而后静心诊脉。上急召大官赐瓜，继先即食之。既上觉其食瓜甘美，则问继先，朕可食此乎？继先曰：臣死罪，索瓜固将以起陛下食此也。诏进瓜，上食之甚适，泻亦随止。左右惊，上亦疑。问继先曰：此何方也？继先曰：上所患中暑，故泻，瓜亦能消暑耳。（《四朝闻见录》叶绍翁）

窦材治一人患暴注，因忧思伤脾也。服金液丹、霹雳汤，不效，盖伤之深耳。命灸二百壮，小便始长，服草神丹而愈。

一女人因泄泻发狂言，六脉紧数，乃胃中积热也。窦询其丈夫，因吃胡椒、生姜太多，以致泄泻，五日后发狂言，令服黄芩知母汤而愈。

《衍义》治一人，大肠寒清，小便精出，诸热药服及一斗二升，未效。后教服赤石脂、干姜各一两，胡椒半钱，同为末，醋糊为丸如梧子大，空心及食前米饮下五七十丸，终四剂，遂愈。（《医学纲目》）

张子和曰：昔闻山东杨先生，治府主洞泄不止。杨初至，对病人与众人谈日月星辰缠度，及风云雷雨之变，自辰至未，而病者听之忘其圊。杨尝曰：治洞泄不已之人，先问其所爱之事，好棋者与之棋，好乐者与之笙笛，勿辍。（脾主信，又主思虑，投其所好以移之，则病自愈。）

维阳府判赵显之，病虚羸，泄泻褐色，乃洞泄寒中证也。每闻大黄气味即注泄。张诊之，两手脉沉而软。令灸分水穴一百余壮，次服桂苓甘露散、胃风汤、白术丸等药，不数月而愈。

赵明之米谷不消，腹作雷鸣，自五月至六月不愈。诸医以为脾受大寒，故泄，与圣散子、豆蔻丸，虽止一二日，药力尽而复作。诸医不知药之非，反责病之不忌口。张至而笑曰：春伤于风，夏必飧泄。飧泄者，米谷不化，而直过下出也。又曰：米谷不化，热气在下，久风入中。中者，脾胃也。风属甲乙，脾胃属戊己，甲乙能克戊己，肠中有风，故鸣。经曰：岁木太过，风气流行，脾土受邪，民病飧泄。诊其两手，脉皆浮数，为病在表也，可汗之，直断曰：风随汗出。以火二盆，暗置床下，不令病人见火，恐增其热，招之入室，使服涌剂，以麻黄投之，既乃闭其户，从外锁之。汗出如洗，待一时许，开户，减火一半，须臾汗止，泄亦止。（喻嘉言治周信川用火之法，殆祖于此。见痢门。）

麻知几妻，当七月间，脏腑滑泄，以降火之药治之，少愈。后腹胀及乳痛，状如吹乳，头重壮热，面如渥丹，寒热往来，嗌干呕逆，胸胁痛不能转侧，耳鸣，食不可下，又复泄泻。麻欲泻其火，则脏腑已滑数日矣；欲以温剂，则上焦已热实。不得其法，请张未至，因检刘河间方，惟益元散正对此证，能降火，解表止渴，利小便，定利安神。以青黛、薄荷末调二升，（青黛、薄荷用得妙，所以能散少阳之邪也。）置之枕右，使作数次服。夜半，遍身冷汗出如洗，先觉足冷如冰，至此，足大暖，头顿轻，肌凉痛减，呕定利止。及张至，麻告之已解。张曰：益气固宜，此是少阳证也。能使人寒热偏剧，他经纵有寒热，亦不至甚。既热而又利，何不以黄连解毒汤服之？乃令诊脉，张曰：娘子病来，心常欲痛哭为快否？妇曰：欲如此，予亦不知所谓。张曰：少阳相火，凌烁肺金，金受屈制，无所投舍。肺主悲，故但欲痛哭而为快也。（子和之学如此，是真能洞见藏结者，岂后学所可轻议。）麻曰：脉初洪数有力，服益元散后已平，又闻张之言，便以当归、白芍和解毒汤味数服之，大瘥。

泄
泻

刘德源病洞泄，逾年食不化，肌瘦力乏，行步倾敧，面色黧黑。凡治利之药，遍用无效。张乃出示《内经》洞泄之说以晓之。先以舟车丸、无忧散，下十余行，殊不困，已颇善食。后以槟榔丸，磨化其滞。待数日，病已大减，又下五行。后数日，更以苦剂越之，病渐愈。而足上患一疖，此里邪去而之外，病痊之候，凡病皆如是也。（子治余氏媪，膈证将愈，亦指上生疖。）

孙文垣治张怀赤，每早晨肠鸣泻一二次，晚间泻一次，年四十二，且未有子。诊之，尺寸短弱，右关滑大，曰：此盖中焦有湿痰，君相二火皆不足，故有此证。以六君子汤加破故纸、桂心、益智仁、肉豆蔻煎服，泻遂减半。前方加杜仲为丸，服之愈，次年生子。

何洗心每饮食稍冷，餹粥或稀，必作胀泻，理脾之剂历试不瘥。孙诊之，左三部皆濡弱，右寸亦然，关滑，尺沉微，此下元虚寒所致，法当温补。以补骨脂、杜仲、菟丝各二钱，山萸肉、人参、山药各一钱，茯苓、泽泻各八分，肉果三分，数剂愈。

吴鹤洲母年八十六，素有痰火，大便日三四行，一夜两起，肠鸣，脐腹膨胀，脉三四至一止，或七八至一止。医以苦寒入平胃散投之，克伐太过，因致腹疼。且谓年高而脉歇至，是为凶兆，辞不治。孙诊之曰：脉缓而止曰结，数而止曰促，此乃结脉，非凶脉也。由寒湿之痰，凝滞所致。法当温补下元，俾火得以生土，所谓虚则补其母是也。吴间寿算如何？曰：两尺迢迢有神，寿征也。以补骨脂、白术各三钱为君，杜仲二钱为臣，茯苓、泽泻、陈皮、甘草各一钱为佐，肉豆蔻、益智仁各五分为使。四帖，大便实。惟肠鸣未止，减肉果，加炮姜五分而安，寿至九十有八。

薛立斋治侍御沈东江之内，停食腹痛作泻，以六君加木香、炮姜而愈。后复作，传为肾泻，用四神丸而安。

吴江史玄年母，素有血疾，殆将二纪，平居泄泻，饮食少思，面黄中满，夏日尤甚，治血之药，无虑数百剂，未尝少减。薛以为脾肾虚损，用补中益气汤送二神丸，复用十全大补汤，煎送前丸，食进便实，病势顿退。若泥中满忌参、术，痰痞忌熟地，便泄忌当归，皆致误事。

龚子才治一人，食下腹即响，响即泻，至不敢食，诸药不效。以生红柿，去核。纸包水湿，炭火烧熟食之，不三四个即止。

许州黄太守，患泄泻二三年不愈，每饮烧酒三钟，则止二三日，以为常，畏药不治。龚诊之，六脉弦数，先服药以解酒毒，后服理气健脾丸而愈。宜黄连一两，生姜四两，以慢火炒令姜干，去姜，取宜连捣末，每服二钱，空心腊茶汤下。甚者不过二服，专治久患脾泄。

陈三农治一士，喜食瓜果，纵饮无度，忽患大泻。先用分利不应，再用燥湿，反加沉困。诊其脉浮，因思经曰：春伤于风，夏生飧泄。非汗不解，以麻黄三钱，参、术各二钱，甘草、升麻各一钱与之，泄泻顿止。以四君子调治而愈。

一人脾胃素弱，少有伤即泄泻，此肝气乘脾，且久泻湿热在肾故也。用白术八两，红枣去核四两，二物间衬，煮至焦色，捣饼烘干，入松花七钱，白豆蔻五钱，新米糊为丸，午前服，愈。

一人脚膝常麻，饮食多即泄泻，此脾虚湿热下流。用补中益气汤加防己、黄柏而愈。

一人食物入口，顷从大便出，其脉洪数，此火性急速也。用黄连、滑石、木通、泽泻、人参，徐徐服，二帖愈。

杨起云：余壮年患肚腹微微作痛，痛则泻，泻亦不多，日夜数行，而瘦怯尤甚。用消食化气药，俱不效。

一僧授方，用荞麦面一味作饭，连食三四次即愈。（《简便方》，《本草纲目》。李时珍谓：气盛有湿热者宜之，虚寒人食，则大脱元气而落须眉也。）

一妇人年六十余，病溏泄已五年，肉食油物生冷，犯之即作痛，服调脾升提止涩诸药，则转甚。诊之，脉沉而滑，此乃脾胃久伤，冷积凝滞所致，王太仆所谓大寒凝内，久利溏泄。绵历多年者，法当以热药下之，则寒去利止，遂用蜡匮巴豆丸五十粒与服，二日大便反不行，其泻遂愈。自是每用治泄痢积滞诸病，皆不泻而病愈者，近百人。盖妙在配合得宜，药病相对耳。苟用所不当用，则犯轻用损阴之戒矣。（《本草纲目》）

易思兰治瑞昌王妃，患泄泻，屡用脾胃门消耗诸药，四五年不能止。一医用补中益气汤，加人参三钱，服一月不泄。忽一日，胸膈胀满，腹响如雷，大泻若倾，昏不知人，口气手足俱冷，浑身冷汗如雨，用人参五钱，煎汤灌苏，如是者三。病者服久，自觉口中寒逆，医者以为汗出过多，元气虚弱，于前汤内加人参三钱，枣仁、大附子、薄桂各一钱，昏厥尤甚，肌肤如冰，夏暑亦不知热。二年，计服过人参二十五斤，桂、附各二斤，枣仁七十斤。至己巳冬，饭食入口，即时泻出，腹中即饥，饥即食，食即泻，日十数次，（邪火不杀谷，火性迅速，愈盛而愈迫也。）身不知寒，目畏灯。（火热明显。）初诊之，六脉全无，久按，来疾去缓，有力如石，闻其声尚雄壮，此乃大郁火证也。以黄连四钱，入平胃散与之。盖此病火势甚烈，不可偏用苦寒，故以平胃之温，为脾胃之引。饮下少顷，熟睡二时，不索食，不泄泻。饮五日，方知药味甘苦。既用通元二八丹，与汤药间服，一月，饮食调和，其病遂愈。

吴孚先治腧用昭，秋间水泻，腹痛异常，右脉弦数洪实，知肠胃湿热夹积。用枳壳、山楂、黄连、青皮、槟榔、木香，一剂而滞见。病人虑药克伐，意欲用补。曰：有是病，服是药，邪气方张，非呕攻不退，邪退则正复，攻即是补也。前方再服三剂愈矣。设不早攻，必致病痉，非一月不瘳。

谢武功素患大便溏泄，兼病咳嗽。用凉药则咳减而泻增，用热药则泻减而咳剧，用补脾则咳泻俱盛。诊之，右尺软如烂绵，两寸实数抟指。酌用附子、肉果以温下焦之寒，麦冬、川连以清心肺之火，茯苓、甘草一以降气，一以和中，（上实下虚，上热下寒，最为棘手之症。其用药规矩森然，足为后学程式。）甫四剂而证顿减。不加人参者，缘肺有郁热耳。

泄泻

喻嘉言治胡太夫人病，偶然肚腹不宁，泻下数行，医以痢疾药治之，其利转多。更引通因通用之法，用九蒸大黄丸三钱下之，遂扰动胃气，胀痛，全不思食，状如噤口。诊之，六脉皆沉而伏，应指模糊，曰：此非痢病，乃误治之证也。今但安其胃，不必治利而利自止，不必治胀痛而胀痛自除。遂以四君子汤为主，少加姜、蔻暖胃之药，二剂利果不作。但苦胃中胀痛不安，必欲加入行气之药，以冀胀痛止而速得进食。固争曰：宁可缓于食，不可急于药。盖前因药误，引动胃气作楚，若再加行气，则胀痛必无纪极。即用橘皮和中，亦须炒而又炒，绝不惹动其气。凡五日，未得大便，亦听之，痛止胀消食进便利，共七日全安。浑不见药之功，其实为无功之功也。

陆养愚治许默庵，素有肠风证，常服寒凉之药，中年后，肠风幸愈，致伤脾胃，因成泄泻之证。初时，服胃苓汤，一帖便愈，久之不效。近来四肢浮肿而厥，肚腹膨胀而鸣，面色萎黄而带青，身体苦冷而带热。诊之，左脉沉缓而迟，右脉沉弱而弦，曰：诸缓为湿，应泻而浮肿；诸迟为寒，应厥而苦冷；右弦为木乘土位，应腹胀而面青。沉者，阳气不升也；弱者，阴精不实也。脉色与证患相应，用人参、白术、黄芪、炙甘草为君，以补其虚；炮姜、附子为臣，以温其寒；升麻、防风为佐，以升其阳；茯苓、泽泻为使，以胜其湿。十剂而诸证减，又合八味丸间服而愈。（疑从薛案化出。）

沈少西女年二十，自小脾胃受伤，不时作泄作呕，近则寒热不时，手足厥冷，胸膈不舒，胁胀嗳气。左眠则气不通畅，左胁胃脘时疼时止，渴而不欲饮，小便短，大便日二三行，腹中雷鸣，弹之如鼓，揉之如水。大约气上塞则胀而痛，气下坠则泄而痛。幸饮食不甚减。常服胃苓、白术、黄连及消导之药，或调气补血之品，不应。谓此证非参、术不能取效，但今微有表邪，先与小柴胡加桔梗二三帖。寒热稍和，（近时庸师专得此诀。）易以调中益气汤去黄柏，加青皮以伐肝，神曲以助脾，炮姜以温中。四帖，胀痛俱减，大便稍实，但微有寒热，中宫不实不坚，且聚且散，无积可攻，法当补益脏气。用人参、黄芪、白术、茯苓、枣仁、柴胡、远志、炙草、炮姜、龙眼肉，大益元气以退虚热。数剂后，夜来略胀，更以六君子料加枳实、黄连、神曲、木香、砂仁为丸，与煎剂间服，月余而安。

陆祖愚治潘古臣母，患脾泄久，多啖水果，泻更甚。尝因经行腹痛，服攻瘀去血之剂，致淋沥不止，肌肉枯槁，身体发热，不能转侧，不思饮食，气短口渴，夜卧不安。服养血健脾药，内有麦冬、生地、枣仁等物，而泻不止，渴益甚。脉之，两寸关虚数，两尺隐隐若无，此下元不足，中气虚寒，虚火上炎之证。乃用人参、炮姜、白术、陈皮、山楂、木香、薏仁、木通、山药、甘草、蔻仁服之，颇觉相宜。又用肉果、人参、白术、炮姜、枣肉为丸，日服两次，一月泻止，两月肌肉渐长，月事亦调。

黄履素曰：乙巳之夏，余患中脘痛，既而泄泻。偶遇姑苏一名医，令诊之。惊曰：脾胃久伤，不治将滞下。予体素弱，惮服攻克之药，因此医有盛名，一时惑之，遂服枳、术、黄连、厚朴、山楂、木通等药数剂，又服枳术丸一月，以致脾胃大伤。是秋，遂溏泄不止，渐觉饮食难化，痞闷胀饱，深自悔恨。乃服参、芪等药，及八味丸十余年，始得愈。然中气不能如故，苦不耐饥，稍饥则中气大虚，惫不可状。凡山楂消导之物，入口即虚，脾胃之不可妄攻如此。方书极言枳术丸之妙，孰知白术虽多，不能胜枳实之迅利。予友胡孝辕刺史，亦误服枳术丸而大病，可见此丸断非健脾之药。或饮食停滞，偶一二服则可耳。

又曰：脾胃喜暖而恶寒，脾虚必宜温暖之药。或饮食停滞，偶一二服。患呕吐不止，服聂逆源五气。丹数丸，遂不复发。予近患脾不和，不时溏泄，服参、术三日不效，服胡与辰金铅一丸，脾气顿佳，得两三月安妥。家庵中一比邱尼，患脾疾甚殆，肛门不收，秽水任出，服金铅一丸，肛门顿敛，渐调而愈。其神效有如此者，故知脾病之宜于温暖也。

张路玉治陈总戎泄泻，腹胀作痛，服黄芩、白芍之类，胀急愈更甚。其脉洪盛而数，按之则濡，气口大三倍于人迎，此湿热伤脾胃之气也。与厚朴生姜半夏人参汤二剂，泻痢止而饮食不思。与半夏泻心汤，二剂而安。

马次周令嗣，于甲子场前，身热脾泄。医以外感治之，屡药不效。诊其人迎左尺平弱，气口微缓，此属肝肾脾胃不足。用六君子汤加柴胡，数剂身凉。去柴胡再加归、芍，调理而安。是科获隽。

一老妪久泻，服补剂不应。以参苓白术散加黄连、肉豆蔻少许作丸，服未半斤，永不发。

立斋治横金陈子复，面带赤色，吐痰口干，或时作泻。或用二陈、黄连、枳实之类，不应。脉之，左关弦急，右关弦大，此乃肾水挟肝木之势而胜脾土也。不信，后交夏，果患痢而亡。

娄全善治翁仲政久泄，每早必泻一二行，泄后便轻快，脉濡而少弱。先与厚朴和中丸五十丸，大下之。后以白术为君，枳壳、茯苓、半夏为臣，厚朴、炙甘草、芩、连、川芎、滑石为佐，吴茱萸十余粒为使，生姜煎服，十余帖而愈。（作食积伤脾治。）

罗谦甫曰：丁巳，予从军至开州，夏月，有千户高国用谓予曰：父亲七十有三，于去岁七月间，因内伤饮食，又值霖雨，泻利暴下数行。医以药止之，不数日，又伤又泻，止而复伤，伤而复泻。至十月间，肢体瘦弱，四肢倦怠，饮食减少，腹痛肠鸣。又易李医，治以养脏汤，数日泄止，复添呕吐。又易王医，用丁香、人参、藿香、橘红、甘草，同为细末，生姜煎，数服而呕吐止。延至今正月间，饮食不进，扶而后起。又数日，不见大便，问何以治之。医曰：老人年过七旬，血气俱衰弱，又况泻利半载，脾胃久虚，津液耗少，以麻仁丸润之可也。或谓冯村牛山人，见证不疑，有果决，遂请治之。诊其脉，问其病，曰：此是风结也。以搜风丸百余丸服之，利数行而死。悔恨不已，敢以为问。予曰：人以水谷为本，今高年老人久泻，胃中精液耗少，又重泻之，神将何依？《灵枢经》曰：形气不足，病气不足，则阴阳俱竭，血气皆尽，五脏空虚，筋骨髓枯，老者绝灭，少者不复矣。又曰：上工平气，中工乱脉，下工绝气危生。绝气危生，牛山人之谓欤。

琇按：是证牛山人固无足论，前李、王二君，惟知治呕治泻，不知下多亡阴，力进香燥，至脏腑枯竭，而上不纳，下不出，其视牛亦鲁卫之政也。盖当时此等证候，即罗公生平，亦未解用峻剂养荣，矧其他哉。

泄泻

缪仲淳治梁溪一女人，茹素患内热，每食肠鸣，清晨水泄，教服脾肾双补丸，立愈。人参一斤，莲肉一斤，菟丝一斤半，五味六两半，萸肉一斤，山药一斤，车前十二两，橘红六两，砂仁六两，巴戟天十二两，补骨脂一斤，白芍十两，扁豆十二两，蜜丸绿豆大。每五钱，空心食时各一服。如虚有火，火盛肺热者，去人参、巴戟，添补骨脂。一方有肉豆蔻，无白芍、扁豆。（《广笔记》）

开庆己未年七月间，裕斋马观文夫人费氏，病气弱息，四肢厥冷，恶寒自汗，不进饮食。一医作伏暑治之，投暑药，一医作虚寒治之，投热药，无效。召仆诊之，六脉虽弱，而关独甚，此中焦寒也。中焦者，脾也。脾胃既寒，非特但有是证，必有腹痛吐泻之证。今四肢厥冷属脾，是脾胃虚冷，无可疑者。答云：未见有腹痛吐泻之证。今用何药治之？仆答云：宜用附子理中汤。未服药，间旋即腹痛而泻。莫不神之，即治此药，一投而瘥。（《良方》）

旧传有人年老，而颜如童子者，盖每岁以鼠粪灸脐中神阙穴一壮故也。予尝患久溏利，一夕，灸三七壮，则次日不如厕，连数夕灸，则数日不如厕，足见经言主泄利不止之验也。又予年逾壮，觉左手足无力，偶灸此而愈。

薛立斋治金宪高如斋，饮食难化，腹痛泄泻，用六君子加砂仁、木香治之而瘥。后复作，完谷不化，腹痛头疼，体重困倦，以为脾虚受湿，用芍药防风汤而愈。

太仆杨举元，先为饮食停滞，小腹重坠，用六君子加升麻、柴胡渐愈。后饮食难化，大便患泄泻，心腹作痛，饮食不甘，用和中丸倍加益智仁而寻愈。

光禄杨立之，元气素弱，饮食难化，泄泻不已，小便短少，洒淅恶寒，体重节痛，以为脾肺虚，用升阳益胃汤而瘥。大凡泄泻，服分利调补等剂不应者，此肝木郁于脾土，必用升阳益胃之剂。

一儒者季夏患泄泻，腹中作痛，饮食无味，肢体倦怠，用补中益气汤、八味地黄丸，月余而痊。后彼云：每秋间必患痢，今则无恙，何也？曰：此闭藏之月，不远帏幪，妄泄真阳而然。前药善能补真火，火能生土，脾气生旺而免患也。

宪副屠九峰，先泻而口渴，尺脉数而无力。恪用解酒毒、利小便之剂，不应。曰：此肾阴亏损，虚火炽甚。宜急壮水之主，不然必发疽，而不能收敛也。不信，别服降火化痰之剂，果发疽而殁。

缪仲淳治无锡秦公安，患中气虚，不能食，食亦难化，时作泄，胸膈不宽。一医误投枳壳、青皮等破气药，下利完谷不化，面色黯白。乃用人参四钱，白术二钱，橘红一钱，干姜七分，甘草炙一钱，大枣、肉豆蔻四五剂，渐加参至一两而愈。三年后，病寒热不思食，一医欲用参。仲淳至曰：此阴虚证也，不宜参。乃用麦冬、五味、牛膝、枸杞、白芍、茯苓、石斛、枣仁、鳖甲，十余剂愈。（《广笔记》）

从妹患泄后虚弱，腹胀不食，季父延诸医疗之。予偶问疾，见其用二陈汤及枳壳、山楂等味，予曰：请一看病者。见其向内眠卧，两手置一处，不复动，曰：元气虚甚矣，法宜理中汤。恐食积未尽，进以人参三钱，橘红二钱，加姜汁、竹沥数匙，夜半食粥，神思顿活。季父大喜，尽谢三医。再以六君子汤加山楂、砂仁、麦冬调理之，数剂立起。（同上）

朱丹溪治一老人，奉养太过，饮食伤脾，常常泄泻，亦是脾泄。白术二两，白芍、神曲、山楂、半夏各一两，黄芩五钱。上为末，荷叶包饭，烧为丸。（《平治会萃》）

聂久吾治卢陵尹之岳，素以善医名，患伤感泄利，自治不效。脉之，知其原感风寒，未经发汗，久则入里，郁为温热。又内伤饮食，脾胃不和，是以下泄。乃先与清解，涤其入里之邪。前胡、甘草、麦冬、连翘、赤芍、赤茯苓、花粉、广皮、山楂、厚朴、黄芩、干葛、黄连、枳壳、生姜。次日再诊，知其热郁已去，脾胃虚滑，用补脾药，一剂而安。

魏玉横曰：宋复华兄尊堂，年七十，体素肥，长夏病泄泻。诊之曰：此肝木乘脾也。（雄按：所云肝木乘脾，实皆乘胃之症也，故润药相宜。如果乘脾，则参、术又为主药矣。）宜养肝肾则愈，勿治脾。与数剂，病已略减。会复华以事入都，家人另延医，投以苍白术、补骨脂、肉豆蔻、丁、桂、香、砂仁、建莲、扁豆之类，频服至百余日，肌肉枯削，动则忡惕眩晕，食入即呕，而下利益频。始谢去，再延余，但与重剂杞子、地黄、沙参、麦冬、米仁、山药。初加黄连三分，四剂随减去。加人参一钱，四五剂，亦减去。后加肉苁蓉四钱，四剂，凡服药一月而安。类皆甘寒润滑之品，有泥景岳之说，谓吐泻皆属脾胃虚寒者，宜变通焉。

褚某年二十四五，新婚数月，忽病泄泻，日五六次，食后即急欲如厕，腹胀甚，腰亦疼。脉之，两手俱弦，与生地、杞子、沙参、麦冬、米仁、川楝，稍减旋复。乃加杞子至一两，入酒连四分，二剂而愈。

项秋子尊堂年五十，久患泄泻，日常数行。凡饮食稍热，即欲泄，后食渐减，治数年无效，已听之。偶昏暮于空房见黑影，疑外孙也，抚之无有，因大恐失跌，遂作寒热，左胁如锥刺，彻夜不眠，口苦眩晕。或疑邪祟，或疑瘀滞，幸未服药。诊之，脉弦数，与川连、楝肉、米仁、沙参、麦冬、生地、杞子、萎仁，才下咽，胁痛如失。再剂，则累年之泄泻亦愈矣。或问故，曰：

此肝经血燥，火旺乘脾之证。经曰：人虚则目眽眽无所见。其见黑影者，乃眩晕时作，又因恐而失跌也。原夫向之泄泻，屡治罔验者，盖时师见证治证，所用必香、砂、苓、术诸燥剂也。火生于木，祸发必克，此《阴符经》之秘旨也。医者能扩而充之，则世无难治之病矣。

《续名医类案·卷二十四·泄泻》

陈三农治一妇，有孕常作泻。久泻属肾，用白术四两，煮熟山药二两，炒甘草一两，炙杜仲姜汁炒、松花炒各七钱，米糊为丸，服愈。（雄按：仍是治脾。）

薛立斋治边太常侧室，妊娠泄泻。自用枳、术、黄连之类，腹闷吐痰，发热恶寒，饮食到口即欲作呕，强进匙许，即吞酸不快。欲用祛痰理气。此因脾胃伤而痰滞中脘，若治痰气，复伤脾胃矣。遂以参、术、炮姜为末，丸如黍米，不时含咽三五丸，渐加至三百丸，后日进六君子汤寻愈。

进士王缴徽之内，怀妊泄泻，恶食作呕，此脾气伤也。其姑忧之，强进米饮。薛曰：饮亦能伤脾胃，且不必强。别用人参养胃汤饮之，吐水酸苦，又欲投降火寒药。曰：若然，则胃气益伤也。经云：损其脾胃者，调其饮食，适其寒温。后不药果愈。

一妇人因怒，胸膈不利，饮食少思。服消导顺气之剂，脾胃愈弱，饮食少，大便不实，且无度，久而便黄水，或带白。视其面色黄中隐白，曰：黄色脾虚也，白色肺虚也。朝以补中益气汤，升补胃气，夕以六君子汤，培补脾气而愈。

易思兰治石城福王欱之妃，癸酉六月受孕，偶患泄泻，府中医用淡渗药止之，自后每月泄三五日。有作脾泄者，用参苓白术散之类，二三服亦止，然每月必泄五七次。至次年三月，生产后连泄半月，日夜八九次，诸药不效。易诊之，两寸尺俱平和，惟两关洪大有力，易曰：此暑病也。以黄连香薷饮治之，一剂减半，再剂全愈。惟肝脉未退，又用通元二八丹，调理半月后平复。王曰：妃患泄近一载，医未有言暑者，公独言暑，何见也？易曰：见之于脉，两关浮而洪大有力，故知为暑泄也。王曰：《脉经》云，风脉浮，暑脉虚。今洪大有力，非虚也。何以断暑？易曰：暑伤气，初感即发，其邪在肺，皮肤卫气受病，故脉虚。自去年六月至今，将十月矣，其邪自表入里，蕴蓄日久，而暑热日深，故其脉洪大而有力。王曰：暑病固矣。公断非产后之病，又何见也？易曰：产脉见于尺寸，尺寸既平，于产何干？况病患于未产前，非产病明矣。王曰：诸医用药，止效一时，而不能除根，何也？易曰：诸医有分利者，有补养者，各执己见，未得其源也。其源在暑，若用暑药，岂有不除根者哉！

《续名医类案·卷二十七·泄泻》

一儿痘泻，投以升涩药，不效。黄绮云用白芍药酒炒三两，煎服，一剂即止。此脾虚有热也。（《广笔记》）

一儿虚寒，痘将行浆时作泻，用炒莲肉去心一两，真鸦片五分，共末，白汤下。儿小者三分，大者五分，泻立止。虚痒或虚烦躁不止，亦如之。若系大热泄泻者，不可用也。（同上）

一痘脾虚作泻，用莲肉六两，参、芪、五味、山萸、扁豆各四两，白术三两，枣肉为丸，姜汤下。此方移治老年肾虚脾泄泻更效。

一痘早起泄泻，饮食不化，此脾肾不足，四君子汤加补骨脂、肉果，又朝服四神丸，夜服参芪白术散而愈。

一痘隐隐不见，面白神疲，微热飧泄，此脾虚不能送毒也，异功散加木通、芎、升、归、陈米，泻止痘发。补中益气汤调理而愈。

一痘后泻，药食俱不化，此脾虚也，用参苓白术散、阿附丸而渐愈。

一痘后泄泻不已，此脾虚也，四君子汤加升、防、肉果，及肉豆丸而愈。

一痘后羸瘦枯槁，溏泄不已。或谓脾弱，理中汤、小异功散、六君子汤，皆不效。知其乳母弱，乳薄故也，令易乳而安。

一痘靥期而利，水谷不分，完谷不化，参苓白术散、芍药独参汤治愈。

一痘后患利，里急后重，面黄不食，闻药食则呕，此病邪虽实，而胃气受伤多矣。当先补后攻，小异功散加芍药，而哕止进食。次以木香槟榔丸，去积尽，服调中汤而安。

一痘，腊月泻数日而后标点，患痢无度，用升发药不效，痘色淡白少神，脉浮大无根，大虚症也。附子理中汤，日进二剂，积少减，痘亦红润，脉始有根。然饮食不进，用补中益气汤加桂枝、炮姜，遂能食安寝。浆虽充，而完谷不化，亦不易结痂，小异功散加芍药、木香，参苓白术散，调理而愈。

万之子，三岁出痘，至脓成将靥时，忽泄泻，痘变灰白。先君曰：此虚寒症。命作木香散服之，未尽剂，泄止疮复红活。时邻人曾氏子，痘出密盛，将靥亦作泻，痘变灰白，且作痒，来请药，先君即以前未尽剂与之，泻止，痘红活不痒矣。

一痘成脓，面部将靥，困渴，饮过多，以致自利，白术散服之，渴泻俱止，愈。

一痘成脓少食，忽作泄泻不止，变灰白，用木香散、豆蔻丸，服之愈。

陈三农治一小儿，痘后泄泻二三年，体瘦腹大，善食。此久泻伤肾，肾不纳气，肝木火起，脾无正火不杀谷，故作泻，瘦削成疳耳。用红曲丸，加草果三钱，服之愈。

《续名医类案·卷二十九·小儿科·泄泻》

有小儿病虚滑，食略化，大便日十余次，四肢柴瘦，腹大，食讫又饥，此疾正是大肠移热于胃，善食而瘦，又谓之食㑊者。时五六月间，脉洪大，按之则绝。今六脉既单洪，则夏之气独见，按之绝，则无胃气也。经曰：夏脉洪，洪多胃气少曰病，但洪无胃气曰死。夏以胃气为本，治疗过于失时，不逾旬果卒。（《衍义》）

滑伯仁治胡元望之女，生始六月，病泄泻不已，与灸百会穴愈。滁州赵使君云：其女年甫周岁，忽苦脏腑泄泻，每所下如鸡子黄者半盆许，数日之间，几至百行，渐作惊风症。有一士大夫，教以钟乳粉二钱，以枣肉和搜，令取意食之。不然，以浓煎枣汤，调钟乳服亦可，以小儿只用一钱，已平复矣。传方者云：他日或作小疮疡，不足虑。儿子清辉，年三岁，过镇江时，病久泻危甚，用此法服至半两遂安，亦不生疮。（《是斋方》）

万密斋治孙监司女，五岁病泻。诸治不效，万视之曰：泻久伤阴，津液不足，故热发而渴也。渴饮汤水多，则脾受热，而泻益不止，肾益燥而渴转甚。法当专补脾胃，则泻渴止，而津液生，热自除矣。用参、术、苓、草，加木香、藿香、干葛，作大剂煎汤，戒勿饮水，以汤代之，未半日进两剂。因思肺为津液之主，肺金大燥，不能生水，故渴不止，乃加法制天花粉、葛根等分。只一服，其夜渴减，泻亦少。次日仍用前方，渴泻俱止。问何不用仍服白术散？万因以己意告之。后误啖菱，病喘而面目浮肿，以钱氏异功散加藿叶、紫苏，一服而肿去喘止。

万之子甫周岁，六月病泻。时万出，外舅甘以药调之不效，加以大热而渴。万闻驰归，问用何药？曰：理中丸。因知其犯时禁也（用热远热），乃制玉露散，澄水调服而愈。

徐氏子岁半，六月病泻，甘治之不效，大热大渴，烦躁不安。万往视，问向服何药？甘曰：玉露散，初服泻已止，因热未除，再与之复泄矣。今五日，病益甚。教用理中汤加熟附子治之。如服下，越加烦躁，再进一剂即愈。若不烦躁，不可治也。万归半日后，甘携酒来问，前者甥病泄，用理中丸不效，师教以用玉露散果愈。今者此病，用玉露散不效，师教以理中汤加熟附止之何也？万曰：理中丸之止泻，补中气之药也。前者甥之病，汝用理中丸，与病相违，故不效。得玉露散以解暑，故遂愈。今之此病，汝用玉露散是也，中病即止，不可再服，因用之太过，犯脏禁也。脾喜温而恶寒，故以理中汤加熟附救之。甘曰：又谓理中汤后加烦躁者可治，否则不可治，何也？曰：夏至一阴生，坤乃六月之卦。《易》曰：坤为地，阴内而阳外。坤属土，喜暖而恶寒。玉露散虽治暑泻之药，其性寒，过剂则脾土反伤，阴盛于内，阳脱于外。吾见其儿面赤目张，口闭唇燥，大热大渴，此脱症也，故用理中熟附以扶阳抑阴。不加烦躁，则脾为死阴，不可救矣。若加烦躁，则胃气犹存，但药敌而然，再进一服则阳胜阴退而安矣。（此段议论极精，宜识之。）

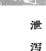

薛立斋治一小儿，泻而大便热赤，小便涩少，此热蕴于内也。先以四苓散加炒黄连，一剂其热稍退。又用七味白术散，去木香，二剂热渴顿止。后以四君子、升麻，调理而痊。

一儿九岁，食炙爆之物，作泻饮冷，诸药不应，肌体消瘦，饮食少思，用黄连一两，酒炒焦为末，入人参末四两，粥丸小豆大，每服四十五丸，不拘时白汤下，服讫渐愈。又用五味异功散加升麻，服月余而痊。后不禁厚味，复作饮冷，服肥儿丸、异功散而愈。

龚子才治一儿，久泻兼脱肛，小腹重堕，四肢浮肿，面色萎黄，时或兼青，诸药入口即吐。审乳母忧郁伤脾，大便不实，先用补中益气汤、五味异功散及四神丸，调治其母，不两月子母俱痊。（治儿病先察其母，极是要著。）

喻嘉言治沈氏子，因痘后食物不节，病泄泻久，脾虚病疟，遂两腹痛胀大。三年来消导无算，胀泻如初。更服参苓白术稍效，旋复如初。病本腹胀，更兼肠澼。肠澼者，大肠之气，空洞易走，胃中传下之物，总不停蓄，澼出无度，腥水不臭，十中五死五生之症也。今则病加四逆矣。暮热朝凉，一逆也。大渴引饮，二逆也。气喘不能仰睡，三逆也。多汗烦躁不宁，四逆也。盖初疟时，寒热交作，犹是阴阳互战。迨泻久亡阴，乃为夜热，至引外水以自救。医不清其源，重以香燥破气之药，助火劫阴，于是汗喘烦躁并作，治亦难矣。强求用药，乃以清燥润肺为主，阿胶、地黄、门冬等类，同蜜熬膏三斤。此儿三年为药所苦，得此甘味，称为糖也，日争十余次，服之半月，药尽遂愈。另制理脾末药善后全安。

冯楚瞻治一儿，滑泄半载，肌肉瘦削，脾胃之药备尝无效。此久利不已，脾胃之中气固虚，而肾家之元气更虚，闭藏之司失职，当不事脾而事肾可也。以八味丸，用人参炒老米同煎汤化服，不一月全愈。

张三锡治一稚子久泻，以参苓白术散加黄连、豆蔻少许作丸，用灯心汤化下，十数丸效。

万密斋治一儿病泻，大渴不止。医与五苓散、玉露散，皆不效，病益困，腮妍唇红。曰：不可治也。泄泻大渴者，水去谷少，津液不足故也，法当用白术散补其津液。乃服五苓、玉露渗利之剂，重亡津液，脾胃转虚。诀云：大渴不止，止而又渴者死。泄泻不止，精神不好者死。不信，二日后发搐而死。

汪城南子病泻，十余日不止。或以胃苓丸、一粒丹服之不效。乃与豆蔻丸五十，胃苓丸五十，陈仓米煎汤下，一剂而止矣。

小儿吐乳泻黄，伤热乳也；吐乳泻青，伤冷乳也，皆当下之。吐泻昏倦，睡不露睛者，胃实热也。吐痰涎及绿水者，胃虚冷也。初生下吐，因秽恶下咽故也。凡初生，急须拭净口中，否则啼声一发，秽物下，致生诸病。（拭去秽物，出痘必稀。）

《古今医案按·卷二·泄泻》

东垣曰：予病脾胃久衰，视听半失。此阴盛乘阳，加之气短，精神不足，此由弦脉令虚多言之故，阳气衰弱，不能舒伸，伏匿于阴中耳。癸卯六七月间，霖雨阴寒，逾月不止，时人多病泄利，乃湿多成五泄故也。一日体重肢痛，大便泄泻，小便秘涩。默思《内经》云：在下者，引而竭之。是利小便也。故经又云：治湿不利小便，非其治也。当用淡渗之剂以利之为正法。但圣人之法，虽布在方策。其不尽者，可以意求。今客邪寒湿之淫，自外入里而甚暴，若以淡渗之剂利之，病虽即已，是降之又降，复益其阴而重竭其阳，则阳气愈削而精神愈短矣。唯以升阳之药为宜，用羌、独、升麻各一钱，防风、炙甘草各五分，水煎热服。大法云：寒湿之胜，助风以平之。又云：下者举之，此得阳气升腾故愈，是因曲而为之直也。震按：升阳以助春生之令，东垣开创此法，故群推为内伤圣手，向来医学十三科，有脾胃一科，谓调其脾胃而诸病自愈。今已失传，虽读脾胃论，不能用也。

张子和治赵明之，米谷不消，腹作雷鸣，自五月至六月不愈。诸医以为脾受大寒，屡用圣散子、豆蔻丸等，俱不效。戴人曰：春伤于风，夏必飧泄。飧泄者，米谷不化而直出也，又曰：久风入中，则为肠风飧泄，中者脾胃也。风属甲乙，脾胃属戊己，甲乙能克戊己，肠中有风故鸣。经又曰：岁木太过，风气流行，脾土受邪，民病飧泄。诊其两手脉皆浮数，为病在表也，可汗之，风随汗出泄当愈。以火二盆，暗置床下，给之入室，使服涌剂，以麻黄投之，乃闭其户。待一时许，汗出如洗，开户，减火一半。须臾，汗止泄亦止。

【附】《神秘名医录》载庞从善治著作王公苹泄利，诊之曰：两手三部中得脾脉浮而弦，浮主风，弦主湿。又弦为肝脉，病因风湿外伤，致肝木刑于脾土而为洞泄，又名飧泄也。《内经》云：春伤于风，邪气留连，乃为洞泄。又云：春伤于风，夏生飧泄，其利下物，主浑白而完出是也，遂以五泄丸煎服之，数服而瘥。王公曰：从善年未四十。亦医之妙进，曾撰《脉法錤源论》一部，共二十篇，示愚观之，诚得叔和未尽之趣者也。震按：庞公此条，已为张戴人导其先路矣。又郝允治夏英公病泄，太医皆为中虚。郝曰：风客于胃则泄，殆藁本汤证也。夏骇曰：吾服金石等药无数，泄不止，其敢饮藁本乎。郝强进之，泄止。此皆以风药治泄之模范也。然考仓公诊阳虚侯相赵章病，曰：其脉滑，是内风气也，饮食下咽，而辄出不留者，名曰迴风，法五日死。犹能嗜粥，后十日乃死。所谓安谷者，过期也。即予所阅历，凡直肠泻者多死，不可概许以风药能治也。

子和又治讲僧德明，初闻家遭兵革，继又为寇贼所惊，得脏腑不调证。后入京，不伏水土，又兼心气，以致危笃。前后三年，八仙丸、鹿茸丸、烧肝散皆服之不效，乃求药于戴人。戴人曰：此洞泄也，以谋虑久不决而成。肝主谋虑，甚则乘脾，久思则脾湿下流，乃上涌痰半盆，末后有血数点，肝藏血故也。又以舟车丸、浚川散下数行，仍使澡浴出汗。自尔病乃日轻。后以胃风汤、白术散调养之，一月而强实复故矣。

罗谦甫随征南副元帅大忒木儿，驻扬州，时年六十八，仲冬病自利，完谷不化，脐腹冷疼，足胻寒，以手搔之，不知痛痒，烧石以温之，亦不得暖。罗诊之，脉沉细而微，乃曰：年高气弱，深入敌境，军事烦冗，朝暮形寒，饮食失节，多饮乳酪，履于卑湿，阳不能外固，由是清湿袭虚，病起于下，故胻寒而逆。《内经》云：感于寒而受病，微则为咳，盛则为泻为痛，此寒湿相合而为病也，法当急退寒湿之邪，峻补其阳，非灸不能已其病，先以大艾炷于气海，灸百壮，补下焦阳虚，次灸三里二穴，各三七壮，治形寒而逆，且接引阳气下行，又灸三阴交二穴，以散足受寒湿之邪，遂处方云：寒淫所胜，治以辛热，湿淫于外，治以苦热，以苦发之，以附子大辛热，助阳退阴，温经散寒。故以为君，干姜、官桂，大热辛甘，亦除寒湿，白术、半夏，苦辛温而燥脾湿，故以为臣，人参、草豆蔻、炙甘草，甘辛大温，温中益气，生姜大辛温，能散清湿之邪，葱白辛温，以通上焦阳气，故以为佐。又云：补下治下制以急，急则气味厚，故作大剂服之。不数服，泻止痛减，足胻渐温，调其饮食，逾十日平复。明年秋过襄阳，值霖雨旬余，前证复作，依前灸，添阳辅各灸三七壮，再以前药投之，数服良愈，方名加减白通汤。震按：用苦甘辛温热燥药，乃治泻正法，而辅以灸法尤妙。

《丁甘仁医案·卷二·泄泻案》

王孩，泄泻旬日，腹鸣且胀，舌薄黄根白腻，指纹青，已至气关，面色萎黄。此太阴为病，健运无权，清气不升，浊气凝聚，恐有慢惊之变。姑仿理中汤加味。生白术（二钱）、炮姜炭（四分）、熟附片（六分）、清炙草（五分）、云茯苓（二钱）、陈皮（一钱）、煨木香（五分）、焦楂炭（一钱五分）、炒荷蒂（三枚）、炒淮药（三钱）、灶心黄土（四钱，煎汤代水）。

裴左，五更泄泻，延经数月，泻后粪门坠胀，纳谷衰少，形瘦色萎，舌无苔，脉濡细。命火式微，不能生土，脾乏健运，清气下陷。拟补中益气，合四神加减，益气扶土，而助少火。炒潞党（三钱）、清炙黄芪（三钱）、土炒於术（二钱）、清炙甘草（五分）、陈皮（一钱）、炒补骨脂（一钱五分）、煨益智（一钱五分）、淡吴萸（五分）、煨肉果（一钱）、炮姜炭（八分）、桂附地黄丸（吞服，三钱）。

匡孩，泄泻黄水，已延旬余，口舌糜腐，妨于吮乳。指纹色紫，已到气关，此脾土已虚，湿热内蕴，热蒸于上，湿注于下，湿多成五泄也。生甫数月，小舟重载，勿轻视之。生白术（一钱五分）、炒淮药（二钱）、赤茯苓（三钱）、炒扁豆衣（三钱）、薄荷叶（六分）、川雅连（四分）、生甘草（四分）、焦楂炭（二钱）、车前子（一钱五分）、干荷叶（一角）、陈仓米（一合，煎水煎药）。

谈右，泄泻黄水，为日已久，肾主二便，始因湿胜而濡泻，继因濡泻而伤阴。浊阴上干则面浮，清阳下陷则足肿。脾湿入于带脉，带无约束之权，以致带下频频。脾津不能上蒸，则内热口干。浮阳易于上升，则头眩眼花。腰为肾之府，肾虚则腰酸。脉象弦细，脾失健运之功，胃乏坤顺之德。营血虚则肝燥，脾湿陷则肾寒。拟参苓白术散加味，养胃扶土而助命火，譬之釜底添薪，则釜中之水，自能化气上行，四旁受其滋溉，则少火充足，胃纳渐加，即真阴自生，而湿自化，虚热乃不治自平矣。炒潞党（三钱）、淮山药（三钱）、焦白芍（三钱）、煅牡蛎（五钱）、连皮苓（三钱）、生甘草（八分）、厚杜仲（三钱）、红枣（三枚）、炒於术（二钱）、熟附子（二钱）、煅龙骨（三钱）。

王右，脾土薄弱，湿滞易停，泄泻青水。乃风邪淫肝，肝木乘脾，脾胃运化失常，纳少神疲，脉濡软。宜以扶土和中，祛风胜湿。炒白术（二钱）、云茯苓（三钱）、范志曲（三钱）、炙甘草（五分）、焦白芍（二钱）、扁豆衣（三钱）、炒谷芽（三钱）、黑防风（一钱五分）、陈广皮（一钱）、干荷叶（一角）。

吴左，泄泻伤脾，脾阳式微，清气下陷，脾主四肢，阳不运行于四肢，卫气乃不能卫外为固。虚阳逼津液而外泄，大有亡阳之虑。拟附子理中，合二加龙骨牡蛎主治。熟附块（三钱）、炮姜炭（八分）、川桂枝（一钱）、浮小麦（三钱）、吉林参（一钱）、云茯苓（三钱）、大白芍（二钱）、炒於术（一钱五分）、炙黄芪（三钱）、煅龙骨（三钱）、炙甘草（八分）、炙升麻（五分）、煅牡蛎（四钱）。

朱左，呕吐伤胃，泄泻伤脾，脾胃两败，健运失常，木乘土位，清不升而浊不降。宜抑木扶土，佐入益火之品。熟附块（一钱）、云茯苓（三钱）、黑防风（一钱五分）、生姜（二片）、焦於术（二钱）、姜半夏（三钱）、大砂仁（八分）、范志曲（三钱）、炒白芍（三钱）、广陈皮（一钱）、煨木香（五分）。

《也是山人医案·泄泻》

倪（十三），禀质最薄，滑泄不止。焦白术（二钱）、炒焦谷芽（一钱五分）、茯苓（三钱）、益智仁（五分）、广皮（一钱）、泽泻（一钱）、厚朴（一钱）、姜炭（三分）。

徐（五岁），潮热泄泻，口渴已久，脱肛初愈。煨葛根（八分）、大神曲（一钱五分）、猪苓（一钱）、焦於术（一钱五分）、淡芩（一钱）、泽泻（一钱）、土炒白芍（一钱五分）、大麦芽（一钱）。

汤（六岁），泄泻腹痛，呕恶头汗，在冲年总属脾胃气馁，从经旨后泄腹痛例。拟建中渗湿方。焦白术（一钱五分）、炒扁豆（三钱）、茯苓（三钱）、苡仁（二钱）、木瓜（一钱）、泽泻

（一钱）、南楂炭（一钱五分）、广皮（一钱）。

又，泄泻腹痛，呕恶头汗，全是脾胃病。前服建中渗湿之剂，泻痛悉减，恶心汗泄仍在。经云：诸呕吐逆，皆属于火，恐脾传肾。而变焉滞下之患，仿仲景泻心汤意。炒小川连（四分）、制半夏（一钱五分）、吴萸（七分）、炮淡黄芩（一钱）、木瓜（炒，一钱）、茯苓（二钱）、生白芍（一钱五分）。

叶（三八），脾肾两衰，腹鸣晨泄，阳微所致。淡吴萸（七分）、淡补骨脂（一钱）、建莲（三钱）、煨肉果（三分）、炒菟丝饼（一钱五分）、山药（炒，二钱）、茯苓（三钱）、五味子（一钱五分）。

王（三八），前议扶胃疏瘀方，瘕泻大减，少腹微痛，腰微酸楚，寐而少寐，恶露已净，督虚背寒。总属妊去液伤，络脉空隙，投温防燥，过润恐清，均非产后至当之法。然瘕泄已减，殆非温下之品，无以入于至阴之地，择其温而不燥，润而不清者，治之自有并行不悖之妙。鹿角霜（三钱）、炒香菟丝饼（一钱）、茯苓（三钱）、当归（一钱五分）、杜仲（炒，二钱）、炙草（五分）、炒黑小茴（六分）、小生地炭（三钱）、远志（炒，四分）。

《诊余举隅录·卷上·泄泻阴阳寒热虚实证》

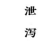

泄泻

《内经》论泄泻，或言风，或言湿，或言热，或言寒，又言清气在下，则生飧泄。要皆以脾土为主，然泻久未有不伤肾者。且肾伤，又有阴阳之异。肾阳伤，人皆知之；肾阴伤，人每忽焉。辛卯夏，余客济南，奇大守病发热恶寒，头痛身痛，腹满便泄。旬有余日，来延余诊。脉大而缓，舌苔白腻，知是内伤寒湿，并非外感风寒。用理中汤加苍术附片等味，数服而愈。丙申夏，余入都，杨艺芳观察病泄泻，日夕十数次，饮食减少，烦躁不安，延余往诊。脉数，尺尤实，知是暑湿为患。惟年逾花甲，以顾正气为要，先合三黄汤、六一散加白术、陈皮、砂仁为方。二剂，便泄顿止，即改用补益法，不数日而康健如恒，若未病然。秋初，陶端翼主政之子，年十二，大便溏泄，已经数月，食少气弱，病情颇剧，问治于余。切其脉，濡而缓，知是气血两虚，由虚致寒，用补中益气汤加熟地、牛膝、附子、干姜，数十剂而治愈，此三症，一为寒，一为热，一则脾伤及肾为阳虚。寒者温之，热者清之，阳虚者补之。治泻常法，所谓人皆知之者也。至人所忽焉不察者，则有养阴一法，丙申冬，余将出都，有陈姓室，患泄数月，每日必泄五六次，医以为脾土虚寒，用白术以补土，附子以回阳，木香以止泻，便泄如故，而面烧口燥足冷，饮食减少，夜寐不安等证迭见，大似上热下寒，阳虚重症。余切其脉，两寸微甚，左关尺濡迟少神，右关尺滑数有力，乃知证系阴虚，非阳虚也。遂用生地炭壹两、炒怀药、酸枣仁、丹皮、白芍、牛膝数钱、炙草、砂仁、黄柏数分，人参、煨葛根各一钱为方。一剂，泻愈三分之二，脉象俱和。再剂，夜寐安，口燥润。三四剂，饮食甘，面烧平，两足俱温。或问病情奚似，余曰：此症如灯膏然，阳为灯，阴为膏，右关尺为灯，左关尺为膏，脉有力为灯有余，脉无神为膏不足。前用术附等药，譬如膏欲尽而频挑其灯，灯火上炎，膏脂下竭，因见上热下寒之假象。使再燥脾补火，势必膏尽灯灭，阴竭阳亡。余为益阴以称阳，阴复其元，阳得所附，诸症以平，脉象亦起，所谓膏之沃者灯自光也。渠又问用药法，余曰：治病无成法，随时论症，随症论治而已。如必以古法绳之，此即六味地黄汤、补中益气汤合用之意乎。以六味益阴为君，故重用地黄，以补中益气为佐，故不用黄芪，以方中有人参，故用六味汤而去山萸，以方中有地黄，故用补中汤而去当归。恐真阴不固，加黄柏以坚之，恐清阳下陷，加葛根以升之。盖葛根一味，为泄痢圣药。昔张石顽治虚损症，欲用补中益气方者，往往以葛根代升柴，缘升柴劫阴，阴伤者禁用故也。此制方之微权也。

《黄澹翁医案·卷一》

天长系卢觐扬左寸右关滑数，要防泄泻，问之已泻三日矣。今当一阴复生之始，当助脾阴，以资万物。

丸方、石斛、百部、苡仁、山药、扁豆、芡实、黄芪、甘草、菟饼、茯神、白术、河车、阿胶、莲子、玉竹膏。

《竹亭医案·卷之四》

案五十：太平吴卓人泄泻两月极险治验。太平府吴卓人，年三旬，甲申七月初四。泄泻两月未止且痛，食纳脘中不爽，惟饮粥无妨，脉形沉细无力。日夕数次，脾土大惫，岂可渺视之乎。焦冬术（一钱半）、白扁豆（三钱，炒）、苡仁（四钱，炒）、山药（三钱，炒）、煨木香（八分）、茯苓（一钱半）、炙草（八分）、陈皮（一钱）、淡干姜（六分）。引：罂粟壳，去蒂醋炙，八分。服后，昼夜泄泻只三二次。

初七日，仍以原方去粟壳，加煨诃子肉六分。再两剂，全愈。

《竹亭医案·卷之五》

案五十四：镇海倪秉纲忽然泄泻，昼夜无度治验。镇海倪秉纲，六月二十九日，年逾三旬。骤然泄泻，昼夜无度，脉息沉细。受寒夹湿，法从温舒。草蔻仁（一钱半）、煨木香（六分）、苡仁（五钱，炒）、赤苓（三钱）、陈粳米（五钱，绢包扎煎）、陈皮白（一钱）、猪苓（一钱半）、甘草（六分）、泽泻（一钱半）。加鲜荷叶一小个托底煎药。服一帖，泄泻立止。

《剑慧草堂医案·卷下·女科便泻》

案一：食滞不化，消导过度，脾胃受戕，便泻腹痛。刻下虽便泻已止，脾胃生气未醒，脉小弦。高年切宜调养。藿香、陈皮、白芍、白术（土炒）、川贝、海石、炒香红枣、枳壳、半夏、扁豆、云苓、谷芽、牛膝、姜汁竹茹。

复方：泻后转为便结，浊饮泛滥，气促咳痰不爽，夜寐欠安，舌白腻，脉弦滑数。治以降气涤痰。紫石英、牛膝、海石、旋覆、葶苈、生草、橘红络、云茯神、知母、代赭、川贝、杏仁、竹茹、丝瓜络。

前方先录，自投理中汤合生化、失笑之属，恶露已通，呕逆得止，腹痛便泻依然，脉虚弦，局势非轻。於术（土炒）、炮姜炭、焦芍、扁豆、香附炭、砂仁、石莲、炙草、茯苓神、陈皮、肉果、归身炭、原斛、谷芽、茺蔚子。

复方：产后泄泻，自胎前得来，已经月余，腹痛已缓，夜寐不安，交阴身热口渴，舌光绛苔剥，脉来弦滑而数。当顾脾胃。於术（土炒）、茯苓神、焦芍、桑叶、原斛、谷芽、丹皮炭、炙草、炮姜炭、陈皮、半夏、石莲、枳壳、炒香红枣、竹茹（水炙）。

背拟方：据述种种病情，腹泻已经两月，是脾伤及肾，胃阴受伤，厥阴疏泄失司。年高体弱，得之调治不易，悬拟易谬，还希裁酌。於术（土炒）、茯苓、焦芍、扁豆、诃子、原斛、谷芽、炮姜炭、炙草、陈皮、肉果、川贝（炒黄）、石莲、芸曲、炒香红枣。

案二：产后夹感，初起呕吐，继则身热便溏，恶露少通，少腹攻痛，神疲少寐，舌白腻，脉弦小数。亟以健脾逐瘀，徐图转机。於术（土炒）、茯苓神、归身、焦白芍、陈皮、蒲黄、川贝（炒黄）、扁豆、炮姜炭、川芎、香附炭、半夏、灵脂、竹茹（姜汁炒）、茺蔚子。

复方：便泻已止，形寒身热，脘闷气粗，少腹作痛，恶露少通，舌糙尖绛，脉弦小数。得之产后，调治不易。归尾（茴香拌）、川芎、川郁金、原斛、谷芽、牛膝、四制香附、白芍（桂枝二分拌）、延胡、青陈皮、茯神、大腹、山栀、茺蔚子。

案三：土不生金，咳呛便溏，寅早尤甚，脉小弦。当治脾肺。桔梗（六分）、制朴、焦芍、白术、茯苓、葶苈、大腹、杏仁、扁豆、陈皮、川贝（炒黄）、泽泻、淡草、竹茹、炒香红枣。

案五：胎前咳呛，继于产后，是木火刑金。近复脾土受侮，腹痛便溏，脉小弦。恐成蓐劳。焦芍、於术（土炒）、香附炭、炒川贝、原斛、八月札、石莲、陈皮、扁豆、缩砂仁、诃子、茯苓、香谷芽、竹茹（水炙）、糯稻根须。

泄
泻

《孤鹤医案·九·肿胀》

案一：泄泻、浮肿，寒湿伤管也。仿苓姜术桂法。生毛术（一钱半）、赤苓（三钱）、广陈皮（一钱）、制厚朴（一钱）、淡干姜（五分）、细桂枝（四分）、泽泻（一钱半）、法半夏（一钱半）、车前子（三钱）。

《幼科医验·卷上·慢惊》

案二十四：一儿，岁余。面色青惨，多痰，泄泻。乃脾虚不运，肝木来侮之象也。人参、白术、茯苓、法半夏、新会皮、泽泻、淮药、炙草。

《幼科医验·卷上·疳积》

案九：一儿，善食、腹大、身热、面黄、泄泻，眼眨不已，至夜不明。余谓：竟攻其积，恐脾胃愈损，宜消补兼施，并治其目。陈皮、楂肉、川黄连、芍药、白茯苓、白术、苍术、谷精草、灯心。又服五疳丸数丸，调理半月而愈。

案十四：一儿，六岁。由平时饮食不节，致伤脾胃，泄泻作肿，咳嗽气急。此为脾虚不能生肺金，经曰上盛下虚，此之谓也。人参、白术、茯苓、淮山药、煨肉果、泽泻、桔梗。为末，另用车前三钱，煎汤去渣，调药末一钱。

案十七：一儿向有积热、骨蒸之患，绵延日久。饮食不节，起居失时，损伤胃气。面色萎黄，身热不止，泄泻肠鸣，腹胀食减，困倦、盗汗，精神懒怯，身体羸瘦。此皆由脾气败坏，不能运化精微，积滞胶固而然。宜制肝补脾，兼消积清热，方得全愈。若专攻其积，恐犯仲阳内亡津液而成疳之句也。陈皮、芍药、楂肉、川黄连、肥知母、地骨皮、白术、茯苓、麦芽、软柴胡、炙鳖甲、秦艽、厚朴、香附。连服六剂，较前稍减，但积热未除，元气未复，当于大补之中兼清热消积。人参、白术、茯苓、绵黄芪、地骨皮、楂肉、陈皮、黄连、白芍药、薏苡米，蜜丸。

《幼科医验·卷上·泄泻》

案一：一儿，半岁许。患泄泻，色黄而有沫，将及月余。面色如常，此吮母坏乳所致。宜补脾顺气，佐以消风。白术、茯苓、新会皮、淮山药、米仁、甘草、木通、青防风、建泽泻、木香。

案二：一儿，身热，腹实，泻而作痛，此积症也。楂肉、陈皮、厚朴、白茯苓、制香附、白芍、木通、泽泻、细青皮。服后，病势如故，不敢过用克伐之剂，恐成慢惊也。木通、泽泻、甘草、云茯苓、嫩桔梗、前胡。

案三：一儿，腹实作泻。上午用参苓白术散，下午用四苓汤。

案五：一儿，久泻不止，肛门脱出。此脾土衰弱，真元下陷也。经云：实热则大肠闭结，虚寒则肛门脱出。法当补脾而兼以升提。人参、白术、云茯苓、绿升麻、楂肉、陈皮、芍药、淮山药、软柴胡、灯心。如小便欠利加泽泻、车前，盗汗加黄芪，作渴加乌梅，腹膨胀加木香。

案十五：一儿，久患骨蒸潮热，左脉无力，右脉弱而细小，泄泻，身疼，手足麻木，消瘦，面色无神，睡则盗汗，遇食则胀。此气血损伤，脾气败坏，渐成劳瘵。过用清凉恐损脾气，宜实脾启胃。白术、茯苓、新会皮、广藿香、香附、黄连、山药、甘草。服后诸症俱减，惟饮食仍胀，而恶心内热更甚。此虚火炎上，脾阴困顿而不能宣降耳。白术、陈皮、白茯苓、川黄连、桔梗、秦艽、山药、地骨皮、广藿香、生姜。

案十七：一儿，不节生冷，脾土有伤，泻下如木樨色，日或一次，或二次，此系食积酿泻。以久泻之后，虽宜大补，然积滞未尽，不可骤用人参，宜消补兼施。白术、茯苓、建泽泻、芍药、淮山药、厚朴、陈皮、粉甘草。服后积滞稍减，去厚朴、芍药，加防风、车前、生姜。又隔一日，积已尽，即加人参，三剂而愈。

案十八：一儿，乳食过多，久泻不止，自汗神倦。虑其变成慢惊，宜扶脾为主。白术、陈皮、香附、白芍药、山楂肉、肉果、泽泻。服后泻虽少减，然元气虚甚。宜异功散加味治之。人参、白术、云茯苓、淮山药、甘草、肉果、泽泻、杜车前。

案十九：一儿腹不痛，水泻不已，神思困倦，饮食不进，经云：水泄而腹不痛者是湿。此因坐卧湿处，恣饮水浆，以致湿伤脾土。宜燥湿健脾，平胃散加味治之。茅术、厚朴、新会皮、山楂肉、甘草、木通、肉果。

案二十：一儿，泄泻，微有积，身热、腹痛。乃伤食而复感风邪所致。宜兼治之。柴胡、防风、山楂肉、麦芽、紫厚朴、猪苓、泽泻、杜车前。服后热退，去防风、柴胡。又积尽除，减厚朴，加参、术、茯苓、山药、肉果，四剂而安。

案二十二：一儿，素啖生冷，寒气隔于肠胃，遂洞泄不止，六脉沉微。法当温补而兼利水止泻之剂。陈皮、茯苓、山药、杜车前、建泽泻、煨姜、肉果、白术、炙甘草。

案二十四：一儿，泻后面白无神，头不能仰举，身热、作呕。因泻久而元气虚惫所致。当专补脾胃，理中汤加减主之。人参、茯苓、炙甘草、煨姜、淮山药、藿香。

案二十五：一儿，身微热，印堂青红相杂，夜卧不安，泄泻。防风、芍药、川黄连、云茯苓、木通、泽泻、甘草。

案二十六：一儿，久泻不止，肠鸣，小水不利，饮食少进，右脉按之无力，左关弦长而数。此肝木乘脾，气陷于至阴之所，有克贼而无发生之意。理宜和中、温胃、回阳，佐以分利水道，使脾能健运，再商后法。人参、白术、茯苓、淮山药、炙甘草、泽泻、干姜、升麻、甜肉桂。

案二十七：一儿，久泻之后，四肢虚肿，肚腹作胀。此土虚而不能制水故也。当补中、行湿、利水，兼理乳积，养其正气。脾实则肿胀自愈，若投峻厉之品，多致不起。人参、白术、茯苓、新会皮、法半夏、山楂肉、厚朴、木通、泽泻、大腹皮。

案二十八：一儿，泻后腹胀足肿，经曰：脾主行气于三阴，脾伤则三阴之气不行，故骤然肿胀。宜利水为主。陈皮、厚朴、泽泻、杜车前、大腹皮、茯苓、苏子。服二剂，诸症少减，再服实脾补元之剂而愈。白术、茯苓、山药、诃子肉、煨肉果、扁豆、木香、龙骨、赤石脂。为末白汤调服二钱

案二十九：一儿，面赤少神，瘦弱，不时泄泻，咳有微痰。乃脾胃虚而不能生金。宜戒生冷，避风寒，投以六君子汤加味治之。人参、白术、白茯苓、法半夏、会皮、山药、泽泻、炙甘草。服后泄泻未除，此脾胃真元下陷也。加干姜以温之，柴胡以升之。服后去柴胡，加升麻、肉果，四剂而愈。

案三十：一儿，饮食不易消化，胸膈胀，便泄，身热。此由饮食不节，损伤脾阴所致，经曰：浊气在上则生䐜胀，清气在下则生飧泄。治宜升其清而降其浊而症自愈矣。陈皮、楂肉、建神曲、紫厚朴、车前、泽泻、枳壳、青防风、软柴胡。服二剂，诸症减半，进健脾利水之剂而痊愈。

《陈莲舫医案·卷中·五、泄泻》

案三：右。久泻未止，肝脾伤也。白术、大腹、川斛、香附、建曲、佩兰、郁金、茯苓、小朴、米仁、补骨、陈皮、荷叶、枣。

案六：右。由血转痢，由痢转泻，纳呆，舌光，脉息沉弦。拟以和养。白术、佩兰、丹参、白芍、楂炭、佛手、谷芽、泽泻、川斛、苡米、茯苓、新会、扁豆花（七朵）、红枣、荷蒂。

案七：左。久泻不止，大腹膨满，得食作胀。向有遗泄便溏，由阴伤气，现在病寓中焦。脉象细弦，拟以调养。白术、煨木香、元斛、茯苓、志曲、车前、新会、米仁、香附、泽泻、生谷芽、白芍、荷蒂、红枣。

案八：右。久泻不止，由脾及胃，胃纳作胀，土衰关乎火弱，舌剥肢肿，咳呛气逆。脉见细弦，治以疏和。於术、补骨、皮苓、粟壳、香附、郁金、大腹、炙草、建曲、石莲肉（炒，二钱）、新会、车前、伏龙肝、枣。

案九：右。生冷伤中，中焦积滞，腹部隐痛，便溏纳呆，防转为痢疾，脉来沉细。治以疏和。香附、小朴、白蔻仁、通草、广木香、佩兰、米仁、郁金、大腹、建曲、新会、茯苓、

荷叶。

案十：右。洞泄无度，舌糙如苔，寒湿水毒，一时充斥阳明。拟以分泄。茅术、皮苓、大腹、车前、防风、广藿、草薢、泽泻、小朴、建曲、佛手、新会、扁豆花（七朵）。

《邵氏方案·卷之御·七·泄泻》

案一：暑邪直中三阴，吐泻转筋，眶陷，脉伏，冷汗，肢冷。旦晚大事可危。玉枢丹、另服四分。附子、木香、丁香、半夏、木瓜、肉桂、吴萸、干姜、陈皮。

案二：呕吐止而五更泄泻，脾阳衰也。益智、菟丝、肉果（七分）、青皮、苏梗、吴萸、枸杞、半夏、陈皮、沉曲。

案三：脾阳不运，为飧泄。於术、苓皮、菟丝子、归身、益智、鸡金散、枸杞、白芍。

案四：病后失调，为便血，甚于五更。脾阳火伤，治以健养。冬术、肉果、枳壳、苏梗、益智、菟丝、建曲、青皮、木香、枸杞、大腹、陈皮。

案五：脾阳不运，每早腹痛便泄不止。肉桂、益智仁、枸杞、木香、鸡金散、菟丝。

案六：腹痛减而便不止。以理中重方。附子理中汤、鸡金散。

案七：素体阴虚内热，屡经悲郁，肝脾失调，时有腹痛便泄。拟扶正和脾，佐以利气。参须、苓皮、白芍、青陈、於术、香附、益智、佛手。

案八：气分略舒，腹膨如放。今早腹痛便泄，脾阳大惫。附子、益智、苓皮、鸡金散、冬术、大腹、五加皮。

案九：脾阳衰，不耐暑湿，所以洞泄。冬术、大腹、枳壳、荷叶、益智、苓皮、建曲、藿香、木香、泽泻、米仁。

案十：暴暑又着新凉，腹痛洞泄。姑与疏散。草果、苏梗、枳实、槟榔、荆芥、厚朴、木香、建曲、防风、藿香。

案十一：疟疾后脾阳衰，大便时溏。有治肺碍脾、治脾碍肺之弊。冬术、益智、枳壳、青皮、桂枝、苓皮、香橼、沉曲、桑皮。

案十二：当脐痛，腹膨便溏，肝脾病也。便有咳嗽，不宜过燥。香苏饮、大腹、枳壳、赤苓、化肝煎、桑皮、建曲、佛手。

案十三：脾肾阳衰，舌红质大，而便又溏。四神丸、益智、大腹、加皮（五钱）、枸杞、高丽参、白芍、苓皮、菟丝（三钱）、青陈。

案十四：脾阳衰，不能运湿，所以舌白不化，疟疾不止，便溏不已。茅术、益智、青皮、半夏、四神丸、桂枝、沉曲、陈皮、秫米（三钱）、鲜荷叶。

案十五：久病脾肾交虚，大便溏泄，腹膨面浮。防成中满。党参、益智、枸杞、鸡金散、冬术、加皮、菟丝。

案十六：大便溏结不定，总是脾肾不能立定，幸面部浮肿得减。仍从前法，佐以疏阴。熟地、苓皮、鹿胶、肉果、黄肉、五味、霞胶（钱半）、肉桂、山药、枸杞、加皮、高丽参另服。

案十七：脾胃阳衰，上泛清涎，下为泄泻。吴萸、益智、丁香、补骨脂、枸杞子、肉果、木香、澄茄（七分）、菟丝子。

案十八：疟后脾肺交病，咳嗽，大便不实，脉象独弦。再延有治脾碍肺、治肺碍脾之患。冬术、益智、枸杞、马兜铃、象贝、苓皮、菟丝、桑皮、款冬花、橘白。

案十九：湿热郁蒸，为自汗、便泄。草果、茅术、陈皮、枳壳、半夏、益智、赤苓、大腹、秫米。

案二十：病延月余，泛清涎而飧泄。治以温养。丽参、肉桂、菟丝子（三钱）、木香、附子、枸杞、四神丸、陈皮。

案二十一；寒湿滞互阻，腹痛便泄。姑与温通。肉桂、肉果、木香、青皮、枳实、草果、川朴、吴萸、陈皮、槟榔。

案二十二：因寒停滞，腹痛便泄具。咳呛当另治。桂枝、川朴、槟榔、吴萸、木香、建曲、干姜、枳实、紫苏。

案二十三：痰气降而大便溏泄，脾土伤矣，加以胃败口糜，殊难兼顾。党参、沙参、川贝、苓皮、麦冬（元米炒）、於术、玉竹、橘红、青皮。

《徐养恬方案·卷中·一、痢疾、泄泻》

案二十：泄泻脉数大，舌苔白。高年当此，慎勿忽视。煨葛根、赤苓、银花炭、防风、白扁豆、炒木瓜、白芍、炙草、荷叶。

案二十一：脉细而迟，腹痛泄泻。此脾气虚寒也。冬术、白芍、炙甘草、防风、茯苓、鸡内金、木香、菟丝子、杜仲，加姜、枣。

《遯园医案·卷上》

黄某，年三十许，患秋燥泄泻，日数十度，身热微咳。以粗阅医书，初服消散药不应，继进疏利亦不应，易以温补升提，愈剧。延诊时，形容惨晦，焦急不堪，舌苔淡白而薄，杂露红点，脉浮而虚。余曰：此等症候，从前名家，惟喻嘉言知之，有案可稽。若时医则无从问津，服药不对，宜其愈治愈乖也。病者犹疑信参半，乃命家人就邻舍取喻氏书请为指示。余为检出授阅，并告以屡试屡验，切勿疑阻自误，即照方连服六七剂，始平复如初。

长沙陈某，年五十，患泄泻，医治益剧，已两月矣，仅余皮骨。延余过诊，肚腹不作胀痛，舌色淡红，苔白而薄，时以开水漱口而不欲咽，脉微缓。阅前方如温燥、固涩、升补，关于脾肾两家成方，服之殆遍。意其下多亡阴，以八味丸少合四神丸为汤服之，不应。改用景岳胃关煎：熟地五钱，山药、扁豆各三钱（均不炒），炙草一钱，炮姜一钱，吴茱萸五分，白术二钱（不炒）。煎水二杯，初服一杯，即十愈七八；再一杯，即全愈。考景岳方下自注：治脾肾虚寒作泻，或甚至久泻腹痛不止、冷痢等症。陈氏修园谓于苦燥辛温剂中，君以熟地，不顾冰炭之反，便注云治脾肾虚寒作泻，陋甚。然如上症百方不应，服之竟若此神效者，其故安在？窃思方中地黄，《神农本经》云：气味甘寒，填骨髓，长肌肉。叶天士注云：气寒入足少阴肾经，味甘入足太阴脾经。肾主骨，益肾则水足而骨髓充，脾主肌肉，润脾则土滋而肌肉丰。洵属确论。后人取以蒸晒，名曰熟地，则甘寒变为甘平，以之濡养脾阴，尤为相宜，次辅以山药、扁豆、甘草之甘

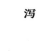

泄
泻

·300·

平，则滋生脾阴之力量，更为雄厚。而又合以吴茱萸、干姜、白术之温燥，不嫌其与滋养脾阴之品相妨碍者，盖以人身阴阳，互为其根。故《内经》云：阴平阳秘，精神乃治。上症脾阴不足以配阳，故温燥药百无一效；如但见脾阴不足，注意填补，而不知兼顾脾阳，亦背岐轩平秘之旨，病必不服。但其中分量，最宜斟酌，不可颠倒。尝谓仲景桂附八味，为维系肾经阳阴方。景岳兹方，于维系脾经阴阳，不期而暗合，奈见不及此。故方下所注，不知分别，名以胃关，盖取肾为胃关之义，亦未吻合。陈氏虽斥为陋，亦知其有可用处，故《医学从众录》中尝采其方，亦无发明。兹故不揣固陋，聊摅一得，并更易方名，订正药品分量，附载于后，阅者谅之。

【附】养脾互根汤、治脾经阴阳失其平秘，久泻不愈，服温燥、固涩、升补不应者，一服知，二服已。熟地（五钱）、山药、扁豆（各三钱。均不炒）、炙甘草（一钱）、炮干姜（一钱）、吴茱萸（五分）、白术（二钱，不炒）。

浏阳李某之母，年六十，先因感冒风寒，杂治不愈，已而大便泄泻，日十余行，腹胀痛。医者不察，概以行气消胀之品图治，益剧。延余过诊，脉之微缓，舌苔白，口中和，饮食不美，困顿不能行。其子甚忧其不起。余曰：此中气下陷，可保无虞。为疏补中益气汤，方中当归用土炒，外加固脂、益智，三剂而瘥。

《遁园医案·卷下·先考医案》

先世母梁孺人，外感夹食，泄泻日数十行，用平胃加味，泻止，已而腹胀，时欲登厕而无便，了而不了，更数医，辄进行气疏降之品，旬日不愈。适先考远适，急促归，审证究脉已，检阅前方，即怒形于色，曰：此中气下陷，胡前后医者不省乃尔。即进补中益气汤，两帖而安。

《王九峰医案·中卷·泄泻》

案一：暑热湿痰，滞伤于脾胃。腹响痛泻，小溲色赤。进平胃加减，虽轻未已，原方进步。乘此驱逐，否则久延正虚，防生歧变。制根朴、赤茯苓、南木香、上广皮、范志曲、建泽泻、淡干姜、甘草。

脾喜燥而恶湿，湿滞脾土，痛泄呕恶，进理中、胃苓，痛止呕平，泻势欲止，舌苔渐化，夜寐已安，脾胃渐和，慎调为妙。六君子汤加木香、蔻仁、谷芽、干姜。

案二：脉左紧右缓紧，是腹痛之征，缓是脾玩之候。暴起寒湿，水气作泻，温熨是理。已延月余，绕脐作痛，气虚作坠，痛则作泻，湿郁化热之象。精通之岁，阴未和谐，久泻又伤，以香连归芍汤加减，是否候酌。广木香、杭白芍、南山楂、当道子、川雅连、银条参、赤茯苓、甘草、全当归。每日早晨服老六味地黄丸，午后服十九味资生丸。

案三：面浮肢肿，入谷则出，腹胀胸闷，大便溏泄，小水不畅。六脉沉紧而涩，舌根白色不起。风湿抑郁，食填太阴，脏寒生满，浊气逆上，则生膜胀，清气反下，则生泄泻。总由出纳之官应运不灵，是以二阴开窍不爽。拟温里以开通上下。延久脾阴大伤，牵及肾气，更为棘手。制附子、黑炮姜、广橘皮、建泽泻、川根朴、采云曲、肥牛膝、赤茯苓、枳实炭、冬瓜皮。

《王九峰医案·中卷·泄泻》

暑湿痰滞，互伤脾胃，腹鸣痛泻，溲少。进平陈加减。赤猪苓、泽泻、木香、川朴、陈皮、冬术、车前、炙草。

脾喜燥而恶湿，湿蕴痰滞伤脾，腹中痛泻，进胃苓汤，痛泻已止，宜和中调胃。赤苓、白蔻、陈皮、半夏、炙草、木香、谷芽、神曲。

寒湿水气，交并中州，泄泻延今月余，绕脐作痛，腹中气堕，湿郁化热之象。精通之岁，阴未和谐，泻久伤阴，殊为可虑。每朝进六味地黄丸三钱，午后服十味资生丸三钱，再以补中益气加香连。是否仍候高明酌正。补中益气加木香、川连。

清气在下，则生飧泄，浊气在上，则生膜胀，肝脉循于两胁，脾脉布于胸中，肝实胁胀，脾虚腹满，木乘土位，食少运迟，营卫不和，寒热往来，补中益气，是其法程。更兼以涩固胃关之品，冀效。洋参、茯苓、冬术、炙草、川连、升麻、柴胡、归身、木香、陈皮、山药、补骨脂、肉豆蔻。

经以清气在下，则生飧泄。数年洞泄，脾胃久伤，清阳不升，浊阴不降，胃关不固，仓廪不藏，乃失守之兆。非其所宜。洋参、炙芪、冬术、归身、肉豆蔻、炙草、升麻、柴胡、故纸、煨木香。

过服克伐之剂，中胃受伤，腹中窄狭，便泻不已，脾虚气痞于中，化气不展。拟归脾六君，以助坤顺乾健。洋参、茯苓、冬术、炙草、半夏、陈皮、木香、远志、枣仁。

泄泻

尊年脾胃素亏，值暑湿余氛未尽，食饮少思，便泻不禁。肾虚胃关不固，脾虚传化失常，致令水谷精微之气，不能上升，反从下降，有降无升，犹四时之有秋冬，而无春夏。拟东垣先生法，和中土，展清阳，行春令。质诸明哲。人参、冬术、茯苓、炙草、山药、橘皮、升麻、柴胡、煨肉果、姜、枣。

《王孟英医案·卷一·泻》

沈友闻令郎厚栽，久患羸弱，驯致腹痛便泻，恶谷形消。诸医束手，求孟英图之。脉虚弦而空软，曰：不可为矣。虽然，治之得法，尚可起榻。可虞者，其明年春令乎。爰以潞参、鳖甲、芪、芍、甘、柏、薏、斛、木瓜、橘皮为方，吞仲景乌梅丸。不旬日而便坚食进，又旬日即下楼而肌充矣。

施瀛洲，体丰色白，夏月在绍患泻。医进参、术、桂、附、熟地、四神之类，略无寸效。季冬来杭就诊于孟英。其脉微弱，左手及右尺沉取有弦数之象，眩晕形消，舌色深紫，无苔不渴，纳食腹胀，溲少而赤，泻必肠鸣。中气固虚，理应投补，但不可佐滋腻以滞中枢，而助其溜下之势；又不宜杂燥热以煽风阳，而壮其食气之火。予参、芪、术、苡、升、柴、芩、泽、香连为剂，吞通关丸，乃宣清升降、补运兼施之法也。服之良效。浃旬舌淡溲行，胀消晕止，惟大便未实耳。去芩、泽、升、柴、香连、通关丸，加菟丝、木瓜、橘皮、黄柏、石脂、白芍，善后而瘳。

《石山医案·卷之中·泄泻》

一孩孟秋泄泻，昼夜十数度，医用五苓散、香薷饮、胃苓汤加肉豆蔻，罔有效者。予曰：此儿形色娇嫩，外邪易入，且精神怠倦，明是胃气不足，而为暑热所中，胃虚夹暑，安能分别水谷？今专治暑而不补胃，则胃愈虚，邪亦着而不出。经曰壮者气行则愈，怯者着而成病是也。令浓煎人参汤饮之。初服三四匙，精神稍回。再服半酒杯，泄泻稍减。由是节次服之，则乳进而病脱。

《医验大成·泄泻章》

一人丁丑年，脉息沉细，濡溺而缓，泻水肠鸣，虚浮困倦，头痛腹胀，此湿上太过之年，民病湿泻，太阳受病也。脾主四末，脾病不能为胃行其津液，四末不能禀水谷之气，气日以衰，脉道不利，筋骨肌肉皆无气以生矣。土虚则不能四布津液，水谷常流于胃而生湿，湿胜则濡泻也。经云：诸湿肿满，皆属于脾，脾气虚而停滞上焦，壅塞而为肿、为胀、为头痛也。宜用胜湿渗湿之剂，湿去土旺，泻自止矣。方：陈皮、防风、泽泻、白术、茯苓、白芍、苍术、厚朴、肉桂。

《王乐亭指要·卷三·泄泻》

许右，先痢转泻，虽由重就轻，但身怀六甲，须防胎元不固。冬术（炒，三钱）、砂仁（炒，八分）、茯苓（一钱五分）、怀药（炒，三钱）、白芍（炒，一钱）、炙草（四分）、苏梗（三钱）、木香（三分）。

杨左，久病面青形瘦，寒热日至，脉至数而无情。近来泄泻，虽因伤食所致，而身体因此而愈亏，理姑先为培固。怀药（五钱）、芡实（炒，三分）、冬术（炒，二钱）、楂肉（炒，一钱）、神曲（炒，一钱）、炙草（六分）、白芍（炒，一钱五分）、扁豆（炒，三钱）、建莲（炒，三钱）。

邵右，脾泄久而伤阴。冬术（炒，三钱）、白芍（炒，一钱五分）、炙草（六分）、五味子（三分）、建莲（炒，三钱）。

周右，脾肺气衰，为咳为泄。法宜补火以生土，培土以生金。益智仁（炒，六分）、煨肉果（一钱）、远志（炒，七分）、五味子（三分）、怀药（八钱）、冬术（炒，五钱）、炙草（六分）、车前子（二钱）、炒神曲（一钱）、诃子肉（炒，一钱）。

许左，清晨溏泄，脉至软弱。脾失健运，而气亦不固。土炒冬术（三钱）、炒神曲（一钱）、炒肉果（一钱）、煨木香（四分）、防风（一钱）、远志（炒，七分）、炒车前子（一钱五分）。

四、消食止泻

《吴鞠通医案·卷五·飧泄》

孟，十五岁，八月初八日，伏暑泄泻，加以停食，欲泻腹痛，泻后痛减，防成滞下，与五苓散加消食，脉细弦而缓。桂枝（三钱）、云苓皮（五钱）、楂炭（二钱）、苍术炭（三钱）、神曲（四钱，炒）、小枳实（二钱）、猪苓（三钱）、广皮炭（四钱）、川椒炭（二钱）、泽泻（三钱）一月后复诊，病已大愈，善后方与调和脾胃。

《临证指南医案·卷六·泄泻》

高，脉细下垂，高年久咳，腹痛泄泻，形神憔悴，乃病伤难复，非攻病药石可愈。拟进甘缓法。（中虚腹痛）炙甘草、炒白芍、炒饴糖、茯神、南枣。

王，过食泄泻，胃伤气陷，津不上涵。卧则舌干微渴，且宜薄味调摄。和中之剂，量进二三可安。（食伤）人参、葛根、生谷芽、炙甘草、广皮、荷叶蒂。

泄泻，注下症也。经云：湿多成五泄，曰飧、曰溏、曰鹜、曰濡、曰滑。飧泄之完谷不化，湿兼风也；溏泄之肠垢污积，湿兼热也；鹜溏之澄清溺白，湿兼寒也；濡泄之身重软弱，湿自胜也；滑泄之久下不能禁固，湿胜气脱也。是以胃风汤治有血之飧泄，清六丸疗肠垢之热溏；鹜溏便清溺白，中有硬物，选用理中治中。滑泄脉微气脱，洞下不禁，急投四柱、六柱饮。惟濡泄有虚有实，或以胃苓，或以术附。至于脾泄、胃泄、肾泄、大肠泄、小肠泄、大瘕泄、痰泄、郁泄、伤酒、伤食泄，古方古法，条载甚详。其急则治标，必使因时随症理固然也，及其缓则治本，惟知燥脾渗湿，义有未尽者乎。盖脾同坤土，本至静之体，而有干健之用，生万物而役于万物。从水从火，为寒为热，历观协热下利者，十不得一二，从水之寒泄者，十常八九焉。言当然者，主治在脾，推所以然者，必求之水火。因思人身水火，犹权衡也，一胜则一负。火胜则水负，水胜则火负。五泄多湿，湿水同气，水之盛，则火之衰也。于是推少阳为三阳之枢，相火寄焉，风火扇胃，而熟腐五谷。少阴为三阴之枢，龙火寓焉，熏蒸脏腑，而转输糟粕。胃之纳，脾之输，皆火之运也。然非雷藏龙驯，何能无燥无湿，势有冒明燎上之眚。如果土奠水安，从此不泛不滥，定无清气在下之患矣。吾故曰：五泄之治，平水火者清其源，崇堤土者塞其流耳。令观叶氏诊记，配合气味，妙在清新，纵横治术，不离规矩，依然下者升，滑者固，寒者温，热者清。脉弦治风，脉濡渗湿，总之长于辨证立方，因而投剂自能辄效。所谓读古而不泥于古，采方而不执于方，化裁之妙，人所难能者。

泄
泻

《临证指南医案·卷十·幼科要略·食瓜果泄泻》

稚年夏月，食瓜果水寒之湿，着于脾胃，令人泄泻，其寒湿积聚，未能遽化热气，必用辛温香窜之气。古方中消瓜果之积，以丁香、肉桂，或用麝香。今七香饼治泻，亦祖此意。其平胃散、胃苓汤亦可用。

《临证指南医案·卷十·吐泻》

苏，周岁幼小，强食腥面，身不大热，神气呆钝。上吐下泻，最防变出慢惊。此乃食伤脾胃，为有余。因吐泻多，扰动正气致伤耳。（食伤脾胃）广皮、厚朴、茯苓、广藿香、生益智、木瓜。

陈，凉风外受，内郁热伏，身发瘾疹，便解血腻，烦渴，得汗，仅解外风，在里热滞未和。啾唧似痛，大便仍有积滞，清里极是。但半岁未啖谷食，胃弱易变惊症，少少与药。（郁热内伏）藿香梗、川连、黄芩、生白芍、淡竹叶、广皮、滑石、炒楂肉。

吕（十二），痰中带血，食已呕吐。因惊仆气逆，令胃不和，与黄连温胆汤。因年弱质怯，以金石斛代之。（胃不和）温胆汤去甘草加金石斛、姜汁。

《续名医类案·卷二十七·泄泻》

一痘后伤食伤暑而泻，四苓散合香薷饮加神曲、麦芽、山楂而愈。

一痘未出尽，利下赤白，此血热痘壅，有积热也。以葛根升麻汤加芍、归、楂、麦、蝉蜕，稍减。面目赤，溺数，犀角地黄汤、补中益气汤治愈。

《续名医类案·卷二十九·小儿科·泄泻》

胡三溪子多病，三岁病泻，诸治不效。万视之曰：此伤食泻也。夫泻有三症，热泻者，粪色黄而渴；冷泻者，粪色青而不渴；食积泻者，屎酸臭而腹痛，或渴或不渴。此子之疾，所下酸臭，用丁香脾积丸，一服而愈。三溪曰：巴豆下积而止渴何也？曰：本草云：巴豆，未泻者能令人泻，已泻者能令人止。积去泻止，自然之理也。

《竹亭医案·卷之五》

案五：山西梁茂千寒凝气阻，泄泻、腹痛治验。梁茂千，年三十四岁。西人喜啖湿面，加之寒凝气滞，以致腹痛不止。自服牵牛等，甚至泄泻无度。痛剧防厥，慎勿藐视。生香附（三钱）、广木香（六分）、干姜（八分）、半夏曲（一钱半）、白蔻仁（六分）、赤茯苓（三钱）、陈皮（一钱半）、山楂炭（三钱）、六神曲（三钱，炒）。加生姜二片。上药煎服，一剂痛止。

次日复诊：舌苔尚腻，食滞未清。原方去香附、蔻仁，加藿梗、莱菔子、砂仁等，两帖而愈。

案二十四：山西焦永盛高年身热、泄泻、动即出汗，垂危治验。山西焦永盛，年六十六，丁亥九月十七。身热泄泻危症，兼之面红口干，喜饮，腹痛，动辄汗出，神识模糊。虚中夹滞，表里俱病。恐其骤变，亟以退热止泻，以冀转机。用葛根黄芩黄连汤法加减之。葛根（二钱，煨）、黄芩（一钱半）、小生地（四钱）、麦冬（一钱半）、泽泻（一钱半）、木香（六分）、赤茯苓（二钱）、甘草（六分）、半夏曲（一钱）、益智仁（一钱）、生姜（一钱）、陈皮（一钱）。上十二味，河水煎服。服后身热大减，泻止六七，神识渐清，稍可饮粥，口干亦减，小腹尚痛。仍以原方，再剂诸恙渐平，痛亦止矣。后以和胃运食法，五剂而痊。

《幼科医验·卷上·慢惊》

案二十二：一儿，伤风。因嗜面食，遂致发热不止。目睛上窜，面青舌白，似睡非睡，脉洪而无力。胸膈尚滞，泄泻无度，乃胃虚不能运化故也。不可纯用消导。人参、广皮、楂肉、法半夏、陈胆星、麦芽、钩藤、白芍。滚痰丸一枚。

《幼科医验·卷上·痞积》

案二十三：一女饮食太过，肠胃受伤，骨瘦如柴，泄泻无度，渐成丁奚，宜实脾消积。陈皮、厚朴、山楂、川黄连、肉豆蔻、麦芽、白芍、茯苓、於术炭。

《幼科医验·卷上·泄泻》

案四：一儿，伤食作泻，肚腹膨胀。新会皮、柴胡、莱菔子、楂肉、防风、芍药、猪苓、建泽泻、赤茯苓、麦芽、车前。

案七：一儿，白泻后潮热。芍药、厚朴、山楂肉、新会皮、麦芽、泽泻、甘草、川黄连、煨肉果。

案八：一儿，二岁。身热不食，腹胀潮热，泻后有积，面黄身弱。陈皮、山楂、莱菔子、紫厚朴、麦芽、香附、川连、大腹皮。

案十：一儿患伤食吐泻，理宜断乳谷，投以消导。乃竟以寒凉杂进乳食，以致身热、腹热，愈治愈剧。仍以消食定吐为主。陈皮、厚朴、山药、青防风、广藿香、麦芽、法夏。服二剂后，吐减热除。但面部肿满。投以参苓白术散而安。

案十一：一儿，因乳食伤，久泻不止，自汗，睡卧不安，神思困倦，将成慢惊。急当补脾宽气，以待胃气之复。陈皮、山楂肉、麦芽、香附、建泽泻、茯苓、焦白术、芍药、肉果。服后，泄泻稍减，因脾气困顿，必须大理脾气，方可无虞。人参、白术、陈皮、建泽泻、车前子、茯苓。

案十二：一儿，四岁。泻久，日十余行，间发潮热，唇红作渴，面瘦，腹如鼓，喜其善饭。丹溪云：善食而瘦者，胃有伏火也。若竟投参、术、诃、果，必致不救，当先用消食破积药，次投平胃散加茯苓。川连、楂肉、建神曲、焦麦芽。两剂而泻减，后以五疳丸调理而愈。此系实证似虚，不可防其慢惊而投以温补。

案十三：一儿，因湿热下流，故四肢作痛，今又腹痛而泻。陈皮、山楂肉、厚朴、芍药、细青皮、木通、建泽泻、槟榔。

案十四：一儿，两日前水泻，至第三日身发壮热，面赤唇红，防惊。柴胡、干葛、青防风、荆芥、新会皮、前胡、苏子、山楂肉、木通。

《王孟英医案·卷一·泻》

蔡湘帆之女，甫周岁，断乳后患腹膨泄泻，儿科以为疳也。遍治不愈，谓其将成慢惊，丐孟英视之。苔甚白滑，曰：瓜果伤也。以生厚朴、生苍术、丁香柄、鸡膍胵、五谷虫、陈皮、苡仁、木香、黄连、防风投之，服后连下十余次而腹即消，次日竟不泻而能安谷矣。闻者金以为异，或云尤有异者。

《医验大成·泄泻章》

一儿四岁，泻久不止，每日夜必数次，间发潮热，作渴唇红，而貌羸瘦，其腹如鼓，喜其善饮，故可治耳。若竟投诃果，必致不救。丹溪云：善食而瘦者，此胃中有伏火，易于消化也。此儿平日善饭，且系疳火作泻，如用木香、肉果等类，反助其火，则清纯中和之气，变为燥热燔燎之症，火愈甚，则泻愈迫矣。予先用化食消积药，次投以平胃散，加黄芩、黄连、白术、神曲、麦芽，二剂而泻减，后以五疳丸调理而愈。此乃实症似虚之候，切勿防其慢惊而投温补之剂也。

一人时值夏月，过食瓜果，大泻不止，中脘大痛，烦渴引饮，右寸关俱沉伏。此阳气下陷，抑郁之故，宜升阳益胃之剂。方：半夏、茯苓、甘草、橘红、白术、炮姜、厚朴、白芍、防风、柴胡、木香、砂仁。

一人右寸脉滑而数，患泻痛甚欲便，使后痛减，粪如败卵。此系食积伤脾，湿热相搏之病也。先宜消其食积，而后补其脾土。方：苍术、厚朴、广皮、甘草、神曲、麦芽、山楂、草果。后用参苓白术散调理而愈。

马左，素蕴湿热，近伤暑食，以致腹满而纳少，泄泻不已。先拟疏导法。生冬术（三钱）、小川朴（姜汁炒，一钱）、神曲（炒，一钱）、车前子（炒，二钱）、炒楂肉（二钱）、莱菔子（炒，一钱五分）、焦麦芽（三钱）、六一散（二钱）、茵陈（三钱）。

刘左，夹积夹寒，腹痛泄泻。冬术（炒，二钱）、麦芽（炒，三钱）、神曲（炒，二钱）、泽泻（二钱）、煨姜（二）、煨木香（四分）。

李左，寒积停滞，脾气先伤，运化失职，清浊不分，合污下降，而泄泻无度。白术（土炒，三钱）、神曲（炒，二钱）、麦芽（炒，三钱）、山楂（二钱）、泽泻（一钱五分）、车前（炒，一钱五分）、煨姜（二）、木香（炒，三分）。

童（童），热泄。葛根（一钱）、黄芩（一钱五分）、神曲（炒，二钱）、楂肉（炒，二钱）、六一散（三钱）。

五、和胃止泻

渔庄沈（妇），便泻腹痛，右脉涩，左弦细，经停四月，腰酸带下。心泛，舌微白，咳呛。姑宜清气和中。（十月二十日）藿香梗（二钱）、诃子肉（钱半）、新会皮（钱半）、桔梗（钱半）、川贝（钱半）、扁豆衣（三钱）、苏梗（钱半）、生款冬（三钱）、大腹皮（三钱）、广木香（八分）、蔻壳（钱半），清煎三帖。介按：肝肾阴亏，带脉不固，则腰酸带下，肝阳横逆，则腹痛便泻，上乘于肺则咳嗽心泛。先以清肺扶脾，兼用理气之品，是急则治标之意。

新田郦，据述便泻较减，舌根厚，面浮，宜和胃为主。（六月十三日）焦六曲（四钱）、新会皮（钱半）、制香附（三钱）、鸡内金（钱半）、川连（五分）、赤苓（三钱）、扁豆衣（钱半）、大腹皮（三钱）、仙半夏（钱半）、炒麦芽（三钱）、通草（钱半）、鲜荷叶（一角），二帖。介按：便泻较减，舌厚面浮，此系湿热未净，夹食为患。故治以扶脾渗湿，兼消食滞。

大西庄沈，木克土便泻，气滞经阻，脉右涩左弦，舌心光，胃钝脘闷，腹中有瘕。姑宜泄木和中。（七月二十九日）乌药（二钱）、川楝子（三钱）、炒谷芽（四钱）、左金丸（八分）、茯苓（四钱）、木蝴蝶（四分）、扁豆衣（三钱）、玫瑰花（五朵）、大腹皮（三钱）、炒白芍（钱半）、佩兰（钱半），清煎四帖。介按：肝阳侮胃，气聚成瘕，阳明隶于冲脉，冲脉即是血海。兹以胃被肝乘，血海亦同时为病，以致经阻。治以泄肝救胃，方极稳健可法。

某（稚孩），呕渴已瘥，脉涩滞，舌心厚，腹尚大，胃钝便滑，仍遵前法加减。（二月十一日）乌梅（一个）、甘松（四分）、赤苓（三钱）、生香附（钱半）、椒目（四分）、炒谷芽（三钱）、厚朴（一钱）、鸡内金（钱半）、大腹皮（三钱）、通草（钱半）、绿萼梅（一钱），清煎三帖。介按：肝胃湿热久蕴，脾弱而致腹大便滑，当然以扶脾渗湿，兼清肝胃之热。

某（稚孩），腹形不减，气逆便溏，脉弦细，舌薄滑，身微热，口渴，仍宜和中分消，防疳。（六月二十四日）广藿香（二钱）、省头草（钱半）、鸡内金（钱半）、川楝子（钱半）、宣木瓜（钱半）、甘松（四分）、五谷虫（三钱）、绿萼梅（一钱）、大腹皮（三钱）、通草（钱半）、香附（钱半），清煎三帖。介按：食物不节，脾胃受创，肝阳乘侮，而致腹膨便泻，故治以和肝健脾，清导清热。

渔庄沈，女孩虫气内着，腹痛乍作乍止，脉弦濡，便溏。姑宜安胃和中。（二月十五日）乌梅（一个）、川椒（十四粒）、五谷虫（三钱）、广木香（八分）、川楝子（三钱）、延胡（二钱）、茯苓（四钱）、茉莉花（八分）、生白芍（钱半）、甘松（四分）、佩兰（三钱），清煎二帖。介按：疳泻治法，不离脾胃，约分数种，如胃滞当消，脾弱宜补，因热则苦寒清火，因冷则辛温健脾，有虫则用杀虫之品，因虚则补本脏之母。今此案系是湿热内滞，夹着虫积，以致腹痛便溏。治宗安胃丸之意，而以健脾驱虫，理气导滞，洵治虫积腹痛而兼便溏之良方。

遗风庞，女孩痧后受暑，夹食化泻，脉弦，舌黄，口渴，宜清热和中。藿香梗（二钱）、炒川连（八分）、百药煎（三钱）、银花（二钱）、六一散（四钱）、扁豆衣（三钱）、生白芍（钱半）、麦芽（三钱）、佩兰（三钱）、通草（钱半）、新会皮（钱半），清煎二帖。

又，时痧后，便泻腹痛，右脉弦，潮热似疟。宜和中清利。（七月十三日，五月二十九日）猪苓（三钱）、六一散（四钱）、青蒿子（八分）、炒川连（八分）、泽泻（三钱）、大腹皮（三钱）、蔻壳（钱半）、新会皮（钱半）、赤苓（四钱）、扁豆衣（三钱）、通草（钱半），清煎三帖。

又，痧后便泻化利，腹痛不爽，胃纳较增，舌滑微黄。宜清热、化气、分利。（七月十七日，丁未初四日）炒川连（八分）、莱菔子（三钱）、大腹皮（三钱）、冬瓜皮（三钱）、生白芍（钱半）、六一散（四钱）、广皮（钱半）、焦六曲（四钱）、枳壳（钱半）、青木香（八分）、生米仁（四钱），清煎二帖。介按：麻疹又名曰瘄，吾绍通称曰痧，江苏总名曰疹。其实皆一病也，无非因地异名耳。叶氏治法，分晰四时，最为简明。其言曰：春令发瘄，从风温治，夏季从暑风，暑必兼湿，秋令从热烁燥气，冬月从风寒。又曰：疹宜通泄，泄泻为顺。下痢五色者亦不妨。惟二便不利者，最多凶症，治法大忌止泻。今此案适在夏月，吸受暑热，兼夹湿食化泻，治以清暑，最属正当。迨日久而湿热内陷，移于大肠，治以导滞而清湿热，大旨近是。

《得心集医案·卷三·吐泻门（下痢红白症附）·木邪侮土》

熊锦松潮热泄泻，呕吐蛔虫，咳逆牵引，左胁疼痛，历服清散温补之药，愈治愈危。迨至夜半，气逆神昏，面红目赤，汗大如雨，俨然虚脱之象。但从来热泄之症，最虑阴液消亡，断无戴阳之理。诊两寸弦数，知其脏体属阳，察脉审症，推肝火冲逆，犯土侮金，是以呕泄咳疼，诸苦并增，加以温补误投，以致热盛神昏也。与温胆汤，加石斛五钱，桑叶，白附，数剂果安。

《剑慧草堂医案·卷下·女科便泻》

案四：居经五月，迭感寒邪，腹痛便溏，脉弦滑。治以疏和。紫苏、大腹、藿梗、寄生、半夏、木香、竹茹、枳壳、陈皮、制朴、条芩（酒炒）、神曲、砂仁、佛手。

案六：产后肝脾失运，腹痛便溏，跗肿面浮，脉濡弦。治以疏和。於术（土炒）、茯苓皮、焦芍、扁豆、香附、肉果、生炒谷芽、炙草、炮姜炭、陈皮、芸曲、砂仁、原斛、炒红枣。

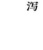

泄泻

《陈莲舫医案·卷中·五、泄泻》

案一：左，脘满作泻，腹痛肢倦。治以疏和。羌活、鸡苏散、陈皮、川楝、防风、偏兰、郁金、茯苓、小朴、大腹、蔻仁、米仁、荷叶。

案四：孩。受凉伤中，洞泄无度，脉弦。拟以疏和。於术、佛手、萆薢、大腹、建曲、佩兰、泽泻、米仁、小朴、连皮苓、鸡金、会皮、扁豆花。

案五：左。泄泻渐止，脘闷纳呆，脉见沉细，属半虚半实。拟以调中化邪。白术、香附、佛手、生熟麦芽、建曲、大腹绒、佩兰、通草、小朴、半夏、煨木香、新会、荷叶。

六、解表止泻

《张聿青医案·卷一·风温》

祝（十五岁），饮食内伤，时邪外感。从泄泻而至发热，热势甚炽，纤毫无汗，神情懊烦，频渴不多饮。脉象郁数，舌红苔黄罩灰。此由邪湿相合，三焦均受。恐邪湿交蒸，邪化为火，而湿化为燥。用薛氏升泄法。煨葛根（一钱五分）、生甘草（三分）、淡芩（一钱五分）、滑石（三钱）、米仁（三钱）、大豆卷（二钱）、上广皮（一钱）、苦桔梗（一钱）、通草（一钱）、泽泻（三钱）。

二诊，用薛氏升泄之法，便泄稍减，咳嗽增多，热势渐减，苔灰大化。虽属转轻之象，而未得汗邪无出路，所以热仍不解，心中时觉烦。病起之际，即耳窍闭塞。良由脾土素弱，所以感受风邪，上阻清窍，下趋大肠。但风脉必浮，今脉不以浮应，似非风象。殊不知风在表则浮，今风入肠胃，病既入里，则脉不以浮应矣。仿喻嘉言先生逆流挽舟法。前胡（一钱）、川羌活（一钱）、白桔梗（一钱）、郁金（一钱五分）、云茯苓（三钱）、柴胡（四分）、青防风（一钱）、炒枳壳（七分）、米仁（三钱）、蔻仁（四分）、淡芩（七分）。

三诊，引邪外达，正气虚微，不能托送，未能得汗，便泄有黏腻，色白带赤，热势得见退轻，而迷沉欲寐，有时夹杂谵语。脉象糊滑，重按少力，苔黄，近根仍带灰润。此由中气不足，外感之风，氤氲之湿，熏蒸之热，炼液成痰，弥漫神机。里虚内陷之象，恐神昏发痉。拟扶助中阳，兼清湿热而化浊痰。台参须（七分）、川连（五分）、制半夏（一钱五分）、陈胆星（一钱）、竹茹（一钱五分）、竺黄（二钱）、茯苓（三钱）、干姜（四分）、橘红（一钱）、生薏仁（三钱）、蚕沙（三钱）。

四诊，昨进扶助中阳，兼清热而化浊痰，热势发扬于外，表热稍甚，迷蒙较退，时觉懊烦。自病起至今，耳窍闭塞，今则时兼谵语，口渴欲饮。舌红，后半灰霉，脉象稍起，而软数微弦。风燥之气，上阻清窍，而风与湿合，遂成熏蒸之局，神机为之弥漫。恐邪不外越，复从内窜。拟清化法。必得邪从外越，方是退步，然不易也。黑豆衣（三钱）、连翘（三钱）、郁金（一钱五分）、鲜石菖（二钱）、鲜竹叶（二十片）、绿豆衣（三钱）、桔梗（一钱）、薄荷（一钱）、南沙参（三钱）、荷叶边（三钱）、甘草（四分）。

五诊，便泄已止，咳嗽增多，邪势欲从肺经外泄。而每至正午阳旺之时，转烦懊不宁，言语错乱，颧红面赤，下午仍多眠睡。皆风邪化火，劫烁阴津。昨投泄热和阴，舌苔深黄稍化，而边仍红前半红点满布，后半灰霉。津伤热炽。拟泄热救阴，稍为扩充。羚羊片（二钱）、鲜铁斛（七钱）、大麦冬（三钱）、花粉（二钱）、竹叶心（二十片）、赤茯苓（三钱）、黑山栀皮（三钱）、西洋参（一钱五分）、连翘壳（三钱）、真川贝母（去心二钱）、光杏仁（三钱）。

六诊，疏泄风邪，清化气热，便泄渐定，解出溏粪带黑，热之象也。风为阳邪，不从外越，从中化热，热灼肺胃，咳嗽不爽，懊烦不宁。热扰神明，言语妄乱。热劫津液，神机不运，所以不为烦懊，即为迷睡。阳明热胜则目赤颧红，口渴欲饮脉数微弦，舌红苔色深黄，根带霉黑。种种见端，皆风邪化火劫烁阴津之象。症方一候，邪势鸱张，恐阴津日干，而神昏发痉。拟救阴泄热。羚羊片（二钱）、大麦冬（三钱）、广玉金（一钱五分）、连翘壳（三钱）、甘草（五分）、鲜铁斛（七钱）、真川贝（二钱）、石菖蒲（二钱）、黑山栀皮（三钱）、北沙参（四钱）、竹叶心（二十片）。

七诊，脉象沉细软弱，较昨稍起。神志较清，懊烦略定，迷睡略退，咳嗽增多，痰出黏腻。舌红稍淡，灰霉略化，阴津渐回，而喉有痰声。良由津液为热邪所炼，即化为痰，前贤谓痰，即有形之火，火即无形之痰，非虚语也。拟凉肝泄热，兼清肺胃，以保阴液。羚羊片（一钱五分）、西洋参（一钱五分）、鲜铁皮斛（六钱）、肥知母（一钱五分）、川贝母（二钱）、连翘（三钱）、玉泉散（三钱）、大麦冬（三钱）、桑叶（一钱炙）、冬瓜子（三钱）、竹叶心（二十片）。

八诊，脉渐起，咳嗽较爽。内陷之邪，还于肺胃，所以神志渐清，热势递减，口渴稍定，舌苔灰霉较化。惟仍眠多醒少，还是神机欠运，胸中之热弥漫。再泄热和阴，兼宣肺气，以引邪外出。玉泉散、连翘、铁皮斛、光杏仁、薄荷、象贝、牛蒡子、霜桑叶、黑栀皮、天冬、前胡。

九诊，口渴渐定，热势渐轻，舌红渐淡，苔黄转白，灰霉渐退，右脉稍起，皆热化津回之象。理应神清气爽。而眠多醒少，仍复如前，耳聋不爽，大便不解。病之初起，原属风温夹湿，邪既化热，劫烁阴津，虽有湿邪，亦成燥火。今津回热化，燥仍为湿，余热与湿，弥漫胸中，如雾氤氲，所以眠多醒少。拟清泄火风，参以化痰。连翘（三钱）、黑栀皮（三钱）、天竺黄（二钱）、桔梗（二钱）、广郁金（一钱五分）、前胡（一钱五分）、晚蚕沙（三钱）、薄荷（一钱）、陈胆星（七分）、象贝母（二钱）、桑叶（二钱）、白金丸（五分入煎）。

十诊，昨进化痰泄热，咳嗽稍甚痰不甚多，而痰中带红，左颊红赤。苔霉近根全化，而舌心黄又带霉黑，大便不行。脉数右大，还是肺胃热胜。痰既得出，仍守清胃养津。即请商裁。玉泉散（五钱）、鲜生地（五钱）、黑栀皮（三钱）、川贝母（二钱）、肥知母（二钱）、铁皮斛（八钱）、连翘（三钱）、天花粉（三钱）、生甘草（六分）、粉丹皮（二钱）、雪梨汁（一两）、白茅根肉（一两）。

十一诊，迷睡稍退。胸中弥漫之热略得扩清，大便欲解不出。脉象右大。再参增液以望便行。鲜生地（八钱）、大麦冬（三钱）、玉泉散（四钱）、象贝母（三钱）、黑栀皮（三钱）、淡芩（一钱五分）、冬瓜子（三钱）、大玄参（三钱）、连翘（三钱）、粉丹皮（二钱）、雪梨汁（一两）、白茅根肉（一两）。

十二诊，大便畅行。然津液为热所耗，木火升动懊烦口渴，左颊红赤。耳鸣窍闭，咳嗽咽

泄
泻

痒。脉数，重按微弦。风温之邪化火劫津，幸数日以来，舌未焦燥，神未昏糊。泄热存阴，似难更动。羚羊片（一钱五分）、鲜生地（六钱）、川贝母（二钱）、杏仁（三钱）、炙桑皮（二钱）、玉泉散（五钱）、鲜铁皮斛（六钱）、天花粉（二钱）、连翘（三钱）、荷叶边（三钱）。

十三诊，多眠渐退，两次得汗，咳嗽渐轻，痰亦渐少内陷之邪，仍还于表，是为正色。但热仍未解，耳聋不聪。脉数舌质淡红，苔淡黄，灰霉未尽。肺胃余热，未能遽澈。存阴泄热，并不表汗而汗自出。良以津液来复，所以液能化汗。拟乘此疏风泄热，以望邪有出路。冬桑叶（一钱五分）、杏仁（三钱）、连翘壳（三钱）、前胡（一钱）、川贝母（二钱）、池菊花（二钱）、薄荷（一钱）、黑山栀（三钱）、桔梗（一钱）、荷叶边（三钱）。

十四诊，内陷之邪，还于肺胃。咳嗽身热，耳聋，音声雌腻。脉数右大，舌质淡红，淡黄灰霉之苔逐步化轻。病既由深而浅，宜再辛凉散风微苦泄热。桑叶（二钱）、菊花（二钱）、薄荷（一钱）、黑栀皮（二钱）、赤茯苓（一钱五分）、桔梗（一钱）、云茯苓（一钱五分）、粉前胡（一钱）、大力子（三钱）、连翘壳（三钱）、郁金（一钱五分）、荷叶边（三钱）。改方加杏仁三钱，豆豉三钱，枳壳一钱五分。

十五诊，身热渐轻。舌苔灰霉已化，烦懊亦定。阴津既回内陷之邪，还于肺胃，其多眠应当立退，乃神情安静，仍复多眠。皆由风邪入于上焦，上焦之气，闭而不行，卫气行于阴而不得出于阳。开泄上焦，使上焦气宣，为目前要务。杏仁（三钱）、桑叶（二钱）、淡豉（二钱）、枳壳（八分）、桔梗（一钱）、薄荷（一钱）、橘红（一钱）、郁金（一钱五分）、青防风（一钱）、干荷叶边（三钱）。

十六诊，胸背皆经得汗，风邪稍得开泄，耳窍略聪，卫气渐开，且能知味，然仍时多眠睡。舌黄灰霉既化，而反觉白腻。上焦之气不行，谷气过多，恐其酿湿生热，不可不防。光杏仁（三钱）、淡豆豉（二钱）、广橘红（一钱）、丝通草（八分）、生薏仁（三钱）、炒枳壳（一钱）、桔梗（一钱）、防风（一钱）、云茯苓（三钱）、广郁金（一钱五分）、干荷叶边（三钱）。

十七诊，内陷之邪，还于肺胃，而从汗出。耳窍闭塞已开，身热亦退。脉静苔化，大局已定。宜和中醒胃。青盐半夏（一钱五分）、茯苓（三钱）、桔梗（一钱）、郁金（一钱五分）、防风（一钱）、薄橘红（一钱）、米仁（三钱）、枳壳（一钱五分）、范志曲（一钱五分）、谷芽（二钱）。

十八诊，脉静苔化，胃开思食。久热之下，阴津不能遽复。宜和阴益肾。炙生地（三钱）、炙甘草（四分）、白芍（一钱）、橘白（盐水炒一钱）、麦冬（炒一钱五分）、阿胶珠（一钱五分）、甜杏仁（炒香三钱）、生熟谷芽（各一钱）。

十九诊，滋水和阴，胃气渐复，多眠亦退。风为阳邪，温乃热气，其所伤者，无非阴液。但柔腻之药，不能久进。宜甘凉和养。西洋参（一钱五分）、生玉竹（三钱）、广橘白（一钱）、生熟谷芽（各一钱）、川石斛（四钱）、生甘草（三分）、生山药（三钱）、甜杏仁（三钱）、范志曲（一钱）。

陆（左），咳嗽不爽，发热汗出不解，气从上逆，大便溏泄。脉数右大，苔厚心黄。风温袭于肺胃，症方七日，为势甚炽。牛蒡子（三钱）、川贝母（二钱）、甜广皮（一钱）、杏仁（三钱）、竹茹（水炒二钱）、生甘草（四分）、炙桑皮（二钱）、大连翘（三钱）、茯苓（三钱）。

二诊，苔黄稍化。仍然腻浊，大便不利，每至日晡，辄仍凛热。外风引动湿热，郁阻营卫。再为宣化。杏仁（三钱）、蔻仁（五分）、淡芩（一钱）、滑石（三钱）、鲜竹茹（水炒一钱）、米仁（三钱）、广郁金（一钱五分）、通草（一钱）、赤茯苓（三钱）、鲜佛手（一钱）。

三诊，轻宣肺气而化湿邪，每晨汗出，上焦之湿，理当从汗而解，乃日晡仍然似疟，便不畅行，腹膨脘痞欲呕，频转矢气。脉形滑数。此必有形之积，阻而不化。拟导滞兼清湿热。南楂炭（三钱）、缩砂仁（五分）、云茯苓（三钱）、青陈皮（各一钱）、泽泻（二钱）、范志曲（二钱）、莱菔子（炒研三钱）、木香槟榔丸（三钱先服）。

《张聿青医案·卷十七·胎前》

沈（右），妊娠素体阴亏，泄泻久延，脾阳损伤，而复汗多亡阳，肝肾之阴，愈加耗损。经崇山先生叠投温摄，泄泻顿止。然阴分既耗，何能遽复。遂致木失涵养，风阳大动，每至欲寐，辄梦魇纷纭，唇燥口噤，四肢牵强，不能举动，忽笑忽哭，所谓风善行而数变也。虚火风上浮，津液为之蒸炼，则凝滞为痰，痰阻肺胃之间，甲木更难下降，是直两木同升，所以吐出凝痰，则诸恙稍减。胎系于脾，而养胎者血也。今病久而致血虚风动，腰酸胎坠，亦所必至。脉象虚弦，舌绛无苔。若不期而产，虚之再虚，定有不堪之境。为今之计，惟有养阴以潜伏阳气，补气以固胎息，而以镇护化痰参之。能否应手，留候崇山先生商定。生龟板、生牡蛎、杭白芍、朱茯神、阿胶珠、生鳖甲、台参须、杜仲、酸枣仁（川连二分同炒）、女贞子、上濂珠、川贝母（二味研细先服）。

泄
泻

《续名医类案·卷二十九·小儿科·泄泻》

胡氏子，夏月病泻，医用理中以理中气，五苓以利小便，豆蔻丸以止泻，皆不效。万视其发热昏睡，肠鸣下利，水谷不化，曰：此伤风泄泻也。经曰：春伤于风，夏生飧泄。飧泄者，谓水谷不化也。初病时宜用黄芩芍药汤加羌活、防风发散之剂。今病久中气弱矣，用建中加白术、茯苓，服三剂而愈。

叶天士曰：霍乱吐泻，必夹外之暑温秽恶之邪，与内伤食物而起，宜藿香正气散加减治之，不可用张景岳新方乱投。

《丁甘仁医案·卷二·泄泻案》

章左，感受时气之邪，袭于表分，湿滞互阻肠胃，清浊混淆，以致寒热无汗，遍体酸疼，胸闷泛恶，腹鸣泄泻，日十余次，小溲不利，舌腻脉浮，表里两病，勿轻视之。仿喻氏逆流挽舟之意，拟仓廪汤加减，疏解表邪，而化湿滞。荆芥（一钱五分）、防风（一钱）、羌独活（各一钱）、桔梗（一钱）、炒枳壳（一钱）、赤苓（三钱）、仙半夏（二钱）、六神曲（三钱）、焦楂炭（三钱）、干荷叶（一角）、陈仓米（四钱）、薄荷（八分）。

邝孩，泄泻色青如蓝，日七八次，腹鸣作痛，纳少溲赤，舌苔黄白相兼。此风邪从脐而入肠胃，夹滞交阻，中土不运，清浊不分也。炒黑防风（一钱）、炒黑荆芥（一钱）、生白术（二钱）、赤茯苓（三钱）、炒扁豆衣（三钱）、煨木香（八分）、广陈皮（一钱）、焦楂炭（三钱）、鸡金炭（二钱）、陈莱菔英（三钱）、戊己丸（包，一钱）。

《竹亭医案·卷之六》

案五十六：胡步佳身热、耳聋、胸闷、泄泻治验。徽歙胡步佳，年二十五岁，道光癸未六月廿一诊。身热头疼，耳聋，舌苔糙泥，胸闷溲赤，乃暑热内蕴，泄泻日数次。病起一候，速宜退热，不可忽视。用鲜荷叶、香茹、防风、薄荷、葛根、泽泻、赤苓、猪苓、滑石、楂肉、藿香等十一味煎服，热势稍缓，泄泻渐减，小溲渐多，耳聋亦减。

复诊：葛根（二钱）、鲜藿香（二钱）、黄芩（一钱半，炒）、赤苓（三钱）、煨木香（六分）、猪苓（一钱半）、泽泻（一钱半）、陈皮（一钱半）。加荷叶一小个，托底煎。服此，身热退其大半，泄泻渐止，其余渐平，再以石斛、藿香、砂仁、通草、苡仁、扁豆、瓜蒌皮等七味，合二陈汤煎服，诸恙向安矣。

《幼科医验·卷上·泄泻》

案二十三：一儿，秋初暴泻，面红口渴。此伤暑而兼食积也。香薷饮加减治之而安。香薷、厚朴、川黄连、新会皮、麦芽、甘草。

《陈莲舫医案·卷中·五、泄泻》

案二：孩，暑邪内蕴，风邪外束，寒热而兼泄泻，治以分疏。防风、天水散、五谷虫（一钱五分）、荆芥、麦芽、大腹皮、佩兰、鸡金、车前、荷叶、白扁豆花。

《临症经应录·卷三·幼童痘疹门·十二、受暑停食》

案一：某，泄泻二十余天，复加病疟不分，舌苔燥黄而厚，根有灰黑，脉息细数，烦渴，身热，舌强，耳聋，惊惕时动，胸前痞闷，系暑湿之邪过重，大便初酱形色，乃热逼下迫，防昏痉之变。金银花、连翘、花粉、飞滑石、丹皮、霍石斛、猪苓、赤苓、泽泻、川黄连、上西珀（研和）。

《医验大成·泄泻章》

一瘦人暑月，右手脉阳虚阴微。《脉经》曰：阳虚为中暑，阴微则下利，所以身热烦渴，腹痛泄泻，自汗溲赤，四肢疲困也。正东垣所谓夏月中暑，饮食劳倦之症。当服清暑益气之剂。方：人参、白术、神曲、广皮、泽泻、黄芪、苍术、升麻、甘草、干葛、五味。

《友渔斋医话·第四种·肘后偶钞下卷·泄》

黄（四六）目黄腹痛，泄泻咳呛，胸闷不纳。此由湿热内侵，风凉袭肺，治以彻表、清暑、利小便。杏仁、防风、薄荷、前胡、黄芩、黑栀、楂肉、广皮、茯苓、猪苓、泽泻、木香。

七、抑肝止泻

《临证指南医案·卷三·木乘土》

张（氏）肝病犯胃。心痛，干呕不能纳食，肢冷泄泻，腑经阳失流展，非虚寒也。金铃子散加川连、乌梅、桂枝、生姜。

《临证指南医案·卷六·泄泻》

朱，消渴干呕，口吐清涎，舌光赤。泄泻，热病四十日不愈，热邪入阴，厥阳犯胃，吞酸不思食，久延为病伤成劳。（肝犯胃）川连、乌梅、黄芩、白芍、人参、诃子皮。

陶（十八），病由春木正旺，中焦受克，先泄泻，继以腹痛，小便不利，食不思纳。皆是六腑不和所致。夫胃为阳土，肝属阴木。腑宜通，肝宜柔宜凉。治胃必佐泄肝，制其胜也。阅方呆补，不知脏腑阴阳，故辨及之。泡淡黄芩、炒小川连、炒广皮、厚朴、生白芍、炒乌梅肉、猪苓、泽泻。

杨，因惊而泻，腹痛欲呕，是为蛔厥，当用酸苦，忌进甜物。川椒、乌梅肉、川连、淡干姜、金铃子、延胡索、桂枝木、生白芍。

唐，胃中不和，不饥少寐，肝风震动，头迷，溏泄。高年经月未复，两和厥阴、阳明。炒半夏、人参、枳实、茯苓、炒乌梅肉。

潘，入夜咽干欲呕，食纳腹痛即泻，此胃口大伤，阴火内风劫烁津液，当以肝胃同治，用酸甘化阴方。人参（一钱半）、焦白芍（三钱）、诃子皮（七分）、炙草（五分）、陈仓米（三钱）。

又，去陈米加南枣一枚。

又，咽干不喜汤饮，腹鸣溺浊，五液消烁，虚风内风扰于肠胃。人参、木瓜、焦白芍、赤石脂、炙草。

泄泻

朱，经月减食泄泻，下焦无力。以扶土泄木法。人参、焦术、炒益智、茯苓、木瓜、广皮。

某，病后，阴伤作泻。乌梅、白芍、炙草、广皮、茯苓、荷叶。

王，霍乱后痛泻已缓，心中空洞，肢节痿弱。此阳明脉虚，内风闪烁，盖虚象也。异功去参术。加乌梅、木瓜、白芍。

又，上吐下泻之后，中气大虚，身痛肢浮，虚风内动，以补中为法。异功散加木瓜、姜、枣。

某，腹鸣晨泄，颠眩脘痹，形质似属阳不足。诊脉小弦，非二神、四神温固之症。盖阳明胃土已虚，厥阴肝风振动内起。久病而为飧泄，用甘以理胃，酸以制肝。人参、茯苓、炙草、广皮、乌梅、木瓜。

某，头痛损目，黎明肠鸣泄泻，烦心必目刺痛流泪，是木火生风，致脾胃土位日戕，姑议泄木安土法。人参、半夏、茯苓、炙草、丹皮、桑叶。

徐（六六），自春季胸胁肌腠，以及腹中疼痛，从治肝小愈，腹鸣泄泻不止。久风飧泄，都因木乘土位。东垣云：治脾胃必先制肝。仿此。（肝犯脾胃）人参、焦术、炙草、木瓜、乌梅、炒菟丝饼。

程，劳损经年，食入腹胀痛泻。心中寒凛，肤腠热蒸，此阳不内潜，脾胃久困，万无治嗽清降之理。议用戊己汤，扶土制木法。

叶（三六），左胁气胀，在皮膜之里。此络脉中病也，泄肝破气久服，脾胃受困，而为泄泻。得养中小愈，然以药治药，脉络之病仍在。半夏、桂枝、茯苓、远志、归须、橘红。姜枣汤泛丸。

张（妪），腹鸣肠胀，清晨瘕泄，先以息肝风、安脾胃方。人参、茯苓、木瓜、炒乌梅、炒菟丝子。

又，泄肝醒胃方。吴萸、生白芍、炒乌梅、人参、茯苓。

某，脉右弦，腹膨鸣响痛泻，半年不痊。此少阳木火郁伤脾土，久则浮肿胀满，法当疏通泄郁，非辛温燥热可治。（胆郁伤脾）黄芩、白芍、桑叶、丹皮、柴胡、青皮。

《丁甘仁医案·卷二·泄泻案》

朱右，形瘦色苍，木火体质，血亏不能养肝，肝气横逆，犯胃则呕，克脾则泻，泻久阴伤，津无上潮，口干舌光，经闭四月，脉象弦细，延即成损。拟敛肝柔肝，扶土和中。炙乌梅（四分）、陈木瓜（五钱）、大白芍（一钱五分）、云茯苓（三钱）、生白术（三钱）、炒淮药（三钱）、陈皮（一钱）、紫丹参（二钱）、炒诃子皮（五钱）、炒御米壳（五钱）、灶心黄土（四钱）、焦谷芽（四钱），陈米汤煎。十剂后，呕泻均止，加炒潞党二钱。

《得心集医案·卷二·内伤门·泄泻不食》

胡晓鹤孝廉尊堂，素体虚弱，频年咳嗽，众称老痨不治。今春咳嗽大作，时发潮热，泄泻不食，诸医进参术之剂，则潮热愈增，用地黄、鹿胶之药，而泄泻胸紧尤甚。延医数手，无非脾肾两补，迨至弗效，便引劳损咳泻不治辞之。时值六月，始邀予诊，欲卜逝期，非求治也。诊之脉俱迟软，时多歇止，如徐行而息，偶鞭一步之象，知为结代之脉。独左关肝部弦大不歇，有土败木贼之势。因思诸虚不足者，当补之以味，又劳者温之，损者益之。但补脾肾之法，前辙可鉴，然舍补一着，又无他法可施。因悟各脏俱虚之脉，独肝脏自盛，忽记洁古云：假令五脏胜，则各刑己胜，法当补其不胜而泻其胜，重实其不胜，微泻其胜。此病肝木自盛，脾土不胜，法当补土制肝，直取黄芪建中汤与之。盖方中桂芍，微泻肝木之胜，甘糖味厚，重实脾土之不胜。久病营卫行涩，正宜姜枣通调，而姜以制木，枣能扶土也。用黄芪补肺者，盖恐脾胃一虚，肺气先绝。连进数剂，果获起死回生。但掌心微热不除，且口苦不寐，咳泻虽止，肝木犹强，原方加入丹皮重泻肝木之胜，再进而安。

《得心集医案·卷三·癃闭门（小便不通）·木郁不舒》

许福生，春月腹痛泄泻，小水短涩，余门人以五苓散利水止泄，尿愈闭，腹愈痛，痛泄不耐，呼吸将危，急请余诊。门人问曰：分利而尿愈闭者曷故？答曰：所谓木敛病耳。《内经》有云：生郁于下，病名木敛。盖木者，肝也。敛者，东也。肝喜疏放，春月木气当升，今木气抑郁敛束，再被渗利沉降之药，致令生气愈不得舒，是有秋冬而无春夏，安望其能疏放乎？用六君子汤，加防风、升麻、桑叶，数剂，遂其条达而愈。

《得心集医案·卷三·痢疾附·一得集附·木邪侮土》

邹锦元之妻，小腹绞痛，里急泄泻，每欲小便，腹筋牵引阴中。诸医见泄止泄，投尽理脾涩剂，月余不瘳，势甚危笃，继复呕吐，汤水不入，胸以上发热，腹以下畏寒。余诊之曰：若果内寒外热，安得月余痛泄之病，尚有弦数之脉？此必木邪乘土，下寒上热，当推关格之例治之。仿进退黄连汤，加吴萸、木瓜、川楝、蜀椒、乌梅，月余重病，不过三服而安。盖仿先君治熊锦松，泄泻吐蛔，潮热咳逆一症，推肝火冲逆，犯土侮金，用温胆之法，扩而充之也。

《竹亭医案·卷之五》

案三：庐州张耀宗堂弟不服水土，纵啖荤腥，以致呕吐、泄泻、转筋极险治验。庐州张耀宗堂弟，年三十五岁，道光乙酉八月十二。初次来苏，水土不服，纵啖油腻荤腥，泄泻日数余次，迄今四日，忽然转筋于两腿足跗。此缘泻久伤脾，脾虚肝乘而致筋转也。脉象虚弦，右脉沉细，舌苔白腻。中宫又为寒阻，以故进汤即呕，幸不腹痛。病势匪浅，宜以和胃、止泻、舒筋为最。煨葛根（一钱半）、煨木香（一钱）、白蔻仁（八分）、藿香（一钱半）、制香附（三钱）、半夏曲（一钱半）、枳壳（一钱）、木瓜（一钱半）、防风（一钱半）、白芍药（一钱半）。加生姜一钱半、葱白二枚。灯后进药，少顷呕吐宿食并蛔虫两条。至于泄泻，一夜平安，次日早晨仅泻二次。

申刻复诊：并未一泻，转筋亦停。方用姜厚朴、姜半夏、木瓜、煨木香、神曲、楂肉、赤苓、陈皮、枳壳、乌梅肉等，加炒开口川椒十粒。煎服两帖而愈。

《王九峰医案·中卷·泄泻》

曾经暴怒伤肝，木乘土位，健运失常，食滞作泻。过怒则发，已历多年，病名气泻。议补脾之虚，调脾之气。冬术、陈皮、川朴、炙草、木香、藿香、枳壳。

《王孟英医案·卷一·泻》

泄泻

姚树庭，以古稀之年而患久泻，群医杂治不效，金以为不起矣。延至季秋，邀孟英决行期之早晚，非敢望愈也。孟英曰：弦象独见于右关，按之极弱，乃土虚木贼也。调治得法，犹可引年，何以遽尔束手乎？乃出从前诸方阅之，皆主温补升阳。曰：理原不背，义则未尽耳。如姜、附、肉蔻、骨脂之类，气热味辣，虽能温脏，反助肝阳。肝愈强则脾愈受戕。且辛走气，而性能通泄，与脱者收之之义大相刺谬。而鹿茸、升麻，可治气陷之泻，而非斡旋枢机之品。至熟地味厚滋阴，更非土受木克、脾失健行之所宜，纵加砂仁酒炒，终不能革其腻滑之性。方方用之，无怪乎愈服愈泻，徒藉景岳穷必及肾为口实也。与异功散加山药、扁豆、莲子、乌梅、木瓜、芍药、蒺藜、石脂、余粮，（扶脾抑肝，加以收摄下焦，须看其与病症针锋相对处。）服之果效。恪守百日，竟得康强。越三载以他疾终。（语语精义，由此类推，可以知用药之权衡也。）

一人患晨泄有年，累治不效，而春间尤甚。孟英按其脉曰：汝虽苦泻，而泻后腹中反觉舒畅乎？曰：诚然。苟不泄泻，又胀闷减食矣。而服四神、附、桂之药，其泻必加，此曷故也？曰：此非温升补涩之证。乃肝强脾弱，木土相凌。处一方令其常服，数帖即安，后竟无此恙也。方用白术、苡仁、黄连、楝实、桂枝、茯苓、木瓜、芍药、蒺藜、橘皮而已。（扶脾抑肝，制方灵动。）

杨氏妇，孀居患泻，久治不瘥。孟英曰：风木行胃也。彼不之信，另招张某大进温补，乃致腹胀不食，夜热不眠，吐酸经秘，头疼如劈，复乞孟英视之。先投苦泄佐辛通，以治其药；嗣以酸苦息风安胃，匝月乃瘳。续与调补，汛至而康。

方氏女，久患泄泻，脘痛，间兼齿痛，汛事不调，极其畏热，治不能愈。上年初夏。所亲崔映溪为延孟英诊之。体丰脉不甚显，而隐隐然弦且滑焉。曰：此肝强痰盛耳。然病根深锢，不可再行妄补。渠母云：溏泄十余年，本元虚极，广服培补，尚无寸效。再攻其病，岂不可虞？孟英曰：非然也。今之医者，每以漫无着落之虚字，括尽天下一切之病，动手辄补。举国如狂，目击心伤，可胜浩叹！且所谓虚者，不外乎阴与阳也。今肌肉不瘦，冬不知寒，是阴虚乎？抑阳虚乎？只因久泻，遂不察其脉证，而金疑为虚寒之病矣。须知痰之为病，最顽且幻，益以风阳，性尤善变。治必先去其病，而后补其虚，不为晚也。否则，养痈为患，不但徒费参药耳。母不之信，遍访医疗，千方一律，无非补药。至今秋颈下起一痰核，黄某敷之使平，更以大剂温补。连投百日，忽吐泻胶痰斗余而亡。予按：此痰饮滋蔓，木土相雠，久则我不敌彼，而溃败决裂。设早从孟英之言，断不遽死于今日也。（凡病皆宜如此，不独痰饮为然。）

康康侯司马之夫人，泄泻频年，纳食甚少，稍投燥烈，咽喉即疼，治经多手，不能获效。孟英诊曰：脾虚饮滞，肝盛风生之候也。用参、术、橘、半、桂、苓、楝、芍、木瓜、蒺藜，投之渐愈。（健脾、涤饮、平肝，丝丝入扣。）今冬又患眩晕头汗，面热肢冷，心头似绞，呻吟欲绝，孟英以石英、苁蓉、牡蛎、绿萼梅、苓、蒺、楝、芍、旋覆为方，竟剂即康。（仍是柔肝涤饮之法。）

七月中旬，余游槜李归，道出梅注，吕君慎庵拉视沈则甫令正之恙。两年前，曾患带下，嗣后便泻不已。今夏更剧，每晨尤甚，后又肠鸣，不饥不渴，畏热无汗，胸闷时呕，夜下成眠，形消色瘁，小溲通畅，脉软微弦，经事渐稀。乃中虚木侮，生化无权，气久虚而血将涸矣。若刚燥则助风阳，滋腻更增滑溜，议砥柱中流，回狂澜而镇风轮。以潞党参、山药、石脂、余粮各三钱，茯苓、白芍各一钱五分，煨诃子、橘皮各一钱，牡蛎八钱，乌梅肉炭八分，酒炒黄柏六分，熟附子、炙甘草各五分，甘澜水煎陈米汤，煮药使浓厚。徐徐细呷，俾留恋中宫，不致直下为法。迨八月下旬，在曹蔼山茂才处，晤则甫云：前方服至四帖，病即愈，今已色华能食矣。因以诗什芽茶为赠。次年冬，闻患寒热亡。

《医验大成·泄泻章》

一人忧思太过，六脉沉结而病泄。盖忧思过度则伤脾，致气结而不升举，陷入下焦也。宜开郁健脾，使谷气升发，泻当自止。方：柴胡、升麻、人参、白术、茯苓、甘草、黄芪、白芍、广皮、木香。

一人左关沉弦，右关沉濡，胁痛腹泻，此肝泄也。因暴怒伤肝，甚则乘脾虚下溜之，故宜伐肝和脾之剂主之。方：白术、苍术、白芍、甘草、茯苓、厚朴、青皮。

《友渔斋医话·第四种·肘后偶钞下卷·泄》

盛（六一），便泄盗汗，腿软纳少而胀，脉弦涩，属木侮脾土。蒸於术、白芍、茯苓、橘皮、丹皮、砂仁壳、党参、桑叶、炙草、淮麦、大枣。四帖痊愈。

曹氏（三四），胸闷便泄，纳少而胀，脉左弦右软，木来乘胃，泄肝通腑治法。金铃子散加云苓、白芍、瓜蒌皮、老姜。

陈（二一），久泄不止，纳食作胀，失聪雀目，唇燥腿软，脉左细弱右弦，属木旺土虚。经营劳力，是为重伤，宜补脾胜湿和肝。党参、蒸冬术、茯苓、焦白芍、猪苓、泽泻、橘皮、厚朴、钩藤、炙草。

八、解毒止泻

《续名医类案·卷二十七·泄泻》

一血热痘兼气虚，先用解毒药，毒清矣，忽泻，日数行不止，痘渐平塌。缪仲淳以炒莲肉五分，真鸦片半分，米汤下，立止。王宇泰复用人参二两，黄芪三两，鹿茸三钱，煎服，补其元气，浆顿足而自愈。盖因其先解毒尽，故可补而无他症起也。（同上）

一痘密毒重，起发亦透。八朝，但头面胸背脓浆，手足止有清疱。有用参、芪、米、桔、翘、连、蚕、薯，即痰喘不食，身热而呕，大便频频失屁。急加归、芍、楂、陈、砂、冬、防、术、元参、石膏、山豆根，及便制人参，兼用牛黄抱龙丸、八宝丹，连进二三剂，四肢浆足。以后去人参，只用清解药而愈。

一痘起胀时，忽泻，痘色赤而稠，根窠坚突，便秘六日矣。此血热毒壅，正宜泻去其毒，治法只宜清解。主人恐泻耗其元气，用豆蔻丸，保元汤加肉果、官桂等，痂虽收，而目肿赤，四肢发痛，始悔而用清解。病根已深，竟损一目，废一肢。此痘有同是热泻，而用犀角地黄汤加木通、桔梗、川芎，提之而顺愈。

一痘暑月六朝而利下脓血，壮热烦渴，此毒留大肠，三黄丸兼补中益气汤而愈。

万密斋治胡氏子，染痘自利，三日不止。或欲进理中汤加诃子、肉豆蔻。曰：不可，此协热利也，宜用黄芩芍药汤。但观其形色，利当自止，不必服药。次日痘出利止。

一小儿发热，时自利，大孔如竹筒状，清水流出，逆症也。此乃火盛于内，肺金不行收令也。以黄芩芍药汤加乌梅，一服而利止。

《续名医类案·卷二十九·小儿科·泄泻》

万石泉子（此人亦是儿医），病泻，自作理中、诃子、豆蔻与之，不效。延万治，渠书一牛字安凳上，盖治愈当以牛为谢也。即以其字卜之，牛下横一凳，乃生字也。曰：予到令郎之病即愈矣。与以陈氏肉豆蔻丸合胃苓丸，车前草煎汤下，一服而泻止。石泉欲再进一服。曰：肠胃娇嫩，不得已用，药中病即止，不可过也。越三日，身发红斑，状如锦文。石泉颇究心伤寒，谓泻后发斑，与阳明症下之太早，热气乘虚入胃之症同，宜服化斑汤。但石膏性寒，泻后脾虚，恐不可用。万曰：有是病则投是药，何不可者？请用之，未尽而斑退身凉。（观此，则前之巴蔻丸未免有太热之弊。）

胡东郊子，一岁，六月中病泻，治不效。泻下频并黄白而后重，发热而渴，时天甚暑，皮肤燥而无汗，发稀成穗。万曰：此热泻成疳矣。泻下频并后重者，里热也；粪黄者，脾热之色也；白者，乳汁不化，犹邪热不杀谷也；口渴，皮肤干燥，发成穗者，津液枯也。乃用四物汤合黄连香薷饮，令乳母服之以解其暑毒。初用四君子汤调六一散，与儿服之解其热；次用四君子汤合黄芩芍药汤，以止其泻；三用白术散，以止其渴；四用白术散加升麻，以举其下陷之气；五用白术散加乌梅肉，以收其滑泄之气，皆不效。其母托人相问，万曰：五法不中病，术将穷矣，只有一法，以黄连、木香、诃子、肉豆蔻、干蟾、使君子肉、砂仁等分为末，粟糊丸，陈仓米炒，熟地煎汤下。服三日，满头出热疮，乃小疖，身有微汗，渴泻俱止。（五治均是良法，所以不效者，以滑泄久，汤药过而不留也，故终以丸药收功。喻氏治泻，必煮药令如糜粥，即此意也。）

九、清润止泻

《王孟英医案·卷一·泻》

叶杏江仲郎，患发热泄泻，医治十七日不效，骨瘦如柴，音嘶气逆。所亲许芷卿荐孟英诊之，脉数大渴，汗多苔黄，以竹叶石膏汤加减。十余剂渐以向愈，大解反极坚燥（肺移热于大肠），继与滋养而康。

陈某偶患溏泄，所亲鲍继仲云：余往岁患泻，治不中肯，延逾半载，几为所困。今秋患此，服孟英方，数剂霍然，故服药不可不慎也。盍延孟英治之？陈因中表二人皆知医，招而视之，以为省便。辄投以温补健脾之药，数日后泻果减，热得补而不行。而发热昏痉，咽喉黑腐。其居停瞿颖山，疑病变太速，嘱其请援于孟英。孟英诊曰：迟也。病起泄泻，何必为寒？正是伏邪自寻出路。而温补以固留之，自然内陷厥阴，不可救药。果即殒焉。继有高小垞孝廉令弟雨生，因食蟹患泻。黄某用大剂温补药，泻果止，而颈筋酸痛，舌绛呕渴，口气甚臭。孟英持脉沉数，曰：食蟹而后泻，会逢其适耳。脉证如斯，理应清润。奈病人自畏凉药，复质于吴某，亦主温补。服及旬日，昏痉舌黑而毙。

吴酝香孝廉令孙兑官，患发热洞泻，大渴溲少，涕泪全无。孟英曰：暑风行于脾胃也。以沙参、生薏苡、生扁豆、银花、石斛、滑石、甘草、竹叶、冬瓜皮，澄地浆煎服，数日而痊。按：此等证，幼科无不作惊风治，因而夭折者多矣。

杨某患感旬日，初则便溏，医与温散，泻止热不退，昼夜静卧，饮食不进。孟英诊脉迟缓，浮取甚微，目眵，舌色光红，口不渴，溲亦行，胸腹无所苦，语懒音低，寻即睡去。是暑湿内伏，而有燥矢在胃，机关为之不利也。先与清营通胃药二剂，热退舌淡，而脉证依然。加以酒洗大黄、省头草，即下坚黑燥矢甚多，而睡减啜粥。继以凉润，旬日而痊。此湿胜于热之暑证也。以其湿胜，故不甚现热证，最足眩人。断为暑湿，足征卓识。

何擂阶令正，素患肝厥。仲夏患感，沈越亭按温证法治之，内风不至陡动，而大便泄泻，脉细而弦，（泄泻乃湿温应有之证，不足为异。）渴饮痰多，不饥不寐。因邀孟英商之，投白头翁汤，加三甲、石斛、茯苓、竹茹而安。随以峻补善后而痊。

赵菊斋仲媳，素患阴虚内热，时或咯血，去年孟英已为治愈。既而汛事偶愆，孟英诊曰：病去而孕矣。今春娩后患泻，适孟英赴豫章之诊，专科进以温热之方，而咳嗽乃作。更医改授养营之剂，则滑泄必加，签药记方，备尝莫效。比孟英归，投以甘麦大枣配梅、连之法，证渐轻减。继为其姻党尼之，多方蛮补，遂至腹痛减餐，日下数十行，皆莹白坚圆，如白蒲桃之形，上蒙血丝。菊斋悔闷，仍乞援于孟英，予仲景当归生姜羊肉汤，每剂吞鸦胆仁二十一粒，以龙眼肉为衣。果两服而便转为溏，痛即递减。再与温养奇经之龟板、鹿霜、归、苓、杞、菟、甘、芍、乌鲗、苁蓉、蒲桃、藕等药，调理而痊。

家慈年七十四岁，陡患泄泻，腹微痛，身发热，神思不清，自汗呕恶，不进饮食。亟延医视，云虑其脱，拟进参药。迨孟英来诊，曰：暑脉微弱，不可谓之虚也。且兼数象，参不可投。高年固属阴亏，然去其所本无，即所以全其所本有也。爰定芩、连、滑、斛、茹、柏、竹叶、银花、橘皮、枇杷叶之方，冬瓜汤煎药。一剂而热退神清，二剂霍然矣。

沈妪素患肝气，初冬便泻，医药勿瘳。所亲吴馥斋迓孟英诊之，脉至弦硬，舌赤无津，杳不知饥，胁腹时胀。乃风阳内炽，津液耗伤，香燥忌投，法宜濡润，否将阴涸，毋畏甘凉。予甘草、地黄、麦冬、阿胶、枸杞、薏苡、楝实、葳蕤、乌梅为剂，牡蛎一斤，甘澜水煮浓汤煎药，和入蔗浆服之。数日而瘥，已能安谷，忽然舌不能伸，心摇语謇，不眠头晕，面赤火升。仍速孟英视之，脉硬虽和，极其弦细，是阴液未复，木火失涵。以前方去薏、楝、乌梅，加人参、龙眼肉，少佐黄连。授之而愈。

鸳湖吴君小渔令宠，数年前因娩后，啖生菜而患便泻，久治不愈。仲秋余视之，脉弦数，曰：此非菜之罪也。乃土受木乘，而频年温补，益广病机。头痛带多，脘疼食少，吐酸痰嗽，五热不眠，无非八脉无权，风阳偏盛。授宣养清潜之法而愈。继其令妹适岳氏者，久患带下，去冬崩血，赤白并行，延今不已，卧榻数月，金云无生理矣。余诊脉甚滑数，面赤口干，因问足冷乎？溲热乎？耳鸣无寐乎？向来辄服温补乎？皆曰然。幸能安谷，是药病也。幸涩之不止，药力尚有分势也。授以大剂清热坚阴之法，服数十剂。仲冬余复游禾，已能踵寓就诊矣。

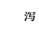

泄泻

秀水吴君小渔，年近七旬。平昔善饮，久患便泻带血，日夜十余次，溺不单行，广治罔效。聘余往视，脉软而弦。用补中益气汤，去归、柴，加乌梅、黄柏、白芍、茯苓，不十帖而痊。其季郎雅轩，素有失血之患。近由穹窿山归，途次发热，兼以咳逆见血。医治两旬，不应。余诊之，脉弦数，而上溢气冲，则自觉血腥，喘汗睛红，面黧足冷，饥不能食，胁痛耳鸣，苔腻口干，小溲短赤，寤不成寐，痰色甚浓。乃禀赋阴亏，水不涵木，心火内炽，肺金受戕。兼感客邪，胃浊不降，甚难措手，即欲辞归。而虞君梅亭、胡君春田，力乞疏方，勉图一二。爰以沙参五钱，蛤粉四钱，冬瓜子六钱，浮石、茯苓、石斛各三钱，桑皮二钱，竹茹、枇杷叶各一钱五分，丝瓜络、桃仁各一钱，芦根汤煎服。是清心肝，以靖浮越之阳；肃肺胃，而廓逗留之热也。一帖脉色转和，气冲亦减。余留七日返棹，已热退便行，能安眠食。惟不能慎口腹，戒忿怒，故痰嗽胁痛，未能尽蠲。逾二月，余游闽川过禾，因喉痛复邀过诊。仍是心肝之火上炎。为留三日，与龚萍、江茂才内外协治而瘥。但病源匪浅，情性不柔，春令深时，恐兴险浪。临别与其友人余姚岑君九鼎言之，以为左券。

沈君雪江令嫒，黎里徐少岩刑部之媳也。胎前患泻，娩后不瘳。半载以来，诸药莫效。余按脉弦数而尺滑，询知带盛口干，腰酸咽痛，溲热善噫，肢冷烦闷，乃肝热而风行于胃，液走则阴血日亏。与白头翁汤，加余粮、石脂、熟地、龟板、竹茹、青蒿、砂仁，频服而痊。

广孔愚司马，久患溏泄，而舌黑气短。自春徂冬，治而不效。孟英视之曰：劳心太过，阳烁其阴。人见其溏泄，辄与温中，不知肺受火刑，气失清肃，而短促于上，则水源不生，自然溺少便泻矣。投以肃肺、清心、凉肝、滋肾之法，果得渐瘳。

桐乡，冯诒斋广文，年二十七岁。自上年患疬，至今已十余枚，皆破而不敛，肌肉渐削。迨季夏渐形发热，而纳食阻膈，溲短便溏，气逆嗽痰，咽喉疼肿，诸医束手。秀水庄文芝阶，荐余诊之，脉数而左寸关兼弦大。是病由过扰心阳，兼伤谋虑。从前但从呆补，已成不治之证。近则吸受暑邪，犹日服滋填之剂，是以药造病也。而诒斋一见倾心，坚留数日。因谓其令兄静岩赞府曰：余仅许愈其新病也。以沙参、苡、斛、橘、半、蒿、薇、蛤、谷、浮石、茯苓，煎吞香连丸。二剂，而痛泻渐止，去香连，加鳖甲。又二剂而热退，改用参、苓、橘、半、苡、蛎、石英、首乌、象牙屑、冬虫草等出入为方，卧时另制噙化丸，以肃上焦痰滞。服四帖，已能起榻，眠食皆安，余遂归。秋杪闻其没于奥江外科家。少年博学，惜哉！余邮挽一联云：倾盖相知，讵成永诀。著书未竟，遽赴修文。知渠方注顾亭林先生《肇域志》，而即病也。其夫人即于秋杪起患赤痢，延至次年春杪，证已频危。适余游鸳湖，往视之。昼夜三四十行，汛断肌消，少腹素有聚瘕，跃跃而动，气冲胸下，绞痛难堪，仰不能眠，饥不能食，口干舌绛，五热溺无，头项汗频，音低色夺，脉来细数，右软尺空。是久积忧劳，兼伤哀痛，真阴素弱，岂可与常痢同观？以沙参、熟地、黄连、黄柏、白头翁、秦皮、冬虫夏草、枸杞、橘核、白薇，用藕、苡、燕窝煮汤煎药。服二十剂。余游瀛洲，转禾复诊。脉和痢减，安谷能眠，痛止溺行，面有华色。改用人参、熟地、龟板、归身、黄连、黄柏、枸杞、白薇、薏苡、砂仁，以藕汤煎成，入阿胶烊服而愈。

《王孟英医案·卷二·瘕积》

朱念民患泄泻，自谓春寒偶薄而饮烧酒，次日转为滞下，左腹起一瘕块，痢时绞痛异常。孟英曰：阴虚木燥，侮胃为泄，误饮火酒，怒木愈张。非寒也，亟屏辛温之物。用白头翁汤，加苓、楝、栀、连、海蛇、银花、草决明、枳椇子、绿豆皮，十余剂而愈。

《友渔斋医话·第四种·肘后偶钞下卷·泄》

钱（二十），三日疟起匝月，旬日前后患晨泄，热重寒轻，胸闷不思纳食，两脉小数，舌苔微黄。此邪踞膜原，阳气下陷，治宜分理。川郁金、厚朴、橘皮、茯苓、半夏、黄芩、柴胡、升麻、防风、葛根。

一服泻止，又两服发轻如不知矣。又前投扶中升提，已得桴应，纳食大增；今但平理营卫，更须小心食物，弹指可愈。半夏、橘皮、柴胡、知母、厚朴、茯苓、黄芩、红枣。

退庵自记：乾隆己酉七月，患肢软倦怠，见风洒淅，后重便溏。此大肠之气下迫，由于肺气不宣，治须开畅手太阴，使脏气通达，腑气无有不利也。杏仁（三钱）、桔梗（一钱）、防风（一钱）、广皮（一钱四味开畅肺气为君）、楂肉（三钱）、黄芩（一钱五分）、槟榔（一钱）、郁金（一钱二分）、厚朴（一钱五味，导滞，开大肠之气，为臣使）。一服愈。

【评述】

通过对历代医籍记载的医论、医案进行深入研读，我们得以窥见各位医家治疗泄泻的辨证方法和组方思路。

例如，叶天士认为湿邪是导致泄泻的主要外因，"因长夏湿热……所谓湿多成五泄也"，同时可兼夹暑、寒、热等邪；脾胃受损是导致泄泻的主要内因，兼及肝、肾两脏。湿盛则困脾，脾虚可生湿，两者相互影响。叶天士承李东垣"脾胃为人之根本"的思想，其辨证体系主要有从湿论治和从脏腑论治两个方面，以脾虚湿盛为基本病机，治疗多运用健脾利湿之药，以祛除湿邪和调治脾胃为基本治疗原则，滑者固，寒者温，热者清，脉弦治风，脉濡渗湿。

吴鞠通治疗泄泻亦从湿论治，结合他治疗温邪的经验，多从三焦辨治，处方以健脾燥湿、利水渗湿为治疗总则，且重视顾护中州脾胃，多使用半夏、茯苓、茯苓、薏苡仁，厚朴、茯苓、茯苓、杏仁等药对。他对于伏暑泄泻、脾虚泄泻、飧泄、慢脾风、木泄等，都有丰富的治疗经验。

泄泻

王肯堂认为泄泻主要由于内伤饮食，外感寒湿，脾土受伤，不能运化，以致水谷不分，偏渗大肠而发病。他提出了泄泻专病专方治疗，认为泄泻多脾虚湿困所致，组方当以健脾燥湿为要，并结合分型论治与对症处理，辨病性之寒热，辨病因之食痰水气，辨病位之脏腑，辨病程之久暂，辨兼病之惊疳，体现了病、证、症结合论治的思路。其对泄泻的分型论治，涉及病因、病位、病性、病程、兼夹疾病等多方面。

缪希雍认为"外则风寒暑湿之交侵，内则饮食劳倦之不节，肠胃因之而变，此泄泻之由也"。治疗多用安胃补脾、升清利尿之法。他认为治疗泄泻洞风，宜先以风药发散升举之；次用参、芪、白术、茯苓、大枣、甘草、肉桂等药，以制肝实脾；芍药、甘草乃始终必用之药；伤暑泄泻者，当清暑益气；肾泄者，当益火之原。

秦昌遇善治小儿泄泻，注意顾护脾胃之气。他将泄泻分外感、内伤来阐述，外感除古人常提到的寒、湿、暑、热等原因外，特别指出风木之邪、肠风和胃风都可以导致泄泻。《医验大成》泄泻章提到一人忧思太过而伤脾，"致气结而不升举，陷入下焦也"，"宜开郁健脾，使谷气升发，泻当自止"。还有一儿因惊作泄，面带青色，泻多青沫。秦昌遇分析认为："夫青者，肝之色也。肝主惊，故虚风自甚，因乘脾而成泄。法当平木之太过，扶土之不及。"

除了这些例子，还有许多医家留下了宝贵的临证经验，对现代治疗泄泻具有指导意义，至今仍有珍贵的参考价值。